maudrich

Prof. Erwin Böhm

Psychobiographisches Pflegemodell nach Böhm

Band II: Arbeitsbuch

5., vollständig überarbeitete Auflage

maudrich

Anschrift des Autors:
ENPP-Böhm GmbH
Sommerdellenstr. 104
D-44866 Bochum
www.enpp-boehm.com

Co-Autoren:
Dr. Claudia Zemlin, Berlin (D)
Doris Sattler, Königswinter (D)
Christoph Werneke, Igling (D)
Mag. Siegfried Sanwald, Wien (A)
Marianne Kochanski, Bad Erlach (A)

Wir Co-Autoren und -Autorinnen freuen uns, Ihnen den Handlungsorientierten Ansatz von Prof. Erwin Böhm vorstellen zu dürfen.

Ich höre und vergesse,
ich sehe und erinnere mich,
ich mache und verstehe.
(Chinesisches Sprichwort)

Bibliografische Information Der Deutschen Nationalbibliothek

Die Deutsche Nationalbibliothek verzeichnet diese Publikation in der Deutschen Nationalbibliografie; detaillierte bibliografische Daten sind im Internet über http://dnb.d-nb.de abrufbar.

5. Auflage 2019

facultas Universitätsverlag, 1050 Wien

Lektorat: Astrid Fischer, Berlin
Satz: Wandl Multimedia-Agentur
Druck: Finidr, s.r.o., Český Těšín
ISBN 978-3-99002-096-8

Inhaltsverzeichnis

Vorwort

Ein Patient sagte eines Tages zu mir: Wissen Sie, Herr Pfleger, das Schwierigste im Leben ist das Leben.

Wenn ich diesen Satz ergänzen dürfte, würde ich sagen: Das Schwierigste im Leben ist das Leben, denn es muss – ob man will oder nicht – erlebt, gelebt und mit Leben erfüllt werden.

Das Leben selbst kann man also auch mit einem Pflegemodell vergleichen. Denn wenn ein Leben oder ein Pflegemodell nicht gelebt, erlebt wird, ist es tot. Das Leben und Modelle sind sich auch deshalb so ähnlich, weil es immer ein Rauf und ein Runter gibt.

Die Erfahrung zeigt, dass Modelle oder Konzepte immer nur kurzzeitig umgesetzt werden. Sie sind, so könnte man sagen, fast wie Eintagsfliegen. Durch Krankenstände, Urlaubszeiten oder Unlustgefühle fallen sie oft einem gänzlichen oder zeitlich begrenzten Exitus anheim.

Wie sagte schon Sigmund Freud: Lieben und arbeiten, das ist die Normalität des Lebens. Und damit sind wir bereits mitten im Leben, denn mit diesem Buch sollten Sie sich und Ihre Klienten zum Leben erwecken oder wiedererwecken.

Dass das Leben und Modelle gleichzusetzen sind, möchte ich auch folgendermaßen erklären: Das Psychobiographische Pflegemodell ist aus dem Leben entstanden und nicht aus einer theoretischen Wissenschaft heraus. Das heißt, dass dieser Band 2 als Praxisteil lange vor Band 1, der sich mit der Theorie beschäftigt, auf der Welt war.

Meine eigene Ausbildung erhielt ich nicht über ein Studium, sondern durch die Erfahrungen mit tausenden Klienten. Sie zeigten und erklärten mir durch ihr Tun – ihr Machen – und ihr Verhalten, was in ihrem Sinne Normalität bedeutet. Differenzialdiagnostisch gesehen könnte man sagen, dass jeder Mensch sich mit anderen Menschen vergleicht, um feststellen zu können, *„wer von beiden normal ist“*. Erst durch diese Vergleiche kann man eine Andersartigkeit erkennen. Der im Jahr 1920 geborene Klient verhält sich anders als der 1970 geborene. Somit vergleicht die Pflegeperson das Verhalten des 1920 und des 1970 geborenen Klienten und stellt fest: Der ältere ist krank.

Die Klienten waren es, die mir erklärten, wie Leben selbst am psychischen Limit geht. Denn alle Menschen versuchen ihre Probleme mittels der ihnen zur Verfügung stehenden Copings selbst zu lösen.

Das Psychobiographische Pflegemodell ist im Grunde genommen nichts anderes, als aus dem Leben der Klienten individuelle Lösungsstrategien zu erheben und diese als positive Verstärker impulsgebend einzusetzen.

Jeder Mensch hat in all seinen Lebensphasen unterschiedlichste Ichs und Lebensstrategien. Man könnte sagen, dass man sich seine Lebensbatterie selbst auflädt und sich manchmal als 3-Jähriger, als 10-Jähriger, als Pubertierender usw. sieht (und auch so handelt). „Das bin alles ich.“ Wie Sie sehen, ist Biographie einfach, aber diese für andere Menschen (obwohl das auch einzigartig ist) nachvollziehbar und vor allem verstehbar zu machen, darin besteht das Wesentliche des Lebens. Die Probleme, die im Laufe der Jahre auftreten, sind biographisch hausgemacht oder – anders gesagt – geprägt. Die Erhebung der hausgemachten Probleme ist in diesem Modell der Krimi, der die kriminalistische Neugier der Pflegenden voraussetzt.

Leben orientiert sich somit entlang eines Regelkreises: Man wird geboren, erlebt seine eigenen Interaktionsstufen (Entwicklung) von unten nach oben und im Alter von oben nach unten und stirbt – irgendwann.

In diesem Buch werden meine Mitautoren und ich versuchen, auf die Einfachheit, die wir in der Praxis durch unsere Patienten und Klienten erlebten, zurückzugreifen. Die Einfachheit und die in der Einfachheit versteckte Wesentlichkeit werden wir mittels des Regelkreises als Ordnungssystem darstellen.

Der Weg zum Wesentlichen ist die Einfachheit.

Was ist aber die Einfachheit in einem Sorgeberuf?

In der heutigen Zeit, in der viele schlecht Deutsch sprechende Pflegepersonen mit einer anderen kulturellen Prägung in den Heimen und Spitälern arbeiten, ist es notwendig geworden, das *Wesentliche* in der psychogeriatrischen Pflege *einfach* darzustellen. Schizophrene, oligophrene, soziopathische und normopathische Menschen, Menschen mit einem niedrigen IQ, Menschen mit einem hohen IQ, Menschen mit einem guten Mini-Mental-Status, Menschen mit einem schlechten Mini-Mental-Status – alle leben. Also muss man annehmen, dass das Leben einfach, banal, simpel zu sehen ist.

Und das ist es ja auch, wenn man genau hinsieht. Denn man muss davon ausgehen, dass im täglichen Leben zirka 70 % des Tages trivial und simpel zu bewerkstelligen sind. Aufstehen, baden, Zähne putzen, Toilettengang, einkaufen, irgendwie zu Essen kommen, niederlegen und fertig ist der Tag. Es ist die **Einfachheit des Daseins**.

Da allerdings das Leben (und damit jede menschliche Biographie) bei jedem Schizophrenen, Oligophrenen und allen anderen Menschen auch eine versteckte Seite (einen blinden Fleck) hat, wird es doch etwas undurchsichtiger, als man glaubt. Die tiefliegende Seite der Biographie wird und wurde von den diversesten tiefenpsychologischen Schulen zu ergründen versucht. Leider ist das Verständnis für dieses Fachwissen in der ganzheitlichen Pflege selten vorhanden.

Wenn ich Sie etwas Persönliches fragen darf: Wer von Ihnen interessiert sich dafür, was auf Ihrer Lebensbühne – hinter Ihrem Vorhang, hinter Ihren Kulissen –, auf der Sie Ihr Leben spielen, wirklich geschieht? (Autoanalyse, analytische Supervision)

Erst wenn man eine gewisse Vorstellung von den eigenen Seelenhintergründen (tiefenpsychologische Kenntnisse) besitzt, sollte und kann man andere Menschen pflegen.

Dieses sehr emotionale Grundsatzphänomen betrifft dabei – und das muss man wohl deutlich sagen – nicht nur die professionellen Pflegepersonen, sondern auch die Angehörigen von „demenziell Erkrankten". Anders gesagt haben alle Menschen in ihrer Biographie eigenartige Verarbeitungsmechanismen entwickelt und sind dadurch kaum objektiver Beobachter bei der Beschreibung von Verhaltenseigenarten anderer Menschen (ob nun dementer oder nicht dementer Menschen).

Wenn man das *Wesentliche* von sich selbst weiß, dann wird es *einfacher,* zu leben und zu pflegen.

Möchte man hinter die Kulissen der fremden Seelen schauen, steht man doch vor einer recht komplizierten Aufgabe, da die Gefühlsbiographie im hohen Alter zu einem Durcheinander von diversen Erlebnissen kumuliert.

Da man die Seele von zwei Seiten aus betrachten kann, besteht das Anliegen der Autoren dieses Buches auch darin, dies zu berücksichtigen. So wird in einem Kapitel die Normalbiographie in ihrer ganzen Einfachheit interpretiert, in einem anderen Kapitel versuchen wir, tiefenpsychologische Mechanismen auf eine banale Einfachheit herunterzubrechen (zu reduzieren).

In diesem Buch geht es um die Praxis. Vermutlich haben aber nicht alle Leser Band 1, der die psychobiographische Forschung darstellt, bereits zur Kenntnis genommen. Deshalb folgt an dieser Stelle einleitend eine kurze Zusammenfassung.

Die **Einfachheit des Lebens**, egal ob es sich um uns selbst, um unsere Bewohner, Klienten oder Patienten handelt, habe ich als Formel dargestellt. Diese lautet:

B---P---SCH---U------E, G, A—C

B – Biographische
P – Prägungen
erfolgen über
SCH – Schlüsselreize,
welche im
U – Umkehrphänomen
(positive/negative oder ambivalente)
E – Emotionen,
G – Gefühle,
A – Affekte
auslösen können
und mit einem
C – Coping

beantwortet werden.

Die Formel ist das vereinfachte Schema, welches das Verhalten von Menschen in einer Belastungssituation (Krisensituation) – und hier vorwiegend bezogen auf die Latelife-Phase – zu erklären versucht.

Im Psychobiographischen Pflegemodell (Band 1) geht es primär darum, als Fachkraft oder auch als Laie die Eigenarten einer Latelife-Krise (ärztliche Diagnose Demenz) pflegerisch – nicht nosologisch der Krankheitslehre entsprechend –, also biographisch-phänomenal zu betrachten. Es geht auch darum, Konflikte gar nicht erst aufkommen zu lassen (primum nihil nocere).

Beim Lesen beider Bücher werden Sie erkennen können, welche Macht die Psyche und damit die Biographie an und für sich hat, das heißt, wie höllisch, tierisch, aggressiv, aber gleichzeitig auch lieb und goldig ein Mensch sein kann.

Eine schöne Geschichte über eine Krise, einen Konflikt, die recht einfach klingt, ist von Anna Freud überliefert: Sie belauschte ein Gespräch zwischen einem fünfjährigen Buben und seiner Mutter. Der Kleine wünschte sich ein lebendiges Pferd, die Mutter aber sträubte sich aus guten Gründen, ihm diesen Wunsch zu erfüllen. „Es macht nichts", sagte er darauf. „Dann wünsche ich es mir eben zum Geburtstag." Die Mutter versicherte, auch dann werde er es nicht bekommen. „Dann wünsche ich es mir zu Weihnachten", meinte er, „da bekommt man doch alles." „Nein, nicht einmal zu Weihnachten", versuchte die Mutter, ihn vor der Enttäuschung zu bewahren. Er dachte einen Augenblick nach. „Das macht doch nichts", sagte er dann triumphierend, „dann kaufe ich es mir eben selbst. Denn ich erlaube es mir!"

Sie sehen, dass aus dieser inneren Erlaubnis und dem von außen aufgezwungenen Verbot ein Konflikt entsteht. Sie sehen auch, wie einfach die Dinge mitunter sind, aus denen sich ein Konflikt entwickeln kann. In diesem Arbeitsbuch soll aufgezeigt werden, was in der Psyche der Menschen und damit im Alltag, in deren Normalität vorgeht. Es ist für neugierige Menschen gedacht, die sich selbst sowie andere erkunden und erkennen wollen.

Warum das Prinzip der Einfachheit?

Zum einen ist es so, dass ich Pflegeforscher in der Praxis und nicht Wissenschaftler bin. Und zweitens, und das sollte man nie vergessen: Unsere Klienten sprechen und fühlen in Mundart und nicht in Hochdeutsch oder Latein.

Dabei kann ich mich ganz gut mit den Worten von John Francis „Jack" Welch, dem ehemaligen Chef der Firma General Electric in Massachusetts, identifizieren, der sagte: „In den nächsten paar Jahren werden wir vorrangig um Vereinfachung bemüht sein. Wir wollen mehr Einfachheit bei unserer Kommunikation, bei Präsentationen. Die Unternehmen tendieren dazu, alles zu verkomplizieren."

Der ehemalige deutsche Bundespräsident Roman Herzog äußerte einmal: *„Was nicht zu verstehen ist, kann nicht auf Verständnis hoffen.“*

Es gibt keine Amnesie für Gefühle

Das Beispiel des „Weißen-Bart-Effekts“ kann das Prinzip der Einfachheit verdeutlichen: Immer wenn Pfleger Franz im Dienst war, wurde Frau Kratochwill unruhig, nervös, zerfahren. Wollte Franz eine Pflegehandlung an ihr vornehmen, schrie sie sogar, zappelte und biss ihn. Versuchte Pfleger Franz, sie zu trösten, verschlimmerte sich ihr Zustand weiter.

Herr Franz heiratete und die Braut wollte keinen Mann mit Bart – und schon gar nicht mit einem weißen, wie ihn Franz trug. Also erschien er eines Tages ohne Bart zum Dienst und auch bei Frau Kratochwill. Plötzlich waren beide ein Herz und eine Seele und Franz durfte die Klientin problemlos baden.

Was sagt uns das Beispiel oder worin liegt die Einfachheit bei einer Erhebung? Sie liegt in der reinen Beobachtung von *wann* passiert *was* und *warum*.

Viele Erlebnisse der ersten drei Jahre vergessen wir. Sie fallen einer gewissen Amnesie (also dem totalen Vergessen und nicht Verdrängen) anheim. Ein starker Reiz, der in den ersten drei Lebensjahren (oder später im Leben) einen heftigen Emotionsschub ausgelöst hat, kann, wenn er in ähnlicher Form später auftritt, die Amnesie beenden und somit neuerlich zu einer Affekthandlung, wie sie schon im Kleinkindalter aufgetreten ist, führen.

Wie wir später durch Frau Kratochwill selbst erfahren haben, wurde sie in einer Kinderklinik von einem Arzt mit weißem Bart gestochen und operiert. Der Bart von Herrn Franz löste den damals erfahrenen Schreck, die Angst neuerlich aus.

„Pflege“ heißt also, mehr und besser hinzuschauen, mehr selbst zu empfinden. Denn oft sind es Kleinigkeiten, die wesentlich sind.

Heute leben wir in einer Informationsgesellschaft mit einer Globalisierung der Pflegebegriffe und damit in einer absoluten Reizüberflutung, ohne Handlungsüberflutung. Das heißt, wir hören viel, lesen viel, aber machen nichts – oft nicht einmal das Wesentlichste. In dem Buch „Einfach managen“ von Dieter Brandes liest man Folgendes: Durch ein Mehr an Wissen und Information erhofft man sich Lösungen. Dabei mangelt es eher am Denken und Nachdenken. Das, was als Wissensmanagement bezeichnet wird, ist in Wahrheit Dokumentationsmanagement, eine Form der Archivierung.

„Weniger ist mehr“

Darauf aufbauend fordere ich eine *Komplexitätsreduktion* in der Pflege.

In diesem Praxisbuch soll es um eine gewisse Selbstverständlichkeit gehen. Diese Selbstverständlichkeit tragen Laien, ja selbst die Klienten noch oft in sich. Dem Pflegepersonal ist sie aber in vielen Fällen durch eine zu starke Gewichtung der Theorie abhandengekommen. Es ist die Selbstverständlichkeit alter Menschen, die wir lernen sollten zu verstehen. Es geht um eine „Normalität", die den Unterschied in der Pflege ausmacht.

Treten Konflikte oder Probleme auf, überlegen wir Alten und suchen in unserem Altgedächtnis (Assoziation), ob wir so oder so einem ähnlichen Problem schon einmal begegnet sind und wie wir dieses damals (über die sieben Interaktionsstufen) versucht haben zu lösen. Die Jungen überlegen nicht mehr lange, sie „googeln".

Komplexität der Seelenpflege heißt auch, nach den Vorgaben im Regelkreis das Wesentliche zu suchen und den Rest zu vergessen. Der Neurowissenschaftler Ernst Pöppel, emeritierter Professor für Medizinische Psychologie an der Universität München, formuliert hierzu, dass jeder Mensch einen Hypothesengenerator im Kopf hat, der nach jeder Aufnahme von neuen Sinneseindrücken unmerklich prüft, was wesentlich ist (s. Dieter Brandes: „Einfach managen").

Was erforderlich ist, um wesentlich zu arbeiten, sagen uns auch Hugh Heclo und George Mason von der University of Virginia: „Menschen mit einfach und klar strukturiertem Denken und Wissen werden den Informationssüchtigen langfristig klar überlegen sein."

Wichtig ist ferner ein mehr an Orientierung für Klienten und Personal anstatt einer Überforderung durch ein Zuviel an Informationen. Dies könnte man mit einem Satz von Albert Einstein ergänzen, der sagte: „Phantasie ist wichtiger als Wissen."

Zusammengefasst liegt also das Wesentliche in einem gesunden Menschenverstand und einer für alle verständlichen, einfachen Sprache. Die Benutzung einer einfachen Sprache trägt dazu bei, das Denken nicht zu behindern. Das Denken ist für das Arbeiten mit meinem Modell vor allem deshalb erforderlich, weil das Modell keine Rituale, keine fertigen Antworten oder Rezepte vorgibt. Wobei, und das sollte man nicht vergessen, Einfachheit kriminalistisches Denken voraussetzt (siehe auch „SOKO DEMENZ", ENPP-Eigenverlag). Zu diesem Zweck benötigt man den *Regelkreis*, welcher als Orientierungshilfe dient, um das Selbstverständliche, das Normale, das Vernünftige in die Praxis umzusetzen.

Sie sehen, wie schwer es ist, ein Praxisbuch in der heutigen Zeit zu verfassen oder wie in unserem Fall neu zu überarbeiten. Schreibt man für die Pflegewissenschaft, versteht kein Praktiker, worum es geht. Schreibt man für die Praktiker, hat man alles bei den Magistern verloren. Auf Letzteres lasse ich mich – zugunsten der Basis und der Klienten – ein.

In diesem Buch soll es darum gehen, die theoretischen Behauptungen anschaulich und nachvollziehbar zu machen. Wie könnte man dies besser tun, als *einfach* den Regelkreis, der ja *das Wesentliche* beinhaltet, als Grundlage für dieses Buch heranzuziehen?

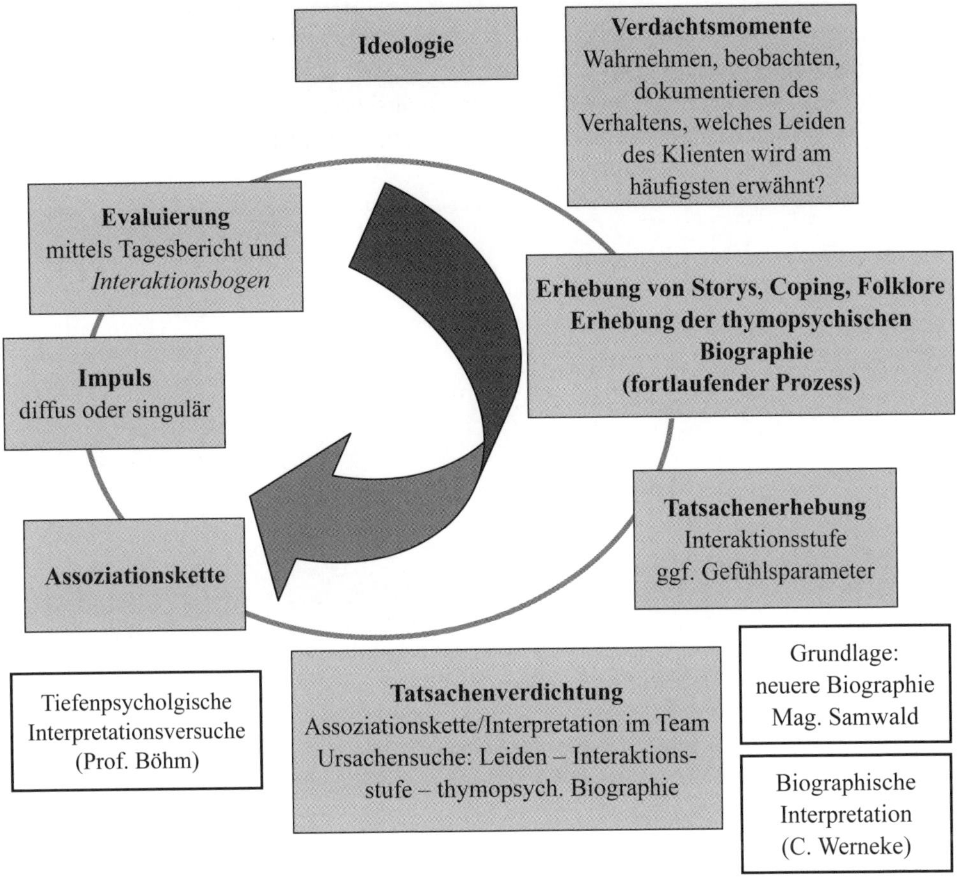

Abb. 1: Psychobiographischer Pflegeprozess nach Prof. E. Böhm, dargestellt als Regelkreis

Es ist mir ein Anliegen, in diesem Buch meine Kolleginnen und Kollegen zu Wort kommen zu lassen. Dies erscheint mir vor allem deshalb wichtig, da unsere ENPP-Dozenten nicht nur reden, sondern auch auf den Stationen arbeiten. Auch wenn wir versuchen, dieses Buch einfach und konkret zu schreiben, sollte folgender Satz nicht aus dem Blick geraten:

„Menschen lernen nur, wenn sie auch etwas lernen wollen."

Es ist heutzutage nicht mehr selbstverständlich, dass die junge Generation der Pflegerinnen und Pfleger zu einem solchen Arbeitsbuch greift. Das gepredigte und geprüfte Fachwissen wird immer umfangreicher und dennoch schrumpft die Handlungsfähigkeit (das Tun) immer mehr. Trotz zunehmendem Wissen bzw. Fachwissen können die Anforderungen an das Handeln nicht mehr erfüllt werden.

Um dieses Manko auszugleichen, führen die Lehrkräfte des psychobiographischen Modells Praxistage und Praxisanleitungen vor Ort, also an den Pflegestationen durch (siehe Kapitel 11). Die ENPP-Fortbildungskurse, die in eine Zertifizierung münden, dienen dazu, die Prinzipien der Gesamtheit und Einfachheit umsetzen zu lernen.

1 Ideologie

Selbst Gärtner lernen zu pflegen, ohne zu schaden. Das sollte uns Pflegenden doch auch gelingen.

1.1 Ideologie und Ethik in der Pflege

Ich weiß, die ausführliche Beschäftigung mit Ideologie und Ethik ist Ihnen außerordentlich lästig. Und trotzdem muss ich auch in diesem Buch nochmals ein paar Worte über die handlungsbezogene *Bereichsethik* und *Ideologie* verlieren. Da ja wohl nicht nur das Personal, sondern auch jede Station mit ihrer Ideologie wächst oder fällt. Denn wie heißt es so schön: In alten Mauern wohnen alte Gedanken. Alte Gedanken sind wie Traditionen und Rituale und damit schwer veränderbar. Dies ist auch bei Pflegemodellen oder Konzepten so. Das, was einmal gemacht wurde, bleibt, ohne dass die Handelnden hinterfragen, ob es noch dem Zeitgeist entspricht. Unter solchen „Altlasten" leiden die Pflegenden und Gepflegten.

Bevor wir auf die Pflegediagnose der Gepflegten eingehen, wollen wir zunächst in einem Abriss eine kurze Pflegediagnose der Pflege versuchen.

Leiden und Sorgen sind das Hauptgefühl im Pflegeberuf

Und damit ergibt sich in unserem Berufsstand folgende pflegeanamnestische Frage:

Woher stammen eigentlich die Leiden und selbst erzeugten Sorgen in den Leidensberufen? Und wer leidet am meisten (und führt logischerweise daher Ersatzhandlungen aus)? Wie geht man mit seinem eigenen Leiden und mit dem Leiden der Klienten um?

Stellen Sie sich vor, Sie müssten Ihre eigene Oma (die Sie nie *leiden* konnten) pflegen (ohne dafür Geld zu erhalten). Was für ein Unlustgefühl wird sich bei Ihnen einschleichen? Und nun stellen Sie sich das Ganze an einer Station mit 20 oder noch mehr „nicht geliebten Omas und Opas" vor. Da sind wohl *Unlust* und *Ersatzhandlungen* (meistens sinnloser Aktionismus) vorprogrammiert. So gesehen ist es kein Wunder, dass man als „Sorge-Pflegeperson" aus dieser *Situation* (also vor den Klienten) flüchtet, ihr sozusagen aus dem Wege geht, und gleichzeitig, um das aufkommende schlechte Gewissen zu beruhigen, den Satz sagt: „Der Mensch steht im Mittelpunkt."

Die Ersatzhandlung „nur weg vom Bett, in dem ein Klient liegt" hat auch schon Paracelsus ausgeführt. Er strebte – wie viele Pflegepersonen – zu etwas Höherem als dem Klienten, nämlich zur Wissenschaft. Er erklärte, dass man mit wissenschaftlichen „Aussagen" und Termini erfolgreich von der in der Praxis vorherrschenden Übertragung und Projektion wegkommen könnte. Das heißt, er plädierte für eine noopsychische statt thymopsychische ärztliche Herangehensweise. Pflege hat es viele Jahrzehnte lang versäumt, diese Methode zu befolgen, und blieb auf der Herzschmerz-Ideologie sitzen.

Die Prägungen des beruflichen Sorgers

Die Sorgeberufe entwickelten sich prägungsphänomenal gesehen anscheinend aus dem Bruttrieb, Muttertrieb, Sorgetrieb und übernahmen so die sozial erwünschte – nein, geforderte – Nächstenliebe. Folglich wurde und wird das kleine Mädchen schon dazu erzogen, ihre Puppen zu umsorgen, ihren Bären lieb zu haben, ihren kleineren Bruder zu beaufsichtigen. Diese Prägung – oder sollte man sagen Ich-Wichtigkeiten und identitätsstiftenden Erziehungsmethoden – wurden emotionell verankert. Die so fixierte Mädchenrolle, sich um etwas zu sorgen, zu kümmern, für-sorgend zu sein, ging fließend in die Rolle der umsorgenden Gattin und fürsorglichen Oma über.

In der Folge erkannte die (vorwiegend männlich geprägte) Politik und Öffentlichkeit, dass man aus der Prägungssituation eine „Sorgeneurose", eine Art weibliche Berufung, ableiten könnte. So entstand (um es banal auszudrücken) der Beruf der „Pflegerin".

Pflege wurde als haushaltsnahe Dienstleistung eingestuft. Später hat man die Grundidee verwissenschaftlicht und dabei die Erfüllung der 14 Grundbedürfnisse zur zentralen Leitlinie erhoben. Wenn man sich die Pflegeszene genauer betrachtet, kann man auch feststellen, dass das heute übliche ehrenamtliche Engagement eindeutig weiblich ist.

Bei den haushaltsnahen Dienstleistungen geht es, wie allgemein bekannt, um schlecht bezahlte Frauenberufe. Diesbezüglich brachte die Verwissenschaftlichung mit dem Pflegemodell der ATL keine wirkliche Lösung. Demzufolge wird der Altenpflegeberuf in der Öffentlichkeit zumeist immer noch nicht ernst genommen.

Das Schicksal der Heimbediensteten und ihrer Träger hängt sehr stark mit den heutigen industriellen Werten zusammen. In der heutigen Zeit, wo es in den meisten Berufen nur darum geht, Geld zu verdienen, fragt man sich überwiegend, wer durch welche Tätigkeiten Gewinn erzielen oder wenigstens eine Verbilligung der Pflege erreichen kann.

Dabei ist für mich in Bezug auf den Zeitgeist hoch interessant, dass gerade meine Ersterfindung, die *Übergangspflege*, heute nach so vielen Jahren in allen Sparten der Pflege Fuß fasst. Das bedeutet, wenn die Pflege den Weg des ausschließlich kaufmännischen Denkens weiter beibehält, ist die Minderung des Patientenleides (also von einer niederen Interaktionsstufe in eine höhere zu gelangen) für den Träger im Prinzip kontraindiziert.

An dieser Stelle möchte ich einen großen Dank und ein Lob den Führungsebenen der 160 zertifizierten Böhm-Pflegeeinrichtungen aussprechen. Danke!

Natürlich haben es die Hersteller einer Ware oder gelernte Handwerker gut. Sie erzeugen etwas, was man brauchen kann (oder auch nicht) und verkaufen dieses Produkt. Bezogen auf das Thema „Geschäft und Wert“ könnte man sagen, dass sich selbst Gebäudereinigungsfirmen oder Fachkräfte für Hauswirtschaft grundsätzlich leichter tun als wir Pflegenden. Denn Profiputzer wissen (ich nehme das mal an) wenigstens, mit welchen Mitteln sie was und warum zu putzen haben. Sie werden für eine chinesische Vase ein anderes Mittel benutzen als für die Pflege eines Eichentisches oder gar für die Reinigung diversester Fußböden.

Damit stehen wir vor einer entscheidenden Frage: Wissen eigentlich die Mitarbeiter an einer Pflegestation, „welches Material“ sie zu „putzen“ hätten? Und da reden wir noch gar nicht von der Frage nach einem geeigneten „Putz“-Mittel.

Wissen Sie, *wer* oder *was* Ihre Sorgen-Putz-Kinder sind?

Sind sie:
- gerontologische,
- geriatrische,
- psychogeriatrische

Bewohner, Klienten oder Patienten?

In welchem „Zustand“, auf welcher Interaktionsstufe befinden sie sich und welches *Pflegemittel* verwenden wir *bei wem* und *warum*?

Seit 50 Jahren versuche ich, die Pflege zu emanzipieren, um eine Entwicklung von einer vorgegebenen „akzeptierenden Pflege“ zu einem verändernden, rehabilitativen Pflegeverfahren zu erreichen. Den Nachweis kann ich Ihnen anhand einer Graphik erbringen (Sträßer, H., Cofone, M.: Innovativer Umgang mit Dementen. Strategien, Konzepte und Einrichtungen in Europa. Demenzverein Saarluis e. V. 2000).

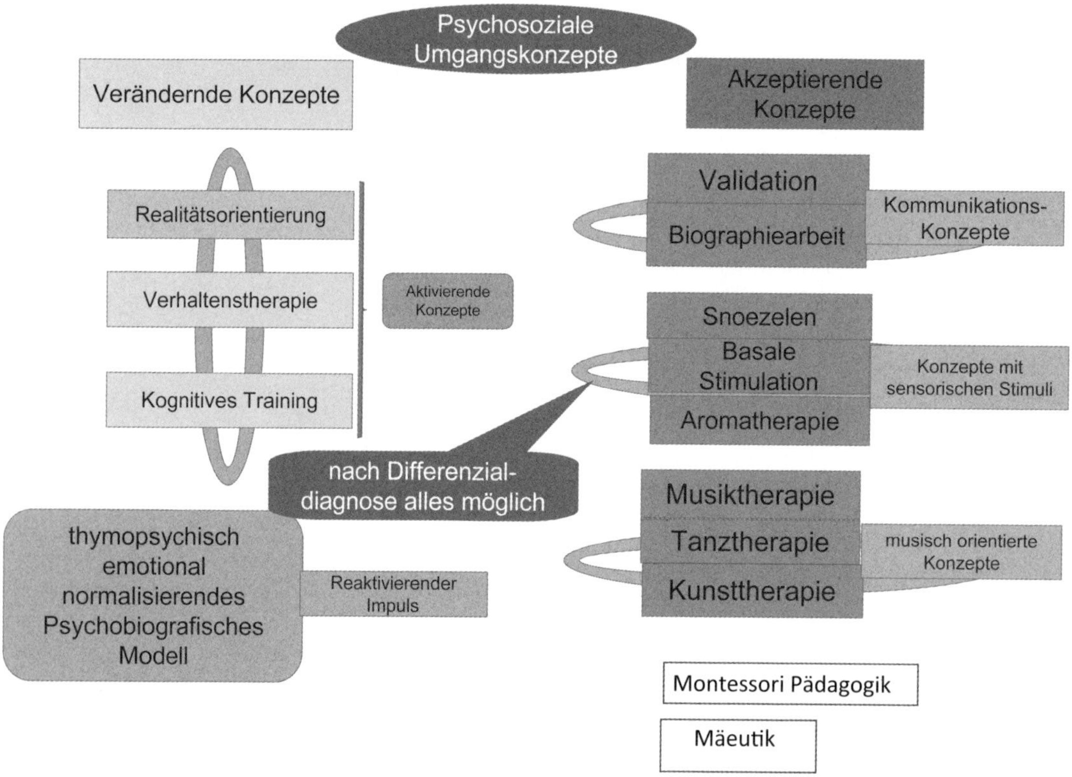

Abb. 2: Psychosoziale Umgangskonzepte nach Cofone et al.

Ein Nachteil der Herzschmerz-Pflege liegt unter anderem in der Disease. Die vorzeitige Infantilisierung (über die ich später schreiben werde), die Regression sind Begriffe, die man in vielen Heimbroschüren als Werbung lesen kann. Diese Broschüren bzw. die selbst an einer narzisstischen Störung leidenden Angehörigen unterstützen solcherlei akzeptierende Konzepte. In ihnen kann man unter anderem lesen: „Wir sind stolz auf unsere haupt- und ehrenamtlichen Mitarbeiter/-innen, die täglich mit Engagement und Herz die Pflege und Betreuung unserer Bewohner/-innen durchführen."

Contaminate (vergiften) oder Disease

Außer Frage steht, dass auch ich mir nicht nur in der Pflege, sondern ebenso im täglichen Leben Zuwendung, Liebe und Nähe wünsche. Wobei jeglicher Verlust von „Nähe" ein gestörtes Wohlbefinden auslösen kann. Ein Hauptmerkmal (wenn man es tiefenpsychologisch deutet) besteht dabei allerdings in einer gewissen Co-Abhängigkeit. Das bedeutet, je mehr Zuwendung ein Mensch bekommt, desto mehr fordert er sie ein (insbesondere betrifft das Menschen, die von Haus aus eine narzisstische Störung in sich tragen). Die Co-Abhängigkeit des Klienten vom Personal bringt einen Ich-Identitätsverlust mit sich. Wenn man co-abhängig ist, verliert man den Kontakt zu den eigenen Gefühlen, Bedürfnissen, Wünschen und Handlungsmöglichkeiten. Die Regression (die wir eigentlich verhindern sollten) ist die Folge.

Schon alleine aus dieser Zusammenschau kann man erkennen, dass sich Pflege auf die akzeptierenden (früher hieß das: verwahrenden) Konzepte eingeschossen hat. Es lässt sich aber auch feststellen, dass das psychobiographische Modell zu den wenigen *verändernden Konzepten* gehört. Darin besteht der schwierigste Teil bei der Umsetzung des Modells.

Denn wie kann aus einer Leidensperson oder Pflegeperson, die nur auf die organische Krankheitslehre ausgerichtet ist, eine psychisch rehabilitative Pflegeperson werden, wenn die Ideologie so stark geprägt ist?

Glauben oder Wissen?

Im Laufe von mittlerweile 50 Forschungsjahren musste ich immer wieder (und dies auch an meiner eigenen Seele) im Spital und in der Reha feststellen, dass ein Großteil des Personals keine Ahnung hat, worum es in der Seelenpflege des Alters geht. Meistens funktioniert die „Demenzpflege" im Sinne eines Nicht- bis Halbwissens und dessen Umsetzung als diffuses Allerlei. Viele ritualisiert arbeitende Pflegepersonen sagen, dass sie schon viele Jahre in der Psychogeriatrie tätig sind und daher alles *wissen.*

Das Kategorisieren führt aber leider fast immer nur zum *Glauben* an das Wissen. Das bedeutet, dass der Mensch (auch falsche) Rituale abgespeichert hat und dann glaubt zu wissen. In der Art wird auch argumentiert. Kein Mensch sagt von sich: „Ich weiß, dass ich nichts weiß", sondern er sagt: „Das haben wir schon immer so gemacht, das weiß ich." Menschen vertreten zumeist ihre „Meinung", aber leider nicht ihr Wissen.

In einem meiner Bücher schrieb ich aus Überzeugung folgenden Satz: Alle alten Leute, die ich kenne, haben kein Abitur im Sinne eines Zeugnisses, sie haben aber ein „Lebensabitur". Sie haben Hungersnöte, Kriege überlebt und sich damit ein „persönliches Wissen" zum Überleben aneignet.

Pflege sollte aus Fachwissen und nicht aus gut gemeinten Meinungen bestehen. Sich Fachwissen anzueignen, nannte schon Kant **„Erkenntnispraxis"**. Menschen – und auch Pflegepersonen –, die den Tag nicht epistemisch bewältigen können, sind *handlungsunfähig.* Dies führt sehr häufig zum sinnlosen Aktivismus (wir haben ja keine Zeit, so lautet das Resultat). Pflegepersonen, welche die Biographie des Klienten verstehen, sind hingegen Handlungsinteressierte.

Clemens Sedmak meint hierzu, dass Wissen trotzdem auch immer etwas mit ethischen Werten und Fragen (Seelenlegierung) als menschliche Eigenart zu tun hat. Die Ethik stellt die Frage nach dem rechten Leben, die Erkenntnistheorie die Frage nach dem rechten Erkennen. Was soll ich erkennen, was darf ich erkennen, was muss ich erkennen?

Ideologieänderung an einer Station oder für eine Person bedeutet Veränderungsmanagement.

> Das Psychobiographische Pflegemodell fordert ein lösungsorientiertes (analytisches, kriminalistisches) Denken statt eines Problemdenkens. Dabei geht es darum, die Ressourcen der Biographie als diagnostischen und therapeutischen Fokus zu nutzen.

1.2 Von einem Sorgen-Beruf auf einer Sorgen-Station zu einer therapeutischen Gemeinschaft

Heime, Betreuungszentren – oder wie immer Sie diese Institutionen nennen wollen – werden wohl um eine Professionalisierung der Pflege von Menschen mit der ärztlichen Diagnose Demenz (Kochanski, 2016) sowie der Palliativpflege nicht herumkommen. Beides geht aber nur mit einem grundlegenden fachlichen Weiterbildungsangebot. Das Personal müsste demnach den Weg der Veränderung von der geprägten Hausfrauenrolle hin zu einer therapeutischen Rolle gehen. Die therapeutische Rolle bedeutet, *thymopsychisch empathisch wahrzunehmen, aber noopsychisch zu agieren.*

Aus meiner Sicht ist eine Fortbildung zur Praxisanleiterin bzw. zum Praxisanleiter nach den Strukturen des ENPP zu befürworten, die als *Emotionstherapeut/-in* abgeschlossen werden könnte.

Das Psychobiographische Pflegemodell ist eigentlich kein Modell. Es ist vielmehr ein psychotherapeutisch (Paranoia im Senium) sowie geschichtswissenschaftlich (Normalität der Zeiten) orientiertes Pflegeverfahren.

Pflegemodelle sind	statisch.
Pflegeverfahren beinhalten ein Tun/Handlungen, also	Bewegung.

Demenzielle Erkrankungen oder die Zahl der Menschen mit – wie man es heute nennt – kognitiven Beeinträchtigungen steigt rapide an und dieser Trend wird sich voraussichtlich auch in den nächsten Jahren fortsetzen. Das bedeutet, dass sich die Professionalität des Heimpersonals von einer Sorgeleistung zu einer Fachleistung im Sinne der Prävention der „Demenz-Rehabilitation“ wandeln muss. Jeder, der fachlich arbeiten will, muss wissen, dass im zunehmenden Alter zwar die kognitiven Leistungen geringer werden, die emotionalen Leistungen allerdings zunehmen. Damit kommen die Seelennahrungsmängel sowie „die Leichen" aus dem Keller der Seele ans Tageslicht (denken Sie an eine Paranoia im Senium).

In meinem Pflegeverfahren geht es zwar um zentrale, aber trotzdem um banale Fragen, wie z. B.:

Bei welchen
- gerontologischen,
- geriatrischen oder
- psychogeriatrischen Klienten

bieten wir welche Pflegeimpulse an?
Was ist das Ziel des Angebots?

Dabei sind in der Durchführung der Maßnahmen alle auf dem Markt üblichen Konzepte und Settings erwünscht – allerdings erst nach einer psychogenen Pflegediagnose, die mit der Abklärung der jeweiligen Interaktionsstufe einhergeht.

Denn was hilft schon eine tolle Nahrungszufuhr, wenn im Hauptorgan des Lebens – der Seele mit ihrer Biographie – der Seelennahrungsmangel nicht gestillt wird? Nichts! Da genügt es nicht mehr, sich nur um die Nahrung, den Schlaf, die Ausscheidung Sorgen zu machen. Vielmehr geht es darum, den biographisch orientierten seelischen Schmerz zu erkennen. Und zwar den des Betreuers und den des Betreuten. In unserem Modell tritt die ärztliche Diagnose in den Hintergrund, da die schwerste Erkrankung, die es gibt, die Diagnose selbst ist.

Der Mensch wird heutzutage älter, als seine Seele es verkraftet. Aufgrund dieser demografischen Entwicklung hat sich der Sorgeberuf auf die Verantwortung für ein psychosoziales Wohlbefinden ausgeweitet. Auf diese Notwendigkeit wird in der Praxis der Heime oder Ausbildungsstätten jedoch kaum reagiert. Pflegepersonen und Angehörige arbeiten wie die Bienen, sie arbeiten bis zur Erschöpfung, aber in der Art eines sinnlosen Aktivismus. Denn vergessen wir nicht: Ohne *Seele*, ohne *Biographie* geht gar nichts, oft nicht einmal das Essen oder die Körperhygiene. Die Biographie steuert unser Fühlen und Denken (soweit noch vorhanden), sie verwaltet unsere Erinnerungen und vor allem unser *Tun*, unser Coping.

Es fehlt der Pflege sowie den Bewohnern, Klienten und Patienten ein **Ordnungsprinzip**.

Was* bei *wem* und *warum?

Altenpflege – und vorwiegend Demenzpflege – erinnert mich persönlich immer an die vielen im Handel üblichen Rheumamittel. Da es so viele Rheumamittel gibt, hilft möglicherweise keines davon, denn sonst würde man ja nur eines benötigen.

Mit dem Psychobiographischen Pflegemodell habe ich ein Ordnungssystem im Sinne einer biographischen Pflegediagnose geschaffen, welches die verschiedensten Modelle und Konzepte zur richtigen Anwendung (je nach Interaktionsstufe und Gefühlstiefe) bringen kann. Damit wird Demenzpflege auch billiger, vor allem aber verschafft es einen Lustgewinn beim Personal durch ein „verstehendes“, sinngebendes Tun (denken Sie an die Logotherapie von Frankl). Es geht darum abzuklären, wann und mit welchem Ziel wir in der Pflege singen, basteln, validieren, snoezelen usw. Was ist *sinnvoll*, was ist *Unsinn*?

Aber wofür braucht man das psychobiographische Modell überhaupt?

Um zu verstehen, warum und wer so ist, wie er oder sie ist, obwohl er/sie als junger Mensch (angeblich) ganz anders war, benötigt man ein Ordnungsprinzip. Mit Hilfe des Modells wird das Schwinden kognitiver Leistungen nicht einfach einer Diagnose in die Schuhe geschoben. Denn, wie gesagt, die gefährlichste Erkrankung ist die Diagnose: Sobald ein Mensch die ärztliche Diagnose Demenz oder Alzheimer erhält, erfährt er auch die Betreuung eines Alzheimer-Patienten. Es wird eine progrediente Verschlechterung seiner psychischen Leistungen erwartet, die eine Verbesserung nicht mehr zulässt.

Das Modell wird ferner benötigt, wenn man das herausfordernde Verhalten demenziell Erkrankter mittels der normalen Warm-satt-sauber-*Sorge*-Pflege nicht mehr in den Griff bekommen kann und als Betreuer – aus Notwehr – nach Psychopharmaka und Fixierungen schreit.

Verstehen bedeutet, begreifen zu lernen, dass körperliche Sorge-Pflege nicht immer hilft:
Was hilft schon gutes Essen bei einer Vergiftungsparanoia?
Was hilft schon baden beim Heimwehsyndrom?
Was hilft schon ein Sommerfest bei einer Verwirrtheit?

Es bewirkt vielleicht eine Re-Aktivierung der Seele (besonders bei der Palliativ- und Hospizpflege von Interesse) bei Menschen, die sich vorzeitig in den Destruktionstrieb zurückziehen. Es kann die Symptome lindern bei Alterswahn, Verwahrlosung und sonstigen „störenden Eigenschaften“.

Ein Plädoyer für die re-aktivierende Pflege

„Alltag heißt Leben“ – unter diesem Titel appelliert Simon Groß (Luxemburg) an die Pflegekräfte, mehr Mut beim Wiederaufbau von Alltagskompetenzen alter Menschen in Heimen zu zeigen und damit das Selbstwertgefühl und die Lebensqualität der pflegebedürftigen Menschen ganz wesentlich zu verbessern. Die Philosophie der re-aktivierenden Pflege geht auf den Autor dieses Buches und österreichischen Altenpflegepionier zurück („Altenpflege – Brücke in den Alltag", 1980er-Jahre) und ist das erfolgreiche Gegenmodell zur deaktivierenden „Warm-satt-sauber-Pflege".

Die Kernaussage meiner mit dem Modell angestrebten Ideologie beruht auf einem einzigen Satz, der da lautet: *Primum nihil nocere.*

Dieser bedeutet
- die Verhinderung eines psychosexuellen Infantilismus sowie
- die Verhinderung einer Übertragung im Sinne eines Co-Therapeutikums.

Alle Menschen sehnen sich im Alter nach ihrer Jugend und ihrer Kindheit zurück. Sie können und wollen diesen schönen Zustand der Verwöhnung (Interaktionsstufe 6) nicht vergessen. Im Alter – vor allem in der Latelife-Krise – erwacht das Bedürfnis, kindlich und hilflos zu erscheinen, zu neuem Leben. Und die Pflege befriedigt dieses Bedürfnis. Es ist so süß, sich wieder verhätscheln und bemuttern zu lassen.

Pflegestationen, welche die Aussage „Primum nihil nocere" nicht verstehen, betreiben unbeabsichtigt eine Förderung des Infantilismus. Wenn die Altenpflege der Auslöser für das Desertieren aus dem Leben ist, kommt es zu psychischen Kinderkrankheiten beim Erwachsenen, die wie eine Demenz aussehen können. So kommt es, dass manche Menschen aus dieser Krankheit nicht mehr den Weg zur Gesundung finden wollen und durch die Behinderungspflege auch nicht mehr können.

Einige kurze Beispiele seien hier angeführt:

Die Eingänge zu ihren Wohnungstüren werden mit Bildchen wie Schmetterlingen oder anderen Tieren usw. verschönert.

Bei den ganz lieben, braven, lustigen Klienten wird gerne vorzeitig (vor der Interaktionsstufe 6) gestreichelt, basale Stimulation betrieben (ohne Diagnose) oder gar der Snoezelenraum verwendet. Dabei kann längst in der Schublade der Deckerinnerungen abgelagertes Material z. B. bei Berührungen (beim Waschen, Kämmen, Händchenhalten usw.) wiederauftauchen und eine infantile Reaktion auslösen. Auf solche infantilen, regredierenden Maßnahmen reagiert das limbische System mit einer Erinnerung an die Kindheit. Der Mensch benimmt sich – wie vom Personal gefordert – infantil.

Es werden Erwachsenen unentwegt Kinderspiele als Tagesprogramm angeboten.

Das Basteln mit den analen Materialien Plastilin oder Ton wird als das Nonplusultra der Pflege angesehen, auch wenn keine Pflegediagnose vorliegt.

Der Klient wird vorzeitig gewindelt und damit ruhiggestellt.

Demente – besser gesagt verhaltenseigenartige – ältere Menschen werden *nicht* „kindisch", sondern nutzen die Coping-Erfahrungen aus der Kindheit und mischen diese mit weiteren im Laufe des Lebens erlernten Copings. Damit entsteht eine Verhaltensvariante zwischen gestern und heute mit einer Symptomfixierung auf die Kindheit.

Wenn kindliche Copings reaktiviert werden, kann aus einer akuten psychogenen Exazerbation eine Läsion werden. Folgende Symptome können u. a. darauf hindeuten:

- *hartnäckiges Festhalten an kindlichen Fehlern,*
- Einwärtsgehen,
- fortdauerndes Sprechen in kindlicher Sprache,
- Stammeln, Stottern,
- Unreinlichkeit, Bettnässen, Stuhl verlieren,
- Tics,
- Unruhe,
- Grimassieren, manieriertes Verhalten,
- Obstipation,
- Nägelbeißen (Zerstörungstrieb),
- Lerneifer, um die Behauptungen der Eltern ad absurdum zu führen.

Um derartige Fehlhandlungen des Personals zu verhindern, werden die Autoren und Autorinnen dieses Buches ein Ordnungssystem vorstellen, das Sie hoffentlich auch in Ihr Berufsleben übertragen können.

Obwohl die ersten Zeilen dieses Buches für einige Pflegepersonen sehr hart klingen werden, möchte ich noch folgende Worte an Sie richten. Ich möchte mich bei allen meinen Kolleginnen und Kollegen bedanken, die in ihrer Arbeit die Aussagen der Heimprospekte umsetzen. Diese Prospekte beinhalten Sätze wie z. B. diesen:

„Wir sind stolz auf unsere haupt- und ehrenamtlichen MitarbeiterInnen, die täglich mit Engagement und Herz die Pflege und Betreuung unserer BewohnerInnen durchführen."

Bei Bewohnerinnen und Bewohnern der Gerontologie kann dieses Konzept genügen, bei Klienten mit einem demenziellen Syndrom wird es nicht adäquat sein.

Für den Umgang mit diesen Klienten ist der Inhalt dieses Buches gedacht, der nachfolgend im Sinne des Ihnen aus Band 1 bekannten Regelkreises (inklusive der Interaktionsstufen) vorgestellt wird.

	Interaktionsstufen	
Erhebung und Interpretation anhand der biographischen Zeitgeist-Phänomenologie	Aktivieren 1 Sekundäre Sozialisation	Interpretation anhand von tiefenpsychologischen Erkenntnissen
	Aktivieren 2 Mutterwitz (je Region)	
→	Re-Aktivieren 3 Seelische und soziale Grundbedürfnisse	sozusagen als „Wiederholungszwang" nach S. Freud
	Re-Aktivieren 4 Prägung (Aphorismen, Sprüche der Region; Arbeiter, Bürger etc.: Was macht mich wichtig? Was erregt mich? Wie mache ich etwas nach meinem Stil?)	← oder als Rückfallsymptomatik beim Umkehrphänomen (Böhm)
	Re-Aktivieren 5 höhere/niedere Antriebe	
	Re-Aktivieren 6 Intuition (Aberglaube, Religion, Volks- und Brauchtum)	
	Re-Aktivieren 7 Urkommunikation	

Abb. 3: Interaktionsstufen im Regelkreis

Bei der Wahrnehmung eines Schlüsselreizes greift der Mensch auf seine ihm bekannten und vertrauten Verhaltensweisen zurück (Wiederholungszwang). Dabei ist die Heftigkeit des Reizes ausschlaggebend dafür, wie er reagiert, ob als 25-Jähriger, als 10-Jähriger, als 3-Jähriger usw.

Das bedeutet, alle Erwachsenen können infantil agieren und auf die Stufe eines Kleinkindes regredieren. Jeder von uns kann an das Christkind glauben, wir können schmollen oder beißen oder uns die Tür zuschmeißend zurückziehen. Alle Interaktionsstufen können wir derartig durchlaufen. Im Normalfall nehmen Erwachsene nach so einem Anfall wieder ihren Erwachsenenstatus ein. Dies kann der alte Klient im Umkehrphänomen nicht. Um wieder in die höhere Interaktionsstufe zu gelangen, benötigt er unsere Hilfe in Form von Reaktivierung oder Symptomlinderung.

Der ENPP hat sich mit dem Psychobiographischen Pflegemodell nach Böhm verpflichtet, eine Professionalisierung und Qualitätssicherung im Sinne einer seelischen Pflegequalität einzuführen.

„Für ein Schiff, das seinen Hafen nicht kennt,
weht kein Wind günstig.“ (Seneca)

Weiß eine Pflegeperson, wo es langgeht,
so weht der Wind für die Klienten günstig. (G. Böhm)

2 Verdachtsmomente

Marianne Kochanski

Die Verdachtsmomente (vormals Problemerhebung) sind singuläre Meinungen des Personals, die zur Problembenennung führen. Sie ergeben sich aus den Fragen:
Was nehmen wir beim Klienten wahr?
Welche Probleme macht der Klient?
Worunter leidet der Klient?

Problemerkennung ist der erste Schritt zur Problemlösung.

Pflegebeobachtung – wessen Wahrheit oder Lüge?

Pflegebeobachtungen sind meistens nur durch die eigenen Gefühle des Beobachters beeinflusste *Vermutungen*, welche als Symptome – oder anders gesagt als *Probleme* – wahrgenommen werden. Dies bedeutet, dass im Pflegeteam auch der blinde Fleck der Mitarbeitenden besprochen werden muss.

2.1 Problemerkennung

Aufgrund des Verhaltens der Klienten entstehen häufig Probleme, allerdings ist die Frage zu klären, wer denn eigentlich das Problem hat:

- Angehörige und/oder Betreuer/Erwachsenenvertreter?
- Pflege- und Betreuungspersonal?
- Institutionen?

Angehörige

Es ist keine Frage, dass sich Angehörige von verhaltenseigenartigen Klienten mit der ärztlichen Diagnose Demenz in einem Ausnahmezustand befinden. Schon alleine die Diagnose (als die gefährlichste Erkrankung) löst beim Angehörigen Gefühle wie

- Wut
- Angst
- Schuld
- Scham
- Trauer

aus.

Morbus Alzheimer beschreibt sozusagen eine soziale Erkrankung und nicht die Erkrankung einer Einzelperson. Das heißt, die Umgebung leidet an den Symptomen mehr als der Betroffene selbst.

Den Angehörigen geht es ausgesprochen schlecht. Das Leiden, die Probleme in der Familie bedeuten, dass das Kind (Tochter, Sohn) zum Symptomträger wird. Der Mensch, der einen „Demenzklienten“ pflegt, wird zum Co-Abhängigen, zum Mitgefangenen. Dies ist sowohl räumlich als auch zeitlich und seelisch der Fall.

Das unangepasste Verhalten des Klienten ergibt häufig
- Störungen der Interaktion
- eine Störung der Rollenmuster in der Familie
- Kampf zwischen angepasstem und unangepasstem Verhalten
- Zusammenbruch der Familie durch den Verlust des Gleichgewichtes in der Familie
- Schwester will für Papa das, Bruder jenes usw.

Der Angehörige versucht, dem unangepassten Klienten Ordnung beizubringen:
Benimm dich!
Pass auf!
Früher warst du so wendig, arbeitsfreudig.
Schau dich mal an, wie du aussiehst!

Daraus entsteht für den Klienten ein Leistungsdruck, den dieser mit Rebellion beantwortet. Die Reaktion ist häufig Zorn, Aggression, Schimpfen.

Ist nun aber das aggressive Verhalten des Klienten wirklich sein Problem? Leidet der Klient unter der Aggression? Oder liegt sein Leiden eher in dem Verhalten der Angehörigen?

Pflege- und Betreuungspersonal

An der Station nehmen wir Pflegenden durch unser Sehen, Hören und Fühlen, aber auch durch unsere eigenen Intuitionen ein bestimmtes Verhalten unserer Klienten wahr. Dieses von uns wahrgenommene Bild (des anderen) wird in den meisten Fällen als inadäquates, störendes Verhalten in der täglichen Dokumentation niedergeschrieben.

Da jeder nur sieht, was er sehen will und kann, ist die eigentlich als Beschreibung des Klienten intendierte Dokumentation eher als eine Beschreibung der pflegenden Personen zu bewerten.

Die persönliche Sicht ist sehr von unserer eigenen Biographie, aber auch von unserer Ausbildung abhängig. Da sehr viele Pflegende in die Dokumentation ihre eigene Biographie hineinschreiben, ist es kein Wunder, wenn es zu einer multiplen Fehlbeobachtung kommt. Diese führt dazu, dass bei ein und demselben Klienten täglich etwas anderes in der Dokumentation zu lesen ist:

An dem einen Tag ist Schwester A anwesend – sie beschreibt den Klienten als brav und angepasst.

Am nächsten Tag ist Schwester B anwesend – plötzlich scheint wie aus der Luft gegriffen das Wort „desorientiert“ auf.

Und am dritten Tag ist gar Schwester C im Dienst – der Klient ist auf einmal inkontinent.

Damit erweist sich diese Erhebung vielmehr als eine Erhebung der Probleme der Pflegenden als des Leidens des Gepflegten.

Der Tagesbericht wird so eher zu einer Dienstbeschreibung als zu einer Tagesdokumentation. Man kann erkennen, welche Schwester mit welchem Klienten gut zurechtkommt, welche Pflegeperson diesen oder jenen Klienten ablehnt, wer von den Pflegenden selbst stuhlfixiert ist oder wer gerne Mediziner wäre und nur Blutdruckwerte einträgt, aber noch nie ein Wort mit einem Klienten gewechselt hat.

Es ist also nicht verwunderlich, dass das Personal seine eigenen Probleme, Wünsche, Vorstellungen, Ängste vor dem eignen Alter etc. auf den Klienten überträgt oder besser gesagt auf den Klienten projiziert!

Wir beurteilen (verurteilen) also aufgrund
- unserer eigenen Erfahrung und Ausbildung,
- aber vor allem aus unserer eigenen Biographie heraus
- und auch aufgrund unserer eigenen neurotischen Deformationen.

Institutionen

Aufgrund vieler Gesetze, Vorgaben, Vorschriften, Empfehlungen, Expertenstandards usw. ist es nicht immer einfach, die Individualität, Selbstbestimmung und Freiheit (Recht eines jeden Menschen) zu gewährleisten, und dies gilt besonders für verhaltensauffällige Menschen.

Da stehen sich
- das Recht auf Freiheit und die Fürsorgepflicht
- Hygienebestimmungen und das Recht, in der eigenen Wohnung (angemietetes Zimmer) zu tun und zu lassen, was man will
- Strukturen und Selbstbestimmung

gegenüber und sind häufig nicht vereinbar.

Klar ist, dass durch einen desorientierten Menschen, der im Winter in einer Großstadt (oder auf dem Land) spärlich bekleidet in der Nacht das Haus verlässt, ein Problem entsteht. Wenn wir nun dieses Problem dem Klienten zuordnen, werden die Maßnahmen andere sein als die, welche der Klient benötigt.

Das Problem der Institution ist vorhanden und sollte gelöst werden, allerdings nicht indem wir dieses Problem dem Klienten zuordnen. Vielmehr sollten wir herausfinden, worunter der Klient leidet, sodass er für sich als Lösung die Flucht wählt.

Um die sehr unterschiedliche Sicht- und Dokumentationsweise zu verhindern, muss also als erster Schritt in der Umsetzung des Modells der Versuch unternommen werden, herauszufinden, wer denn nun ein Problem hat. Dieses Problem ist dann an der richtigen Stelle zu lösen, gehört allerdings nicht in die klientenbezogene Dokumentation.

2.2 Schaffen wir Probleme, welche der Klient ohne uns nicht hätte?

Viele Verhaltensauffälligkeiten würden die Klienten nicht zeigen, wenn sie uns nicht hätten. Dies sei anhand von zwei banalen Beispielen aus der Praxis verdeutlicht.

Beispiel: Schaden durch Kommunikation

Ein ganz „normaler" Frühdienst ging zu Ende. Nach der Übergabe verabschiedete sich Schwester Claudia im Tagesraum von den Kolleginnen mit den Worten: „Na, dann will ich mal sehen, dass ich nach Hause komme." Ungefähr 15 Minuten später waren acht der anwesenden Klienten verhaltensauffällig. Scheinbar ohne erkennbaren Grund dekompensierten sie, liefen herum, suchten den Ausgang und ließen sich nicht beruhigen. Was war geschehen? Es wurde durch den Satz „Na, dann will ich mal sehen, dass ich nach Hause komme" ein negativer Schlüsselreiz gesetzt und damit ein Schaden verursacht. Die Klienten hatten das Gefühl, dass sie auch nach Hause müssten, was allerdings leider nicht möglich war. Und da sie am Verlassen der Station auch noch gehindert wurden, reagierten sie mit ihren jeweiligen Copings. Ohne diesen Satz hätte es ein ganz „normaler" Spätdienst werden können.

Eine Dekompensation erreichen wir mit ganz verschiedenen Sätzen oder Worten, die als Schlüsselreize wirken können, so auch durch Privatgespräche unter Kolleginnen im Beisein von Klienten, wie z. B. wenn wir über Kinder, Ehepartner, den Urlaub oder den Besuch der Schwiegermutter reden.

In vielen Einrichtungen geht es im Bereich der Beschäftigung zu wie in einem Club-Urlaub. Jeder soll nach Möglichkeit an allen Veranstaltungen teilnehmen, alle Angebote nutzen (ist häufig auch ein Wunsch der Angehörigen). Da wird gesungen, gebastelt, im Rollstuhl getanzt, werden Blumen gegossen und Kartoffeln geschält. Einen Unterschied zum Club-Urlaub gibt es allerdings: Im Urlaub endet die Animation nicht um 16 Uhr und wird auch an den Wochenenden angeboten.

Oft kommt es vor, dass verhaltensauffällige Klienten an Gruppenangeboten teilnehmen sollen, die für sie nicht geeignet sind, mit dem Ergebnis, dass sie mit ihren Copings reagieren und diese als unerwünschtes Verhalten dokumentiert werden.

Beispiel: Schaden durch Beschäftigungstherapie

Herr B. war so ein Klient. Die freundliche Sozialarbeiterin Frau S. lud ihn ein, mit ihr in den Gruppenraum zu gehen. Das tat Herr B. gerne, er wusste zwar nicht, wie es weitergehen sollte, aber fand die junge Frau hübsch.

Im Therapieraum angekommen erlebte er die erste Frustration, dort saßen bereits vier Herren. Frau S. erklärte nun den Herren, dass für den Winter aus Holz Vogelfutterhäuschen gebaut werden sollten. Es gab Holz, Sägen und Feilen und alle machten sich ans Werk – bis auf Herrn B. Frau S. gab dem Klienten nun die sogenannte Starthilfe, sie drückte ihm die Säge in die Hand und führte seine Hände. Herr B. reagierte darauf mit Zorn und somatischen Erscheinungen wie Schwitzen, Hyperventilieren und Herzrasen. Der herbeigerufene Notarzt befreite Herrn B. aus dieser Situation und nahm ihn mit ins Spital.

Hätte man im Fall von Herrn B. die Biographie und die Interaktionsstufe berücksichtigt, hätte dieser Schaden verhindert werden können. Herr B. befand sich in der Interaktionsstufe 3 (kompensiert). Er spielte seit seinem 4. Lebensjahr Geige und war seit seinem 18. Lebensjahr Geiger bei den Philharmonikern, ab seinem 30. Lebensjahr als Konzertmeister. Seine Hände waren ihm das Wichtigste für seine Arbeit und Leidenschaft, niemals in seinem Leben hat er mit grobem Material, geschweige denn mit Werkzeug gearbeitet.

Durch eine professionelle und reflektierte Herangehensweise kann das Leiden der Klienten verhindert werden. Der Grundsatz lautet:

Primum nihil nocere – zuerst nicht schaden (Prof. Erwin Böhm).

Erst dann können wir Verdachtsmomente erheben und mit der maximalen Objektivität auf das Leiden des Klienten sehen.

Nur richtig erhobene Verdachtsmomente und deren Interpretation ergeben einen adäquaten Impuls.

2.3 Professioneller sehen – Vom Wahrnehmen zum Beobachten

Unter Wahrnehmen versteht man eine thymopsychische Leistung des Gehirns, unter Beobachten hingegen eine noopsychische.

Aus der Wahrnehmung eine Beobachtung werden zu lassen, ist deshalb so schwierig, da sich ja unser Klient (wie wir selbst meistens auch) auf der Ebene der Thymopsyche befindet. Seine Thymopsyche, seine Gefühle, seine Reaktionen lösen in uns ebenfalls thymopsychische Reaktionen aus.

Schritt 1: Supervision

Da in der persönlichen Biographie des Pflegenden die Frage „Warum und wie pflege ich?" eine wichtige Rolle spielt, ist klar, dass die Beschäftigung mit der eigenen Biographie das Herzstück auf dem Weg zu einer professionellen Beurteilung darstellt. Eine der vielen Möglichkeiten besteht darin, biographische Supervisionsgruppen zu gestalten. Erst die Aufdeckung verschiedener Persönlichkeitsaspekte, die sich aus ihren Lebensbaumwurzeln und -ästen ergeben, kann in der Folge die Pflege objektiver machen.

Die Informationen aus der Biographie bringen den Pflegenden auch der Antwort auf die Frage näher, wie, was und warum er pflegt. Sie schaffen so den Ausgangspunkt für eine adäquatere Beobachtung.

Schritt 2: Pflegebeobachtung im Team und psychogene Pflegevisite

Da die Beurteilung einer Situation meist von nur einer Pflegeperson durchgeführt wird, ist es nötig, die Fehlerquellen durch mehrere beobachtende Anwesende zu minimieren.

Das heißt, die beobachtende Wahrnehmung sollte im Team stattfinden. Dazu eignet sich als bestes Instrument die Pflegevisite, da diese unter der Mitwirkung aller Beteiligten zu erfolgen hat.

Schritt 3: Umwandlung des Tagesberichtes zu einem Problemerhebungsbogen

Wenn wir nicht in der Lage sind, Probleme zu erkennen bzw. zu orten, dann sind wir noch weniger in der Lage, zu pflegen.

Das hier besprochene Modell ist ein ergebnisorientiertes. Ergebnisorientiert zu pflegen setzt voraus, dass das zu lindernde Problem bekannt ist. Ergebnismodelle erfordern daher nicht nur ein hohes Maß an Informationen über die eigene Person, sondern selbstverständlich auch über den Klienten. Dabei darf man aber nicht bei somatischen Informationen stehenbleiben; besonders wichtig sind die psychogenen Informationen:

- Wer hat tatsächlich das angesprochene (= niedergeschriebene) Problem – der Klient, die Pflegeperson oder die Verwandten des Patienten?
- Ist das Problem des Klienten als biographische Umkehrreaktion zu verstehen?

2.4 Das Leiden der Klienten – Tatsachen

Der Tagesbericht ist (bzw. wäre) der wesentlichste Bestandteil, vorhandenes Leiden aufzudecken. Der Nachteil der Tagesberichte, wie sie bisher verfasst werden, liegt noch immer darin, dass

- die Schwerpunkte somatisch ausgerichtet sind,
- sie ab einem bestimmten Seitenumfang keiner mehr liest und
- die Probleme nicht ersichtlich sind.

Die Hauptaufgabe der Pflege besteht darin, das Leiden der Klienten zu minimieren.

3 Tatsachenerhebung: Fachliches Beobachten und Assoziieren

Die einfachste Form, schon in den Grundschritten fachlicher zu werden, könnte in dem darauffolgenden Schritt bestehen: die beobachteten Verhaltenssituationen der Klienten assoziativ mit dessen jeweiligen Zeitgeistsituationen (unter Nichtbeachtung einer ärztlichen Diagnose) in Verbindung zu bringen.

Assoziationsmöglichkeiten:

- übergeordnet zu einem bestimmten Zeitgeist und dessen Phänomenen (ohne Geschichtsunterricht keine Altenpflege!)
- zu gesunden Wurzeln
- zu pathologischen Wurzeln

Das fachliche Sehen beruht auf der Kenntnis des biographischen Materials. Ich sehe und assoziiere anhand der drei Assoziationsmöglichkeiten (rationale Sicht). Dieser Beobachtung lege ich die Gefühlsreaktionen der Seele zugrunde: Er „tut“ etwas.

Jeder Mensch tut etwas, und in seinem Tun gibt er Auskunft, wie es ihm geht, was ihn bewegt. Jeder Mensch agiert, z. B. hyperaktiv oder aggressiv. Er zeigt uns dies intuitiv und wir erkennen rational.

Erheben und Wahrnehmen heißt demnach festzustellen, wo der Schuh drückt. Dabei liefert der Klient das Material, nicht ich als Pflegender. Meine Deutungen spielen eine untergeordnete Rolle, denn keiner weiß besser, wo der Schuh drückt, als derjenige, der ihn anhat.

Das, was wir sehen und assoziieren, sind Reaktionen der Seele (Seelenphänomene), die meistens (als Coping konditioniert) aufgrund von Schlüsselreizen auftreten und die von der Medizin Symptome genannt werden.

So erleben wir beispielsweise ein Verhalten, das 1900–1925 in der damaligen Situation für unseren Klienten ganz normal war. Wir sehen (heute) ein zeitgeist-regressives Benehmen an unserem Klienten, und dies verursacht in uns das Gefühl des Andersseins eines Menschen. Dieses Verhalten des Klienten, das ihm selbst Sicherheit gibt, macht uns unsicher, und die Unsicherheit veranlasst uns dazu, unser Ordnungssystem anzuwenden, was wiederum den Klienten verunsichert. Unser Ego im Kampf gegen das Ego des Klienten – das ist die Folge.

Das heißt (um die Assoziationskette vorwegzunehmen), dass sich ein Mensch im Zustand der Angst oder seiner erfühlten Ich-Unwichtigkeit in Copings von damals (der guten alten Zeit) zurückzieht und damit zu seinen Wurzeln, zu seinem Daheim-Gefühl zurückkehrt. Das unerwünschte Verhalten ist demnach oft nur eine überkommene Form des Agierens:

- aus seiner damaligen Kinderstube,
- aus der Sprache,

- aus dem Hausgebrauch,
- aus der geprägten Situation, ein Morgenmuffel oder Morgenmensch zu sein,
- nur mehr das zu essen, was man kennt (oder gar nicht zu essen, um seine Mutter – heute die Pflegerin – wieder zu verärgern),
- wieder so wie früher (wo man Angst hatte, Seife in die Augen zu bekommen) das Baden abzulehnen, bei der Hygiene zu strampeln.
- Ungeliebte Kinder (heute Klienten) benehmen sich wie ein Zappelphilipp, um aufzufallen und dadurch wenigstens negative Zuwendung zu bekommen (früher Ohrfeige, heute Psychopharmaka).
- Man spielt als verwöhnte Tochter wieder die „Prinzessin auf der Erbse“ und regrediert bis zu einem hysterischen, agitierten Benehmen.
- Und wenn man gar nichts anderes mehr kann, schreit man eben die ganze Nacht. Früher hat man auf diese Weise Zuwendung bekommen – vielleicht kommt ja auch heute wieder jemand (früher die Mutter, heute die Pflegerin).
- Wenn man schon nichts mehr leisten kann, will man wenigstens tüchtig sein und bei allem helfen, auch wenn das heute unsinniges Aufwischen sein sollte (Verlust der sozialen Kompetenz).
- Oder man ist wenigstens krank und erhascht dadurch Zuwendung.

Alles in allem haben aber seelische (sichtbare) Reaktionen Mitteilungscharakter und bedienen sich dabei einer bestimmten *Signalsprache*:

- Sie strecken die Füße weg und sagen uns: Ich will nichts arbeiten, ich will meine Ruhe!
- Sie klopfen mit dem Stock auf den Boden und signalisieren uns: Achtung, die Mama kommt, alles aufstehen! Sie reden nicht unbedingt, aber sie morsen in ihrer Zeitsprache, in ihrer Zeitverhaltenseigenart.

Natürlich können auch primär pathologische Biographien (und Familienbiographien als pathologische Wurzel und Stamm unseres Lebensbaums) gesehen und damit assoziiert werden. Dabei bedeutet das Erkennen, das Assoziieren eine Verknüpfung mit der Biographie, also biographisches Arbeiten.

Wir sehen Persönlichkeitsstörungen, Affekt- und Gefühlsstörungen, Menschentypen und Charaktere. Wir sehen allerdings nicht die ärztliche Diagnose, sondern nur Reaktionen als Phänomene der Seele, die wir aber in psychische und psychiatrische Fachbegriffe kleiden. Es sind dies positive, negative oder ambivalente Gefühlsreaktionen, Affekte, Stimmungen etc.

Allein durch ein solches assoziatives, fachlicheres Sehen wird meist schon das Problem kleiner. Pflegepersonen können auffällige Menschen toleranter wahrnehmen und ihnen vor allem eine positivere Einstellung entgegenbringen. In der Folge entwickeln sie eine kompetentere Ausstrahlung und beschreiben den Klienten fachlicher, professioneller.

4 Erhebung einer interpretierbaren thymopsychischen Biographie

Für Schnellleser

Die Erhebung einer brauchbaren, das bedeutet einer interpretierbaren und für das Ableiten von Impulsen verwendbaren Biographie ist einer der schwierigsten Anteile in diesem Pflegeverfahren. Denn es geht um die Äußerungen der Klienten in ihrer Herzenssprache sowie um das Hören mit dem dritten Ohr. „Geschichterln aus dem Leben“ zu erzählen, bedeutet für den Klienten, über die ihm emotional wichtigsten Ereignisse, Bedürfnisse (auch nicht erfüllte) und Wünsche zu sprechen. Je öfter eine Story erzählt wird, umso mehr beschäftigt dies die thymopsychischen Anteile des Klienten. In der Folge kann diese Beschäftigung zu Copings – also Ersatzhandlungen oder auch Abwehrmechanismen – führen. Erzählen (etwas aussprechen) ist dabei für den Klienten selbst eine Entlastung von seinem Leidensdruck. Wir bezeichnen dies daher nachfolgend als Entlastungsgespräch.

Jedes Reden, Kommunizieren ist ein psychotherapeutischer Vorgang. Das heißt, es beeinflusst die Seele der Beteiligten – den Redner genauso wie den Hörer. Dies geschieht automatisch, ob man nun will oder nicht.

Um brauchbare Storys zu erheben, gibt es verschiedene Gesprächstechniken, die in diesem Kapitel beschrieben werden.

Story-Erhebung bedeutet im weiteren Sinn aber auch das Erheben von Schlüsselreizen, welche wir später zur positiven oder negativen Reizanflutung einsetzen können. Denn nur mit guten Schlüsselreizen kommen gute Storys ans Tageslicht. Jede Story, die der Klient erzählt, egal ob richtig oder falsch, erscheint dem Klienten beim Erzählen als wahre Realität. Zu einer anderen Zeit und von anderen Person können sich diese Storys wieder ganz anders anhören. Die Erzählungen sind fast nie richtig in der zeitlichen Einordnung. Sie sind Aussagen je nach Tagesgefühl (Interaktionsstufen 1–7) und damit von der jeweiligen Stimmungslage abhängig.

Harvey Jackins äußerte sich hierzu folgendermaßen:

„Der Mensch …, der unter einem alten Kummer leidet, sagt Dinge, die keinen Bezug zur Gegenwart haben, tut Dinge, die zu nichts führen, wird mit seiner Lebenssituation nicht fertig und leidet unter schrecklichen Gefühlen, die nichts mit der Gegenwart zu tun haben.“

Erhebungsgespräche sind eine emotionale Kommunikation.

4.1 Erinnern an das Vergessene

Die Erinnerungen an das Vergessene (nicht Verdrängte) aus der Seele des Menschen können entweder durch das Umkehrphänomen sozusagen als Konfliktreaktion von alleine wieder an das Tageslicht kommen oder durch eine Ermittlungstechnik – die wir Story-Erhebung nennen – recycelt werden.

Wir müssen wahrnehmen, dass die Lebens„geschichterln" unserer Betagten eine Ansammlung von vielen Lebensscherben (Tattoos) darstellen. Viele Menschen haben in ihrem Leben mindestens fünfmal ihr Leben neu aufgebaut. Trotzdem sind Grundmuster und Bauweise immer gleichgeblieben (Coping). Der Wiederaufbau erfolgte stets streng nach den alten Mustern: Wer Maurer war, ist Maurer geblieben und ist es auch heute noch, obwohl viele neue Chancen beim Wiederaufbau vorhanden gewesen sind.

Ein Gatte wollte einmal seiner Frau zum 80. Geburtstag eine Freude machen und die alten Fotos neu ordnen. Er kaufte ein Fotoalbum und klebte die Bilder neu ein. Er musste dies schnell wieder ändern, denn die Gattin stellte fest, dass die Art, wie er die Bilder klebte, nicht der Realität entsprach und ihr Leben praktisch veränderte. Der Gatte hatte nur die positiven Bilder eingeklebt, die Kriegsbilder weggelassen und damit eine positiv besetzte Traumwelt gestaltet. Nicht so, wie es wirklich war, sieht man die Vergangenheit, sondern so, wie man sie gerne sehen würde. Schnell wurde die alte Album-Mappe wieder aus dem Mistkübel geholt und das Leben umgeklebt.

Wesentlich ist, dass wir nicht datenzentriertes Material erheben, sondern Gefühle. Es ist in diesem Zusammenhang ganz interessant zu erwähnen, dass man in Afrika einen sterbenden alten Mann als „brennende Bibliothek" bezeichnet. Diese Metapher sagt uns in kurzen Worten, wie wesentlich die Lebensgeschichte ist. Erheben ist, einen Zugang zum anderen zu finden. Man findet am leichtesten Zugang, wenn man der *Primus inter Pares* ist (der Erste unter Gleichen): Ist man Arbeiter, findet man auch Zugang zu Arbeitern; ist man Student, findet man auch Zugang zu Studenten. Man kann sich, wie man so sagt, verständigen. Man lebt in der *Realität* und in der *Empfindung* dieser Menschen. Entfernt man sich, dann ist man jemand anderer. Zum Glück kommt man im Alter wieder dorthin zurück, wo man früher war, und kennt sich unter Seinesgleichen wieder aus.

Viele Menschen erzählen gerne ihre „Geschichterln". Die Frage ist, warum sie dies tun. Sie reden, weil reden Leben bedeutet. Dieses Ausschütten kann auch ohne äußere Schlüsselreize spontan stattfinden, zum Beispiel:

- weil ihn etwas berührt, bewegt;
- weil der Mensch ein kommunikatives Lebewesen ist und ein Mitteilungsbedürfnis in sich trägt;
- weil er beim Erzählen sich selbst und den anderen etwas vormachen kann;
- weil er ein Münchhausensyndrom hat;
- weil er sich in seiner Ich-Wichtigkeit erhöhen will;

- weil er seine Lebenslüge so oft wiederholen muss, bis er sie selbst glaubt;
- weil er sich selbst seine für ihn nicht verständlichen Handlungen erklären möchte;
- weil er seine Fassade aufrechterhalten will;
- weil er eine Salondemenz hat und gar nicht anders kann;
- weil er meint, dass seine Biographie die tollste der Welt ist und verfilmt werden sollte;
- weil er ein Entlastungsgespräch sucht.

Heute, wo sich kein Mensch mehr beim Priester oder einer sonstigen Person ausweinen kann, boomen die Telefonseelsorge, Krisenintervention und esoterische Angebote oder auch unser Pflegemodell.

Das Reden über die Lebensgeschichterln der Klienten stellt eine besondere Form der Kommunikation dar und bedeutet nicht, andere auszufragen, sondern ganz im Gegenteil, reden zu lassen. Jedes Sprechen über sich selbst ist als Entlastungsgespräch zu sehen und kann somit angstlindernd sein. Wenn ein Papagei spricht, dann tut er das nicht aus Freude, sondern aus Kummer oder Stress, stellte der brasilianische Ornithologe Jacques Vielliard fest. Nach 12-jähriger Forschung meinte er, dass Papageien die Umgebungsgeräusche nur als Ersatz für·die fehlende Kommunikation mit ihrer natürlichen Umwelt nachahmen. Dies kann man auch bei Menschen beobachten, die mit ihrem Hund statt mit dem Partner oder der Partnerin sprechen.

Das Erzählen von Leid bedeutet an sich schon Therapie. Das Sprechen mit Gleichgesinnten oder sich selbst tut gut. Die Psychotherapiekommission in Deutschland stellte fest, dass das Reden vom Laien zum Laien effizienter ist als jenes vom Profi zum Klienten. Es ist ein Gespräch, das vorwiegend auf menschlichen Qualitäten beruht. Auch ein Wirtshausgespräch auf der Ebene des Milieus beruht auf einer beiderseitig verstehenden und mitfühlenden Basis. Es „tut gut“. Weil Krankenpflege bzw. Altenpflege eine sehr persönliche Dienstleistung darstellt, muss somit auch jedes Gespräch als Qualitätserhöhung einer persönlichen Dienstleistung gesehen werden. Wer von uns ginge schon in ein Lokal, in dem der Kellner nicht mit einem spricht?

Gerade in einem Gespräch ist die soziale und emotionale Wirkung wichtiger als der sachliche Inhalt, und jeder von uns redet auch ganz gern Blödsinn daher. Wir kennen wohl alle den Ausspruch, wenn es bei einer Feier langweilig wird: „Erzähl’ doch eine Story aus deinem Leben.“ Weil man dabei seine eigene Biographie und deren Verlauf mit anderen, auch denen unserer Patienten, vergleichen kann, stellt man fest, ob die eigene Biographie normal ist oder weitgehend vom Gewöhnlichen abweicht. Auch kann man wahrnehmen, ob die Leute zuhören oder sich abwenden. Wenn man genug Zuhörer hat, erscheint die Geschichte spannend genug; dann wird das Ich und somit auch der Lebensweg bestätigt. Wenden sich die Hörer hingegen ab, bewirkt dies eine Erschütterung der Seele. Diese Erschütterung führt von der Oberfläche in die Tiefe und lässt uns Menschen einen festen Grund suchen und finden.

Was kann beim Gespräch passieren? Das Gespräch über unser Leben ist immer von hohen Gefühlsinhalten getragen: Leiden, Ängste, Hoffnungen, Besorgnisse. Es kann passieren, dass diese erwähnten Gefühle sich auf uns Pflegepersonen übertragen und wir die emotionalen Probleme auf dem Buckel haben. Diese Übertragung und Gegenübertragung dürfte einer der Gründe sein, warum sich das Pflegepersonal mehr um institutionelle als um menschliche Pflegemethoden kümmert; denn sie sind schlichtweg einfacher zu verkraften. Blutdruckmessungen erregen weniger, als wenn man erfährt, dass schon drei Kinder der Klientin gestorben sind.

Es kann passieren, dass man die Schicksalsschläge seiner Klienten nicht teilen kann, ja nicht einmal Anteil nehmen kann. Aber zuhören kann man. Von Übertragungen und Gegenübertragungen sind wir dennoch nicht frei; denn „wir sind auch nur Menschen". Mit dem Erzählen seiner Lebensgeschichte kann man nachweisen, dass man ein Ich hat, dass man etwas erlebt hat, was andere nie erlebten, dass man einzigartig ist, dass man soziale Basiskompetenzen hat. Immerhin kann man „mitreden". Jede biographische Kommunikation soll anxiolytisch, also an sich schon angstnehmend sein, damit die Erhebung der Biographie gleichzeitig auch eine therapeutische Wirkung besitzt.

Die Biographieerhebung und -interpretation soll wertfrei sein. Wir dürfen nicht urteilen. Man darf auch weder überfordern noch unterfordern, wobei gesagt werden muss, dass Betagte eine wesentlich höhere Reizschwelle besitzen als Jüngere und demnach von Haus aus stärkere Impulse benötigen. Auf keinen Fall sollten aufdeckende Gespräche geführt werden, dies ist Sache der Psychoanalytiker und Therapeuten.

Menschen, die von früher reden und sich erinnern, sehen etwas, was der „junge Pflegende" nicht sieht, nicht nachvollziehen kann; sie erscheinen dem jungen Fremden als nicht beteiligt. Trotzdem können Junge von Alten lernen, Copingmethoden von früher zu erkennen und sich selbst zunutze zu machen.

Viele Erfahrungen werden von den Alten ausgesprochen und ihre Reaktion anschließend erklärt:

- „Wenn ich damals von der Schule gegangen wäre …"
- „Wissen Sie, bei mir war das so …"
- „Ich hatte eben eine unglückliche Jugend …"
- „Ja, so ähnlich ist es mir auch ergangen, aber ich habe …"
- „Das passt gar nicht zu Ihnen."
- „Der soll sich bloß in Acht nehmen!"
- „Wie sich die Zeiten geändert haben!"
- „Wie bin ich ein Sozi geworden?"
- „Wie habe ich diese heutige Ideologie erreicht?"

Wir stellen auch Fragen, die noch zu nahe an der tatsächlich erlebten Geschichte liegen. Von jenen, über die der Klient nicht gerne spricht, sollte man die Finger lassen. Wir wissen beispielsweise nicht, wer er während der Nazizeit war. Diese Zeit kann noch zu nahe an einem aktuellen Geschehen sein, das kränkt und verdrängt wird. Nur derjenige, der erzählt, ist sein eigener Zeuge und will seine Geschichte so sehen, wie er sie erzählt, ob sie nun in unseren Augen gelogen ist oder nicht. Wir haben nicht das Recht zu korrigieren; dann steigt unser Klient aus, zum Beispiel mit dem Satz: „Das haben Sie ja nicht erlebt. Wie können Sie da mitreden?"

Man sollte auch Familienmitglieder und Freunde mitreden lassen. Biographie ist auch immer eine Biographie der anderen, das heißt, enge Freunde und Familienmitglieder kennen die Biographie unseres Patienten, aber aus ihrer Sicht, die bestenfalls wieder streng spezifisch, eigenständig und emotional gefärbt dasteht. Familienmitglieder, also die „anderen", werden andauernd den Bericht korrigieren und unter anderem sagen:

- „Aber, aber. So war das nicht."
- „Du kannst dich doch nicht mehr erinnern!"
- „Du warst doch damals noch zu klein."
- „Was du heute für einen Blödsinn redest!"
- „Du bist doch geflüchtet, weil …"
- „Du warst doch ein armer Hund! Warum sagst du, du kommst von …"
- „Das habe ich nicht gewusst von dir, was du da sagst."

Sehr häufig machen wir den Fehler, unsere Klienten sofort zu trösten, wobei Trost sehr häufig negativ behaftet sein kann. Denn gerade Copings sind sehr verschieden zu betrachten. Viele Menschen haben nie gelernt, getröstet zu werden, oder sind getröstet und nachher ausgenutzt geworden. Die Reaktion ist eine andere als die von uns erwartete.

Man sollte seinem Klienten mitteilen, wofür man seine Informationen benötigt und dass wir helfen wollen, ihn zu verstehen, und man sollte ihn fragen, ob er mitspielen möchte. Der Betagte erzählt, wer er war, was er besessen hat, was er erlebte, und versucht so, mit uns seine Biographie zu teilen. Er teilt sich mit.

Man sollte bedenken, dass die biographische Kommunikation mit Emotionen verbunden ist und dass sie eine positive, negative, aber auch ambivalente Gefühlsströmung auf beiden Seiten beinhalten kann. Wenn man nicht echte demente Klienten befragen muss, bei denen man eine Reizanflutung benötigt, dann ist biographische Erhebung meistens einer Familisierung gleichzusetzen.

Das Bild, das sich der Klient von seinem Pfleger macht, ist kein verfälschtes, sondern ein verinnerlichtes. Die Haltung des Pflegers, seine Art, sich an die Individualität seines Patienten anzupassen, trägt zur Entstehung eines Übertragungsbildes (Sohn, Tochter) bei. Sie ist an Vergangenheitserfahrungen des Klienten, seien sie positiv oder negativ, gekoppelt. So sind wir auch mit deren früheren Erlebnissen mit Spitälern, Pflegepersonal usw. verbunden. Das Gespräch ist somit – und das sollte man nicht vergessen – eine Projektion von Gefühlen. Für den Patienten geht es darum, eine Beziehung zu erleben, die er noch nie hatte; dies allein stellt ihn schon vor eine neue, einzigartige Realität und kann als Gedächtnistraining bezeichnet werden. Die Beziehung wird somit zu einer Sonderrealität, die für beide Partner gilt. Zu diesem unrealistischen Aspekt gehört unter anderem, dass wir Pflegepersonen nicht nur die Frau Müller sehen, sondern auch gefühlsmäßig zwischen bedauernswerten und liebenswerten Kranken unterscheiden.

Für einen emotionellen Gesprächseinstieg ist es ferner erforderlich, den Klienten mit dem Namen anzusprechen; der Name ist etwas sehr Charakteristisches und nicht zufällig. Schon in der Heiligen Schrift steht, dass jeder bei seinem Namen gerufen werden muss. Der Name sagt viel über Herkunft und Milieu aus.

Folklore: „Nomen est omen."

In unserer psychobiographischen Pflegeplanung haben wir eine exakte Trennung zwischen normaler Biographie (Lebenslauf) und „Storys" („Geschichterln") und Folkloremechanismen gesetzt. Dies vor allem deshalb, weil Geschichterln wesentlich emotionsreicher sind als die zeitliche Aufgliederung einer Biographie. Aus der Lebensgeschichte wird nach einem Feedback immer mit einer Absicht erzählt, im Hinblick auf die jetzt bestehende Situation, zum Beispiel:

- „Früher war ich Förster, jetzt liege ich da …"
- „Ich war Sportler, sehen Sie sich jetzt mein Glaukom an."

Der Gesprächsbeginn kann also auch ein Spontanbericht sein. „Welche Sorgen und Beschwerden haben Sie derzeit?" führt schon in die Emotion und in biographische Zusammenhänge zwischen gestern und heute. So erfährt man auch, was der Patient von uns erwartet und erhofft. Bei dieser Frage werden die zentralen Lebensprobleme erkennbar (Lebenspanorama, Coping). Wir erkennen gleichzeitig die derzeitige Stimmungslage: eher froh, heiter, lustig, optimistisch; eher misstrauisch, eifersüchtig, nachtragend, ängstlich usw. Es geht dabei um die Wirkung beim Zuhörer; man wird in seine „Geschichte" und „Geschichten" mit eingespannt, soll sie miterleben, erleiden, ausleben.

Biographische Lebensgeschichterln, der eingeschlagene Lebensweg kommen den Menschen nicht andauernd in den Sinn und besonders dann nicht, wenn er noch eine Zukunft vor sich hat. Wir leben in einer stabilen Umgebung, die uns die Gewissheit einer Zukunft gibt. Erst wenn wir keine Zukunft mehr haben, gehen wir in unsere Vergangenheit zurück. „Auf ein gutes Leben sieht man gern zurück", wenn diese Jahre lebens- und entscheidungsreich waren. Das heißt, der Mensch erinnert sich gerne, wenn in seinem Leben etwas passiert ist, wenn das Leben gelebt, belebt war.

Man sollte den Leidensdruck erhöhen, denn, wie die Folklore sagt: „Erst wenn das Herz voll ist, geht der Mund über." Es ist interessant, dass gerade ein sehr stark negativ anmutendes Gespräch mehr emotionale Wirkung hat als ein rein positives. Das positive Gespräch („Komm, reden wir einmal darüber!") kann wesentlich mehr negativen Stress erzeugen und mehr Angst auslösen als das realistische.

Jeder Mensch braucht eine Intimschranke von 1,5 Meter Entfernung zum anderen. Will man einen Klienten absichtlich in Emotion bringen, dann kann man ihm natürlich diese 1,5 Meter spontan wegnehmen; er wird daraufhin emotional erzählen. Es handelt sich dabei um eine geplante Steigerung der Vigilanz.

Am besten ist wohl der Einstieg mit einem banalen Wirtshausgespräch, das im Tratsch- oder Plauderverfahren und mit viel Mutterwitz (Humor) geführt wird. Das Wesentliche beim „Tratschen“ besteht darin, Zeit zu haben; da die Adaptionszeit der Betagten länger ist, muss die biographische Erhebung ohne Zeitdruck erfolgen.

Wer wenig oder so gut wie nichts erzählt, hat eben nichts zu erzählen. Seine eigene Biographie erscheint ihm nicht wichtig genug (z. B. „nur“ Hausfrau). Es ist daher vor einem neuerlichen Gesprächsversuch eine Steigerung der Vigilanz erforderlich. Erst wenn Wirbel ist, wenn etwas los ist, wird er oder sie zu berichten beginnen. Denn in Wirklichkeit gibt es keinen Menschen, der keine biographischen Storys zu berichten hätte.

Reden ist Fragen, erst das Miteinander-Reden macht uns zu Menschen: „Ich hör’ dir zu.“ Zu fragen heißt: „Ich interessiere mich für dich.“ Dabei können wir unsere eigenen normalen Copings verwenden, jene, die wir zum Beispiel als Männer recht gut können (Frauen oft noch besser). Wenn Männer sich für eine Frau interessieren, sprechen sie sie auf ihre schönen Augen oder Haare an und erregen damit Aufmerksamkeit, aber auch dadurch, dass sie etwas aus ihrer Biographie erfahren wollen. Man versetzt sie durch Komplimente in Emotion. Auch eine 80-Jährige kann schöne Augen haben, die angesprochen werden sollten.

Der weiße Mantel einer Pflegeperson erfüllt natürlich genau denselben Zweck. Der weiße Mantel erregt den Eindruck, dass wir kompetent seien. Und wer will schon mit einem inkompetenten Menschen über sein Leben oder seine Biographie sprechen? Handelt es sich beim Gesprächspartner um eine jugendlich aussehende Schwester, geht diese oft in die Rolle des „Trutscherls“ über. Sie stellt sich dümmer, als sie ist, denn jede ältere Frau möchte dem Mädchen doch erklären, wie das Leben funktioniert, und möchte ihr ihre Lebenserfahrungen mitteilen (z. B. wie kocht man was). Dabei übernimmt der Klient den aktiven Part. Er teilt mit und erklärt; wir werden dabei eine Art Ersatzverwandte. In früheren Zeiten war das absolut notwendig. Der Altbauer erzählte seinem Sohn von seinen Erfahrungen, beispielsweise wann Gemüse oder Korn angebaut werden sollte usw. Die Großmutter erzählt uns voller Begeisterung ihre wichtigsten Küchentricks und Geheimrezepte. So holt sich der Alte seinen Ich-Aufbau und wird brauchbar oder zweckmäßig. Heute machen wir das normale Leben wieder nach: Wir fragen nach seinem „veralteten“ Wissen.

4.2 Erhebungsgespräche und ihr Dualismus

Die Erhebung einer interpretierbaren Biographie ist die Erhebung von psychobiographisch-emotional besetzten Materialien und nicht zu verwechseln mit der Erhebung eines Lebenslaufs (wie beim biographischen Arbeiten weit verbreitet). Sie besteht (wie nachzulesen in Band 1) aus der Ermittlung von Storys, Folkloremechanismen und Handlungen (Copings).

Das psychobiographische Pflegeverfahren (früher als Modell bezeichnet), und somit die Erhebung einer brauchbaren biographischen Übersicht über das emotionale Leben eines Menschen, ist kein statischer Prozess, sondern ein situativ-interpersonelles Geschehen. Je nach Tagesverfassung und Stimmung werden auch das Leben und die Storys immer anders oder gar nicht erzählt.

Das bedeutet aber auch, dass eine **methodische Exaktheit** nicht möglich ist (dies führt häufig zu Kritik an meinem Modell). Das Leben unterliegt nun einmal einem individuellen Auf und Ab und ordnet sich nicht einem pflegewissenschaftlichen Prozess unter.

Die psychotherapeutischen Momente in einem Erhebungsprozess

Die Erhebung einer (hoffentlich) interpretierbaren Psychobiographie auf der Emotionsebene ist ein Kommunikationsvorgang zwischen zwei unterschiedlichen Menschen mit unterschiedlichen Seeleninhalten. Aber wer ist denn im normalen täglichen Leben schon in der Lage, andere zu verstehen oder versucht dies wenigstens? Da verwundert es keineswegs, dass die Kommunikation zwischen einem sogenannten „Normalen" und einem sich in zerebraler Dekompensation befindlichen Menschen ausgesprochen schwierig erscheinen muss. Dabei dürfen wir nicht vergessen, dass ja auch die pflegende Person dekompensiert sein kann.

Die Seele und damit die Biographie des jüngeren Menschen (und seiner Zeit) steht der Seele und Biographie des Alten wohl häufig ohne gegenseitiges Verständnis gegenüber.

Dabei sollte man ferner bedenken, dass jedes Gespräch in Wirklichkeit (ob man dies nun erlernt hat oder nicht) ein tiefenpsychologischer Vorgang ist und positive oder negative Gefühle bzw. Emotionen erwecken und damit auch affektiv besetzte Copings freisetzen kann.

Wie Sie sich aus Band 1 erinnern, beruht dieses Pflegeverfahren auf der Grundlage des Konfliktmodells und nicht auf der Grundlage des Defizitmodells. Das bedeutet, dass bei jedem Gespräch ein psychodynamischer Prozess zwischen zwei einander unbekannten Seelen – sozusagen eine Interaktion von Seele zur Seele – stattfindet. Dieser Prozess lässt sich in eine Inhaltsebene und eine Beziehungsebene unterteilen. Allerdings bleiben Unklarheiten bestehen, denn auch die unbewussten, verdrängten oder vergessenen Anteile aus dem Keller der Seele spielen bei einem Gespräch eine wichtige Rolle. Es sind dies jene Gesprächsanteile, die sich im sogenannten „blinden Fleck" unter normalen Verhältnissen bisher versteckten. Diese „blinden Flecken" gehören zu den Grundlagen der Mechanismen von Übertragung und Gegenübertragung.

Bei den sogenannten Demenz-Patienten kommt hinzu, dass wir zu Gesprächsbeginn noch nicht wissen können, in welcher Interaktionshöhe der Klient auf unser Gespräch eingehen wird. Das bedeutet, dass immer zu Beginn einer Kommunikation die jeweilige Interaktionshöhe, in der sich der Gesprächspartner wahrscheinlich befindet, zu eruieren ist (siehe die Parameter in Band 1). Es ist durchaus spannend, die Interaktionshöhen der Pflegeperson, der Angehörigen und der Klienten miteinander zu vergleichen. Es ist sehr leicht nachvollziehbar, dass ein Mensch, der eine Synapsentätigkeit wie ein Fünfjähriger hat (Interaktionsstufe 4–7), wohl kaum mit einem nur in Fachtermini und Hochdeutsch sprechenden Menschen in der Interaktionsstufe 1 zurechtkommt.

Dieses psychogene Geschehen macht den großen Unterschied zwischen der allgemeinen und der psychogeriatrischen Pflege aus. Jede Psychodiagnostik trägt somit auch eine **interpersonelle Kommunikation** in sich. Früher hat sich in der „Pflege“ die Kommunikation zwischen Patienten und Pflegepersonen vorwiegend auf das Krankheitsgeschehen konzentriert (Beobachtung und Meldung an den Arzt, so lautete der Grundsatz in der Ausbildung; Haben Sie heute schon Stuhl gehabt? – so verlief die Kommunikation in der Praxis). Die vorwiegend somatisch ausgerichtete Pflegeausbildung hatte zum Ziel, Krankheitszustände zu erkennen. Der Lehrsatz dazu hieß: *Man kann nur das beobachten, was man weiß! Denn der, der nichts weiß, muss alles glauben.*

Dabei sollte man nicht vergessen, dass es abgesehen von Umgebungs- und Familienkonflikten auch die inneren Konflikte zwischen Klienten und Personal gibt. Die Nähe, die wir zu den Klienten aufbauen (im Unterschied zu den Ärzten), bewirkt, dass wir Projektionen, Übertragungen und Gegenübertragungen in die Pflege mit einfließen lassen. Das heißt, dass der projizierende Klient seinen Interaktionspartner (die Pflegeperson) so stark beeinflussen kann, dass die erhebende Pflegeperson dieselben Gefühle erlebt, die der Klient in sich trägt und ausstrahlt.

Diese Vorgänge der Übertragung, Gegenübertragung und Projektion beschreibt Anna Freud in ihrem Buch „Einführung in die Technik der Kinderanalyse“ sehr genau. Ich erwähne dies an dieser Stelle, da sich unsere Klienten doch sehr häufig in einem „infantilen“ Status befinden und daher die „Kinderanalyse“ für die Erhebung und Kommunikation von Wichtigkeit ist.

Wenn man sich nicht bewusst macht, dass die heute alten Menschen Krieg und Nachkriegszeit hinter sich haben, kann man auch nicht „beobachten“ und als normal zur Kenntnis nehmen, dass das Nahrungsammeln (Einlagern) in diesem Zeitbezug als ganz normal anzusehen ist.

Terminologie

Um eine systematische Verwendung der Begriffe zu erleichtern, seien an dieser Stelle die Definitionen aus dem Wörterbuch der Tiefenpsychologie von Uwe. H. Peters wiedergegeben.

Projektion:

1. Allgemein: Bezeichnung für einen neurophysiologischen oder psychologischen Vorgang, durch den etwas von einem Ort zu einem anderen verlagert wird.

2. In der Psychoanalyse das unbewusste Hinausverlegen von eigenen Vorstellungen, Wünschen und Gefühlen in die Außenwelt. Einer anderen Person oder einem Gegenstand werden somit Eigenschaften verliehen, welche der Betreffende bei sich selbst verkennt.

Übertragung

Während der psychoanalytischen Therapie entstehen Projektionen frühkindlicher Einstellungen, Wünsche und Gefühle zu Vater, Mutter oder anderen Personen auf den Analytiker. Der Patient verhält sich dann gegenüber dem Gesprächspartner, wie er es diesen Personen gegenüber in früher Kindheit getan hat (biographische Übertragung nach Maeder).

Unbewusste Konflikte und Bedürfnisse des Analytikers nehmen Einfluss auf die Analyse. Positive Gegenübertragung ist Teil jeder analytischen Psychotherapie, doch muss der Analytiker jeweils seine objektive Position wieder einnehmen.

Negative Übertragung (Hassgefühle, Aggressivität) kann den Therapieerfolg verhindern.

Bei einem echten psychoanalytischen Vorgang *(den wir nicht anstreben oder betreiben)* handelt es sich darum, diese Übertragungs- und Gegenübertragungsmechanismen an- und therapeutisch auszusprechen. Dies ist vorwiegend als Programm für den Konflikt Partnerschaft und Neurosen gedacht. Dabei ist es von besonderer Bedeutung, dass emotional und rational erfasst wird, was tatsächlich im Patienten und der erhebenden Person vor sich geht. Denken Sie an Beziehungsstörungen, die ja immerhin auf beiden Seiten vorliegen können (Ekstein).

Diese Therapie ist für Menschen mit Demenz weder vorgesehen noch sinnvoll. Das bedeutet, dass oft das Personal mit seinen psychischen Problemen ohne Möglichkeit eines Entlastungsgesprächs auf der Strecke bleiben. Es bedeutet auch, dass das Personal andere Abwehrmechanismen ergreifen muss, um nicht selbst krank zu werden. Denn es ist nicht zu unterschätzen, dass in der täglichen Praxis jede **Pflegeperson eine Art Containerfunktion** hat, indem sie die Emotionen, Gefühle und Affekte der Klienten selbst spürt und aufnimmt.

Meiner Meinung nach ist der beste Weg, selbst psychisch gesund zu bleiben, ein thymopsychischer Umgang und eine emotionale Erhebung auf der einen Seite, aber eine noopsychische, logische Deutung und Impulsplanung auf der anderen Seite. Dies zeigt einen denkbaren Weg auf, um den Leidensdruck, dem wir Pflegepersonen ausgeliefert sind, zu vermindern.

> Die Vorgänge der Erhebung fördern einen Status zutage, in dem die Vergangenheit auf das Heute trifft.

Auch beim Erstgespräch trifft die Vergangenheit (Säugling und Kleinkind zu sein) das Heute.

Ein Satz von Harald Wildfellner beschreibt diese Situation ausgesprochen treffend: „Der erste Beruf des Menschen ist seine Beziehung." Das bedeutet, ein Säugling muss lernen, Liebe und Zuneigung zu erfahren, um später im Leben Liebe und Zuneigung weitergeben zu können. Erwin Ringel stellt in seiner Schrift „Psychotherapie und Liebesbeziehung" allerdings fest, dass ein großer Anteil der Menschheit unter einer Liebesbindungsunfähigkeit leidet (er verwendet das Wort „Beziehungsanalphabet"). Ferner, und das darf man nicht vergessen, gibt es außer der erlernten oder eben nicht erlernten Fähigkeit zur Liebe auch noch (nach Alfred Adler) die anerzogenen, geprägten Minderwertigkeitssituationen: Der Säugling kommt klein, schwach, hilflos und abhängig auf die Welt, er ist auf andere angewiesen. Nun können ihm die Eltern entweder das Gefühl vermitteln, „du bist uns wichtig, unser Leben wurde durch dich schöner", oder das ganze Gegenteil, „du bist unerwünscht".

Wenn in der Anbahnung einer Beziehung eines dieser Symptome in einem Menschen aufgetreten ist, können wir in dieser neurotischen Situation im Allgemeinen mit einer Kommunikation aus dem Gefühl der Gegnerschaft heraus rechnen. Die von uns erhoffte „Beziehung" kann, wie das Wort schon ausdrückt, bedenklich sein. Die Kernfrage, die in diesem Wort steckt, lautet ja: *Wer* hat *was* vom anderen „bezogen"?

Für unsere Alten sind wir Pflegepersonen *Fremde*, die in ihren Lebensraum eindringen. Gespräche mit Betagten bergen in sich, dass Prägungssituationen aktiviert werden und damit auch Projektionen und Übertragungen stattfinden:

Unsere Betagten haben in Bezug auf Fremde häufig eine negative, skeptische Prägung („Holzauge sei wachsam"). Sie lassen uns nicht an sich heran, weil alle Menschen Verräter, Diebe, politisch suspekt usw. sind.

Wir sind in der Pflege daran gewöhnt, abrupt an unsere Patienten heranzutreten. Dabei zerschlagen wir deren persönliche Schutzzone und denken nicht daran, dass dies Angst und Aggressionen auslösen kann. Wir sollten also zuerst abwarten, ob der Klient uns gestattet, in seinen Lebensraum einzudringen. Wir sind Besucher in ihrem eigenen Lebensraum, in ihren eigenen vier Wänden und sollten uns auch wie fremde Besucher benehmen (siehe Knigge) und nicht annehmen, dass wir als die „großen, beliebten Helfer" erscheinen.

Betagte haben Erfahrung mit dem Urvertrauen oder Misstrauen. Wir können es nicht ändern, dass für viele Betagte zum Beispiel alle blonden Frauen böse sind (Schlampen), dass alle (politisch gesehen) Schwarzen „Kerzerlschlucker" und alle Roten Proleten sind und daher auch das Stehlen nicht auszuschließen ist. Immerhin haben unsere Alten oft eigene Erfahrungen damit gemacht und haben vielleicht hie und da etwas von der Firma mitgehen lassen, nur um den Chef zu ärgern. Diese geprägten Vorstellungsbilder in ihren Köpfen können eben dazu führen, dass sie die eine Pflegeperson sofort lieben und dem anderen (der viel ehrlicher ist) volles Vertrauen geben, ihn aber spontan ablehnen und ihre eigenen Unarten auf ihn projizieren.

4.3 Kommunikationsgesetz nach Watzlawick

Es kann nicht *nicht* kommuniziert werden, sagte Watzlawick und meinte damit, dass ein Zwang zur Kommunikation besteht. Wenn sich zwei Menschen treffen, wird eben „ausgestrahlt". Jedes Gespräch besteht also aus einer Beziehungsebene und einer Inhaltsebene. Die Beziehungsebene „strahlt" der Mensch aus. Wir werden uns im Kapitel 4.11 „Sprechen Sie Limbisch" noch näher damit beschäftigen.

Das bedeutet, dass wir Pflegenden nicht immer „gescheit" reden müssen, denn der Klient begreift unsere Mimik so und so. Es heißt aber auch, dass selbst Menschen, die versuchen, stets intellektuell oder ausgesprochen rational zu erscheinen, Gefühle durchblicken lassen.

Watzlawicks Unterteilung in Inhaltsebene und Beziehungsebene findet in unserem Pflegemodell seine Entsprechung in der Thymopsyche und der Noopsyche.

In den einleitenden Kapiteln dieses Buches haben wir bereits dargestellt, dass wir den oberen Teil unserer Psyche „Ratio" (Inhaltsebene), den untersten Anteil unserer Seele aber „Gefühl" (Beziehungsebene) nennen. Beim Gegenübertreten von zwei sich Begegnenden werden immer und sehr oft unterschiedliche Inhalts- und/oder Beziehungsaspekte vermittelt. Der Inhaltsaspekt ist der sprachliche, fachliche Anteil. Der Beziehungsaspekt ist hingegen die Gefühlsaussage, das Nonverbale. Beide Aspekte können sich decken oder aber auch vollkommen unterschiedlicher Natur sein.

Der sogenannte gesunde erwachsene Mensch hat in seiner Lebensrolle gelernt, beide Aspekte anzuwenden: Er sagt uns, dass er uns liebt; gleichzeitig drückt aber seine Haltung gerade das Gegenteil aus. Der sogenannte Erwachsene hat meistens verlernt zu fühlen, dass nun der sprachliche Anteil gar nicht mit dem gespielten Anteil zusammenpasst.

Gerade aber der sogenannte psychisch auffällige Mensch hat meistens den großen Vorteil, nicht mehr spielen zu können oder zu müssen. Er sagt das, was er fühlt, und gerade diese Ehrlichkeit verunsichert oft seinen sogenannten normalen Gespächspartner; Pfleger und Angehörige, die noch noopsychisch auf der Inhaltesebene agieren, sind nicht gewohnt, dass jemand das sagt, was er fühlt oder sich denkt. Damit wird eine normale Kommunikation durch die Verunsicherung des sogenannten Normalen unterbrochen, ja sogar gestört. Die Gesprächspartner sind über das vermeintlich kritiklose, kulturlose Sprechen verärgert, verunsichert.

Da unsere Klienten biographisch dekompensiert sind, kommt es bei ihnen wesentlich mehr auf den Bezugsapekt als auf den inhaltlichen Aspekt an. Damit ist der emotionale Bereich bei der Erhebung einer Biographie, also die Mimik, das Sprechtempo, der Tonfall, die Körperhaltung, der Geruch usw., von entscheidender Bedeutung. Gerade diese Beziehungsaspekte bekommt auch ein psychisch Abnormer sehr gut mit und kann anhand unserer Aktionen auch erfühlen (messen), ob wir ihm gut oder gar schlecht gesinnt sind, ob die Kommunikation einseitig oder partnerschaftlich geführt wird. So fühlt jeder auch das Verhalten nur als Reaktion auf das Verhalten des anderen. Seele begegnet Seele.

Watzlawick und seine Folgen für die Pflege

Gerade weil unser Klient anders fühlt als wir eher hart erscheinenden Normalmenschen, spürt er auch, wenn wir lügen, wenn wir Gefühlsheuchelei betreiben (z. B. sagen, dass der Patient im Mittelpunkt steht, dies aber nicht so meinen) oder wenn wir gar Empathie mimen. Daher hat sich die moderne Empathieforschung auch von dem ursprünglichen Gedanken, Empathie sei Mitfühlen, Mitleiden, und dies sei gut so, wieder entfernt. Empathie soll nach der modernen Literatur:

- keine Sympathie für den Klienten sein;
- kein Mitfühlen sein, denn wenn man mitfühlt, ist man bei sich und nicht beim Patienten;
- kein Verständnis sein, denn es gibt so viele Absonderlichkeiten, bei denen man kein Verständnis mehr aufbringen kann.

Es ist nicht erforderlich, seine eigenen Gefühle einzubringen. Empathie heißt, beim anderen zu bleiben, ohne ihn gefühlsmäßig überzubetreuen. Es ist besser, wenn der Patient sich selbst versteht, als wenn andere ihn verstehen.

So, wie der Klient spürt, ob wir es ehrlich meinen oder nicht, spürt er auch, ob uns seine Geschichten interessieren oder nicht; so gesehen sind Fragen und Beziehung sehr eng miteinander verbunden (Inhalts-/Beziehungsebene) und müssen daher gerade in der Pflege unter die Lupe genommen werden. Grundsätzlich sind Menschen Beziehungswesen, da sie ja ohne Beziehung oder besser gesagt Kommunikation nicht durchs Leben kommen.

Der Mensch entwickelt sich in den Beziehungen vom Ich zum Du und à la longue zum Wir. Diese Du-Kommunikation muss in der Pflege vorgezeigt bzw. vorgelebt werden.

Wir lernen über Beziehungen größtenteils durch unsere Eltern, Großeltern usw. In den Jahren 1900 bis 1925 wurde von den Eltern und Großeltern ein „Beziehungsmuss“ durch die Prügelsprache geprägt bzw. eine Zwangskommunikation eingeführt. Die Familienstruktur führte zur Zwangskommunikation, die aber ein Leben lang Sicherheit gab.

Folklore: *„Grüß' schön die Frau Emma."*
„Grüß' schön den Herrn Pfarrer!"
Die Familie ist die Keimzelle des Staates.
Die Familie gibt Halt.
Durch Beziehung gezeugt, geboren, gestillt, genährt, gepflegt.

Beziehungen erfordern Anpassung der Gesprächspartner

Jegliche menschliche Kommunikation oder Kooperation erfordert also Anpassung. Nun wissen wir alle, dass gerade der Selbstverwirklichungsboom zu einer Anpassungsunfähigkeit führt. Wer will sich heute noch anpassen? Gerade dadurch verliert die geriatrische Pflege an Lebendigem. Interessant ist allerdings – und das möchte ich unbedingt erwähnen –, dass gerade die Selbstverwirklichung an sich praktisch nur über den Nächsten geht. Denn was wäre schon eine Pflegeperson ohne Patient, ein Schauspieler ohne Publikum, ein Lokführer ohne Lokomotive? *Es ist der Patient, der mir ermöglicht, ein guter Pfleger zu sein.* Nur durch den Patienten kann ich mein Pfleger-Ich aufwerten, durch mich alleine ist das nicht möglich. Dies könnte doch einer der vielen Gründe dafür sein, dass man Pflegeperson in der Geriatrie wird. Gerade bei Dementen kann man sein Ich auf einfachste Weise aufbauen. Denn nur durch den Klienten kann man selbstsicher, selbstzufrieden werden.

Problem	Diagnose	Impuls	Folgen
Zeitalter der falschen Selbstverwirklichung	Auflösung der Tradition und aller Werte	„Grüß' schön" ist out.	Beziehungsnotstand

Diese geänderte Erziehung beim jungen Pflegepersonal führt nach wissenschaftlichen Aussagen teilweise zum Beziehungsnotstand in der Pflege, obwohl immer mehr von „Bezugspflege" gesprochen wird. Die Scheinliebe zum Klienten führt in der Folge dazu, dass man den Patienten entmündigt, über ihn spricht statt mit ihm und er daher vor der Welt flüchtet, da er seine Umwelt nicht mehr verstehen kann. Der Beziehungsnotstand zwischen Pflegern und Patienten bewirkt, dass der Patient hospitalisiert, verwöhnt und unselbstständig wird; es kommt zum Stillstand und seine Eigenkreativität wird zugunsten der Pflege eingeengt. Dadurch wird er chronisch unzufrieden und lästig; er sucht nach Rollen, die es ihm ermöglichen zu überleben. Das ist vor allem die Rolle des „chronisch Kranken". Zusammengefasst heißt dies: gute Pflege + nochmals gute Pflege = nicht sehr gute Pflege.

▶ Die Patienten müssen uns nicht lieben, aber es steht ihnen Fachpflege zu. Aus Kranken machen wir Gesunde und nicht Glückliche. Dazu ist es erforderlich, das Kumpelsyndrom zu beenden; der Pfleger ist Schlüsselfigur, darf aber nie Zentralfigur sein. Die Geschenksideologie und Bedürfnisstillungs-Pflege muss verhindert werden. Das Normalitätsprinzip ist zu beachten: Statt der Hausordnung (Hausordnungen sind unnormale, künstliche Reibungspunkte) kann mehr Fachhirn installiert werden. Es sollte eingeführt werden, dass man auch Nein sagen darf.

4.4 Über die Kommunikation mittels Sprache

> Grundsatz der Kommunikation:
> 1. zuhören, 2. nachdenken, 3. Antwort formulieren und 4. reden.

Der wesentlichste Anteil einer Erhebung ist die *Neugier* beim Erheber. Ich persönlich habe dabei die besten Erfahrungen mit ehemaligen Friseuren, Kosmetikerinnen, Kellnerinnen und Verkäuferinnen gemacht, die zum Krankenpflegeberuf umsattelten.

Neugier ist Lebensinhalt und für viele Menschen (auch in der Re-Aktivierung) ein wichtiges Lebenselixir. Eine nicht neugierige Pflegeperson ist demnach unbrauchbar.

Das Hauptwerkzeug zur Eruierung einer Biographie ist natürlich das Gespräch, bei dem wir lernen sollten, auf der jeweiligen Interaktions- und Gefühlsebene zu kommunizieren, auf der sich der Klient gerade befindet. Es gibt also eine Kommunikation auf der normalen Ebene (Interaktionsstufe 1–2, Gerontologie), aber genauso auch eine Kommunikation auf der Ebene der Psychogeriatrie (Interaktionsstufe 3–7).

Das gerontologische Gespräch ist eine Kommunikationsform, bei der man das Sprichwort *„Reden ist Silber, aber Schweigen ist Gold"* sehr gut in der Praxis verwenden kann (dabei ist wohl nach Sigmund Freud gemeint, dass das Zuhören wichtiger ist als das Reden).

Reden ist gar nicht so einfach, obwohl wir einen Beruf ausüben, in dem den ganzen langen Tag gesprochen wird. Nur wissen wir meist nicht, worüber wir mit den Klienten reden sollen! Um reden zu können, müssen wir zunächst zuhören lernen.

Aber fast alle „Alten", ob Frau, ob Mann, reden sehr gern (und ganz besonders die Klienten mit einer Salondemenz). Meistens bringen sie sich von selbst ein, wenn sie das Gefühl haben, sie müssten mal etwas dazu sagen – ganz egal, ob sie das Gespräch etwas angeht oder nicht, Hauptsache, für sie bedeutet es einen *Schlüsselreiz*.

Der bedeutendste Schlüsselreiz ist klar zu erkennen: Es ist jener, der ihre eigenen Probleme oder Ich-Wichtigkeiten betrifft. Männer berichten gern spontan, wie gefährlich ihr Leben war. „Ich war Schweißer, Schwester, wenn man da nicht aufgepasst hat, konnte es schon passieren, dass man plötzlich blind war“ (verblitzt nennt man das beim Elektroschweißen).

Wer kennt das nicht: Man nimmt selbst regelmäßig einen Betablocker zu therapeutischen Zwecken ein und am Nachbartisch wird von wildfremden Menschen heftigst diskutiert, ob denn der Betablocker gut sei oder nicht, welchen Vorteil, welchen Nachteil das Ding hat und so weiter. Sofort ist der Mensch ergriffen und redet mit, egal ob er etwas Genaueres weiß oder auch nicht. Der Betablocker (oder die heutige Nachtdienstschwester) ist nun mal ein emotionales Gesprächsthema und man muss dabei sein, also auch einer von den Einnehmern (also Gleichgesinnter) sein. Das bedeutet:
Nur das, was mich berührt, berede ich.

Oder wie der Volksmund sagt:

Folklore: „Erst, wenn das Herz voll ist, geht der Mund über.“

Dieses Ab-Reden beginnt bei uns älter werdenden Menschen, wenn wir, gefühlsmäßig gesehen, unter einen erhöhten Leidensdruck geraten, wenn es uns gerade selbst psychisch schlecht geht. Denken Sie zum Beispiel an eine Spitals- oder Heimaufnahme, die sehr wohl als Konfliktsituation erlebt werden kann. Um diesen Aufnahmekonflikt zu vermindern, gehen alte Menschen präventiv auf ein Entlastungsgespräch zum Friseur, zum Kosmetiker oder zum Nachbarn und gleich nach der Aufnahme zu der neuen Bekanntschaft. Das ist in der Regel jene Krankenpflegeperson, die sie schon kennen, also am liebsten der Aufnahmepfleger. Gerne geht man aber auch zu einer Pflegeperson, die grüßt, die lacht oder wenigstens freundlich erscheint. Das wird einer der Gründe sein, warum Schwestern und Pfleger oft so böse und überfordert schauen: „Red' mich nicht an, ich bin im Stress.“ Es handelt sich also um ein typiches Unlustsyndrom.

Das Gespräch mit gerontologischen Klienten

Es gibt sowohl positive als auch negative Varianten der Gesprächsführung. Beginnen wir mit den positiven Asperkten, die hier in Fragmentform angeführt werden.

Cave:

Ich werde die verschiedenen Tipps, die zu einer positiven Gesprächsführung beitragen, ohne besondere Ordnung wiedergeben. In der Praxis (bei der Übersetzung von Impulsen) sollte – wie bei der Erhebung – immer nur ein Vorschlag nach dem anderen probiert werden, um deren jeweilige Wirkung gesondert überprüfen zu können. Es gilt in der Altenpflege der Grundsatz „small is beautiful“.

Für Schnellleser

Sowohl für gerontologische als auch für psychogeriatrische Klienten können folgende Ideen hilfreich sein:

- Stimmt die Ausstrahlung des Fragenden?
- Ist Vertrauenswürdigkeit gegeben?
- Strahlen Sie Interesse für den Klienten aus?
- Es ist zu empfehlen, dass die Pflegeperson Krawatte, Anzug, Kostüm oder Ähnliches trägt.
- Bei sehr alten Menschen hilft der weiße Mantel, denn sie haben ein gewisses Autoritätsempfinden.
- Stimmt der Tonfall?
- Ist die Geschwindigkeit des Gespräches angemessen? Wird die längere Adaptionszeit beachtet?
- Korrekturen sollten im Verlaufe des Gesprächs unterbleiben.
- Werden Pünktlichkeit und Zuverlässigkeit (9 Uhr ist 9 Uhr) eingehalten?
- Stimmt die jeweilige Milieusprache (Dialekt, Mundart)?
- Stellen Sie keine Fragen, die mit der Schulzeit zu tun haben, da Erinnerungen an pathologische Aspekte auftreten können. Besonders das Fach Mathematik ist häufig negativ fixiert.
- Fragen bedeuten Stress und somit die Ausschüttung von Stresshormonen.
- Vertrauen und Dankbarkeit werden nicht unmittelbar empfunden, es erfolgt höchstens eine erlernte Scheinanpassung.

Emotionen können bei Klienten durch den gezielten Einsatz bestimmter Kommunikationselemente ausgelöst werden:

- Wohnsituation (differenzialdiagnostischer Ausgang)
- mit Eigenerzählungen beginnen
- mittels Vehikel
- Geruchsassoziationen
- Schlüsselreize im Sinne von Aphorismen
- Musik
- positive oder negative Reizsätze
- spontane Unterschreitung des 1,5 m-Sicherheitsabstands
- Machttrieb-Streit als Therapie
- Eifersucht schüren, indem man gezielt andere Klienten als Lieblingsklienten wählt
- ehrlich gemeinte Komplimente
- unsere eigene Ausstrahlung („Du interessierst mich“) ist dabei entscheidend
- positive Wertschätzung der Betagten, der Klient spürt diese anhand unserer Ausstrahlung, des Tonfalls, der Sprechgeschwindigkeit

Der Klient muss der aktive Gesprächspartner sein, er wird damit selbst zum Mitarbeiter.

Solcherlei banale Gespräche sind als Dienstleistung zu verstehen. Diese Dienstleistung heißt:

Ich hör dir zu, ich interessiere mich für dich; dass wir miteinander reden, macht uns zu Menschen.

Gesprächseinstieg

Jedes Reden, jedes Kommunizieren ist ein psychologischer Vorgang, es kann eben nicht nicht kommuniziert werden. Dabei kann jede Kommunikation sowohl positive als auch negative oder gar ambivalente Gefühle auslösen. Um ältere, in Regression befindliche Menschen zu erreichen, sind stärkere Reize nötig als bei jüngeren Menschen. Da sie jedoch eine ausgeprägte Resilienz besitzen, sind sie nur schwer aus dem Häuschen zu bringen. Ich habe noch nie eine Dekompensation bei einer Erhebung beobachten können.

Die von mir empfohlene positive Gesprächseinleitung beruht ganz wesentlich auf den Erkenntnissen von Prof. Viktor Frankl. Frankl war es möglich, auch ganz einfache Menschen durch Belobigungen in Ich-Erhöhungsgesprächen in eine positive emotionale Erregung zu versetzen. Er sagte z. B. zu einer Hausbesorgerin: Ich könnte das nie, was Sie in Ihrem Leben schafften – einen wunderbaren Sohn großziehen (der war in der Realität arbeitslos) und dann auch noch das Haus so toll in Ordnung zu halten.

Das meine ich mit einem positiven Gesprächseinstieg: Es ist die Belobigung, die Ich-Erhöhung, die Beruhigung.

So wie Viktor Frankl sind auch Kinder in der Lage, alte Menschen dazu zu bewegen, ihr Herz auszuschütten. Meinen ersten diesbezüglichen Versuch startete ich Mitte der 1980er-Jahre in einem Heim in Bad Krozingen mit dem Thema „Was Oma alles zu erzählen hat“. Dabei trafen sich Kinder und Ältere sozusagen auf der gleichen Interaktionsstufe.

Positiv verläuft ein Gespräch auch fast immer, wenn es unter Gleichgesinnten abläuft. Viele Leute lassen nur Menschen gelten, welche die gleiche oder zumindest ähnliche Muttersprache sprechen wie sie selbst. Gerade der jeweilige Dialekt bestätigt dem anderen emotional, dass derjenige, der so spricht wie er, auch so fühlt und vesteht wie er.

In den seltenen Fällen, dass wir Pflegenden das Gespräch eröffnen, muss der Klient darüber informiert werden, was wir von ihm wollen und warum wir mit ihm reden.

Da jeder Mensch seine eigene Realität hat, müssen die Gespräche im patientenbezogenen Realismus stattfinden. Dies gilt auch dann noch, wenn der Klient eine Wahnsymptomatik zeigt, denn auch das Wahnsyndrom bedeutet für den Klienten Realität und Wirklichkeit.

Das emotionale Gespräch soll unautoritär, ohne weißen Mantel durchgeführt werden. Bei den heutigen Betagten, die eine gewisse Autoritätshörigkeit haben, wirkt der weiße Mantel alllerdings angstlindernd. Die Klienten haben den Eindruck, dass die weiß gekleidete Person ein kompetenter Gesprächspartner (bzw. Vorgesetzer) ist.

Selbst bei der Visite verstehen einige (ich gehöre oft selbst dazu) noch psychisch „normale" Menschen den Inhalt dessen, was die Ärzte sagen, nicht. Dabei wird die Pflegeperson zum Dolmetscher für den Patienten. Wir führen die kurzen Antworten der Ärzte nach den Visiten aus und übersetzen die lateinische Terminologie in die Milieusprache der Klienten. Man sollte auch bei der Visite zumindest idealerweise mit und nicht über den Klienten sprechen.

Wir sind Informationspflege-Menschen. Jeder will von uns etwas wissen, erfahren. Die Klienten möchten von uns wissen, was mit ihnen passiert, passieren wird, passieren kann. Wie und wann geht es weiter? Wann werde ich operiert? Wann werde ich entlassen? Aber vor allem möchten sie wissen, mit wem sie es eigentlich zu tun haben. Das bedeutet, dass sich die Pflegepersonen vorstellen müssen.

Der Klient – nein, jeder Mensch – erwartet, erhofft, dass man auf ihn persönlich eingeht. Da sich jeder Mensch (auch die Pflegeperson oder der Angehörige) als *der Wichtigste* vorkommen will, ist es klar, dass jeder Mensch erhofft, erwartet, dass man sich nur um ihn persönlich kümmert. Dabei muss man ihm leider realistischerweise klarmachen, dass er nicht der einzige Mensch auf der Welt ist.

Sage Sie nie „Ich komme gleich", wenn Sie schon wissen, dass Sie keine Zeit haben werden. Es würde zu einem Vertrauensbruch, einer Enttäuschung führen und damit Frustration und einen Konflikt auslösen.

Reden oder tratschen heißt vor allem, dass man sich für den anderen interessiert. Es erhöht das Selbstbewusstsein des Gesprächspartners. Jeder Mensch hat Freude, wenn sich jemand für ihn und gerade nur für ihn interessiert und wenn er über sich und seinen Lebensinhalt berichten kann. Es funktioniert bei Männern und bei Frauen auf die gleiche Art und Weise: Sie können deren Herz nur dann gewinnen, wenn Sie echtes Interesse zeigen. Kommunizieren ist demnach Selbstverwirklichung für beide Gesprächspartner. Mehr noch als für ein Mädchen, das erobert wird, hat die interessierte Kommunikation große Bedeutung für den geriatrischen Menschen.

Fragen heißt, wissen zu wollen, wen man denn überhaupt pflegt: wer dieser Mensch vor seiner Erkrankung war, was er erlebt, mitgemacht, erfahren, geleistet hat.

Die Kommunikation, aber auch das Nachfragen (bei Klienten, bei denen dies noch möglich ist) dient als eine Art **Zweckbelastung** für den Patienten. Wer dem Patienten eine solche Belastung nicht zumuten will (weil ihm die Fragen selbst auf die Nerven gehen), verhindert zuerst die Selbstverwirklichung seines Patienten und dann auch noch dazu seine eigene.

Das Gespräch sollte den Gesprächspartner weder über- noch unterfordern. Die Reize sind demzufolge entsprechend der Vigilanz und Erreichbarkeit des Klienten zu setzen. Es sollen Fragen und Probleme auf Hausverstandsniveau besprochen und keine aufdeckenden Gespräche oder ähnliche Versuche unternommen werden. Worüber die Klienten nicht freiwillig sprechen, geht uns nichts an. Rühren Sie nicht in seelischen Wunden herum! Sie können dadurch Affekte auslösen, mit denen Sie nicht umgehen können. Hier kommt wieder der Leitsatz zum Tragen: „Vor allem nicht schaden!“

Zu Beginn sollte man die Klienten nicht überfordern, sondern – wie der alte Ausdruck aus der Folklore lautet – „immer peu à peu“ vorgehen, denn nur so gewinnt man Vertrauen. Das Vertrauen stellt sich ein, indem wir leicht zu beantwortende Fragen stellen, die völlig harmlos sind und eine geringe Aussagekraft haben. Schon die Frage, ob jemand einmal Drachensteigen war, ob er wie ich mit U-Hakerln durch die Gegend schoss oder gar Skifahrer (damals maximal Tourengeher) war, ist ein idealer Einstieg.

Der Inhalt von Gesprächen sollte niemals korrigiert werden. Man soll dem Gesprächspartner nicht versuchen klarzumachen, wie er denkt oder sich fühlt.

Besonders schwierig ist die Kommunikation mit Klienten, die durch das *Losigkeitssyndrom* (das während des Aufenthalts im Heim entstehen kann) in ihrer Bewusstseinslage beeinträchtigt sind. Dies bedeutet, dass vor jeder Interaktion eine „Reizanflutung“ stattfinden muss.

Die Pflegeperson kann sich bei Erhebungsgesprächen ruhig infantil bzw. unwissend stellen. Dies regt die Klienten dazu an, den Gesprächspartner zu korrigieren und ihm aufzuzeigen, dass sie über mehr Wissen verfügen als er (Ich-Wichtigkeit). Dazu dienen auch bewusst falsche Aussagen über die Zeitgeistsituation, denn auch die korrigiert der Klient, um der Pflegeperson zu zeigen, wie unwissend sie ist. Beim Klienten wird das Bedürfnis geweckt, uns Jüngeren seine Erfahrungen mitzuteilen. Wir signalisieren, dass wir vom Betagten etwas lernen und erfahren wollen.

Stellen Sie sich selbst krank, dies weckt vor allem bei Klientinnen den Muttertrieb.

Die historische Mann-Frau-Beziehung sollte beachtet werden: Eine Frau „musste“ einen Mann haben und ihm Rede und Antwort stehen.

Jedes Gespräch, jede Unterhaltung soll anxiolytisch wirken (Entlastungsgespräch), sodass bereits die Erhebung (Diagnose) therapeutischen Charakter bekommt.

Gespräche sollen wertfrei sein. Natürlich wird beim Gespräch gewertet, es darf aber nicht bewertet werden. Wir sind keine Richter über die Lebensweisen unserer Klienten.

Gespräche sollen ohne Zeitdruck geführt werden. Sie gehören zur therapeutischen Seelen-Grundpflege.

Zuhören sollte man auch mit dem dritten Ohr (erhöhte Wahrnehmung). Was will uns der Mensch eigentlich zwischen den Zeilen mitteilen?

Können Sie sich noch an Märchen erinnern? In ihnen hatten alle bösen Frauen (Hexen, Stiefmütter) schwarze Haare. Betagte haben sehr unterschiedliche Erfahrungen im Leben gemacht und besitzen ein spezielles Urvertrauen oder Misstrauen. Wir können es nicht ändern, dass für viele Betagte zum Beispiel alle schwarzhaarigen Frauen böse sind (Schlampen).

Sprechen Sie politische Themen an, aber bedenken Sie, dass nicht alle (politisch gesehen) Schwarzen „Kerzerlschlucker" und nicht alle Roten „Proleten" sind.

Die negative Gesprächsvariante im gerontologischen Bereich

Am negativen Gespräch wird deutlich, dass Sprache auch eine „gemeingefährliche Waffe" darstellen kann.

Forschungsergebnisse zeigen, dass der Mensch im täglichen Leben maximal zwei Minuten ohne Unterbrechung spricht. Nur berufliche Dauersprecher, also z. B. das psychiatrische Personal, Sozialarbeiter, Lehrer oder Polizisten, reden gewohnheitsmäßig unaufhörlich weiter, egal ob ihnen jemand zuhört oder nicht. Sigmund Freud merkte dazu an, dass Schweigen manchmal Gold sein kann.

Natürlich gibt es aus prägungsphänomenaler Sicht Betagte, die den ganzen Tag lang reden wollen. Dies sind oft Menschen, die ein Leben lang sehr viele oberflächliche Kontakte hatten und diese nun im Heim fortsetzen wollen. Der Volksmund sagt: „Sie reden gern und haben nichts zu sagen." Gerade jene Menschen, die viel reden, gehen in Wirklichkeit kaum auf jemanden anderen ein. Sie führen oberflächliche „Wirtshausgespräche" ohne gefühlsmäßigen Anteil. Oft handelt es sich dabei um beziehungsunfähige Menschen.

Andere sind wiederum die typischen Stillschweiger, die still leiden und alles (bis zu einer eventuellen Exazerbation) herunterschlucken. Manche Menschen haben in ihrer Kindheit gelernt, dass man, um eine Annäherung zu vermeiden, nicht reden sollte. Damit es zu gar keiner Gesprächsanbahnung kommen kann, schauen sie böse drein. Mit dieser Methode sind sie ihr Leben lang am besten zurechtgekommen (so meinen sie zumindest) und bleiben deshalb dabei. Sie benutzen das Schweigen also als Coping, um sich zu schützen.

Auch diffuses Sprechen kann zur Gemeingefährlichkeit entarten. Wie oft reden wir Pflegenden etwas, ohne zu wissen, welche Reaktion der Klient setzen wird. Kaiser Franz Joseph rügte z. B. angeblich die Architekten Sicardsburg und Van der Nüll bei der

Eröffnung der neuen Wiener Hofoper am Ring. Daraufhin nahm sich Van der Nüll das Leben und Sicardsburg verfiel, so heißt es, in Depressionen und starb wenige Wochen später. Seither sagte Kaiser Franz Joseph nur noch: „Es war sehr schön, es hat mich sehr gefreut." In diesem Sinne halte ich es für angebracht, dass wir mit unseren Klienten und der Kollegenschaft weniger, aber dafür gezielt reden.

Einen besseren Weg, miteinander zu sprechen, hat Luc Ciompi, ehemals Professor für Psychiatrie an der Universität Bern, eingeschlagen. Er sprach mit seinen Patienten immer nur dann, wenn sie auf ein persönliches Gespräch zu ihm kommen wollten. Wenn sie nicht das Bedürfnis hatten, nicht wollten, ließ er sie in Ruhe oder führte maximal ein banales, oberflächliches Wirtshausgespräch.

Dialekt, Muttersprache oder Hochdeutsch, das ist hier die Frage: Wenn Sie mit einem echten Wiener „Deutsch" reden, macht ihm dies Angst, denn in der „Prügelsprache" wurde damals in unserer Erziehung nur gesprochen, wenn jemand in seine Schranken verwiesen werden sollte:

Folklore: „Mit dir werd' ich einmal Deutsch reden!"

Die Milieusprache (Sozialsprache sowie deren sozialer Inhalt) sollte beachtet werden. Daran bemisst sich die Unterscheidung in Gleichgesinnter oder Fremder, dem man nicht trauen kann.

Es kann passieren, dass die Pflegeperson etwas Nettes sagen will und sich trotzdem dabei im Ton vergreift und den Klienten unbewusst kränkt oder verärgert. Wir alle wissen aus der Folklore: „Was kränkt, macht krank."

Man darf bei der Kommunikation mit alten Menschen nicht vergessen, dass Fragen (besonders zu Zahlen und Rechenaufgaben) Stress bedeuten können. Die heute alten Durchschnittsmenschen hatten in der Regel keine tolle Schulausbildung und jede Situation, die an eine Prüfung erinnert, empfinden sie womöglich als negativ.

Jegliche Kommunikation sollte in Ruhe stattfinden. Das bedeutet, ein Gespräch eröffnet man immer nur dann, wenn man wirklich Zeit dafür hat.
Die heute bei der Jugend übliche Schnellsprache nimmt keine Rücksicht auf die Adaptionszeit der Klienten. Auch bei sogenannten normalen älteren Menschen ist die verlängerte Adaptionszeit im Gespräch unbedingt zu beachten.

Eine humanere und einfache Form der von Frank Farelly entwickelten **Provokativen Therapie** verwende ich, indem ich den Wiederspruchsgeist der Klienten bewusst erwecken möchte. Diese Gesprächstechnik könnte vom Außenstehenden als bösartig bewertet werden. Daher unterbreite ich den Vorschlag, jedes Gespräch (Reiz-Vigilanz) in die Dokumentation aufzunehmen (es besteht Dokumentationspflicht). Entnehmen

Diabetiker heimlich Süßigkeiten aus dem Nachtkästchen anderer Klienten, hat sich der provokative Ansatz häufig als erfolgreich erwiesen, dies zu beenden (auch Frankl wendet diese Methode in der paradoxen Intention in ähnlicher Weise an). Man besorgt dem Klienten zehn Cremeschnitten, sagt, dass er sie gern essen darf, und wünscht guten Appetit. Der Klient antwortet meistens ganz empört: Wollen Sie mich umbringen? Ich bin doch Diabetiker!

Sehr häufig und gut funktionieren historische Falschmeldungen. Wenn man als jüngerer Mensch etwas geschichtlich total Verkehrtes erzählt, korrigiert uns der Klient, da wir seinen Widerspruchsgeist erregen. Dadurch erzählen die Klienten, was wir hören wollen: „Storys“.

Die folgenden negativen Reize, die ich von Klienten gehört und über viele Jahre gesammelt habe, stehen an vorderster Stelle:

- Ungerechtigkeit
- füreinander keine Zeit haben
- die Abrechnung mit den Kindern
- die zu hohe Reinlichkeit
- die zu geringe Reinlichkeit

Es verärgert mich, wenn:
… Leute zu spät ins Kino kommen
… es regnet, nachdem ich die Fenster geputzt habe
… meine Frau stundenlang telefoniert
… der Gespritzte warm serviert wird
… im Apfel ein Wurm ist
… jemand in letzter Minute einen Besuch absagt
… mein Auto nicht anspringt
… mir jemand seine Operationsnarbe zeigt
… im Radio nur englische Lieder gespielt werden
… ich in meiner Ruhe gestört werde
… am Gehsteig dauernd Hundekot liegt
… man alten Menschen keinen Respekt mehr zeigt
… das Alleinsein überhand nimmt
… ich Besuch bekomme und plaudern muss
… kleine Hänseleien auf meine Kosten stattfinden
… man mich nicht ernst nimmt
… jemand etwas Unangebrachtes sagt
… ich Handlungen von Mitpatienten nicht verstehe
… der Neffe um Geld bitten kommt
… keine intakte Familie vorhanden ist
… jemand keine Achtung vor dem Alter hat
… die Kinder keine Zeit für mich haben

… mir etwas nicht gelingt
… jemand mit mir schimpft
… mein Essen reduziert wird
… ich von anderen ausgelacht werde
… die Kinder zu weit entfernt leben
… ich etwas nicht bekomme
… ich meinen Standpunkt nicht durchsetzen kann
… jemand zeitweise freundlich, zeitweise aggressiv ist
… man Polizisten „Bullen“ schimpft
… Vater mit Mutter geschimpft hat
… jemand etwas tut, was ich nicht will
… jemand schlecht über Hunde redet
… das Licht zu lange brennt
… ein Kosename als Schimpfwort benutzt wird usw.

Ich ärgere mich über:
… meine Teufelswahnvorstellungen
… den Selbstmord meines Bruders
… meine zwei Frauen
… weil ich nicht nach Hause gehen kann
… Ungerechtigkeiten
… die übersoziale Zeit, jedem geht es gut
… meine Mitpatienten
… Unanständigkeiten
… jede Ordnung
… die Dummheit der anderen
… die Unzufriedenheit der Menschen
… Politik
… Fernsehen, außer Sport
… sehr viel
… Schmerzen
… scheinbare Ungerechtigkeit
… Diät und Körperpflege
… Psychiatrie
… große Armut und großen Reichtum (Ungerechtigkeit)
… Überheblichkeit
… Falschheit
… Unpünktlichkeit
… Widerspruch
… dass ich meine Gewohnheiten nicht leben kann
… dass mein Mann säuft
… dass ich nichts geerbt habe
… wenig Essen, Diät

… Sauberkeit, den Waschzwang der Schwestern
… unordentliche Mitpatienten
… Reinlichkeitsfimmel
… Belehrungen, auch gut gemeinte
… freizügige Gespräche über Sexualität
… Faulheit
… Rauschgiftkranke
… Gewalt
… Distanzlosigkeit
… Ungehorsam
… Abhängigkeit durch Krankheit
… Misstrauen
… Vorwürfe der Eltern
… Vergewaltigung als Jungfrau
… Wirtshäuser, Kartenspielen
… Glühwürmchen
… TV-Krimis (war Polizist, alles ist unglaubwürdig)
… Neugier der Nachbarin
… Streit
… Distanzierung von Verwandten nach der Einlieferung
… Schimpfwörter
… Kindesmisshandlung
… vergebliches Suchen
… Unehrlichkeit
… Männer und Kinder usw.

Psychogeriatrische Gesprächstechnik in der Interaktionsebene 3–7

Bei einer psychogeriatrischen Gesprächsführung sind die normalen Kommunikationsgesetze (Inhaltsebene – Beziehungsebene nach Watzlawick) außer Kraft gesetzt.

Anna Freud war der Ansicht, dass man bei der Erhebung den Klienten in ihrer jeweiligen kindlichen Eigenart (wir würden heute sagen: in der jeweiligen Interaktionsstufe) entgegenkommen sollte. Immerhin handelt es sich bei unseren Gesprächspartnern um Menschen, die die Inhaltsebene unseres Gespräches nicht mehr verstehen können und daher auf der Gefühlsebene oder sogar in der Signalsprachenebene mit uns kommunizieren. Das bedeutet, eine geringere noopsychische Leistung führt in diesem Fall zu einer Erhöhung der thymopsychischen Leistung. Damit liegt also *kein reiner Abbauprozess* vor.

An manchen Abteilungen der Geriatrie habe ich immer wieder eine gruppenbezogene Menschenfeindlichkeit, also eine Generalisierung von negativen Erfahrungen, als vorurteilsbehafteten Stationsmechanismus feststellen müssen. Ich habe in meiner Praxis oft erlebt, dass desorientierte Klienten jeden Mitarbeiter, den sie trafen, danach fragten, was es denn heute zu essen gibt. Die meisten gaben sogar eine Antwort, allerdings jeder eine andere. Aus solchen Beobachtungen heraus entstand mein Bestseller „Verwirrt nicht die Verwirrten" (Psychiatrie-Verlag).

Arbeiten Pflegepersonen an einer Akutstation, stehen sie häufig unter erhöhtem Stress, was dazu führt, dass Vorurteile gegen Alte (gegen Menschen, die nicht sofort richtig antworten) stärker ausgeprägt sind. Die Klienten werden dort voreilig in das Kasterl „dumm" einsortiert:

Psychogeriatrische Klienten antworten meistens etwas zeitversetzt (Adaptionszeit). Wenn die Pflegeperson beim Reden schon viel weiter ist, gibt der Klient erst die Antwort auf den ersten Satz.

Ferner ensteht bei Antworten oft eine Verknüpfung verschiedener Zeitanteile, sodass die Antworten der Klienten nicht mit der realen zeitlichen Abfolge zusammenpassen.

> Es ist ein Unterschied, ob ich im Hier und Jetzt oder im Gestern und Vorgestern lebe.

Unser Gespräch verläuft also nicht nach den Normen der Kommunikationsgesetze, sondern nach den Normen der jeweiligen Erreichbarkeitsstufe (1–7) unserer Klienten.

Pflegender	Klient
Noopsyche	Thymopsyche

Die Inhalte des Gesprächs beziehen unsere Klienten vorwiegend aus dem Tertiär- und Altgedächtnis und den zugehörigen Gefühlsstrukturen und nicht, wie die Pflegenden, aus dem Neuzeitgedächtnis.

Da die meisten Klienten es nicht mehr gewohnt sind, mit uns oder anderen zu sprechen (da sie hospitalisiert und regredient sind), besteht *vor* jedem Gespräch die Notwendigkeit, sie zu „wecken", also eine Reizanflutung, eine Vigilanzsteigerung zu betreiben. Wir müssen sie aus ihrer Somnolenz (aus ihrer geduldeten Situation) reißen bzw. sie reaktivieren, bevor wir ihnen eine Information geben können. Vor einem Gespräch muss also seelische Reanimation betrieben werden.

In der reaktivierenden Pflege versuchen wir, über die emotionale Ebene einen Zugang zum Klienten herzustellen. Wir kümmern uns vorwiegend um jene Klienten, welche bei der Mini-Mental-Status-Erhebung weit unter dem normalen Niveau liegen und bei denen gesprächstherapeutische Ansätze, wie Realitätstraining oder Gedächtnistraining, nicht geeignet erscheinen.

Zusammenfassung

Die Gesprächsgrundlage bei „normalen" Klienten liegt im Neu- oder Altgedächtnis. Der Input erfolgt über den Inhaltswert des Gesprächs (aktivierende Pflege).

Bei „verhaltenseigenartigen" alten Menschen mit der Diagnose Demenz erfolgt der Input über den Emotionsgehalt des Gesprächs (reaktivierende Pflege).

Die hemmenden Ängste zum Gesprächseinstieg können gemindert werden, indem man mit eigenen Erzählungen und Geschichterln beginnt.

Gespräche über die vergangenen Zeiten sind so spannend, weil zwar viele Klienten aus einer bestimmten, gleichen Zeit berichten, aber jeder diese Zeit anders erlebt hat und anders erinnert. Es ist wie das Heben eines Schatzes. Denn allein das Erinnertwerden, das Sich-Erinnern daran, wie es früher war, bringt einen Lustgewinn, und zwar sogar dann, wenn die erinnerte Zeit schlecht war.

Denken Sie an den ersten Kuss! Wenn die Erfahrungen aus der unteren Lade wieder auftauchen, wiederbelebt (re-aktiviert) werden, ergeben sich positive Stimuli.

Was im Leben positiv oder negativ erlebt wurde und heute gesehen oder wiedererlebt wird, ist nicht messbar. Dies liegt unter anderem am sogenannten Zufriedenheitsparadoxon: Eine objektive Verschlechterung (der Klient beginnt im Gespräch bspw. zu weinen) kann subjektiv mitunter eine Verbesserung darstellen (siehe auch das Buch von v. Hirschhausen: Die bessere Hälfte).

Hören mit dem „dritten Ohr"

Für das Verständnis der inneren Welt eines Klienten ist es notwendig und hilfreich, das „Hören mit dem dritten Ohr" durchzuführen. Das „dritte Ohr" meint eine Mischung aus unserer Intuition (unserem Gefühl) und unserem Fachwissen. Bei der biographischen Erhebung (später auch bei der Interpretation) ist es wesentlich, dass der Klient erkennt, was die Verhältnisse aus ihm gemacht haben und dass ihm vieles davon als ganz selbstverständlich erscheint. Die Umwelt formt den Menschen, beeinflusst seine Biographie, und der Mensch weiß selbst nicht mehr, ob er nun lebt oder gelebt wird.

Der Mensch lebt nicht nur auf einer rationalen und emotionalen Ebene, sondern auch von seiner Erfahrung der äußeren und inneren Welt. Er macht aus dieser Mischung zwischen sich und seiner Umwelt das, was er sehen und hören möchte: seine Welt, seine eigene biographische Geschichte. Die Gespräche sind also eine Mischung aus:

- einer Zusammenfassung, wie man sich sehen möchte,
- einer gewünschten Weltphantasie im Hier und Jetzt und
- einer Phantasiewelt aus der „guten alten Zeit".

Alle diese Biographiegesprächsinhalte haben beim Erzählen eine kompensatorische Funktion. Somatische und psychosoziale Tatsachen werden erst durch die Art und Weise, wie wir sie verarbeiten, positiv oder negativ besetzt.

Folgende praxisrelevante Aussagen gelten für das Hören mit dem dritten Ohr:

- Durch das Erzählen entsteht ein neues Sehen mit den Augen des Klienten.
- Lebensgeschichterln sollten öfter wiederholt werden. Der Klient hat die Chance, selbst zu erkennen, dass etwas anders ist, als er es erzählt oder erzählen möchte. Korrekturen werden nur vom Klienten selbst vorgenommen. Wir sind keine Lebensberater.
- Eine sinnvolle Einheit zwischen Wunschwelt und Realität wäre das Optimum eines Gesprächs.
- In der Praxis heißt das: Wir müssen spüren, dass uns der Klient vielleicht auch etwas anderes als das gesprochene Wort mitteilen will. Dies ist erkennbar über
  - die Körpersprache,
  - Stimmlage, Höhe, Schnelligkeit,
  - die Art des Sitzens/Stehens,
  - den Gesichtsausdruck.

Sehr oft finden wir beim Hören mit dem dritten Ohr die Antwort auf folgende Begleitgedanken:

- Wie sicher oder wie angekränkelt ist das Gefühl der eigenen Identität?
- Wie ist tatsächlich die Identität unseres Gegenübers?
- Wie sieht sein Selbstverständnis aus?
- Was traut er sich zu, was plant er, welche Talente stehen ihm zur Verfügung?
- Welche Schwächen behindern ihn?
- Mit wem lebt er, was hat er bereits erlebt und worauf kann er zurückblicken?
- Wie deutlich oder wie undeutlich ist das Gefühl des Klienten, dass seine innere Lebensbalance gestört ist?
- Wie sieht seine „innere Ich-Formel“ aus?

Man muss erkennen, dass unser Klient nicht nur redet: Er spricht auch mit uns. Er teilt uns mit, wer er war, was er besessen hat, was er erlebte, und versucht auf diese Weise, mit dem Befrager Vergangenes zu teilen. Wo nur noch wenig oder nur eine eingeschränkte Gegenwart zu teilen ist – die Station, das Zimmer im Krankenhaus oder Pflegeheim –, wird auch wenig von ihm aus auf uns zukommen bzw. beim Gespräch herauskommen. So gelangen alte Menschen dazu, sich in ihrer autobiographischen Perspektive zu sehen. Die Erinnerungsarbeit sollte keine einsame Arbeit sein, besonders da die Konstitution von Sinn (Konsens) letztlich ein dialogisches Geschehen ist. Alten Menschen sollte deshalb ausführlich Gelegenheit gegeben werden, über ihre „Geschichte“ zu sprechen; denn Identität hat eine geschichtliche Dimension, die natürlich auch im jetzigen Zusammenhang („Ich bin im Heim“) gesehen werden kann und muss.

4.5 Erhebung anhand von Vehikel-Gegenständen

Eine Reporterin erzählte mir, dass sie ein Altersheim besucht hatte, in dem sehr viele Gegenstände aus früherer Zeit herumstanden. Sie war von dieser Idee so begeistert, dass sie dies gleich als positive Meldung an ihre Redaktion weitergab. Ich fragte sie, ob denn die Menschen mit diesen Sachen arbeiten, ob sie vom Personal darüber aufgeklärt wurden, wozu dies alles dient, ob und wie diese Gegenstände in irgendeiner Form psychisch oder somatisch mobilisierend wirken. Sie konnte meine Fragen nur mit Nein beantworten und vermutete, dass die Gegenstände als eine Art Ausstellung dienten.

Ein Museum allein reicht nicht aus. Die Klienten sollten diese Gegenstände nutzen können. Solcherlei Vehikel dienen zur Belebung der Seele und sollten nicht nur als totes Material herumstehen oder -liegen. Es besteht kein Zweifel, dass die Milieugestaltung oder die heute oft verwendeten Erinnerungskisterln (biographisches Arbeiten nach Butler und Butler) u. Ä. für gerontologische Klienten zur Beschäftigung und Tagesgestaltung nützlich sind. Für die psychobiographische Arbeit genügt dies jedoch nicht.

Nach der Aufstellung einer Pflegediagnose können diese Gegenstände zur Leidensverminderung und zur Erzeugung eines Daheimgefühls genutzt werden.

Die Milieugestaltung sollte einerseits dazu dienen, das Heimweh zu bekämpfen. Also muss es auf die jeweilige Klientel zugeschnitten sein. Und andererseits dienen diese Vehikel dazu, ein Gespräch, eine Beziehung eröffnen zu können. Die Betagten sollen in der Erfahrung der ihnen bekannten Schlüsselreize aus sich herausgehen und zu erzählen beginnen. Wenn keine emotionale Erregung stattfindet, nichts an Emotionen ausgeschüttet wird, muss man die Kulissen ändern und neu auf die Erfahrungswelt des Klienten abstimmen.

Schlüsselreize erzeugen Gefühle – das ist der Sinn der Sache. Somit besteht der Beginn einer guten Erhebung darin, starke Reize durch Gegenstände, Gerüche etc. zu erzeugen, um starke Gefühlsreaktionen zu provozieren.

Einige Heime sind bereits sehr gut ausgestattet und haben ein biographisches Reizklima. Es gibt dort z. B. eine „Gaststätte“ oder auch Nachtcafés (für Menschen mit Tag-Nacht-Umkehr).

Die Besorgung von Vehikeln

Zu Beginn meiner Forschungen habe ich jedem Angehörigen schon bei der Aufnahme einen Bettelbrief mitgegeben, in dem wir ihn baten, einige für den Klienten wertvolle Erinnerungsstücke, z. B. Fotoalben, Briefe, Postkarten, Bücher etc., mit in die Pflegeeinrichtung zu bringen. Diese Gegenstände wurden dann vorerst im Team, bestehend aus der Erhebungsschwester, dem Angehörigen und dem Klienten, betrachtet. Diese

Erhebungsgespräche erlangten meistens eine „szenische Qualität“ (H. Petzold 1965, 1982); man konnte dabei selbst die Stimmung zwischen den Ehepartnern, Kindern oder Arbeitskollegen mitempfinden.

Biographisches Erhebungszimmer

In einer späteren Forschungsepoche haben wir ein biographisches Zimmer eingerichtet, in dem diese Gespräche stattgefunden haben. Als günstig hat es sich erwiesen, ein typisches Arbeiterzimmer und ein bürgerliches Zimmer zu gestalten. Alleine schon durch die Inneneinrichtung, aber auch durch den Geruch werden Emotionen aktiviert; damit entwickelt sich eine „Plauderstunde“ zu einem therapeutischen Gespräch.

Steigerung der Vigilanz vor Gesprächsbeginn

Vor jeder Kommunikation müssen sowohl der Klient als auch die Pflegeperson *wach* sein. Erwecken Sie also vor dem Gespräch das Bewusstsein. Dies kann man z. B. erreichen, wenn man in einem Raum, in dem alle Klienten dahindämmern, etwas fallen lässt. Der entstehende Lärm erweckt die Aufmerksamkeit der somnolenten Klienten (oder Kollegen) und sie schauen, was passiert ist.

Bei liegenden Klienten bewährt es sich, Dias an die Decke zu projizieren. Auch das Beziehen der Betten mit bunter Bettwäsche kann hilfreich sein. Teilen Sie Reklamepost aus. Wenn man schon keine privaten Briefe mehr bekommt, hat wenigstens eine Firma geschrieben und die Klienten fühlen sich nicht mehr abgeschrieben.

Emotionstragende Gegenstände, welche eine wiederbelebende (re-aktivierende) Wirkung haben, sind unter anderem:

- Hochzeitsfotos
- Fotos aus der Kindheit
- Fotos von der Firmung
- sonstige alte Fotos
- Bücher, wenn möglich mit Inschriften
- Ansichtskarten
- Briefmarkensammlungen
- alte Prospekte
- Vereinsbriefe
- Pokale
- Kleidungsstücke
- Abzeichen
- Musik und Noten
- Kruzifix
- Rosenkranz

Auch Gerüche können positiv oder negativ verzaubern. Denken Sie an die Weihnachtsgerüche oder die Speisengerüche, wenn Mama kochte.

Schlüsselreize – Aktivierung über zentrale Prägungsmomente

Im Alter kehrt jeder Mensch gern in seine Heimat zurück. Man sucht das Gestern. Stellen Sie eine Wiege oder eine Gehschule in den Aufenthaltsraum! Heimat ist Eigentum, Grund und Boden, besonders bei Bauern. Reden Sie wenigstens über die Scholle oder lassen Sie sich davon erzählen.

Man wuchs mit Bezugstieren auf. Ist es da verwunderlich, wenn der Klient heute 20 Tauben in der Wohnung hat oder im Heim haben will? Man wuchs auch mit Dreck auf – ein Heim sollte also kein aseptischer Operationssaal sein. Verwahrlosung tut (bis zu einem gewissen Maße) gut und erinnert an den ersten Spielplatz (z. B. einen Misthaufen). Gehen Sie bis zur maximalen Toleranzgrenze. Aber informieren Sie die Angehörigen und die Aufsichtsbehörden, damit diese wissen, worum es dabei geht.

Auch Kinder sind eine gute Möglichkeit, die „Omas und Opas" zum Sprechen zu bringen. Der angeblich an Demenz erkrankte Erwachsene befindet sich meistens auf der gleichen oder ähnlichen Interaktionsstufe der Gefühle wie das Kind, sodass die Kommunikation und der Kontakt für beide Seiten befruchtend sein kann. Mein erster derartiger Versuch fand vor vielen Jahren (ungefähr 1984) in Bad Krozingen statt, wo das Altersheim an einen Kindergarten angeschlossen war. Wir nannten diese Aktion „Was Oma zu erzählen hat". Zunächst berichteten die Kinder den Klienten, womit sie sich im Kindergarten beschäftigt hatten, z. B.: „Wir haben heute einiges über Kastanien gelernt." Der „Oma" wurde eine Kastanie in die Hand gedrückt, um auch taktile Reize zu setzen. Sie erzählte dann im Gegenzug, wie es früher war und was sie damals alles aus Kastanien gebastelt hatten, z. B. Spielzeug, das es ja zur Zeit der „Oma" oder des „Opas" wenig zu kaufen gab. Diese Wort-Schätze schrieben die Pflegepersonen, die nicht in verbalen Kontakt traten, nieder, wodurch ein wunderbarer Fundus an biographischen Storys entstand.

Das gleiche System wollte ich in Wien mit meiner Tochter (die zu dieser Zeit als Kindergartenleiterin tätig war) probieren. Es scheiterte allerdings an den Eltern, die der Meinung waren, dass ihre Kinder nicht zu „Wahnsinnigen" gehen sollten.

Es sei noch einmal darauf hingewiesen, dass die dem Klienten (in seiner Kindheit oder Jugend) vertraute Milieu- oder Muttersprache verwendet werden sollte. (Es heißt Muttersprache, weil die Mutter als thymopsychische und damit lustige, humorvolle Person, der Vater hingegen noopsychisch, also rational aufgefasst wurde.)

Warum benutzen die Klienten wieder ihre Kindheits- und Jugendsprache? Weil es im Alter zum Umkehrphänomen (nach S. Freud Wiederholungszwang) kommen kann. Ich habe viele ehemals auf dem Land aufgewachsene Pflegepersonen kennengelernt, die in ihrer Dienstzeit das schönste „Deutsch“ gesprochen haben, das es je in Wien gab. Im Alter ist das geprägte Bauernmilieu in ihnen erneut hervorgekommen und sie wurden (nach Jahren der Überkompensation) die besten Gesprächspartner für Menschen aus dem bäuerlichen Milieu, da sie selbst wieder dem bäuerlichen Dialekt verfallen sind.

Man kann zusammenfassen, dass sich die Sprache mit der Körpersprache und der motorischen Prägung deckt. Also wählen Sie harte Worte für Metallarbeiter und weiche für Blumenbinder und Kindergärtnerinnen.

Briefe schreiben

Lassen Sie Ihre Klienten ihre Biographie selbst aufschreiben (ganz egal was dabei herauskommt). Der beste Weg hierfür ist das Verfassen von Briefen. Diese können die Klienten an sich selbst schreiben oder diktieren. Sie sollten formulieren, wie es ihnen als Kleinkind ergangen ist.

Zwei Briefe, die ich durch diese Methode erhalten habe, sind mir besonders in Erinnerung geblieben: Ein Klient schrieb seiner Mutter: „Bitte, liebe Mama, sende mir meine Biographie, ich habe meine in der Psychiatrie verloren.“

Eine Klientin schrieb einen Brief an die Kaiserin Maria Theresia, dieser kam jedoch zurück mit dem folgenden Postvermerk: „Nicht zustellbar, da Empfänger verstorben.“

4.6 Erhebung über Angehörige

Die einfachste und trotzdem problematischste Erhebungsmethode ist die Befragung naher Verwandter der Klienten. Gisela Preuschoff schreibt in ihrem Buch „Familie sein heißt Probleme lösen“ (1992): Familie sein heißt Probleme haben, denn nirgendwo sonst liegen Liebe und Hass so nah beieinander, klaffen Anspruch und Wirklichkeit so weit auseinander. In Kapitel 8 zu den tiefenpsychologischen und psychotherapeutischen Grundlagen wird es u. a. darum gehen, dass die Familie entweder ein Kampfplatz oder ein warmes Nest sein kann. Nach Erwin Ringel handelt es sich jedoch leider eher um einen Minikriegsschauplatz als um ein warmes Nest. Familie ist ein Karussell aus Vorurteilen, Blockaden, Projektionen, Übertragungen usw. So hören wir bei Befragungen von Verwandten z. B.: Meine Mutter war so streng, sie hat mir mein Leben zerstört. Mein Vater war ein Tyrann.

Viele Erwachsene haben ihre Mutter, ihren Vater nie geliebt, aber Liebe vorgespielt. Am 24.12. wird dies besonders deutlich, wenn der Alkoholspiegel hoch genug ist und die Über-Ich-Normen sinken. In der Folge sagen sich die Familienmitglieder gegenseitig die frohe Botschaft, die Wahrheit ins Gesicht.

In der Demenzsymptomatik rächt sich die Familienbiographie. Die Mutter spielt ihr altes Coping, bei der Tochter um Liebe zu betteln, aus: „Wenn du nicht täglich auf Besuch kommst, sterbe ich." Die Tochter buhlt umgekehrt um die Liebe der Mama und kommt tatsächlich jeden Tag auf Besuch. Der Sohn, der natürlich keinen Besuch abstattet, erzeugt wiederum Hassgefühle bei der Schwester und so herrscht eine turbulente Situation am Krankenbett.

Die Erkrankung „Demenz" oder das Erscheinungsbild einer Demenz wird von einigen Autoren als Erkrankung der Angehörigen bezeichnet. Angehörige wünschen sich ärztliche Diagnosen, mit einer ärztlichen Diagnose fühlen sie sich unschuldig an dem Geschehen. Auf dem Minikriegsschauplatz Familie verliert, wie es in einer Schlacht üblich ist, der Kleinste, Ärmste oder eben der Erkrankte. Bei diesen Kriegen handelt es sich nicht um bewusste Vorgänge, sondern um Konflikte und Frustrationen, die über viele Jahre gegärt haben. Wer soll da wirklich Auskunft über das Thema „Wer war meine Mutter, mein Vater" geben können?

Dies bedeutet, dass die näheren Angehörigen kaum auskunftsfähig und damit hilfreich sind, denn die Kinderliebe, ob gespielt oder echt, ist ein bedrückendes Joch. Man könnte auch sagen, dass es den Angehörigen oft schlechter geht als den Klienten selbst.

Da die Angehörigen emotional überlagert gegenüber ihren Verwandten agieren, erwartet der Angehörige auch von uns Pflegepersonen, dass wir emotional agieren und das angeblich Beste (verwahrende Warm-Satt-Sauber-Pflege) für ihren Angehörigen erbringen sollten. In der Öffentlichkeitsarbeit und beim Gespräch mit Angehörigen ist es unsere Pflicht, hier korrigierend einzugreifen. Dabei ist zu bedenken, dass der Bewohner unser Klient/Patient ist und *nicht* die Angehörigen.

Die Familientragödien sind nicht der einzige Grund, warum Angehörige schlechte Zeitzeugen sind. Die Grundlage dieser ungewollten Fehlaussagen (wer war meine Mama, was hat sie sich schon immer gewünscht usw.) besteht darin, dass ja die Töchter, die Söhne ihre eigenen Eltern in ihrem Gefühlsentwicklungsalter vom 1. bis 25. Lebensjahr gar nicht gekannt haben und somit auch nichts über ihre Verwandten aussagen können. Ferner vermischen die Kinder der Klienten sowie der Klient selbst die emotionalen Wünsche und Bedürfnisse mit der Realität. Der Sohn erzählt uns, wie er seine Mutter gesehen (oder sich gewünscht) hat, und ein paar Stunden später berichtet uns die Tocher das genaue Gegenteil von der Aussage ihres Bruders. Wer hat nun recht? Natürlich keiner der Angehörigen, sondern der Klient selbst!

Für viele Angehörige erscheint heute die Mama, der Papa „persönlichkeitsfremd". Allerdings kann es auch genau umgekehrt sein: dass der Klient heute so ist, wie er sein wollte, und ein Leben lang eine aufgezwungene Rolle gespielt hat. Er spielte den braven Vater und jetzt redet er nicht mehr mit seinen Kindern, weil nun in der Demenz zu Tage kommt, dass er nie Kinder wollte, dass sie sein Leben zerstört haben oder zumindest sein Lebensgefühl störten. „Wenn das Kind nicht auf die Welt gekommen wäre, wäre ich heute ein berühmter Autor oder sonst wer."

Verwandte sind für uns Pflegepersonen ein Rätsel. Da besucht die Tochter die Mama und beschwert sich, weil der veraltete schmutzige Waschlappen der Mama natürlich gestohlen wurde. Dann kommt der Sohn und freut und bedankt sich für die gute Betreuung. Wie ist das zu verstehen?

Ich habe im Laufe meiner langjährigen Erfahrung drei Verwandtentypen kennengelernt:

- die überprotektive Tochter: Das ist die sich immer schuldig fühlende Tochter, die Tag und Nacht auf Besuch kommt und sich über alles beschwert.
- der kooperativ erscheinende Angehörige: Dieser Angehörige sagt sofort begeistert Ja, wenn es darum geht, z. B. Ansichtskarten oder Fotos mit ins Heim zu bringen, tut dies allerdings nie oder beschwert sich sogar, weil wir Persönliches erfahren wollen.
- der anscheinend bösartige, ablehnende Verwandte: Dieser droht sofort mit einer Klage, wenn dem Papa, der Mama etwas bei der Re-Mobilisierung passieren sollte. Wenn diesem Angehörigen allerdings erklärt wird, worum es geht, ist er kooperativ.

Trotz alledem sind Angehörige wichtig, denn sie können etwas über die gemeinsam erlebten letzten Jahre einbringen. Ihre hauptsächliche Unterstützung könnte darin bestehen, dass sie uns bei der Erhebung von Storys helfen. Da es einen emotionalen Bezug zwischen den Angehörigen gibt (egal ob positiv oder negativ), ist mit einer emotionalen Öffnung auf Seiten der Klienten und der befragenden Söhne und Töchter zu rechnen.

4.7 Die Zufallserhebung

Am schönsten und leichtesten verläuft die Erhebung von Storys über die Zufallserhebung oder durch das Blitzgespräch. Die Zufallserhebung setzt voraus, dass alle Pflegepersonen, die mit einem Klienten beschäftigt sind, wissen, worum es bei diesem Klienten geht. Die Pflegepersonen wollen heraushören, was denn den Klienten in seinem Leben am meisten berührt hat. Dieses Material beredet der Klient selbst immer und immer wieder. Er ist fixiert darauf, die gleiche Geschichte (aber jeweils einer anderen Person) immer wieder anders zu erzählen. Der blonden Nachtdienstschwester (die er mit der geliebten Tochter verwechseln könnte) erzählt er mehr als der schwarzhaarigen (die ihn an eine böse Frau erinnert). Diese wie nebenbei erzählten Geschichten werden von allen zuhörenden Pflegepersonen aufgeschrieben. Alle Beteiligten notieren in Stichworten, wer was wann bei welcher Gelegenheit gesagt hat. Mit der Zeit entsteht eine Ansammlung von Aussagen, die später im Team einer bestimmten Lebensphase zugeordnet werden. Man achtet nach der zeitlichen Ordnung darauf, wie oft dieselbe Geschichte wiederholt wurde und erhält so meistens „Tattoos“, die den Menschen bewegen.

Eine weitere Möglichkeit, ganz leicht etwas zu erfahren, bietet das Blitzgespräch. Überfallsartig werden dem Patienten Sätze an den Kopf geworfen und eine unmittelbare Reaktion erwartet. Diese wird – nicht zu vergessen – dokumentiert.

4.8 Die verschiedenen Kommunikationsebenen

Gespräche ohne vorherige Vigilanzsteigerung sind meistens nur bei gerontologischen Klienten möglich. Sie sind noch zu einer gewissen Spontaneität fähig, verstehen die Fragen und reden im Allgemeinen ganz gerne (wenn man die Adaptionszeit beachtet).

Besteht bei einem Klienten z. B. eine akute zerebrale Dekompensation, so muss bei der Erhebung zunächst einmal die Erreichbarkeitsstufe (Interaktionsstufe 1–7) festgestellt werden. Darüber hinaus gilt es, Interesse und Neugier vor dem Gespräch durch eine Vigilanzsteigerung zu wecken.

Jeder, auch der sich im Umkehrphänomen befindliche Mensch, hat etwas – und sei es in der Signalsprache – zu erzählen. Jedes Leben, jede Lebensgeschichte ist ein Denkmal.

Beispiele emotionaler Fragen zu den jeweiligen Interaktionsebenen

Interaktionsstufe 1 und 2 – die Eruierung des normalen Lebenslaufes:

- die täglichen banalen Kommunikationsgrundlagen, wie sie bei Ehepaaren normal sind, z. B.: „Wie ging es dir heute?“, „Was sagte der Chef zu deiner Idee?“, „War Stau auf der Straße?“
- Stammtischrunden: Da werden Geschichterln erzählt, wie man früher den Chef hereinlegte, sich mit einer Besucherin verbotenerweise amüsiert hat und Ähnliches mehr.
- Familientreffen
- Ehemaligentreffen („Kannst du dich erinnern? Da war doch ...)
- Diese Familientreffen, Ehemaligentreffen oder Stammtischrunden sind eine wahre Fundgrube für die biographische Forschung. Hier sprechen alle zumindest über den Alt-, wenn nicht sogar Tertiärgedächtnisinhalt und dies gibt Sicherheit und erfreut.
- „Kennen wir uns nicht irgendwoher?“ ist eine Redewendung, die darauf schließen lässt, dass man ein Stück seines Lebens miteinander gegangen ist.
- „Wohnen Sie schon lange hier?“ heißt auch: „Kommen Sie ursprünglich aus gutem Hause oder sind Sie ein Neureicher, der hier zufällig eingezogen ist?“
- „So war ich auch damals“ ist ein typischer Satz, den man verwendet, wenn man sich Bilder von früher zeigen lässt.
- Kinderzeichnungen oder die Handschrift von damals sind perfekte Kommunikationsmittel.
- „Genau so war es“ ist eine typische Redewendung, wenn man sich im Altgedächtnis wohlfühlt.
- Wie konnte ich das nur vergessen!“ ist eine typische Aussage, wenn jemand anderer etwas berichtet.
- Wenn Alte erzählen, erklären sie sich selbst und uns die Welt: „Tja, das ist so gekommen“ ist der Satz, wenn man erklären will, wer man heute ist, was aus einem

wurde. Wenn man sein Missgeschick auf andere projiziert, erklärt man, dass dies der Krieg war, dass die Eltern schuld waren, dass einen die Frau behindert hat, dass man ohne Kinder weiter wäre, dass die schlechten Zeiten dazu geführt haben.

- „Schon früher hab' ich mir nichts gefallen lassen!" So belegt man, dass man schon immer so war, wie man heute ist, dass man noch heute jung ist und das Alter verdrängt. Man glaubt daran, dass man sich selbst treu geblieben ist, dass man toll ist.
- „Früher hab' ich das auch so gemacht" ist eine Entschuldigung dafür, dass man so ist, wie man ist, aber natürlich dazugelernt hat und dieselben Fehler nicht mehr machen würde, was natürlich nicht stimmt, aber man freut sich über seine eigene Erklärung.

Über früher zu reden, braucht nicht erklärt zu werden, da wir alle gleich kommunizieren und dazu auch unsere berufliche Biographie zum Beispiel in Geschichterln kleiden. Es sind eben Copings – eine Art, wie man sich selbst entschuldigt.

Bei der Erinnerungsarbeit sind wir auf andere angewiesen; wir wollen unsere Geschichte von anderen bestätigt wissen: „Ja, so war das damals, wie er sagt. Genauso ist es mir auch ergangen." Interessant ist dabei der gewählte Interaktionskreis. Ein Bürgerlicher, der früher geisteskrank war, wird tunlichst vermeiden, mit alten Freunden zusammenzukommen. Ehemalige gute Pfleger werden versuchen, sich mit anderen Pflegern zu treffen, um von früher zu reden. Wenn man mit ehemaligen Kollegen spricht, kann es natürlich auch sein, dass man von diesen korrigiert wird, da diese uns damals anders sahen und erlebten. Jeder Mensch erzählt seine Lebensgeschichte so, dass sie der Zuhörer akzeptieren kann.

Geschichterln sind ohne Zeitstruktur. Keiner erzählt in Form eines Lebenslaufes, von der Stunde Null bis heute. Die Erzählung soll in Form einer Unterhaltung und nicht eines Vortrags erfolgen.

Das Sprechen über die Biographie löst affektive Resonanzen aus. Viele Klienten fragen sich, ob sie etwas versäumt haben und Reue empfinden über das ungelebte Leben und kommen eventuell zur Einsicht: „Ohne mich geht's auch."

Einstiegsthemen der Interaktionsstufe 1 – Sozialisation:
„Ihr Leben muss wahnsinnig interessant gewesen sein."
„Was erachten Sie jetzt noch als wichtig?"
„Was wollen Sie noch erleben, erreichen?"
„Was war für Sie das Schwierigste?"
„Was hat man früher angebaut?"
„Ich kann mir nicht vorstellen, dass …"
„Hamstern, wie ging das?"
„Hat man Sie nie erwischt?"
„Gab es Widerstandskämpfer?"
„Haben Sie auch auf dem Misthaufen gespielt?"

„Haben Sie Doktor gespielt?“
„Hatten Sie eine 60-Stunden-Woche?“
„Haben Sie auch Aluminiumdraht gesammelt?“
„Haben Sie Pferdemist gesammelt?“
„Waren die Väter früher strenger?“

Einstiegsthemen der Interaktionsstufe 2 – Mutterwitz:

„Womit haben Sie Ihr Brot verdient? Wahrscheinlich mit Gaunereien!“
„Warum hatte man so viele Kinder?“
„Warum hatte man im Tanzcafé einen eigenen Raum (Kreißsaal)?“

- Wirtshaussprüche
- Klosprüche
- althergebrachte Grüße
- Sprüche als Blitzableiter
- Fragen mit eingebautem, absichtlichem Fehler
- Witze aufhängen, erzählen

Einstiegsthemen der Interaktionsstufe 3 – Grundbedürfnisse:

Ab der Interaktionsstufe 3 ist auch der Gefühlsparameter zu verwenden (Erhebung des Seelennahrungsmangels), da die verschiedenen Gefühle pathologisch sein können. Differenzialdiagnostisch von Bedeutung sind auch Aphorismen als Schlüsselreize.

Wie bereits ausführlich beschrieben, geht es bei der Erhebung darum, die Klienten in Emotionen zu versetzen (Steigerung der Vigilanz). Dies erfolgt unter anderem mittels „Reiz-Sprüchen“ aus ihrer Zeit.

Bei einer Exkursion in eine deutsche psychiatrische Klinik grüßte ich einen seit Jahren als stuporös bezeichneten Klienten mit dem Wiener Jargongruß „Griaß di“ und der Klient begann spontan zu reden. Es stellte sich heraus, dass er einen Wiener Kriegsfreund hatte und mein Wienerisch ihn aus seiner Lethargie holte. Dieses Feedback war die Entstehungsgeschichte meiner Folklore- und Spruchsammlungsarbeit schlechthin.

Sprache, Sprüche sowie Folklore und Dialekt stammen aus der Prägung und Sozialisation und sind daher – zusammen gesehen – eine ideale Reizsituation für das singuläre Biographiemuster unserer Betagten. Sprüche und ihre allgemeine Bedeutung sind wie die Sprache selbst von der Zeit geprägt. Sprüche kommen aus dem Mund, wenn das Herz voll ist. Dialekt wird in der Küche gesprochen und ist demnach eine ehrliche Herzenssprache. Es ist kein Zufall, dass Formulierungen aus einer durchaus persönlichen Situation entstehen und diese Situation dadurch dargestellt wird. Es sind allgemeine Lebensregeln für das einzelne Individuum.

Viele dieser Sprüche haben aber auch Allgemeingültigkeit für ein bestimmtes „Ghetto-Klientel" (z. B. Lehrer, Schlosser). Sich wiederholende Sprüche geben eine gewisse emotionale Fixation und Grundhaltung von Menschen kund, die meistens aus der Prägung oder Sozialisation stammen, und sind daher für den Sprecher als typisch zu bezeichnen.

Sprüche, Aussprüche können aber auch als Lebensweisheiten (instinktive Begriffe) oder als Aphorismen bezeichnet werden, die immer schon von der Tradition und Pietät getragen wurden. Sie wurden fast immer von Frauen kreiert, da die Männer normalerweise mit Brotverdienen und der Erhöhung des sozialen Engagements beschäftigt waren. Es ergab sich sozusagen ein internes Matriarchat (F. TORBERG, 1975). Viele dieser Sprüche sollen nichts anderes tun, als das schlechte Gewissen beim Hörenden/Lesenden wecken, also die Über-Ich-Normen festigen.

Enorm unterschiedlich sind der Dialekt und die dazugehörige erzeugbare Emotion, sodass die meisten Aussprüche nur für eine regionale Leserschaft gedeutet werden können. Eine Arbeit der Zukunft müsste darin bestehen, weitere Redewendungen – regional zugeschnitten – zu erforschen und in die Praxis zu transferieren. Der Klient wird dabei zum Mitarbeiter!

Hier angeführte Sprüche sind als Beispiele gedacht. In anderen Ländern gibt es zwar andere Sitten, aber der Gefühlsanteil bei der Kommunikation ist der gleiche. Besonders das Deutsch um die Jahrhundertwende – und dieses Klientel haben wir heute zu betreuen und zu verstehen – ist eine Verschlüsselung und Verknappung, die ein Uneingeweihter kaum versteht. Sehr schön kommt diese Eigenart in einem Gespräch zwischen Mutter und Tochter beim Arzt heraus: „Steh schön gerade, mein Kind", mahnt die Mutter, „damit der Herr Professor sieht, wie schief du bist."

Auch kann man von den Mischsprachen Jiddisch, Böhmisch, Wienerisch behaupten, dass sie eine Vorliebe für die Bildhaftigkeit aufweisen, was das folgende Beispiel bekunden soll: Nach einem Disput darüber, wie alt die Kirche des Städtchens sei, ging ein Mitstreiter zum Pfarrer und fragte: „Hochwürden, wissen Sie vielleicht, wie lange die Tauben schon auf Ihr Gotteshaus scheißen?"

Ich möchte Ihnen in diesem Kapitel mit Beispielen aus dem Leben näherbringen, dass unsere Alten eine Sprache sprechen, deren Inhalt wir nicht mehr verstehen. Denn heute reden wir eher amerikanisiert und kaum mehr „Wienerisch" oder „Kölsch". Wir sollten uns immer wieder darauf besinnen, dass jede Kommunikation auf zwei Ebenen erfolgt und wir es nur mit der Gefühlsebene zu tun haben.
„Das Kleid ist reizend! Es erinnert mich an Sonntag."
„Wen vermissen Sie am meisten?"
„Leben Sie gerne hier?"
„Wen mögen Sie am liebsten?"
„Das Bild an der Wand ist hübsch! Ist das Ihre Tochter?"
„Ich will von Ihnen gerne lernen."

„Wann soll man heiraten?“
„Wann soll man sich ein Haus bauen?“

Außerdem:
- Kochrezepte schreiben lassen
- über das Essen reden
- über Sex reden
- über die Bösartigkeit anderer reden
- über Macht reden lassen
- Berufswechsel
- Prüfungen
- Auslandsaufenthalte
- Urlaub

Der Handkuss für die Damen und eine devote Haltung sind nicht zu vergessen.

Eine Vielzahl an Beispielen für Folkloresprüche zur Reizanflutung finden Sie auf den Seiten 109–128.

Einstiegsthemen der Interaktionsstufe 4 – Prägung:

Zur Erhebung von Prägungen dienen neben den Storys (wie immer) vor allem Aphorismen, Sprüche, Aussagen über die Ich-Identitäten. Fühlt sich der Klient wichtig bzw. wodurch fühlt er sich wichtig? Oder erscheint er sich selbst minderwertig? Besonders wichtig für die Erhebung des Zeitgeistes des Klienten sind die Fragen nach der Umgebung, in der er geprägt wurde, und danach, wer und wie seine Mutter, sein Vater war. Ist er wie sein Vater eher mürrisch, ablehnend oder wie die Mutter eher übertrieben affektiert oder, wie es sich gehört für eine Mutter, lustig und herzenslieb, empathisch?

Was erregte ihn früher? Dies gilt dann auch für heute. Wurde er als misstrauische Person geprägt oder ist er weltoffen und zugänglich? Ist er eher optimistisch oder pessimistisch, mehr ein sympathikotoner oder ein parasympathikotoner Typ? Wie verhielt sich unser Klient damals im Kinderspital, Heim oder bei der üblichen Ausspeisung?

Wurde er sozial erzogen und lässt Kontakt zu, sucht er Kontakt sogar oder lässt er nur mehr passiven Kontakt zu? War er als Kind von vielen Freunden umgeben oder hatte er keinerlei Aktivität und zeigt daher auch heute eine zunehmende Vereinsamung?

Zur Gesprächseröffnung können folgende Sätze genutzt werden:
„Sie haben schöne Augen.“
„Was tun Sie, um sich wohlzufühlen?“
„Was ist Ihre Lieblingsbeschäftigung?“
„Schmeckt das Essen hier?“
„Wo wären Sie lieber als hier?“

Außerdem:

- Ich-Identitätsgespräche

Einstiegsthemen der Interaktionsstufe 5 – Höhere und niedere Antriebe:

Viele Menschen verdrängen, vergessen ihre niederen Triebe und sublimieren, wie Freud sagte. Sie tauschen ihren Sexualtrieb gegen wissen, lernen, forschen. Dabei haben sie oft unterschiedliche Antriebsgeschwindigkeiten.

Viele Intellektuelle neigen zum Perfektionismus oder verhalten sich das ganze Leben stark problematisierend. Alles, was nicht so ist, wie sie sich das vorstellen, wird mit einer Unruhe bekämpft. Wenn sie einen Text oder ein Thema nicht mehr verstehen, pochen sie auf ihre bürgerliche Prägung und werden zu den Untertanen (Pflegepersonal) mitunter aggressiv. Oder sie flüchten beleidigt in eine Antriebsminderung und Vereinsamung (Verwahrlosung unter ihren Büchern).

Sie können aber auch, so wie in der Kindheit für sie üblich, wieder stark bis pathologisch angetrieben erscheinen. Bei demenziell veränderten Personen wird dies oft zum sinnlosen Aktionismus. Sie räumen alles aus und um, Hauptsache, es ist was los. Ein „Das verstehe ich nicht mehr“ kann zu einer Desorientierung ausarten.

Einstiegsthemen der Interaktionsstufe 6–7 – Rituale, Glaube, Intuition, Aberglaube:

„Eine Sau haben“ heißt, Glück im Unglück zu haben. Das Wort Sau wurde von unseren Vorfahren aus dem Kartenspielwort „Ass“ abgeleitet. Eine Sau zu sein oder verwahrlost zu sein, war demnach nichts anderes als Glück im Unglück zu haben. Sehr oft haben wir schon davon gesprochen, dass Menschen, die verwahrlosen, einfach Sachen statt Menschen sammeln, und dass diese Sachen den Partner ersetzen. So gesehen hat auch der Verwahrloste Glück im Unglück, denn er hat wenigstens Utensilien und ist demnach nicht allein.

Glück ist, wenn zufällig eine schicksalhafte Erfüllung eines Wunsches eingetroffen ist. Glück und Unglück sind immer relativ, sagt die Psychologie. Sie basieren immer auf Vergleichen. Glück kann man durch Witze erzeugen; man spricht von Trostmechanismen, die bedeuten, dass man erkennen muss, dass immerhin alles noch viel schlimmer sein könnte. Die Psychologie spricht in diesen Fällen von Abwärts-Vergleichen.

Das Ich schützt sich vor den oft unerfreulichen Realitäten des Lebens, indem es buchstäblich Schönfärberei in eigener Sache betreibt. Illusionen, die uns Glück und Zufriedenheit vortäuschen oder die wir uns selbst vortäuschen, müssen demnach positiv gesehen werden. Der leichte Drall ins Optimistische, ins vorgespielte Glück, schützt uns vor Depressionen, in die wir gleiten würden, lebten wir zu real. Die kreative Selbsttäuschung ist geradezu eine Bedingung für psychisches Wohlbefinden … Der Arzt in uns selbst ist das geglaubte Glück und der Humor.

Der Glücksklee ist deshalb so wichtig, weil der vierblättrige Klee die Gestalt eines Kreuzes hat und demnach aus religiöser Überzeugung Geister abwehrt. Die Rauchfangkehrer reinigen alles, aber diesmal sogar den schwarzen Kamin, in dem ja Hexen und Geister sitzen könnten (ca. 13. Jhdt.).

Das Reden über das eigene Glück war schon im Altertum verpönt – man verband damit die unbestimmte Ahnung, dass man etwas „verschreien" könnte. Das heißt, das Reden über das eigene Glück ist eine Herausforderung, die man unterlassen sollte. Sehr häufig wird daher nicht darüber gesprochen, wenn es einem gut geht; man erzählt viel lieber Unangenehmes oder untertreibt die wichtigsten Punkte wie Geld, Sexualität und Besitz.

Es ist interessant, dass diese Themen auch heute noch bei der Erfragung von biographischem Material jene sind, bei denen am meisten gelogen wird.

Der Gegenzauber zum Verschreien ist, „gleich auf Holz zu klopfen" und bedeutet – da die meisten Kirchenrelikte aus Holz waren –, eigentlich auf das Kreuz Christi zu klopfen. Die Berührung irgendeines Holzstückes war dann die Weiterentwicklung, wenn gerade kein Kreuz zur Verfügung stand. Man „haut auf den Tisch".

Einige Wissenschaftler behaupten allerdings, dass das Klopfen auf Holz nicht von der Berührung des Kreuzes Christi stammt, sondern der Überlieferung nach vom Unterstreichen einer Rede oder einer Meinung herrühre. Man will seine Aussage verstärken, indem man auf den Tisch haut.

„C – M – B" auf den Türrahmen geschrieben heißt nicht, wie oft angenommen, „Kaspar, Melchior und Balthasar", sondern ist ein uralter Haussegen, der besagt: „Christus segne dieses Haus."

Einen Spiegel zu zerschlagen, bedeutet im Volksmund, sieben Jahre Unglück zu haben. Der Überlieferung zufolge existiert der Spiegelglaube allerdings schon viel länger, als es tatsächlich Spiegel gibt. Vor der Zeit der Spiegel betrachtete man sich im Wasserspiegel und beobachtete sein Gesicht und seine Grimassen. Wenn sich nun das Wasser bewegte, verzerrte sich das Antlitz des Betrachters und er fühlte sich sofort krank und seelisch nicht schön.

Das symbolische Ausspucken ist ein Reinigungsprozess, um etwas abzuwehren. Entweder dreht man sich um und spuckt aus oder man spricht symbolisch das „Toi, toi, toi" aus. Die Bedeutung liegt in der Überlieferung, dass Speichel ein besonderer Lebenssaft sei, in dem Lebenskraft haust. Damit kann man mit seinem eigenen Lebenssaft bedrohliche Situationen abwehren.

Mit Gläsern anzustoßen, geht weit in die vorchristliche Zeit zurück, in der man noch Opfergaben brachte. Als Speiseopfer gab man immer schon den ersten und besten Schluck oder Bissen zur Versöhnung weg. Dabei wurden die Speisen samt den Behältern vernichtet. Da die Vernichtung der Behälter mit der Zeit zu teuer wurde (ausgenommen Trinksitten in Russland), ist man auf das symbolische Anstoßen gekommen. Da man den Göttern nur die besten Getränke gab, durfte man nach der Etikette nur mit edlen vergorenen Flüssigkeiten (z. B. Wein) anstoßen. Bei Fruchtsäften und Bier war es daher verboten.

Glaube ist das Samenkorn aller Wunder, aber aus diesem Samen kann Böses wie auch Gutes sprießen. Im Bösen kann ein Baum daraus entstehen, in dessen Krone jeder krächzende Unglücksvogel sein Nest baut. Wir leiden vielleicht an einer geringfügigen Störung irgendeines Organs. Nach ein bis zwei Tagen fangen wir schon an, die Störung zu erwarten. Dann stellen wir uns uns selbst nur noch krank vor. Dann wird dem Leiden irgendein Name gegeben, der vielleicht die Vorstellung der bösen Gefahr suggeriert. All das stärkt den Glauben an das Unglück. Der Einfluss anderer Gehirne kommt noch hinzu. Freunde oder Verwandte sind besorgt und ängstlich und erinnern uns fortwährend an unseren Zustand. Alles und jedes drängt uns förmlich in den Vorstellungskreis der Schwäche hinein. Keiner schickt uns das eigene Gedankenbild von Kraft und Wohlsein. Von überall strömt die Vorstellung der Krankheit zurück. Die spirituellen Kräfte der ganzen Umgebung wirken in die falsche Richtung. In den Gesprächen wünschen uns die Freunde beim Abschied „baldige Besserung“. Sie tun dies in einem mitleidigen Ton, der das Schlimmste befürchten lässt. Nun erhält man die Substanz dessen, was man fürchtet. Verwandte, die sich um uns Sorgen machen, arbeiten an unserem Ruin. Man muss sich mit allen Fasern des Seins an den Gedanken des Glücks mit der Gesundheit hängen; Woche um Woche, Monat um Monat, Jahr um Jahr dem eigenen Bild frei von jedem Übel entgegenträumen, bis dieser Traum zur fixen Idee, zur zweiten Natur geworden ist und unbewusst weiterwirkt.

Einstiegsthemen Interaktionsstufe 6 – Intuition:

„Wo waren Sie Augenzeuge, Ohrenzeuge?“
- Berichte über Hexen in der Heimat
- Glücksbringer schenken
- Teddybären für Männer
- Puppen für Frauen
- Hufeisen übers Bett
- Pfarrer involvieren

Einstiegsthemen Interaktionsstufe 7 – Urkommunikation:

- Geruchsassoziation (z. B. Kartoffelsuppe)
- gezielter Hautkontakt
- Signalsprache

Es ist festzuhalten, dass bei Klienten unterhalb der Interaktionsstufe 5 die jeweiligen Lebensmuster per Zeitgeistsituation und Signalsprache eingeschätzt (bzw. assoziiert) werden müssen.

4.9 Erhebung der Lebenskonflikte – Tattoos

Für Schnellleser

Die tiefenpsychologisch orientierten Autoren sehen die Grundmotive des Menschen unterschiedlich. Freud beruft sich vorwiegend auf libidinöse sowie entwicklungsgeschichtliche Motive, Adler auf das Streben nach Macht und bei Frankl steht das Streben nach Sinn im Vordergrund.

Obwohl die Erhebung, die Interpretation im Pflegeverfahren vorwiegend auf der Grundlage des Konfliktmodells beruht, kann man davon ausgehen, dass von der thymopsychischen Biographiearbeit auch Menschen mit einem senilen Hirnschaden (Alzheimer, Multiinfarkt-Demenz) profitieren. Mit dieser Methode können Klienten von einer bestimmten Interaktionsstufe auf eine höhere gebracht bzw. der zerebrale Abbauprozess verlangsamt werden.

Wie Sie zu Beginn des Buches lesen konnten, orientiere ich mich bei der therapeutischen Pflege an dem Konfliktmodell (Terminologie aus der psychologischen Neurosenlehre). Allerdings möchte ich Folgendes ergänzen:

Konflikte und Konfliktlösungen gehören zum normalen menschlichen Leben wie die ATL, also z. B. essen und trinken. Ein Konflikt ist im Allgemeinen der Zusammenstoß zweier widersprechender Bestrebungen oder Motive mehrerer Personen oder auch in einer einzelnen Person. Das bedeutet, dass, immer wenn ein Grundbedürfnis nicht erfüllt ist, innere Konflikte entstehen können, die möglicherweise zu Frustration, Aggression oder auch Neurosen führen.

Die meisten Konflikte ergeben sich daraus, dass der Mensch etwas von sich selbst oder von anderen erwartet, das er dann aber nicht bekommt. Aufgrund dieser unerfüllten Erwartungen oder Bedürfnisse und der daraus entstehenden (Dauer-)Frustration kann es zur Ausbildung eigentümlicher Verhaltensmuster kommen. Diesen in der Psychologie beschriebenen Zusammenhang veranschaulicht die Entwicklungspsychologin Charlotte Bühler mit den Worten: Erwartung – Hoffnung – Zweifel – Verzweiflung.

Ungelöste Konflikte hat wohl jeder alte Mensch zur Genüge. Die dadurch aufgestauten Aggressionen treten in typischen vegetativen Erscheinungen zutage, die wir im Gespräch eruieren können:

- körperlich-motorische Unruhe
- auf den Lippen oder Zähnen herumbeißen
- Rötungen am Hals und im Gesicht
- die Hand zur Faust ballen
- sinnloser Aktivismus mit Erhöhung des RR

Wird die Fehlhandlung gespeichert, kommt es zu neurotischen Eigenarten wie:

- Sie leiden an dem Gefühl, immer unterlegen zu sein.
- Sie sind deshalb besonders „hart" zu allen und jedem.
- Sie leiden an übertriebener Ängstlichkeit.
- Sie kritisieren immer andere Menschen.
- Sie neigen zu Selbstvorwürfen.
- Sie fühlen, dass alle Menschen sie missgünstig belauern.

Menschen möchten nicht so handeln, wie sie handeln, aber sie fühlen sich dazu gezwungen (Werner Correll: Menschen durchschauen und richtig behandeln. mvg-Verlag, 2005).

Weil im Leben Grundbedürfnisse nicht befriedigt wurden, können Auffälligkeiten im Verhalten alter Menschen entstehen. Langzeitfrustrationen treten im Alter als Seelennahrungsmängel (Tattoos) auf.

Eruieren Sie den Seelennahrungshunger

▶ Grundbedürfnisse

Um 1930 bis 1945 wurden die wichtigsten Grundbedürfnisse somatischer wie seelischer Natur nicht gestillt. Dies führte zu einem Motiv, zu einer Bewegung. Erst als Erwachsener und weil vor allem die Zeit besser wurde, versucht gerade dieser Mensch, aus einem Nachholbedarf heraus zu überkompensieren. Werden seine Grundbedürfnisse im Spital erfüllt, nimmt man ihm das Motiv der Bewegung in seelischer und körperlicher Form und er regrediert. Sobald ein Mensch tätig werden soll, benötigt er ein Motiv. Das heißt, etwas Unlustbetontes soll in etwas Lustbetontes umgewandelt werden.

Wer etwas will, muss arbeiten oder sonst irgendwie Geld auftreiben, um seine Grundbedürfnisse stillen zu können. Die Stillung selbst und somit auch die Arbeit, die ihm zur Erreichung seiner Ziele dient, wird dadurch emotional positiv besetzt. Er weiß, warum er arbeitet – dadurch gewinnt der Mensch eine gewisse Form der Selbstverwirklichung sowie einen Lebenssinn und Inhalt (siehe „Verwirrt nicht die Verwirrten" – Generationskonflikt).

Wenn wir nun (und so meinte es V. Henderson) die Grundbedürfnisse und Wünsche unserer Klienten primär stillen, nehmen wir ihnen jegliches Motiv, selbständig bzw. selbsttätig zu werden oder zu bleiben. Nicht nur, dass wir sie in die Kindheit (Allmächtigkeitsgefühl) zurückversetzen (Regression), wir nehmen ihnen auch den Lustgewinn, den Lebenssinn. Das heißt, dass falsches Verwöhnen, falsch verstandene Nächstenliebe, aus noch psychisch Lebensfähigen psychische Rehabilitationsleichen (K. Dörner) macht.

Unsere Aufgabe muss es sein, verschiedene Grundbedürfnisse an der Abteilung nicht zu stillen, um einen Selbstanimationsprozess einzuleiten und auf diese Weise Gutes zu bewirken.

Es ist keine Frage, dass bei moribunden, liegenden Klienten die Notwendigkeit auftritt, teilweise und kurzzeitig Grundbedürfnisse zu stillen, aber nur dann, wenn dies aus vitaler Indikation erforderlich ist. Ich würde aber darauf hinweisen, dass man sich um eine Differenzialdiagnose zwischen Lebenstrieb und Todestrieb kümmern sollte.

Tab. 1: Grundbedürfnisse: Problem – Diagnose – Impuls

Problem	Diagnose	Impuls
Wunsch, ein Grundbedürfnis, z. B. Hunger, zu stillen	Ich muss arbeiten gehen. Es gibt Geld und danach etwas zu essen.	Das Stillen des Hungers ist lustbetont, daher wird auch die Arbeit als Sinn des Lebens gesehen.

Es folgen nun einige Beispiele von Bedürfnissen auf den jeweiligen Interaktionsstufen. Allerdings sind nicht alle Bereiche erforscht, einige werden hier deshalb ausgelassen.

▶ Bedürfnis nach Prestige und Anerkennung

Prestige wird dem Betreffenden nur von anderen zugebilligt.
- Verwendung von Fremdwörtern
- Besuch von teuren Restaurants
- volles Bücherregal

Folklore:
„Der Mensch fängt erst beim Baron an.“
„Lieber hier der erste als in Rom der zweite Caesar.“
„Wer spielt schon gern die zweite Geige?“

SOZIALISATION
- hat erlernt, dass man Anerkennung nur von anderen Menschen bekommen kann, nicht von sich selbst
- ist auf Eigenleistung alleine nicht stolz/ist damit nicht zufrieden, benötigt Applaus von anderen
- meistens Einzelkind/Wechselkind

MUTTERWITZ
- blödelt über die anderen „Einidrahrer“

GRUNDBEDÜRFNISSE
- Ansehen, Prestige
- wenigstens bester/ruhigster Patient
- teure Pyjamas notwendig

- Blumen und Bücher am Nachtkästchen
- tragbares Telefon im Zimmer
- nur Sonderklasse befriedigt
- Pseudologica phantastica

PRÄGUNGEN
- Ansehen durch „Wer war ich?“, „Welches Auto hatte ich?“, „In welcher Gegend wohnte ich?“

ANTRIEB
- Schauspielern ist alles
- Verwendung von Fremdwörtern
- Konfabulation
- Salondemenz

INTUITION
- große Hunde vor dem Haus
- Wappen
- Stempel
- in der Kirche ein eigenes Grab

URKOMMUNIKATION

▶ Bedürfnis nach Sicherheit

Das ist vorwiegend unsere Gewissheit, zu wissen, wer wir sind, dass wir Brot in der Lade haben, unsere Arbeit behalten, dem Schicksal ein Schnippchen schlagen (Intuition), unbehelligt durchs Leben gehen, Liebe erkaufen, Garantien erhalten und uns ewiger Treue und Liebe versichern.

Die Ungewissheit wirkt wie eine Metastase im Hirn, sobald man nicht weiß, ob alle Sicherheiten sicher sind. Es kehrt keine Ruhe mehr ein, der Schutz ist vorbei, quälende Gedanken stellen sich ein, man ist von allem abgelenkt, zu keiner Tätigkeit fähig.

Sicherheit ist Schutz vor quälenden Gedanken. Menschen mit Zwangsgedanken, Zwangshandlungen sind besetzt von der Ungewissheit in ihrem Hirn.

Folklore:
„Man lässt sich gern beschützen, aber zahlt nicht gern.“
„Ein Unglück kommt selten allein.“

SOZIALISATION
- Einhalten der Forderungen ist Befriedigung
- Zuwiderhandeln oder Nichterfüllung bereiten Angst und Unsicherheit

MUTTERWITZ

- macht Witze über Verletzte oder über Leute, die sich aus Unvorsichtigkeit umgebracht haben

GRUNDBEDÜRFNISSE

- Vater und Mutter geben durch Sicherheitsregeln Sicherheit
- Daraus wurde das Coping, z. B. einen Versorger zu heiraten.

Folklore:
„Besser den Spatz in der Hand als die Taube auf dem Dach."

PRÄGUNGEN

- Betteln um Liebesschwüre beim Partner
- Hast du mich gern?
- Versichere mir ewige Treue und Liebe!
- Unterschrift auf Verträgen
- Garantiescheine sind wichtig

ANTRIEB

- Ungewissheit macht Angst
- Sobald man nicht weiß, dass man in Sicherheit ist, agiert man je nach Charakter.
- es kehrt keine Ruhe mehr ein, quälende Gedanken, zu keiner Tätigkeit mehr fähig
- Zwangsdenken, Zwangshandeln

INTUITION

- Es darf uns nicht wie Paulinchen im „Struwwelpeter" gehen!
- daher Angst vor Messer, Gabel, Schere und Licht
- unbehelligt durchs Leben kommen
- vermehrt Talismane
- Horoskope lesen
- dem Schicksal ein Schnippchen schlagen

URKOMMUNIKATION

in Embryostellung gehen, in den Tunnel gehen

Den heute biologisch oder pathologisch abgebauten Klienten vermitteln Anordnungen, richtungweisende Gesetze und strikte Richtlinien Sicherheit.

Sicherheit ist ein Gefühl, das von verschiedenen Faktoren abhängt. Nach H. Maslow (1954) steht dieses Gefühl gleich nach der Befriedigung der biologischen Bedürfnisse an nächster Stelle.

Das Kind lernt daher aufbauend:

Befriedigung der biologischen Grundbedürfnisse

- Sicherheit
- Liebe und Geborgenheit

- Geltungsbedürfnis
- Selbstverwirklichung

Das heißt, dass gleich nach der Stillung der biologischen Grundbedürfnisse (Hunger, Schlaf, Durst) die Befriedigung der Sicherheitsbedürfnisse zu erfolgen hat.

Sicherheitsbedürfnisse haben einen subjektiven und einen objektiven Aussagewert.

Bei starker psychischer Belastung kann es dazu kommen, dass das Streben nach Sicherheit so stark wird, dass sich der Mensch nur mehr darauf fixiert und dadurch sogar handlungsunfähig wird.

Je höher das Sicherheitsbedürfnis eines Menschen ist, umso höher ist auch sein Bestrafungsbedürfnis. Menschen mit einem hohen Sicherheitsbedürfnis fühlen sich z. B. im Recht, zu sagen: „Die Todesstrafe muss wieder her."

Beachtenswert erscheint die Tatsache, dass sehr viele Pflegepersonen ein hohes Sicherheitsbedürfnis haben und dadurch in diesem Stil auch den Klienten betreuen:

- Sie betreuen ihn, als würden sie selbst hier liegen.
- Sie billigen ihm nichts zu und entmündigen ihn damit.
- Sie freuen sich über die Hausordnung, denn diese ist ein normierendes Instrument.

▶ Bedürfnis nach Ordnung und Genauigkeit

Der ordnungsliebende Mensch, der ungefähre Angaben hasst und alles genau wissen will. Es ist genau neun Minuten vor zwölf – das stellt ihn zufrieden. Manche wollen genau wissen, wie etwas geht, welcher Autor was gesagt hat. Der „wissenschaftliche" Kausaldenker:

- Warum … Weil …
- Ordnung muss sein
- Ordnung ist das halbe Leben

Folklore:
„Früh übt sich, wer ein Meister werden will."
„sich am Riemen reißen"
„Morgenstund' hat Gold im Mund."

SOZIALISATION

- Einhalt der Forderung ist Befriedigung
- Zuwiderhandeln bereitet Angst und Unwohlsein
- Dosis ist immer eine Frage von Soll und Ist

MUTTERWITZ

- Witze über unpünktliche, schlampige Mitmenschen
- man lacht über Verwahrloste

GRUNDBEDÜRFNISSE

- benötigt klare, präzise Angaben
- gibt klare Anordnungen
- Wer ist der Autor?
- Wo haben Sie die Idee her?
- Wer haftet für Schäden?
- Chef-fixiert

PRÄGUNGEN
- Ordnung muss sein
- Ordnung ist das halbe Leben
- Wann kommen Sie? Immer so ein Saftladen!
- Wie Sie angezogen sind, das stört direkt!

ANTRIEB
- auch in jeder Triebhandlung genau und ordentlich
- sich nicht schmutzig machen beim Essen
- Lätzchen umhängen

INTUITION
- viele Waschmöglichkeiten aufstellen
- nur der Himmel ist rein

URKOMMUNIKATION

▶ Bedürfnis nach Vertrautheit

Jeder von uns hat in seinem Bekanntenkreis wenigstens eine Person, zu der er eine besondere Beziehung hat. Es werden mit dieser Person Dinge besprochen, die man mit einer anderen nie besprechen würde. Vertraute Menschen sind jene, bei denen man gerne ein Entlastungsgespräch oder gar eine Beichte durchführt. Bei Menschen, denen man vertraut, hat man keine Angst, enttäuscht zu werden.

Diese Vertrautheit, die wir mit besonderen Menschen haben, können uns auch Umgebungen, Wohnungen und Institutionen geben.

Folklore:
„Geteiltes Leid ist halbes Leid."
„Es ist nicht alles Gold, was glänzt."
„Ein gebranntes Kind scheut das Feuer."

SOZIALISATION
- Vertrautheit ist aufgebaute Beziehung zu Menschen oder Gegenständen

MUTTERWITZ

GRUNDBEDÜRFNISSE
- eine einzelne Bezugsperson, die der eigenen am ähnlichsten sieht und auch so agiert
- spricht über intime Sachen nur mit einem Menschen (alle anderen scheiden demnach selbst für biographische Fragen aus)

PRÄGUNGEN
- mangelnde Bezugsfähigkeit,
- nur ein Vertrauter, von dem man nicht enttäuscht werden darf, sonst entsteht Angst vor neuerlichem Missbrauch

ANTRIEB
- nichts ändern
- was ein Bauer nicht kennt, frisst er nicht (auch in der sexuellen Liebe)
- schimpft mit den Leuten, mit denen er immer schimpft

INTUITION
Kirche, Heiligenfiguren, eigener Schutzpatron

URKOMMUNIKATION

▶ Bedürfnis nach Unabhängigkeit

Braucht einen Partner, der hin und wieder Nein sagt und die Bedürfnisse somit interessant macht. Sagt der Partner zu allem ja, wird das Bedürfnis nach Unabhängigkeit uninteressant. Nur Gegenreden macht Entscheidungen interessant.

Folklore:
- „Allein ist ein goldener Stein"
- „Selbst ist der Mann."
- „gegen den Strom schwimmen"
- „Die Axt im Hause ersetzt den Zimmermann."

SOZIALISATION
- Einhalten der Forderung ist Befriedigung
- Zuwiderhandeln bereitet Angst und Unwohlsein
- Glücksgefühl wird nicht erreicht
- Dosis ist immer eine Frage von Soll und Ist

MUTTERWITZ

GRUNDBEDÜRFNISSE
Möchte unabhängig sein, aber keinen Partner, dem alles egal ist; möchte ausprobieren, was geht und was nicht – sonst ist es wie Tennisspielen mit einem Blinden.

PRÄGUNGEN
Kampf gegen die Vorgesetzten, die Mutter, den Lehrer etc. (in der Prägung geübt)

ANTRIEB
- möchte für Freiheit kämpfen
- Partner muss hie und da nein sagen
- keine gleichgültige Haltung einnehmen

INTUITION

URKOMMUNIKATION

▶ Bedürfnis nach Reiz

Die Reizschwelle unseres Gehirns kann man mittels EEG messen. Intensive Reize steigern den Aktivierungsgrad. Der Mensch fühlt sich bei einer Steigerung des Aktivierungsgrades wohler. Ein zu niedriger Aktivierungsgrad ergibt Unwohlsein (Hospitalismus von Pflegenden und Gepflegten).

Das Gehirn hat ein Bedürfnis nach äußeren Reizen – beim einen mehr, beim anderen weniger. Stellt man diese Reize ein, kommt es zur sensorischen Deprivation, man denkt über alles nach, wird konzentrationsgestört, affektlabil, verwirrt mit visuellen Halluzinationen. Da von außen nichts kommt, produziert das Hirn selbst Bilder und Reize.

Sympathikotone brauchen viel: Sofort nach Betreten der Wohnung wird alles aufgedreht, was man hat (TV, Radio, Toaster, alle Lampen). Es wird lesend gegessen und dazwischen telefoniert.

Parasympathikotonen genügt es, nach Hause zu kommen, sich die Zeitung zu nehmen und zu hoffen, dass die Welt sie in Ruhe lässt.

▶ Bedürfnis nach äußeren Reizen

SOZIALISATION
- Einhalt und Erfüllung geben Befriedigung
- Nichterfüllung bereitet Angst und Unsicherheit
- Glücksgefühl ist nicht erfüllt

MUTTERWITZ
- lacht über Berner Witze

GRUNDBEDÜRFNISSE
- psychomotorische Bewegung
- risikofreudig
- Beruf, der ihn bewegt, keine Ruhe zulässt

PRÄGUNGEN
- Unterforderung in Heim und Spital führt zum Nachdenken über das eigene Schicksal „nun liegend“
- Konzentrationsstörungen

- wurde geprägt, ein Getriebener zu sein
- Stiehl nicht dem Herrgott den Tag!
- Bewegung macht frei

ANTRIEB
- reduzierter *élan vital*
- Verwirrtheit
- visuelle Halluzinationen

INTUITION
- Es geht bergauf, wenn ich flüchte.
- nur weg von hier
- die bringen mich um

URKOMMUNIKATION
- Nesteln an der Bettdecke

▶ Bedürfnis nach Familie

Ab dem Jahre 1950 wurde die Familie mehr oder weniger als neues Bedürfnis eingeführt. Vorwiegend in der bürgerlichen Familie wurden neue Werte, Strebungen gesucht und gefunden.

▶ Bedürfnisse nach der Familienmythologie

Folklore: „Wer sich in Familien begibt, kommt darin um."

SOZIALISATION
- Geborgenheit, Gespräche, gemeinsame Mahlzeiten, gemütliche Weihnachten und Geburtstage
- Schutz vor der Umwelt
- erster Übungsspielplatz für Kinder
- erster Wissensvermittler, Werte, Einstellungen
- Stabilisator für Ich-Identität

MUTTERWITZ
- siehe Schwiegermütter
- Familienidylle
- Werbespotfamilie mit Kätzchen und Oma

GRUNDBEDÜRFNIS
- Paradies auf Erden

PRÄGUNG
- ist nicht so glücklich, sondern generationsverschieden
- traditionelle Familienstruktur (Großfamilie)

Im 18. Jahrhundert durften viele nicht heiraten – keine Knechte, Mägde, Vagabunden.

Im 19. Jahrhundert standen Wohl und Ansehen des Hofes im Vordergrund (Mitgiftjäger!). Es zählte der Wert und nicht das Ego. Die bürgerliche Familie unter METTERNICH.

In den 1950er-Jahren wurden die Werte der Bürgerlichen zu den Werten der breiten Masse – Nachholbedarfsgeneration!

ANTRIEB
- Bremse
- Unzufriedenheit (Warum sind alle glücklich, nur ich nicht? Was habe ich falsch gemacht?)

INTUITION
- glücklich

URKOMMUNIKATION
- Der Traum der Idealfamilie (Ursula NUBER, 1993)

▶ Bedürfnis nach Geltung

Heute steht mehr das Streben nach Geltung als nach Familie im Vordergrund. Etwas zu gelten heißt, über mehr Sicherheit zu verfügen. Geltungsstreben wird heute auf dem sportlichen Sektor (tollkühner Bergsteiger, Segelflieger etc.) oder auf geistigem Gebiet ausgelebt.

SOZIALISATION
Ein Revier in Besitz zu nehmen, das kennen wir alle von unserem Lieblingsplatz, den kein anderer einnehmen darf.

MUTTERWITZ
- Witze über Schotten erregen Lachsalven
- Lachen über Geschäftsleute, die Bankrott gemacht haben

GRUNDBEDÜRFNIS
- Sammeltrieb (egal, ob Bierdeckel, Briefmarken oder Pilze)
- Angst vor schlechten Zukunftsaussichten

PRÄGUNG
- Verteidigen seines Besitzes
- schönes Haus, größerer Garten
- bei ärmeren Leuten: Putzsucht, Vorzeigen der schönen Wohnung

ANTRIEB
- positives Lustgefühl durch Vergrößerung des Besitzes (z. B. reiche Leute sammeln Kunst)
- Ersatzhandlung: Sammeln von irgendwelchen Gegenständen

- oder das Gegenteil: Verachtung von Besitz!

INTUITION
- Geiz, Neid
- Pochen auf Rechte, Kampf um Privilegien, Kompetenzstreitigkeiten
- Einschätzen der Menschen nach materiellen Werten

URKOMMUNIKATION

▶ Bedürfnis des Gefallenwollens

Einige Strebungen sind eng miteinander verwandt. So muss man natürlich dem anderen gefallen, wenn man dem sexuellen Trieb nachkommen will. Der Wunsch, zu gefallen, ist demnach biologisch. Wer nimmt sich schon einen nicht schönen, schwächlichen Partner, um Nachkommen zu zeugen?

SOZALISATION
- Unsere Ehre ist, was andere von uns halten und denken, die Meinung der anderen ist wichtig.
- Nestliebe: man geht zu seinesgleichen

MUTTERWITZ
- Witze erzählen, weil man so lustig ist
- Grimassen schneiden, weil alle lachen

GRUNDBEDÜRFNIS
- Ich bin einer von euch!
- Liebe das Nächste
- Unterstützung und Förderung
- Fürsorgetrieb

PRÄGUNG
- Jemand, der gefällt, besitzt eine Art Rückversicherung.
- Wer den Mächtigen gefällt, erhält bald Privilegien.
- Geselligkeitstrieb, Teamarbeit

ANTRIEB
- Sexualität, Fortpflanzung als Sinn, Erhaltung der Art
- Zuneigung, Herdenzugehörigkeit

INTUITION
Ersatzbefriedigung: Aktivitäten in humanistischen Gesellschaften, für politische Außenseiter

URKOMMUNIKATION

▶ Bedürfnis nach Nachahmung

In zu sein, bedeutet Lust – out zu sein, bedeutet Unlust.

SOZIALISATION
- Übermittlung der Gruppenerfahrung zum Schutze des Einzelnen
- Verhalten, was normal ist, von Umgebung erlernt

GRUNDBEDÜRFNIS
- Nachahmung ist der Zeigefinger der Natur
- so wird vermehrt
- so wird ernährt
- so schützt man sich vor Hitze und Kälte

PRÄGUNG
- „aus der Art zu schlagen“ wird vermieden
- angepasstes Verhalten, um akzeptiert zu werden

ANTRIEB

INTUITION
- Angst, anders zu sein, fremd zu sein und daher ausgestoßen zu werden
- Suchen von Vorbildern
- Identifikationsfiguren

URKOMMUNIKATION

▶ Bedürfnis nach Orientierung

Der Mensch will wissen, was um ihn herum vorgeht. Selbst Tierherden stellen Beobachter auf, um zu wissen, worum es geht und was los ist.

SOZIALISATION
- von Neugier bis Forscherdrang
- nicht anerzogen ergibt dies Ersatzbefriedigung
- Sensationssucht, Gruppensex
- Kinokrankheit, alles sehen müssen

MUTTERWITZ

GRUNDBEDÜRFNIS
Etwas Neues zu erfahren, bedeutet Lustgewinn; von einer Information ausgeschlossen zu sein, bedeutet Peinigung des anderen.

PRÄGUNG
Im Dunkeln zu tappen, ist furchtbar, man ist ausgeschlossen.

ANTRIEB
- Schutz vor Überraschungsangriffen
- Nachholbedarf, überall herumschnüffeln
- Papierkorbentleerer, jeden Brief sehen müssen

INTUITION
Intuitiv kommt unser Desorientierter in unseren Sozialraum und stöbert sogar in unseren Kaffeetassen herum.

URKOMMUNIKATION

▶ Bedürfnis nach Mitteilung

Es bereitet uns Genuss, etwas zu wissen, was die anderen noch nicht wissen; Geheimnisträger zu sein, schafft Befriedigung.

SOZIALISATION
Warnschreie an Angehörige einer Gruppe

MUTTERWITZ
Ersatzbefriedigung: Tag und Nacht Witze und Klatsch erzählen

GRUNDBEDÜRFNIS
informiert die eigene Gruppe über eine persönliche Krisensituation

PRÄGUNG
Wurde einem in der Kinderzeit das Reden verboten, kann dieses Schweigenmüssen zu Angeberei, neurotischem Lügen oder Telefonitis führen.

ANTRIEB
Geheimnisträger zu sein, etwas zu wissen, was die anderen nicht wissen (selbst wenn man konfabuliert)

INTUITION
intuitiv vertraut man dem Freund etwas an, spielt Geheimpolizei

URKOMMUNIKATION
- Bedürfnis nach Macht
- Äußert sich in einer Hackordnung wie am Hühnerhof: Wer ist der Chef, der Alpha-Typ, und wer der Omega-Typ?

SOZIALISATION
Meistens ist man schon im Kindergarten der Alpha-Mensch oder akzeptiert ein größeres Risiko (z. B. entdeckt zu werden) für den Genuss, der Chef zu sein.

MUTTERWITZ

GRUNDBEDÜRFNIS
Macht zu genießen, anerkannt und respektiert zu werden

PRÄGUNG
Kinder oder Menschen, die ein besonders schlaues oder aggressives Verhalten zeigen

ANTRIEB
zu starker Machttrieb ist Größenwahn, Machtrausch, Tyrannisierung der Schwachen

INTUITION
Entbehrung führt zur eigenen Geringschätzung und Missachtung

URKOMMUNIKATION
- überschießend, Ekstase wird zu Hingabe, Selbstaufgabe, Märtyrertum
- Bedürfnis nach Verteidigungsstreben

SOZIALISATION

MUTTERWITZ
Dankbarkeit, noch einmal gut davongekommen zu sein

GRUNDBEDÜRFNIS
Fluchtstreben, Schmerzvermeidung, Angst

PRÄGUNG
Fluchtreaktion

ANTRIEB

INTUITION
sympathikotoner oder parasympathikotoner Typ

URKOMMUNIKATION
Bedürfnis nach Bewegung

SOZIALISATION
„Sich regen bringt Segen“

MUTTERWITZ

GRUNDBEDÜRFNIS
- Bewegungsdrang durch Lebenstrieb
- unterstützt verschiedene Körperfunktionen

PRÄGUNG
- dem Herrgott nicht den Tag stehlen
- solange man sich bewegt, lebt man

ANTRIEB
- grobmotorische Tätigkeit kann als Mittel der Abreaktion betrachtet werden, bei Liegenden genügt Keppeln
- Ersatzhandlung: kritzeln, hin- und herrutschen nach längerem Sitzen
- Aggressionen
- Wut als Folge von Triebstauung, vorwiegend bei liegenden Sympathikotonen

INTUITION
- freudvolles Erleben des Lebens
- Zappelphilipp

URKOMMUNIKATION
- strampeln

▶ Bedürfnis nach Gerechtigkeit

Recht und Rache sind etymologisch verwandt. Das heißt, wer recht hat, hat auch das Recht auf Rache. Dieser Menschentyp ist oft in der Pflege zu finden. Er fordert das Recht, die Hausordnung usw. einzuhalten; hält sich der Klient nicht daran, wird er „verurteilt", bekommt die Diagnose „verwirrt" und damit eine Medikation.

SOZIALISATION
Das Rechtsempfinden wird in unserer Sozialisation anerzogen. Es ist ein Unterschied, ob man einen Juristen oder einen Penner zum Vater hat.

MUTTERWITZ

GRUNDBEDÜRFNIS
- Hauptsache, mir ist das nicht passiert!
- Alles muss seine Ordnung haben!

PRÄGUNG
Hört man von einer Untat, die einen selbst nicht betrifft, hat man Rachegelüste oder freut sich darüber, was dem anderen passiert ist.

ANTRIEB
- übertriebene Haarspalterei
- Rechtbehalten um jeden Preis
- den großen Mann herbeiwünschen, der Gerechtigkeit schafft

INTUITION
Trostsprüche als Folge (Den anderen geht es nicht besser, auch die müssen …)

URKOMMUNIKATION
Bedürfnis nach Neid und Schadenfreude

SOZIALISATION
Man schaut auf das, was der Nachbar hat.

MUTTERWITZ
„Mensch ärgere dich nicht"-Spiel

GRUNDBEDÜRFNIS
- Ich will auch, was der andere hat.
- Ehrgeiz und auch Eifersucht sind eine Form des Neides.

PRÄGUNG

- Ich habe mein Ziel erreicht – falle ich zurück?
- Durch Prägungen kann man lernen, den Gegner zu überholen, ohne sich anzustrengen, indem man Schadenfreude entwickelt.

ANTRIEB

Der Sinn des Neides liegt im Kräftemessen. Hat der andere mehr, wird es zur Ehre, den Lebenskampf zu gewinnen, rege zu werden, sich anzustrengen, genauso viel zu haben.

INTUITION

Man versteht nicht, warum der andere mehr hat (eine schönere Frau, ein besseres Auto ...).

URKOMMUNIKATION

- Bedürfnis nach Abwechslung

Ob nun Essen, Trinken, Bewegung usw., die Aktivitäten sind – eines Tages haben wir die Nase voll und wollen entweder nichts mehr oder eine Änderung, eine Abwechslung.

SOZIALISATION

nur ja keine Langeweile aufkommen lassen

MUTTERWITZ

GRUNDBEDÜRFNIS

- Nach einiger Zeit des Ruhens müssen wir wieder etwas tun.
- Tätigkeitsstreben führt zu Leistung.

PRÄGUNG

- Nähe und Distanz
- Arbeit und Ruhe
- Spielen mit dem Bleistift
- Es gibt Menschen, die Tagträume statt Bewegungen haben.

ANTRIEB

INTUITION

Abwechslung macht Freude

URKOMMUNIKATION

▶ Bedürfnis nach Willen und Wollen

SOZIALISATION

Wie man Unbehagen zu Behagen macht, lernt man als Coping von seiner Umgebung; man schaut es sich ab.

MUTTERWITZ

GRUNDBEDÜRFNIS
Schon das Kleinkind will Behagen erlangen und Unbehagen vermeiden. Es wird lernen, dies zu wollen bzw. ändern zu wollen.

PRÄGUNG
Wenn ich etwas tue, geht etwas weiter und ich erreiche mein Ziel.

ANTRIEB
Werden Triebreize nicht erfüllt, bereitet dies ein unangenehmes Gefühl. Man muss lernen, durch Wollen diesen unangenehmen Zustand zu ändern.

INTUITION
Man fühlt, dass etwas passieren muss.

URKOMMUNIKATION
Alle diese Bedürfnisse und Regungen gehören nicht nur zur Einzelreaktivierung je Coping, sondern auch zur Überlegung, wen man zu wem setzen soll. Das Zusammenlegen oder -setzen von Patienten zur gemeinsamen Therapie kann durch ein Bedürfnisprofil ermittelt werden:

- Ein geselliger Patient braucht einen Geselligen,
- ein zurückgezogener Patient braucht einen sympathikotonen,
- ein mitteilungsbedürftiger braucht einen neugierigen,
- ein kontroverses Profil macht meistens Wind,
- eine gleiche Ausrichtung bringt eine baldige Besserung.

> Zusatzbemerkung:
>
> Den heutigen Demenzpflegepersonen geht es noch relativ gut, denn wir heute Alten haben noch eine erhöhte Frustrationstoleranz. Das wird sich in der Zukunft, also bei der nächsten Generation der Heimbewohner, wohl stark ändern. Werner Correll formuliert dies in seinem Buch „Menschen durchschauen und richtig behandeln“ wie folgt: „Unsere Vorfahren waren im Allgemeinen zufriedener und ausgeglichener als wir heute, auch wenn – oder vielleicht gerade weil? – es ihnen weithin nicht so gut ging wie uns heute!“

4.10 Ablehnung des Biographiegesprächs

Anna Freud sagte, dass man bei der Erhebung den Klienten in ihrer jeweiligen kindlichen Eigenart (wir würden heute sagen: auf der jeweiligen Interaktionsstufe) entgegenkommen sollte. Wenn wir zu intellektuell erscheinen, geniert sich der Klient und lehnt ein Gespräch ab. Das ist so ähnlich wie die Dame, die nicht schreibt, weil sie angeblich ihre Brille vergessen hat, aber in Wirklichkeit nicht schreiben kann.

Wenn wir das nicht tun, kann es passieren, dass die Klienten aufgrund einer sprachlichen Entfremdung (da sie ja zerebral gesehen aus der Zeit gefallen sind) einem Gespräch nicht zugänglich sind. Natürlich, und das ist keine Frage, kann auch eine bereits lebenslang bestehende Kommunikationsstörung, ein Beziehungsproblem, gerade im Alter als Dekompensationsfolge vorliegen.

Sehr oft ist die für den älteren Menschen unverständliche Umgangssprache der Auslöser. Kein Jugendlicher verwendet neue Worte wie „affengeil“ oder „megacool“, um sich bewusst gegen uns Alte zu richten. Trotzdem entsteht, ob wir wollen oder nicht, eine sprachliche Entfremdung. Da sich die Jugendlichen selbst fremd werden (Pubertätskrise), entwickeln sie ihre eigene Sprache, den Eigenwitz als ihren eigenen Abwehrmechanismus. Alle Jugendlichen haben ihren eigenen Sprachstil, mit dem sie sich von den Erwachsenen abheben wollen. Sie verwenden Kraftausdrücken und die für jede Zeit typischen Spitz- und Kosenamen. Auch wir hatten unseren eigenen Nonsens. Fällt Ihnen noch etwas ein?

Plötzlich fühlen wir Alten uns in unserer Rolle unsicher. Unsere Rolle gilt nicht mehr, wird im Moment nicht gebraucht. Wir stehen auf der falschen Bühne mit einem falschen Text in der Hand. Natürlich kann diese Entfremdung auch durch *andere Auslöser* verursacht werden: Wir trinken zu wenig, nehmen unsere Herztabletten falsch oder gar nicht ein, werden in psychischen Stress versetzt (gehen etwa in Pension), können unsere normale Rolle nicht mehr spielen etc.

Manche KollegInnen berichten, dass sie vom Klienten praktisch nichts in Erfahrung bringen können. Der Klient nimmt sie nicht für voll, sondern betrachtet sie als junges „Trutscherl“ bzw. jungen „Tutter“, den wohl die Geheimnisse des Klienten nichts angehen und nicht zu interessieren haben. Ich möchte erwähnen, dass dies normal ist; es ist normal, dass ein Betagter von den Jungen nichts hält, denn: „Sie verstehen nichts; sie haben das Leben noch nicht gelebt. Sie haben keine Erfahrung und wissen überhaupt nicht, worum es im Leben geht.“

Paula Wessely in einer Radiosendung am 16.5.1991:

Redakteur: „Wie war das mit den Engagements 1930? War es leicht, eine Rolle zu bekommen?“

Wessely: „Wie alt sind Sie, junger Mann?“

Redakteur: „Jahrgang 1953.“

Wessely: „Da kann ich Ihnen keine Antwort geben, da müsste man jahrelang reden, bis Sie das verstehen.“

Die Schauspielerin, eine weltoffene, gebildete Frau, zeigte schon alleine durch ihren Tonfall eine gewisse Abwehrhaltung zum jugendlichen Reporter. Es ist also zu bedenken, dass heute zunehmend jüngere Pflegende auf der Bildfläche des therapeutischen Gesprächs auftauchen und sich natürlich auch als Jugendliche benehmen. Diese Modernität ausstrahlenden Menschen mit ihrem eigenen Coping und ihrer Art zu sprechen wollen nun die Betagten nach ihrem Coping befragen. Keine der beiden Seiten will aber etwas von ihrer Persönlichkeit hergeben, weder der Alte noch der Junge – mit der Folge: Sie reden halt.

Natürlich ist der Erfahrungsaustausch zwischen den Generationen entscheidend. Vorwiegend sollten die Erfahrungen, Erkenntnisse und Fähigkeiten der Alten an die Jungen übergehen. Andererseits soll zumindest der nur biologisch Abgebaute auch von den Jungen lernen, welche Probleme heute im Vordergrund stehen. In Wien hat sich ein eigener Verein („Wissensbörse“) etabliert, der sich dieser Aufgabe besonders annimmt und Gesprächspartner zwischen Jung und Alt vermittelt. Es hält die Betagten aufrecht, wenn sie ihre Erfahrungen weitergeben können, und die Jungen werden wenigstens neugierig. Kann sich der junge Mensch nicht auf den Betagten einstellen oder ist sein Interesse für die Geschichtssituation zu gering, verwundert es nicht, wenn kein Austausch stattfindet.

Wie schon erwähnt, kann das Gespräch (die Erhebung) und die Betreuung von Menschen – egal ob sie nun Klienten, Patienten oder Angehörige sind – generell auf zwei Ebenen stattfinden: Auf der fachlichen Ebene bleiben die Gesprächspartner rational, es fallen ihnen gute Argumente und Maßnahmen ein. Der Klient befindet sich dabei in einem emotionalen Zustand. Der Fachmann/die Fachfrau strahlt durch sein/ihr Wissen Sicherheit gegenüber dem Klienten aus und wirkt daher beruhigend und angstlindernd auf ihn. So sollte eine professionelle geriatrische Pflegeperson auftreten.

Ganz anders verhält es sich mit dem emotionalen Interviewer, dem Angehörigen. Dieser ist selbst emotional, seine Gesprächsebene ist die Emotion. Sie entbehrt weitestgehend einer rationalen, fachlichen Grundlage, selbst wenn der Interviewer ein Profi ist und seine eigene Mutter die befragte Klientin. Wie soll er sonst mit der Verwirrtheit und der Eigenart seiner Verwandten umgehen? Er ist selbst emotional überfordert und vergisst dabei sein Fachwissen. Er stürzt vom Hirn ins Gefühl ab und wird plötzlich zum Laien. Er beunruhigt und verängstigt den Klienten und die ihn umgebenden Menschen, da er nicht weiß, was angemessenerweise zu tun wäre. Seine Erwartungshaltungen gegenüber dem Patienten sind falsch und inadäquat. Sätze wie „Benimm dich doch, reiß dich zusammen!“ sind seine Handlungsansätze. Auch Pflegepersonal hat – wenn es emotional agiert – die falsche oder gar keine Erwartungshaltung.

Tab. 2: Die unterschiedlichen Gesprächsebenen von Laien und Profis

Laie	Profi
verunsichert	sicher
emotional	rational
unfachlich	fachlich
= führt zu einer neuerlichen Fehlaktion	= beruhigt von sich aus (Placebowirkung)

4.11 Sprechen Sie Limbisch?

Auf der Interaktionsstufe 6–7 kommt es zu einem verbalen Sprachverlust. Der Mensch teilt sich nur mehr mittels der Urkommunikation mit oder, wie ich gerne sage, in einer limbischen Kommunikationsform (siehe auch E. Böhm: „Sprechen Sie Limbisch"). Die Wiedererlangung der früheren „Lallsprache" sowie vegetative Äußerungen können durch verschiedene Ursachen ausgelöst werden:

1. Der Mensch kann sich aus organischen Gründen nicht mehr sprachlich äußern. Denken Sie an eine Apoplexie, Zerebromalazie, Aphasie oder sonstige organische Strörungen.
2. Es überwiegt der Destruktionstrieb gegenüber dem Lebenstrieb (Regression bis Destruktion).
3. Die Entäuschung über das Leben ist so groß, dass sich der Mensch in einen Mutismus oder stuporösen Zustand begibt. Dies kann bis zur Signalsprache reichen, sodass sich der Klient in die Embryostellung zurückzieht.
4. Manchmal kann es passieren, dass Menschen ein Zuviel an körperlicher Zuwendung bekommen. Da sie Körperlichkeit in ihrer Prägungssituation nie erfahren und erlernt haben, reagieren sie mit Abwehrbewegungen (Ablehnung, Auflehnung).

Da über die Körpersprache eine Unmenge an Literatur existiert, möchte ich an dieser Stelle nicht nochmals wiedergeben, was z.B. in den Büchern von Sami Molcho, bei Christel Bienstein und Andreas Fröhlich („Basale Stimulation in der Pflege") oder auch in meinen Schriften ausgeführt wird. Dennoch soll hier im Zusammenhang mit dem psychobiographischen Pflegeverfahren auf einige Punkte eingegangen werden.
Erinnern wir uns an Watzlawicks Diktum, dass man nicht nicht kommunizieren kann. Dies bedeutet, dass der Mensch, solange er lebt (also auch noch als Sterbender), Körpersignale aussendet, die die individuellen Zustände und Befindlichkeiten erkennen lassen. Oft bleibt nur mehr der orale Reflex als einzige orale Äußerung übrig. Trotzdem kann bei einer starken Reizanflutung doch noch ein Wetterleuchten in der Mimik des Klienten zu sehen sein.

Man spricht mit einem Kleinkind nicht wie mit einem Professor an der Hochschule, sondern passt sich der Sprache des Kindes an. Man fragt sich hoffentlich, was der Mensch schon oder – im Fall unserer Klienten – nicht mehr verstehen kann.

Limbisch sprechen bedeutet demnach, so zu sprechen, dass dies der Gesprächspartner wirklich emotional verstehen kann – wenn nötig auch mit Hilfe motorischer Zeremonien.

Pflegerische Zugänge

Damit meine ich keineswegs eine Infantilisierung der Sprache, sondern viel mehr (Sigmund Freud sagte: zuhören, zuschauen können). Limbisch zu sprechen, beinhaltet sowohl die Beachtung der Mimik und der Körpersprache der Klienten als auch ihrer emotionalen Reaktionen bei der Pflege. Zappelt er, schreit oder stampft er mit den Beinen bei einer pflegerischen Handlung wie dem Baden?

Wenn wir bei ablehnenden Signalen keine Ruhe geben, verstärkt der Klient seine Abwehrbewegungen, wie er dies auch als Kleinkind getan hat (wenn ihn keiner beachtete). Weinen wird dann zur Zornmanie oder zum Affekt.

Allerdings – und das ist zu erwähnen – glaubt nun der Klient, dessen Wunsch Sie erfüllten, dass er ein Zauberer ist. Der Zauberer Patient greift nach Dingen, die er haben möchte. Dies nennt man magische Gebärden.

Nehmen Sie sich vor, wieder Kind zu werden und mehr zu beobachten als zu reden. Beobachten Sie Menschen, welche Körpersprache sie bei welcher Gelegenheit benutzen und ob das gesprochene Wort tatsächlich auch mit dem jeweiligen Gefühlsausbruch zusammenpasst. Die Körpersprache der Klienten ist ein gutes Diagnostikum. Man braucht keine Tests und Fragebögen, man kann sie einfach immer beobachten.

Die reinste limbische Sprache sprechen Kleinkinder. Sie können, wenn in ihnen ein Gefühl, ein Affekt aufkommt, noch nicht lügen. Sie verhalten sich dann ungefähr so wie die Klienten auf der Interaktionsstufe 6 und vor allem 7. Sie sind, wie sie sind, und zeigen dies sehr deutlich in ihrem Verhalten. Die Körpersprache nimmt nicht den Umweg über die Noopsyche, sie ist thymopsychisch direkt.

Kinder zeigen uns in Wutanfällen (auf den Boden werfen, aufstampfen mit den Beinen, Krokodilstränen, Geschrei und affektive Gesten), was sie wollen oder nicht wollen, sozusagen ihren Bedarf, ihre Bedürfnisse. So wie auch später wieder jene Alten, die Teile ihrer noopsychischen Ersatzhandlungen auch im Sinne eines Über-Ich-Verlustes verlieren und folglich so sind, wie sie ein Leben lang sein wollten. Sie senden emotionale bis affektive Kommunikationssignale von ihrer Innenwelt zur Außenwelt.

Das Signal aus der Innenwelt der Klienten ist für Außenstehende schwer zu erkennen. Natürlich erwartet der Klient, dass wir ihn verstehen. Wenn wir nicht in seinem Sinne antworten, muss er wohl annehmen, dass wir ihn nicht verstehen wollen.

Der Alte vollzieht dann in seinem Gefühlsgebäude den Regressionsvorgang (Bühler):
Ich erwarte mir …
Ich erhoffe mir …
Ich zweifle …
Ich bin verzweifelt …

In der Verzweiflung steigert der Klient seine Wunsch- und Bedürfnisvorstellungen bis zum hysterischen Anfall.

Bei der Körpersprache aus der Urkommunikation verbinden sich angeborene und erlernte Verhaltensweisen. Sobald der Mensch als Kleinkind anfängt zu sprechen, beginnt er auch zumindest mit seiner Mimik zu lügen.

Manche Menschen werden geprägt, zu schmeicheln, falsch zu lächeln, falsch zu weinen, sich scheinheilig zu verhalten etc. Wenn es notwendig ist, entwickeln wir Menschen sozusagen schauspielerische Talente. Wir spielen unsere zugewiesene Rolle. Ein in der Firma sehr streng wirkender Mensch kann zu Hause ohne weiteres ein Pantoffelheld sein.

In der Demenz nimmt dieses Täuschungsverhalten entweder ab und der Mensch wird, wie er immer sein wollte, oder er steigert dieses Verhalten des Täuschungsspiels. Der Mensch erscheint dabei manieriert, theatralisch usw., die Körpersprache wirkt gekünstelt. Oftmals können wird diese Vorgänge nicht diagnostizieren, aber wir bekommen das Gefühl, „irgendetwas stimmt mit dem Menschen nicht".

Auch das Protestverhalten (in der Signalsprache: ich bin gegen alles) kann bei unseren alten Menschen wieder Einzug halten.

Als einen sehr typischen und häufigen Ausdruck der Körpersprache erkennt man in Altersheimen die Flucht. Fluchtreaktionen entstehen ab dem Schulalter. Ein Mangel an Anpassungsfähigkeit in der Schulzeit bewirkt auch einen Mangel an Anpassungsfähigkeit später im Heim und damit das Syndrom des „Aus-dem-Felde-Gehens". Wir würden in unserer Sprache sagen: „Ich hau' ab."

Viele Urkommunikationsformen sind in der Folklore verankert. Wer kennt nicht die Sprüche wie:
„Hals und Beinbruch"
„ein Auge zudrücken"
„die Nase vorn haben"
„Argumente vom Tisch wischen" usw.

Das heute übliche Zeigen des Stinkefingers ersetzt sicherlich den früher üblichen Aphorismus *„Man hat ihm etwas unter die Nase gerieben"*.

Einige Beispiele:

Der erste Schrei ist wohl die erste Kommunikation. Ist es da ein Wunder, dass die Alten wieder schreien, wenn sie keine Aufmerksamkeit bekommen?
Beim Baden breiten die Alten wie die Kleinkinder die Arme aus.
Wenn alte Menschen regredieren, legen sie sich in Embryostellung ins Bett und glauben, dass sie nun wieder im Uterus (in der ersten Wohnung des Lebens) geborgen sind.
Die erste und letzte limbische Bewegung erfolgt über den Mund, wir Pflegepersonen nennen dies „oralen Saugreflex“.
Jeder von uns Praktikern kennt den Trauertrommler, der immer Tag und Nacht Wirbel macht.
Die erste Du-Kommunikation erfolgt über die Mutterbrust. Das Saugen an der Mutterbrust (orale Fixation) bewirkt – wie auch das Rauchen, Essen, Pfeifen oder Singen – eine Angstminderung: „Ich bin wieder bei Mama.“ Der Saugreflex zeigt sich also häufig als Reaktion auf Angstzustände. Er beduetet aber auch „aufsaugen“ – das Aufsaugen von anderen Mensch, von Wissen. Einige Klienten saugen, weil ihnen langweilig ist oder weil sie etwas wissen wollen. Wenn das Saugen nicht hilft, kommt es zur Steigerung in Form von Beißen.
Kinder und Alte provozieren oft, sie wollen schauen, wer der Stärkere ist. Herunterhängende Hände sagen: „Ich gebe auf.“
Man kann aber auch ein Problem wegschieben. Bei negativen Gefühlen hängt die Gefühlshand, die linke, herunter.

Klienten halten oft etwas besonders fest, es handelt sich um das Spiel der Besitzergreifung: „Das gebe ich nicht mehr her.“ Davon kann durchaus auch die Betreuungsperson betroffen sein.

Die soziale Kompetenz wiederzuerlangen, bedeutet für ältere Frauen, wieder Hausfrau zu sein. So gibt es jene Frauen, die Tag und Nacht immer etwas wegwischen. Sie fahren mit den Händen über die Tische, sie signalisieren, dass sie die Hausfrauenkompetenz verloren haben.
Früher als Kleinkind hat man, wenn man einen Zustand nicht wollte, die Augen geschlossen oder sich hinter die Tuchent zurückgezogen (magisches Denken). Dies tun die Alten nun wieder und verstecken sich. Meistens verstecken sie sich im Heim vor anderen Menschen.
Ein Schulterzucken bedeutet oft: „Ist mir wurscht, was du sagst.“
Ein Kratzen am Kopf zeigt oft die eigene Unsicherheit.
Die Hand im Gesicht, wobei der Zeigefinger an der Wange nach oben zeigt, während ein anderer Finger den Mund zuhält, bedeutet, dass der Mensch kritisch zum Sprecher eingestellt ist.
Den Mund zuzuhalten oder sich an die Nase zu fassen, bedeutet oft, dass man lügt.
Offene Hände bedeuten: Ich habe keine Waffe, ich bin offen.

Die Hände in der Hosentasche signalisieren: Ich will nichts mit Ihnen zu tun haben, nur nicht angreifen!
Die nach oben gedrehte Handfläche signalisiert Beschwichtigung.
Die nach unten gekehrte Handfläche bedeutet Autorität, Siegeswillen.
Wer sich selbst am Arm hält, fühlt sich wie am Arm der Mutter.
Eine vorgehaltene Handtasche (Glas, Tasse) verkörpert oft eine Barriere zu anderen Menschen.
Die nach vorn gezogenen Schultern zeigen Interesse, Lebenswillen.
Beide Arme über dem Kopf zusammenzuführen oder die Kapuze über den Kopf zu ziehen zeigt, dass sich jemand abschirmen möchte.

4.12 Coping und Erkennen der Handlungsabsichten

Das Coping und die daraus resultierenden Handlungsmuster habe ich bereits in Band 1 zum Psychobiographischen Pflegemodell ausgeführt. An dieser Stelle möchte ich nun einige Ergänzungen machen, die sich insbesondere auf das Thema Handlungsabsichten beziehen: Was sehen wir, was erkennen wir und was können wir dadurch erheben?

Das Wort Coping (to cope) stammt aus dem Englischen und heißt so viel wie: fertig werden, fertig werden mit Problemen, mit Konflikten und mit dem Leben an und für sich. Die ersten Versuche zur Konfliktlösung, die man als Kleinkind unternimmt, sind mehr oder weniger Instinkthandlungen. Indem das Kind lernt, wird es nach und nach prägungsphänomenale Handlungen versuchen. Und zu guter Letzt beantwortet es als Erwachsener Konflikte, die aufgrund von Abweichungen zwischen seinem Gefühl und der rationalen Welt auftreten, mit Ersatzhandlungen und Übersprungshandlungen.

Eigentümlichkeiten im Verhalten ergeben sich aus einem in der Kindheit für den jeweiligen Menschen als richtig abgespeicherten Coping. Auf den außenstehenden jungen Menschen kann dieses Coping jedoch unlogisch wirken.

Es scheint jungen Menschen unlogisch, dass man Essen nicht wegwirft, dass man Kleidungsstücke trägt, bis sie einem, wie man früher sagte, „vom Arsch fallen".

Die Betagten unternehmen Eigentümlichkeiten, die ihnen aus ihrem Leben vertraut sind (Altgedächtnis). Sie setzen Handlungen, die ihnen ihr Leben als Kind in der Nachkriegszeit abverlangte. Die früheren Lebensumstände führen zum Sammeln und Horten, nicht aber eine pathologische hirnorganische Veränderung (die es natürlich auch gibt und bei der sich das Verhalten genauso zeigt). Sie suchen sozusagen in ihren Gefühlsarealen nach früher funktionierenden Copings, die zu der damaligen Zeit passten, heute allerdings altmodisch erscheinen.

Die Ebenen des Verhaltens können mit vielen verschiedenen Überschriften und Titeln versehen werden. Verhalten ist z. B., so wie ich es gerne mache, auch als Coping oder in der psychologischen Terminologie als Konditionierung zu bezeichnen. Fest steht, dass Kinder (vom Säuglingsalter bis zur Pubertät, je nach Entwicklungsstand in unterschiedlicher Weise) so lange einen Daseinsbewältigungsmechanismus suchen, bis sie denjenigen gefunden haben, der individuell für sie funktioniert. Dieser wird dann als erfolgversprechend abgespeichert und bei Gebrauch auch aus der unteren Lade (Alt- und Tertiärgedächtnis) gezogen.

Gerade im Alter bedient man sich wieder gerne der längst vergessenen Mechanismen, wie weinen, toben, schreien usw. Diese vor langer Zeit konditionierten Eigenarten sind mit dem Gefühl der Sicherheit verbunden. Über viele Jahre haben wir Erwachsenen vergessen, dass wir auch weinen, schreien, unruhig sein können. Wir haben vergessen, ob heute Montag oder Dezember ist. Für uns gab es nur Montag oder nur Dezember. Wir wurden zu rationalen, gefühllosen Robotern umfunktioniert.

Alle Menschen haben ihre Copings aus ihrer Kultur und ihrem Zeitgeist heraus konditioniert. Jegliche Handlungen sind also erlernt.

Copings muss man üben, bevor man sie erfolgreich nutzen kann

Als kleines Kind übt man bereits, seinen Willen den Eltern gegenüber durchzusetzen. Man lernt schließlich, mit welchen Tricks man am besten durch das Leben kommt. Will man Schokolade und bekommt sie nicht durch Bitten, versucht man es eben mit Weinen oder Strampeln. Die erfolgreiche Coping-Strategie wird dann auf unserer untersten Hirn-Festplatte (Kollektiv- und Tertiärgedächtnis) eingespeichert.

Erfolgreiche Copings werden konditioniert und ritualisiert

Die mögliche Bandbreite an Copings ist ausgesprochen breit. Jähzorn, stilles Leiden, sich bei Belastung zurückziehen, Freude an der Herausforderung, Unlust oder schnelles Atmen bei schweren Belastungen sind nur einige der vielfältigen Strategien. Sie werden schließlich ritualisiert und gewinnen damit „typenprägenden“ Charakter, zum Beispiel: das dauernd kranke Kind, das sich zurückziehende Kind, das schüchterne Kind etc.

Jedes Kind wird aufgrund des Milieus, in dem es aufwächst, spezifische Copings entwickeln, ein Kind aus dem „Findelhaus“ andere als ein Kind aus „herrschaftlicher Familie“, ein „erwünschtes“ Kind ganz andere als ein „unerwünschtes“, ein Kind eines Einschichtbauern andere als ein Kind in der Großstadt etc.

Die verschiedenen Coping-Strategien sind aber keineswegs auf der gleichen emotionalen Ebene angesiedelt. Hier gibt es zweifellos bestimmte Hierarchien. Ältere Kinder zeigen beispielsweise „höhere“ Copings als Säuglinge, und Jugendliche wiederum zeigen „höhere“ als Schulkinder. Unsere Alten pflegen nun in Krisensituationen auf Copings zurückzugreifen, deren Prägung oftmals besonders weit zurückliegt.

Ich unterteile daher die von unseren Klienten in einem Dekompensationszustand gezeigten Copings in jene, die im

1. bis 2. Lebensjahr,
3. bis 6. Lebensjahr,
7. bis 12. Lebensjahr oder
13. bis 25. Lebensjahr

normal waren. Je nach Belastungsausmaß wird unser Betagter also auf eine der unteren Coping-Stufen zurückfallen.

Die Copings der Kriegs- und Nachkriegskinder

Die Copings der Menschen, die zwischen 1940 und 1960 geprägt wurden, reichen von den Handlungen eines Ruinenkindes bis zum Verhalten eines Halbstarken.

Ruinenkind:

Die Folgeschäden der Ruinenkinder beschrieb der Jugendforscher und Arzt Theodor. F. Hau. Er stellte fest, dass unsere Generation, wenn ich das so sagen darf, als Erwachsene eher

- kontaktarm,
- aggressionsgehemmt,
- verschlossen,
- verunsichert und
- depressiv sein wird bzw. ist.

Der Soziologe Helmut Schelsky führt in seinem Buch „Die skeptische Generation" noch weitere Symptome an, wie

- politische Inaktivität,
- Leben ohne Ideologie und ohne Aktivitäten.

So ist es kein Wunder, dass unsere Generation am Ende ihrer Pubertät zu „Halbstarken" werden musste. Wir überkompensierten mit diesem Coping unsere an-traumatisierten Probleme, wir

- wollten nicht so werden wie unsere Eltern,
- trugen aus Demonstration Niethosen (Jeans),
- hörten Jazz und Rock 'n' Roll,
- wollten uns aufputschen,
- belästigten andere Passanten und
- waren eben „erwachsene Kinder".

Um unsere Generation etwas näher verstehen und somit auch erheben zu können, möchte ich auf unsere Kindheits- und Jugendprägung nachfolgend genauer eingehen.

Wir Nachkriegskinder sind offensichtlich in einer „pathologischen Normalität“ aufgewachsen.

75 Prozent der heute über 65-Jährigen erlebten die damalige Kindheit und Jugendzeit als von der Kriegs- und Nachkriegszeit passiv Betroffene. Eine weitere Teilgruppe erlebte das Dritte Reich und den Zweiten Weltkrieg als jüngere Erwachsene.

Circa 20 bis 25 Prozent der damaligen Jugendlichen wuchsen unter dauerhaft beschädigten familiären, sozialen und materiellen Bedingungen auf. Allerdings fühlten 40 bis 45 Prozent der damaligen Kinder und Jugendlichen subjektiv keinerlei psychische Einschränkungen und erinnern sich an die Nachkriegszeit eher positiv. Es war für die Buben eine abenteuerliche Zeit mit vielen Freiräumen.

Somit sollten nicht alle heute bei den Alten auftretenden Symptome als Anzeichen für posttraumatische Krankheiten gesehen werden. Keinesfalls dürfen die Erfahrungen im Krieg mit Traumatisierungen gleichgesetzt werden. Symptome einer partiellen posttraumatischen Belastungsstörung finden sich häufiger, eine vollständige dagegen selten (Emmy E. Werner: Unschuldige Zeugen. Der Zweite Weltkrieg in den Augen von Kindern. Europa Verlag, 2001). Denn auch damals gab es viele Menschen (vielleicht mehr als heute), die ein positives Familiengefühl erlebten und von diesem geprägt wurden. Wir waren alle fröhliche Kinder, weil wir dazu erzogen wurden, nichts zu sehen, nichts zu hören und Schmerzen zu verdrängen. Wir waren, so sagte mir eine Klientin, der Sonnenschein, als überall nur Finsternis herrschte.

Zu dieser damaligen Normalität, die heute als „pathologische Normalität“ bezeichnet wird, gibt es derzeit kaum systematische Forschungsergebnisse. Einige der aus dieser Normalität abgeleiteten Copings sollen im Folgenden dargestellt werden.

Ausbombung und Vertreibung zeigen bis heute massive Auswirkungen auf die Lebenszufriedenheit und die psychosoziale Funktionsfähigkeit mit Depressivität und sozialem Rückzug (Elmar Brähler et al.: Beeinträchtigte Kindheit und Jugendzeit im Zweiten Weltkrieg, 2003). Bei Menschen, die eine Ausbombung erlebten, können im Alter Panikattacken und Angstzustände auftreten.

So erinnere ich mich zum Beispiel an einen Patienten, der immer, wenn ein Pfleger ein frohes Lied gepfiffen hat, unter das Bett gekrochen ist. Seine leibliche Schwester fragte mich eines Tages bei der Besuchszeit, ob ich wüsste, dass Herr XY in der Nachkriegszeit durch eine Bombe verschüttet worden war. Natürlich wusste ich das nicht. Das war sozusagen eine Zufallserhebung eines pathologischen, aber eigentlich normalen Copings. Es genügte, das Pfeifen an der Station zu verbieten, um für den Patienten eine Verbesserung zu erzielen. Der Einsatz von Psychopharmaka war somit unnötig.

Diese erlebte pathologische Normalität zeigt sich auch sehr deutlich bei einer meiner Klientinnen, die mir plötzlich sagte: „Wissen Sie, durch die Bomben sah ich mehr Sinn im Leben.“ Auch Viktor Frankl hat hierzu solcherlei Überlegungen angestellt.

Eine andere Klientin wiederum reagierte ganz anderes. Sie brauchte seit der Zeit im Luftschutzraum immer irgendeinen Menschen um sich: „Ich brauche immer jemanden um mich herum, der mich beschützt, da habe ich weniger Angst.“ Dass sich diese Angst auf Bomben bezieht, kann sie nicht mehr erkennen. Sie benutzt ein für sie selbst wichtiges, emotional erstarrtes Coping, das fast als Betäubungscoping zu bezeichnen ist. Dagegen erschiene das Coping „sie schreit die ganz Nacht laut“ geradezu als normale Verhaltensweise.

Bei Kindern, die ohne Vater aufgewachsen sind (z. B. aufgrund langfristiger Kriegsteilnahme oder Gefangenschaft), kann es zu einer eingeschränkten bis verunsicherten psychosozialen und psychosexuellen Identität sowie zu Beziehungs- und Bindungsstörungen kommen. Im Alter fällt eine zunehmende psychische Ermüdung auf (E. Brähler: Beeinträchtigte Kindheit und Jugendzeit im Zweiten Weltkrieg).

Ältere Menschen, denen man die Diagnose Stress stellt, scheinen in erhöhtem Maße unter koronaren Erkrankungen und damit zerebralen Durchblutungsstörungen (vaskuläre Demenz) zu leiden. Die deutsche Schuld war und ist identitätsstiftend.

Nachkriegseltern vernachlässigen oft die Fürsorge für den eigenen Körper (Verwahrlosung). Tägliches Baden war eben damals nicht möglich und nicht üblich. Die Pflegepersonen sollten also manchmal nachsehen, ob die Klienten nicht versteckte Veränderungen der Haut aufweisen. Vorsorgeuntersuchungen wurden nicht durchgeführt. Wir haben den Krieg überlebt, also werden wir doch auch das Leben überleben. Krankheiten wurden nicht dauerhaft behandelt. Auch ich muss gestehen, dass ich kaum länger als eine Woche irgendein Medikament zu mir nehme. Ich denke, so haben wir Nachkriegskinder dies auch gelernt: „Das wird schon wieder.“ Ich sehe sehr viele Gleichaltrige, deren Hautverletzungen kaum einwandfrei abgeheilt sind. „Was soll's“, sagten wir damals, „alles, was uns nicht umbringt, macht uns hart.“ Ein Klient meinte dazu wörtlich: „Ich wurde im Leben härter als mein Stahlhelm.“ Achten Sie als Pflegeperson also auf die Signalsprache, ob nicht doch verdrängte Schmerzen oder akute abdominale Beschwerden da sind. Leid und Mitleid wurden früher als Schwäche ausgelegt: „Ein Bub weint nicht.“ Der an der Abteilung in einer Ecke sitzende „stille Dulder“ ist die Folge.

Immer wieder werde ich gefragt, ob man nicht die alten Geschichten ruhen lassen sollte. Darin zeigt sich eindeutig die Angst der Jüngeren, dass die Älteren psychisch dekompensieren könnten. Hartmut Radebold sagt dazu, dass ein behutsames Gespräch denen helfen kann, die schon immer und jetzt erst recht unter ihrer Geschichte leiden.

Über die letzten Jahre habe ich fortlaufend unzählige Copings der nächsten Generation zusammengetragen. Hoffentlich ist es mir vergönnt, diese als Zukunftsperspektive in einer nächsten Schrift zu veröffentlichen. Denn wie heißt es so schön:

Die Jugendlichen von heute sind die Dementen von morgen.

Der Begriff Handlungsabsichten

Beim Wohnzimmer-Küchen-Syndrom geht es um eine geplante Handlung, die durch etwas Unvorhergesehenes unterbrochen wird. Nehmen wir an, wir stehen im Wohnzimmer und wollen ein Glas aus der Küche holen. Wir gehen in die Küche und plötzlich ist uns der Faden gerissen. Wir wissen nicht mehr, warum wir eigentlich in der Küche stehen. Wir gehen zurück ins Wohnzimmer, fragen uns nochmals, was wir in der Küche wollten und haben plötzlich das Aha-Erlebnis: „Ach ja, ein Glas."

Genauso geht es unserem Klienten, doch er hat dieses „Aha-Erlebnis" nicht mehr. Dies verunsichert ihn noch mehr, und er lässt sich etwas Neues einfallen, um wiederum ein Blackout zu haben, und so entsteht das Durcheinander in seinem Hirn. Dieses Durcheinander macht ihm in der Folge Angst und aus der Angst heraus ist er noch verwirrter.

Die Verwirrung wird zusätzlich dadurch erhöht, dass bei stark dementen Menschen auch noch die Speicher der Interaktionsstufen 1–7 durcheinandergeraten. Der Patient weiß nicht mehr, ob es 1940 oder 2019 ist und ob somit das Essen in der Art von 1940 ablaufen soll oder nicht.

In der ersten Ebene des biographischen Arbeitens muss es nun darum gehen, die Handlungsabsicht zu eruieren. Den Begriff Handlungsabsicht, aber vor allem deren Unterbrechung, kann man mit den Worten „banale Ursachen mit einer maximalen Wirkung" umschreiben:

Was wollte er eigentlich?

Bei der ersten Stufe der Eruierung (Erhebung) muss es darum gehen, begreifen zu lernen, was denn der Klient eigentlich wollte und anscheinend doch nicht schaffte, erreichte. Der Volksmund sagt dazu

Folklore: „Geh' zurück, dann fällt dir schon was ein!"

Wir sehen einen Klienten, der im Heim umherirrt und alle Kästen ausräumt. Er sucht und sucht und nicht einmal die Nachtkästchen der anderen Klienten sind vor ihm sicher.

Was will er? Was wollte er? Was waren seine Handlungsabsichten?

Was will schon ein Mensch, der sich anuriniert hat und daher eine nasse Hose hat? Klar, er will sich umziehen und benötigt dafür eine neue Unterhose und Hose. Dieser logische Vorgang fällt ihm ein und er macht sich auf den Weg, Unterhosen und Hosen zu besorgen. Aber auf dem Weg vergisst er, was er wollte, und irrt nun mit dem Gefühl „Ich brauche etwas (aber ich weiß nicht mehr was)" durch die Spitalsgänge.

Ein anderer Klient hat einen gewissen Harndrang und reißt sich die ihn ruhigstellenden Inkontinenzprodukte vom Leib. Aber dies ist keine Unterbrechung der Logik. Denn, so frage ich Sie, wer hatte früher schon etwas zwischen den Beinen?

Beide Patienten bitten jedoch nicht um Hilfe, da ja die Krankheitsuneinsichtigkeit und wieder einmal die Prägung im Vordergrund stehen. Man darf nicht vergessen, dass diese Menschen höchstwahrscheinlich als Kind bestraft wurden, wenn sie ins Bett genässt haben – und diese Bestrafung versuchen sie nun natürlich zu vermeiden.

Eine Handlungsabsicht zu erheben heißt, die Frage zu stellen, was er/sie eigentlich will.

Er will essen, weiß aber (zumindest im Augenblick) nicht mehr, wie das geht. Er wird Ersatzhandlungen setzen und in Ersatzhandlungen mit uns sprechen.

Pfleger: „Essen Sie doch!“
Patient: „Essen Sie doch, warum immer ich?“
Pfleger: „Das ist eine gute Suppe.“
Patient: „Na, tun Sie doch!“

4.13 Erhebung durch Folkloremechanismen

Folkloresprüche zur Reizanflutung

Da die Seele der Menschen fast überall auf der Welt in gleicher Art und Weise über die Gefühlsebene reaktiviert wird, möchte ich eine Sammlung von volkstümlichen Aphorismen in diesem Buch wiedergeben. Es handelt sich um einen Sprachschatz, der nicht verloren gehen darf. Er dient dazu, die Gefühle unserer Klienten zu beleben und ist in der Altenpflege wesentlich wichtiger als das Auswendiglernen der Hirnnerven oder sonstiger Bilderbuchdarstellungen aus der Medizin.

Lebensweisheiten in Sprüchen

(von André HAUSMANN, ehemaliger Präsident des Service RBS, Luxemburg)

„Als 72-jähriger Präsident einer luxemburgischen Vereinigung, die sich mit der Problematik der älteren Menschen befasst, habe ich den Versuch gewagt, eine stattliche Sammlung heimatlicher Sprüche ins Deutsche zu übertragen. Der Sammler ist übrigens Herr E. Robert, ein heute 85-jähriger Luxemburger, der uns freundlicherweise sein Altgedächtnis und Tertiärgedächtnis zur Verfügung stellte, damit die 20- bis 40-jährigen Schwestern davon lernen können. Beim Arbeiten habe ich gemerkt, dass bei vielen dieser Sprüche eine Übersetzung gar nicht so einfach ist. Bei manchen ist sie schlichtweg unmöglich. Das beweist erst recht, dass man gut daran tut, gewöhnliches heimatfühlendes Pflegepersonal in der Geriatrie zu beschäftigen.

Es ist eine Tatsache, dass der tiefe Sinn von Sprüchen aus der ‚Seele‘ eines Volkes kommt und von den sozialen, geschichtlichen, demographischen und kulturellen Strukturen eines Landes oder gar einer Region geprägt ist. Fast alle Sprüche stammen aus der ‚guten alten Zeit‘, in der die Menschen noch das sagten, was sie fühlten. Sie bedienten sich dabei einer einfachen, deftigen und humorvollen Sprache, die aber zugleich sehr bildhaft und aussagekräftig wirkte. Die Menschen waren eben damals noch nicht von den Massenmedien beeinflusst und deformiert wie heute. So kamen ihre Gedanken ohne Umwege ‚von der Lunge auf die Zunge', wie die Luxemburger sich auszudrücken pflegen.

Durch die oft mit Hilfe eines ‚primitiven Wortschatzes' formulierten Sprüche wollen die früheren Generationen ihre Lebensweisheiten und Lebenserfahrungen zusammenfassen, um sie als menschliche Werte an die jüngere Generation weiterzugeben, damit diese lernen und sich eine eigene Meinung bilden kann.

Heute sind es vor allem die in der Altenpflege Tätigen, die sich diese markigen Volksweisheiten aneignen mussten, um einen Zugang zu den ‚alten Seelen' zu finden. Denn es ist zuerst die Seele, die bewegt werden muss. Ob dies nun in positiver oder negativer Weise geschieht oder nicht."

Die nun aufgezeigten Sprüche sind von Patienten erlernt – versuchen Sie auch selbst, einige Patienten als Lehrer für Aphorismen zu finden. Diese Klienten sollen den jungen Pflegepersonen auf diese Art einen Zugang zu den im Klienten gespeicherten Daten verschaffen. Sie dienen aber auch

1. der Erhebung von Storys,
2. der Reizanflutung,
3. der Therapie (wenn wir sie verwenden), um so den Klienten in Emotion zu versetzen und damit Biographieerhebung betreiben zu können, um dann letztendlich zu reaktivieren.

Über das Arbeiten

Er ist geplagt wie die Pfanne zur Fastnachtszeit.
Er ist müde wie ein Hund.
Er ist krumm vom Arbeiten.
Er arbeitet sich den Darm aus dem Leib (Arsch).
Der Gipser-Neckel sagt: „Man wäre ja besser ein Bauernhahn, du würdest am Morgen die Hühner besteigen und wärst den ganzen Tag los."
Du musst viel arbeiten, um ein Pfund zuzunehmen.
Er zieht wie ein Blinder.
Wer nichts tut, der nichts bricht.
Er ist so müde, er kann nicht einmal „A" sagen.
Er kann vor Müdigkeit nicht mehr gipsen.
Der arbeitet, dass er verreckt.
Er muss schwer arbeiten für seine Kruste.
Er liegt in der Arbeit wie der Braupeter im Tabak.
Er hat schon alles getan, nur noch keine Messe gehalten.
Wer den Namen „Frühauf" hat, der behält ihn, und wenn er erst mittags aufsteht.

Der schläft auf den Knien (ein arbeitswilliger Bauer).
Er hat den Sack bekommen (er hat die Entlohnung bekommen).
Er hat das Geldbuch bekommen (er wurde entlassen).
Er hat den Stuhl vor die Tür gesetzt bekommen.

Über Armut und Reichtum

Die Armut ist überall verstoßen.
Die reichen Leute hatten schon letztes Jahr genug.
Der Teufel scheißt nie auf einen kleinen Haufen.
Die Armut ist ein Streitmacher.
Herr bleibt Herr und Max bleibt Max.
Der springt von einer Pfütze in die andere.
Was wollt ihr haben, sagen die Leute, und dabei geben sie euch nichts.
Es raucht, man glaubt, ein armer Mann würde backen.
Das da wächst wie armer Leute Weizen.
Es gibt Leute, denen kalben Ochsen auf dem Speicher.
Was man spart über den Mund, frisst die Katze oder der Hund.
Er hat für das Stroh gedroschen.
Er hat noch einen Apfel für den Durst.
Wollen wir uns vertragen, sagte S. zu R., denn auch ich bin Dreck.
Derjenige, der für eine Leinenhose geboren wurde, bekommt nie eine wollene, und wenn er einmal das Geld hat, sich den Stoff zu kaufen, verdirbt sie ihm der Schneider noch.
Er ist ein Vogel für die Katz.
Er pfeift aus dem letzten Loch.
Arme Leute kochen mit Wasser.
Wenn ein Waldarbeiter auf den Hintern fällt, steht ein armer Mann auf.
Er ist so arm, dass er nach den Leuten beißt.
Bei dem liegen die Mahlzeiten weit auseinander.
Das Geld allein macht nicht glücklich.
Er sitzt auf einem dünnen Ast.
Er ist nicht mit Wurst angestrickt.
Wenn der Teufel die Kuh holt, kann er auch das Kalb holen.
Geld macht nicht glücklich, aber man ist schlecht dran, wenn man es braucht und keines hat.
Da ist eine hungrige Laus nicht satt geworden.
Er ist platt wie ein Geldstück, platt wie ein Pfannkuchen.
Er lebt von der Hand in den Mund.
Der hat Huf' an den Fingern vom Geldzählen.
Ein Arbeiter im Stahlwerk: „Hier sitze ich auf dem Wurstbrot und zu Hause fressen die

Kinder die Tapeten, so hoch sie reichen.“
Er sitzt zwischen zwei Stühlen im Dreck.
Der Hunger treibt den Wolf aus dem Wald.
Wenn es nicht regnet, so tröpfelt es doch.
Wehmütig geschaut ist auch gebettelt.
Wenn man den Teufel gewöhnt ist, braucht man die Hölle nicht zu fürchten.
Ein reiches Frauenzimmer frisst nicht mehr als ein armes.
Hatten und Hätten waren zwei arme Stätten.
Einem geschenkten Gaul schaut man nicht ins Maul.
Sich plagen ist auch gelebt.
Um dich zu plagen, brauchst du nicht viel.
Er hat sich geplagt wie ein Hund.
Es gibt keinen großen Hund, der den anderen beißt.
Es wachsen keine Bäume in den Himmel.
Hast du nichts, so bist du geplagt, hast du was, so bist du auch geplagt.
Der weiß, wo den kleinen Leuten der Schuh drückt.
Er ist so arm wie Job.
Er ist so arm wie eine Kirchenmaus.
Sie hatte nicht einmal so viel, um ihre Scham zu bedecken.
Du glaubst, der hätte Schiffe auf dem Meer.
Man wird hin und her gestoßen, als ob man kein Geld in der Tasche hätte.
Das Wasser steht ihm bis zum Hals.
Geld kommt zu Geld.
Ich weiß nicht mehr ein noch aus.
Es ist viel Wind und wenig Regen.
Die reiche Bauersfrau sagte: „Unsere Tochter ist klein, aber ich kann ihr genügend Taler unter die Füße legen, dass sie so groß wird wie die anderen.“
Ums Geld fiedelt der Spielmann.
Geschwätz ist kein Geld.
Das Geld riecht nicht danach, von wo es herkommt.
Der hat das weiße Brot vor dem schwarzen gegessen.
Der hat gut scheißen, wenn die anderen drücken.
Aus anderer Leute Leder ist gut Riemen schneiden.
Zuviel und nicht genug ist niemals ein Maß.
Er hat sich zwischen zwei Stühlen in den Dreck gesetzt.
Für einen Sou (Pfennig) lässt der sich eine Bohnenstange auf den Kopf spitzen.
Er steht in schlechten Schuhen und Strümpfen.
Er steckt in schlechten Tüchern.
Da ist nicht viel hinter der Hecke.
Es geht schneller bergab als bergauf.
Der kommt nicht mehr zum Anhalten.
Er teilt wie die „Pinsinger“ mit den Raben.

Glaubst du, ich hätte einen Geldscheißer?
Er sitzt vorne und hinten fest.
Der schwimmt im Geld.
Er ist so leicht wie die Hühner im Advent.
Besser eine Kruste im Sack als eine Feder am Hut.

Über das Eingebildetsein und das Aufschneiden

Wer nichts aus sich macht, der ist nichts.
Wäre er nur halb so ausgebildet wie er eingebildet ist!
Der ist auf den Köpfen anderer groß geworden.
Ich kann nicht viel Französisch, aber schrecklich viel Deutsch.
Der Jost aus Esch: „Ich habe gehoben, die Augen standen mir aus dem Kopf, was war mir daran gelegen.“ (Er hatte gerade den Möbelwagen herausgehoben, der versenkt war.)
Blas dich nicht auf, sonst platzt du.
Blas dich nicht auf, sonst wird deine Hose zu klein.
Den muss man mit Handschuhen anfassen.
Was ist das eine Hitze bei dem Vieh, sagte die Frau, dabei hatte sie nur eine Ziege im Stall.
Der macht aus einem Furz einen Donnerschlag.
Wer hoch steigt, fällt tief.
Vorne den Firlefanz und hinten das Hemd nicht ganz.
Er ist auf's hohe Ross gestiegen.
Er glaubt, die gebratenen Tauben kommen ihm in den Mund geflogen.
Sein eigenes Huhn hält jeder für eine Nachtigall.
Er liebt es, mit den großen Hunden „pissen“ zu gehen, aber er kriegt die Beine nicht hoch.

Über die Dummheit

Er ist dumm wie ein Esel, dumm wie ein Loch.
Er hat das Pulver nicht erfunden.
Dem muss man mit dem Scheunentor winken.
Er ist so dumm, man könnte Häuser mit ihm umrennen.
Als die Dummheit ausgeteilt wurde, hat er zweimal „hier“ gerufen.
Er hat die Dummheit mit dem Schaumlöffel gefressen.
Der hat eine feste mit dem Bratschieber erwischt.
Der ist auf den Kopf gefallen.
Der ist von einer Postkutsche gefallen.
Gegen die Dummheit gibt es kein Mittel.

Gegen Dummheit ist kein Kraut gewachsen.
Er ist dumm wie Bohnenstroh.
Der brüllt vor Dummheit.
Der ist nicht fest gebacken.
Der wurde zu heiß gebadet.
Dem ist der Kopf zu früh zugewachsen.
Der ist dümmer als seine Füße.
Du hast eine Schraube locker.
Das geht ihm über die Hutschnur.
Der ist nur Donnerstag Nachmittag in die Schule gegangen.
Der hat ein Hirn wie ein Sieb.
Der hat ein Durcheinander in der Schublade.
Bei dem sind Hopfen und Malz verloren.
Wenn die Dummheit wehtäte, was würde der schreien!
Die einen lernen spät, die anderen nie.
Die einen lernen nie, die anderen noch später.
Wenn der so groß wäre, wie er dumm ist, könnte er aus der Dachrinne trinken.
Wenn jemand noch dümmer wäre als du, würdest du ihn totschlagen, um der Dümmste zu bleiben.
Du bist der Dümmste aus sieben Gemeinden.
Der ist dümmer als sieben Dumme.
Der dümmste Bauer zieht die dicksten Kartoffeln.
Der ist dümmer als sieben Schoppen Kot.
Er ist dümmer als sieben Säue dreckig sind.
Dummheit reißt das Maul auf.
Dumm geboren und nichts dazugelernt.
Die armen Unschuldigen, die in Ettelbrück (Irrenanstalt) sitzen.
Du musst ein Zwilling sein, einer allein kann nicht so dumm sein.
Wenn man dich von Weitem sieht, glaubt man, du wärst dumm, aber wenn du näherkommst, merkt man, dass man sich nicht getäuscht hat.
Wenn du einen „Einfalt“ wegschickst, bekommst du einen Tölpel zurück.
Du bist nicht dumm, nein, du bist saudumm.
Wenn der den Mund öffnet, kommt eine Dummheit heraus.
Die Güte ist ein Stück von der Dummheit.
Aus einem armseligen (traurigen) Arsch kommt kein tüchtiger Furz.
Die Dummheit und die Verstocktheit gehen zusammen.
Wenn der von der Dummheit Steuern bezahlen müsste, wäre er der Dickste in der Gemeinde.
Dem schaut die Dummheit aus den Augen heraus.
Wenn du nur halb so dumm wärst, wärst du noch dumm genug.
Das da ist nicht in seinem Garten gewachsen.
Der arbeitet mit dem Kopf wie die Ochsen.

Der kann kaum bis drei zählen.
Der kann nichts für seine Dummheit.
Die dumme Ziege … die dumme Zicke … das dumme Küken.
Der hat einen Verstand wie ein krepiertes Ferkel.

Über Essen und Fressen

Er frisst wie ein Pferd … wie eine Kuh … wie ein Schinderhund … wie ein Scheunendrescher.
Er ist seinem Bauch keine Stiefmutter.
Ein Fresser wird nicht geboren, er wird erzogen.
Was der Bauer nicht kennt, frisst er nicht.
Er schlägt hinein wie die Sau in den Weizenbrei.
Zu viel ist zu viel, selbst wenn es gebratene Täubchen sind.
Wenn die Mäuse satt sind, ist das Mehl bitter.
An Essen und Trinken kann man sich erhalten.
Einer, der nichts isst, hat bereits gegessen oder er weiß, wo er zu essen bekommt.
Die Brach (Dickmilch) sucht das Loch.
Wer sich nicht satt isst, leckt sich auch nicht satt.
An einer dicken Kruste ist noch niemand verhungert.
Wenn man mit anderen an den Tisch geht, geht man auch mit ihnen weg.
Zu einem guten Essen gehören ein Arschlecker, eine Straßenhure und ein Landläufer.
Es gibt allerhand Leute, nur keine, die nichts essen.
Wenn jemand nach dem Essen rülpst: „Eine Sau ist satt, bring der anderen noch einen Eimer voll!“
Viele Hände löschen viele Brände, aber im Suppentopf sind sie vom Bösen.
Wenn jemandem etwas schmeckt, ist es auch gut.
Wer den ganzen Tag gejagt hat, der braucht keinen Salat beim Braten.
Es sind schon mehr geborsten als verhungert.
Die Katze schleppt dem den Magen nicht weg (er hat zu viel gegessen).
Du wärst schon längst verhungert, wenn du nichts zu fressen bekommen hättest.
Ein Mann über seinen Esel: „Als ich dem Luder das Fressen fast abgewöhnt hatte, ist das Biest krepiert.“
Jedes Erbschen ein Fürzchen, jedes Böhnchen ein Tönchen und jedes Linschen ein Windchen.

Über die Faulheit

Er ist so faul, er hat seinen Schweiß noch nicht gerochen.
Der „Beeildich“ hat sich den Hals gebrochen.
Es hat sich mal jemand beeilt, der hat sich in die Hose gemacht.
Für zwei Pfennig bekommt man mehr Arbeit, als man in einer Woche erledigt bekommt.

Dicke Backen machen und die anderen leben lassen.
Er ist so faul wie Mist.
Er ist zu faul, sich zu kratzen, wo es ihn juckt.
Die Faulheit wird nicht bezahlt.
Vom Schweiß der Wegewärter wird das heilige Öl gemacht.
Ein Wegewärter lieferte nach dreißig Dienstjahren seine Schaufel ab und der Preis stand noch drauf.
Man muss um die herumgehen wie um einen Opferstock.
Besser kalt als müde (arbeiten im Winter).
Er ist ein fauler Hund.
Der hat gutes Sitzleder.
Der hat die Arbeit nicht erfunden.
Der hat Haare auf den Handflächen.
Wenn der sitzt, kriegen ihn keine zehn Pferde hoch.
Ein Fauler kann sich bessern, ein Säufer nie.
Man kann den ganzen Tag an einem Ei schälen.
Er fürchtet die Arbeit wie der Teufel das Weihwasser.
Der hat sein Leben lang noch keinen Strich gearbeitet.
Keine zehn Pferde kriegen den ans Arbeiten.
Wenn der Dreck Mist wird, lässt er sich fahren.
Man kann den Ochsen an den Bach führen, aber er braucht nicht zu saufen.
Der Rekrut in der „Freiwilligen Kompanie“: „Wenn ich gerne arbeiten würde, wäre ich nicht in die Kompanie gekommen.“
Wer nicht wagt, der nicht gewinnt – wer nicht scheißt, der nicht stöhnt.
Der Häftling: „Die paar Tage Kiste mache ich auf einer Arschbacke.“
Der Häftling: „Jetzt mache ich ein paar Tage bei Milch und Kuchen.“
Der Luxemburger nach dem Krieg: „Achtzig Millionen Preußen haben mich nicht zum Arbeiten gebracht, deshalb brauchst du dir auch keine Mühe zu geben.“

Über das Freien und das Heiraten

Das Freien hat nicht viel zu bedeuten, es ist das Kriegen.
Es ist besser, sich in der Ehe hie und da etwas nachzuwerfen, als sich beständig etwas vorzuwerfen.
Das Geld gibt sich aus, aber den „Dabo“ (Tölpel) behält man.
Jeder Topf findet seinen Deckel.
In den alten Töpfen kocht es sich am besten.
Bei den Alten ist man am besten gehalten.
In den alten Türmen ist das schönste Geläute.
Jung gefreit hat noch nie gereut.
Besser jung hineingesprungen als alt dazu gezwungen.
Zwei harte Steine mahlen selten rein.

Der Dreck läuft, bis er zusammenkommt.
Jedem seine Idee und mein ist die Geiß, sagte der Bock.
Du bekommst einen (Ehemann) in Nospelt gebacken.
Man kauft keine Katze im Sack.
Demnach, wie der Fall fällt, heirate ich, demnach, wie er fällt, bleibe ich Junggeselle.
Er kam in ein gemachtes Bett zu liegen.
Nach der Heirat ist der Franken nur die Hälfte wert.
Nachts sind alle Katzen grau.

Über die persönlichen Werte und das Aussehen der Leute

Der ist nicht einmal trocken hinter den Ohren.
Der kann noch nicht einmal alleine pissen.
Der ist gerade gut genug, um bei dem Misthaufen zu liegen, damit die Hühner den Mist nicht herunterscharren.
Er ist so hoch wie eine Roggenstoppel.
Er ist so hoch wie ein Hund, der auf dem Arsch sitzt.
Er ist so hoch wie ein umgestoßener Schnaps vom Pfennig.
Er ist so hoch, er könnte mit dem Regenschirm unter dem Tisch spazieren gehen.
Er hat einen Kopf wie ein Verrückter.
Der geht mit dem Kopf durch die Wand.
Er hat Ohren wie Handleitern.
Er hat einen Mund wie ein Scheunentor.
Der schaut mit dem linken Auge in die rechte Westentasche.
Er hat eine Nase, um Geschwüre aufzupicken.
Er hat eine Nase, es regnet ihm hinein.
Er hat eine zweischläfrige Hundehütte.
Er ist bekannt wie ein grüner (bunter) Hund.
Er geht zur Seite wie ein Hund, der zur Kirmes geht.
Er hat ein Gewicht an dem einen Ohr hängen.
Er hat ein Paar Lippen, du könntest einen Taler (Münzen) darauf zählen.
Er ist einer wie ein Furz in einem Sack.
Er ist keinen Furz wert.
Er ist einer aus der Mitte, wie es deren am meisten gibt.
Er ist keine Trumpfsieben wert.
Er furzt bei jedem Schritt wie ein Bettler.
Er ist so dünn wie ein Zwirnsfaden.
Es beißt keine Kuh „Blümchen", ohne dass sie hat ein „Striemchen".
Er wächst wie das Ei im Nest.
Er wächst weder zum Kopf noch zum Arsch.
Er ist so fett wie ein Axtstiel.
Er ist so mager, du kannst ihm die Rippen am Leib zählen.

Er hat ein Gesicht, er könnte eine Ziege zwischen die Hörner küssen.
Unter den Blinden ist der Scheele (Kurzsichtige) König.
Er hat Haare auf der Zunge (auf den Zähnen).
Der ist so rot wie der Fuchs beim Arsch.
Er hat eine Stimme wie ein Bär.
Er ist so rund wie eine Kugel.
Sie hat einen Arsch wie ein Kasernenstock (Gebäudeblock in einer Kaserne).
Sie hat einen Arsch wie eine Trommel.
Sie hat einen Arsch wie ein Bauernpferd.
Sie hat einen Arsch, er würde in kein Gestell hineingehen.
Sie hat einen Rücken wie eine Soldatenbrücke.
Sie hat einen Rücken wie ein Kleiderschrank.
Der hat seine Brust auf dem Rücken.
Er hat eine Brust wie eine Affenmutter.
Er hat ein Paar Backen wie eine gebackene Birne.
So wie du einer bist, haben wir zu Hause einen unter dem Brotkorb sitzen.
Er hat ein Mundwerk wie eine Pfeffermühle.
Er hat ein Mundwerk wie ein Arsch.
Er ist schwer wie Blei.
Er schwimmt wie eine bleierne Ente.
Er ist nass wie ein eingetauchtes Huhn (wie eine gebadete Maus).
Er ist so lang wie eine Hopfenstange.
Er ist so schlank wie ein Brotschieber.
Er ist so ruhig wie ein Mäuschen.
Er ist so glatt wie ein Aal (wie eine Forelle).
Er ist so flink wie eine Katze.
Er ist so steif wie ein Brett.
Er ist so flink wie ein Wiesel.
Er ist ein Flinker, wenn er Durchfall hat.
Er ist so flink, wenn man glaubt, er fällt, dann liegt er schon.
Er ist ein Flinker, sobald geschissen – wupp – das Loch zu.
Er hat einen Kopf wie ein Holzhammer.
Er hat einen Kopf wie eine Hainbuchenkugel.
Er ist so leicht wie eine Feder.
Er hat ein Paar Füße wie Müller-Hans.
Er hat ein Paar gesunde „Schrittmacher“.
Er hat ein Paar Schuhe wie Kindersärge (Geigenkästen).
Er hat zwei linke Füße.
Er schlägt Feuer mit den Knien.
Er ist so schmutzig, du glaubst, er hätte gewühlt.
Er wurde geprügelt wie ein Nusssack.
Er wurde geprügelt, er war nicht mehr gut genug, betteln zu gehen.

Er schreit wie ein Mörder.
Er ist hundsmager.
Der schaut einem durch die Hosen in den Arsch.
Er bekommt keinen Zucker in den Arsch geblasen.
An den Mäulern erkennt man die Schweine.
Er stinkt wie ein Wiedehopf (wie ein Ziegenbock).
Er krümmt sich wie ein Hund, der Knöpfe scheißt.
Er läuft wie ein Hase.
Er ist nass wie eine Suppe.
Er ist schwarz wie ein Mohr.
Er ist schwarz wie ein Kesselhaken.
Er hat von der wütenden Kuh gefressen.
Er ist mit dem verkehrten Fuß aus dem Bett gestiegen.
Er ist mit allen Wassern gewaschen, nur nicht mit Weihwasser.
Sie ist wie mit dem Beil zugehauen und nicht herausgeputzt.
Er ist einer von Kreuz-Stuppeg (klein).
Er hat einen Bauch wie ein Pastor.
Er sieht aus, du glaubst, er bekäme keine warme Suppe zu essen.
Er hat Glockenseile unter der Nase hängen.
Der hat Ohren so schwarz, du könntest ihm Rübensamen hineinsäen.
Er hat eine Nase so rot, du könntest Feuer damit anzünden.
Er ist so dick, du könntest ihn rollen.
Er ist so dick, wie er lang ist.
Er hat sich die Laus selbst in den Pelz gesetzt.
Das ist der, der den Hühnern das Pissen verboten hat.
Er steht da, als ob die Hühner ihm das Brot weggenommen hätten.
Er ist von dort, wo die Brotkruste den Jungen totgebissen hat.
Er kommt von dort, wo die Welt mit Brettern zugenagelt ist.
Er hat den Bock zum Gärtner gemacht.
Er hört den Kuckuck nicht mehr singen.
Er ist ein Vogel für die Katz.
Für den haben die Glocken geläutet.
Der steht mit einem Fuß im Grab.
Für den ist kein Kraut mehr gewachsen.
Er hat die Engel schon singen hören.
Er sieht aus wie des Todes Reisender.
Dem biegt keiner den Arm.
Dem ist keiner gewachsen.
Er bekommt den Gestank als Dank.
Jemand, der bringt, der trägt auch.
Er lebt von der Hand in dem Lohne.
Es ist leichter, einen Sack Flöhe zu hüten, als ein verlaufenes Weibsbild.

Er schreit wie ein Waldesel.
Er schreit, als hätte er ein Messer im Hals.
Wenn alte Scheunen beginnen zu brennen, ist es schwer, sie zu löschen.
Es ist ein schlechter Vogel, der sein eigenes Nest beschmutzt.
Wer gut schmiert, der gut fährt, wer zu viel schmiert, zum Teufel fährt.
Einem hungrigen Hund wirft man einen Knochen ins Maul.
Er kennt keinen Gott und kein Gebot.
Pack schlägt sich, Pack verträgt sich.
Sie zerbalgen sich wie die Topfgießer.
Was man den Dreck mehr rührt, was er mehr stinkt.
Was auf Dreck (Sand) gebaut ist, fällt zusammen.
Wer sich unter die Kleie mischt, den fressen die Schweine.
Du hast, du warst, du bist, du bleibst und du wirst nichts.
Der ist nicht Schäfchen, wie er Wolle trägt.
Wenn ein alter Junggeselle stirbt, ist das nicht, wie wenn ein alter Hund eingeht.
Sie hat Brüste wie zwei Linsen auf einem Brett.
Wer wirft sich in die Brust wie ein Hering in die Gamaschen.
Der da hält mir den Wolf vom Leib.
Mit dem kannst du den Krieg gewinnen.
Ein Bauer, ein Eber und ein Stier, das sind drei ungemütliche Tier'.
Sie ist verliebt wie ein Arm voll junger Katzen.
Er würde einer Ziege nachlaufen, wenn sie eine Schürze anhat.
Er hat ihm einen Floh ins Ohr gesetzt.
Mach den Spott mit deinen alten Schuhen.
Das ist kein „Schlapper" (Schlappschwanz).
Mit dem könnte man Pferde stehlen gehen.
Er ist wie ein Echternach, die kommen immer hintendrein.
Er hat ein Gesicht wie ein Bussard.
Er hat ein Leben wie ein Hund ohne Flöhe.
Er hat ein Leben wie Gott, der Herr, in Frankreich.
Er raucht nicht, er säuft nicht, er lebt wie unserem Hund sein Arsch.
Er hat früh ins Gras beißen müssen.
Wenn du dir selber hilfst, brauchst du keinem zu danken.
Der hat genug vor seiner Tür zu fegen.
Der hat genug mit sich selber zu tun.
Sie ziehen an einem Strang.
Die zwei scheißen durch ein Loch.
Sie gehen miteinander durch dick und dünn.
Er ist eine treue Seele.
Es ist dem Arsch auch wohl, wenn er bei der Kuh steht.
Wer den Musikanten kommen lässt, bezahlt ihn auch.
Er hat eines auf den Hut bekommen.

Er hat eines auf den Deckel bekommen.
Er ist klein, aber fein.
Er hat Wasser in seinen Wein getan.
Nimm dir keinen mit glänzenden Knöpfen, denn das sind versoffene Kerle.
Der hat ihm das Wasser auf die Mühle geleitet.
Am eigenen Weizen sieht man, wenn anderer Leute Weizen reif wird.
Jetzt weiß er, wie viel die Uhr geschlagen hat.
Wenn ich einmal aufs WC gehe, geht mehr Dreck weg, als wenn ihr euch die ganze Woche wascht.
Man ist so alt und so krank, wie man sich fühlt.
Die Hunde, die viel bellen, beißen nicht.
Sprich, wie der Schnabel dir gewachsen ist.
Armseliger Dreck, wer hat dich geschissen?
Ich hau dir eine ins Maul, dass die Zähne dir im Arsch Klavier spielen.
Im Pfaffental: „Du kriegst eine ins Maul, dass du die Märzamsel pfeifen hörst."
Im Pfaffental: „Vergreif dich nicht an einem Krüppel."
Er ist nur mehr Haut und Knochen.
Zeig ihm, wo der Bock das Loch hat.
Er ist falsch wie ein Galgenholz.
Er ist falsch wie ein Galgenstrick.
Wenn man dem einen Finger gibt, will er die ganze Hand.
Er krümmt sich wie ein Wurm.
Er ist keine Pfeife von Tabak wert.
Er ist wie gerädert.
Für den raucht der Kamin nicht mehr.
Der Bart ziert den Bock.
Ein roter Bart, eine rote Art.
Der ist noch weniger als nichts.
Du kannst dich drehen und kehren, wie du willst, der Arsch ist immer hinten.

Über das Trinken und Saufen

Er säuft wie ein Loch … wie eine Unke … wie ein Fisch … wie ein Besenbinder.
Er verkauft seine Seele für einen Schnaps.
Er ist nicht mehr ganz allein.
Er hält die Richtung nicht mehr.
Er hat zu tief ins Glas geguckt.
Er ist voll (betrunken) wie hunderttausend Mann … er ist steif satt.
Er sieht die „Männchen" vor lauter Suff.
Er hat eine Kräftige am Köcher … er hat eine Tüchtige hängen.
Er hat die weißen Mäuse gesehen.
Er hat sich totgesoffen.

Er säuft wie ein Fuderfass … bis er umfällt.
Er war so besoffen, dass er den Pfarrer verlangte.
Er hat einen Neuner (er hat neun Tage lang gesoffen).
Er spinnt mit dem blauen Zwirn.
Er ist zwetschgenblau vor Suff.
Er arbeitet nur für den Suff.
Er war voll wie eine Bombe (Kugel), er blieb nicht mehr am Boden liegen.
Er ist wie ein Fass ohne Boden.
Einem Besoffenen fährt ein Fuder Heu aus dem Weg.
Einem Säufer legt man einen Ballen Stroh hin, damit er sich beim Fallen nicht weh tut.
Es ist keine Kunst, sich einen Kater zu kaufen, aber es ist ein Kunststück, ihn nach Haus zu tragen, ohne dass er schreit.
Wenn man nur einen Humpen schafft, soll man den zweiten stehen lassen.
Vom Wasser bekommt man Läuse im Bauch.
Wasser ist da, um die Kühe zu tränken.
Täglicher Tropfen schlägt ein Loch in den Boden.
Die Kälber, die gut saufen, brauchen nichts zu fressen.
Du kannst ruhig deine 20 Humpen trinken, nur darfst du nicht anfangen zu saufen.
Trinkt, dass eure Kinder lange Hälse bekommen.
Volle Krüge sind nüchterne Gedanken.
Sauf nur, bis der Nabel rutscht.
Das Glück geht dem Suff nach.
Der wird schon betrunken, wenn er ein Brauereipferd pissen sieht.
Jakob: „Stramm amüsiert, dreimal gekotzt.“
Der ruinierte Bauer von Sassenheim: „Wenn der Ehemann säuft, so ist das schlimm, wenn die Ehefrau säuft, ist das schlimmer, aber wenn beide saufen, dann kann es nicht gehen. Das war bei uns der Fall!“
Der Daniel aus Stadtgrund hat mit dem Kopf eine Kegelkugel für einen Schnaps aufgefangen.
Von der Mosel: Er war so voll wie eine Sau … wie ein Klöppel.
Eine Frau tröstet die andere: „Lass deinen Alten ruhig zu anderen laufen, das hört von alleine auf, aber meiner säuft und das wird immer schlimmer.“
Die Pflegeschwester von der Etage: „Wenn ein Moselaner gestorben ist, wird er erst nach acht Tagen begraben, denn er wird erst mit dem Kopf nach unten im Schuppen aufgehängt, damit er auslaufen und trocknen kann, sonst brennt er nicht beim Teufel in der Hölle.“
Der Gipser Karl Häuser war im Suff in die Gipskiste gefallen, als er den Gips aufrührte. Der Gips wurde hart und Karls Arbeitskollegen mussten ihn heraushacken.

Über Wahrheit und Lüge

Wenn du die Wahrheit sagst, kannst du sie laut sagen.
Er lügt wie ein roter Jude.
Er lügt, es würde auf keine Kuhhaut gehen.
Es kommt ihm nicht auf eine Handvoll an.
Er nimmt es nicht zu ernst mit der Wahrheit.
Wenn der an der ersten Lüge erstickt wäre, wäre er schon längst nicht mehr da.
Bei dem wird die Wahrheit nicht groß geschrieben.
Das da glaubst du ja selbst nicht.
Kinder und Narren sagen die Wahrheit.
Wäre das Lügen so schwer wie die Maurerhotte, würden viel mehr die Wahrheit sagen.
Der ist so voller Lügen wie der Esel voller Furze.
Lüge nicht so mit dem Mund, mit dem du beten sollst.
Der kann lügen wie gedruckt.
Papier ist geduldig.
Wenn man den Leuten die Wahrheit sagt, sind sie beleidigt.
Wenn der zweimal eine Lüge sagt, glaubt er sie selber.
Wenn du als Lügner bekannt bist, glaubt dir bald niemand mehr die Wahrheit.

Allerhand Sprichwörter

In der Not kommt manch einem eine gute Idee.
Doppelt genäht hält besser.
Nicht geschossen ist immer verfehlt.
Gebot und Angebot machen den Markt.
Er war vor den Wagen gelaufen.
Umgedreht ist auch gefahren.
Er hatte den Ochs beim Schwanz gepackt.
Geld leihen und sich kratzen tut nur einmal wohl.
Wenn das Kind getauft ist, geht jeder gerne mit als Pate.
Schlag ihm auf den Kopf, dann wird er nicht lahm.
Bleib vorne von den Frauen weg und hinten von den Pferden.
Wenn der Herrgott eine Tür schließt, dann öffnet er ein Fenster.
Wenn man einen Hund totschlagen will, sagt man, er sei tollwütig.
Er hat die Katze aus dem Sack gelassen.
Er hat sich ins eigene Fleisch geschnitten.
Er hat seinem Herzen einen Stoß versetzt.
Paris, Parschiss, ich gehe heim zu meiner Mutter.
Er ist sauer wie Essig.
Er ist bitter wie Galle.

Er ist hart wie ein Knochen, hart wie Gusseisen.
Es kann Milch sein, sagte der Kater, und hat die Sahne gesoffen.
Man muss einen kleinen Fisch ins Wasser werfen, um einen großen zu fangen.
Tu, was du nicht lassen kannst.
Es wird keine Suppe so heiß gegessen, wie sie gekocht wurde.
Es ist ein Wetter, da würde man keinen Hund hinausjagen.
Es ist so warm, dass die Läuse einem auf dem Kopf verbrennen.
Er dreht sich wie der Wind.
Er dreht sein Hütchen nach dem Wind.
Morgenstund' hat Gold im Mund.
Der hat lange Finger.
So schneidet man die kleinen Eber.
Es gehen viele geduldige Schafe in einen Stall.
Sie sind Familie miteinander von Adam und Eva.
Von vorne gleicht er seinem Vater und von hinten der ganzen Welt.
Er ist so satt wie die Sau der kalten Erbsen.
Der nimmt den Mund dick voll.
Ein Unglück kommt selten allein.
Die ersten Hunde ertränkt man.
Mit Knüppeln fängt man keine Vögel.
Was des einen Freud, ist des anderen Leid.
Jeder ist sein eigener Herr.
Das Wasser läuft nie bergauf.
Mach wie die Leute, dann geht es dir wie den Leuten.
Pass auf, dass die Kirche im Dorf bleibt.
Leben und leben lassen.
Es kann des Guten zu viel werden, auch wenn es ein Dutzend gebratene Eier sind.
Man muss ein Spitzbube sein, um einen Spitzbuben zu fangen.
Über Land geht Schelm und Dieb, aus dem Schrank stiehlt er dir Geld und Brief.
Wie kurz leben wir und wie lange sind wir tot.
Er ist geduldet wie der Hund im Kegelspiel.
Alles vergeht, nur die Wassersuppen nicht.
Es ist klar wie Konviktsuppe … klar wie Jauche.
Der redet besser als ein Stummer.
Das gebrannte Kind geht nicht mehr ans Feuer.
Die Berge begegnen sich nicht, aber die Leute.
Wo der hinschlägt, wächst kein Gras mehr.
Besser schlecht geritten als stolz zu Fuß gegangen.
Wenn man Butter am Kopf hat, soll man sich nicht in die Sonne setzen.
Was man selber gebrauchen kann, das gibt man nicht weg.
Eine Frau und ein Fahrrad leiht man nicht aus.
Wenn du niemandem Brot geben kannst, so nimm es auch niemandem weg.

Er kommt geschossen wie die Kugel aus der Flinte.
Es wurde noch nie ein Gipser mit drei Priestern begraben.
Sie ist das Blümchen im Knopfloch.
Der hat im Hornissennest gestochert und jetzt muss er die Stiche abwehren.
Bei dem hat es Zwölf geschlagen.
Jetzt schlägt's aber Dreizehn.
Er ist schlimm auf den Hund gekommen.
Er ist gesund wie der Fisch im Wasser.
Er ist krank wie ein Hund.
Wenn wir zwei Paris zu teilen hätten, du bekämst nicht einmal ein Scheißhäuschen.
Er wird getrocknet, so wie der Teufel seine Mutter getrocknet hat.
Der kommt nicht wieder, der ist wie ein Furz.
Das wäre mir nicht im Traum eingefallen.
Der Krug geht so lange zum Brunnen, bis er bricht.
Sag, hat deine Mutter noch solche wie dich?
Jetzt geht's Schlag auf Schlag.
Musikalisch: „Ich kann die Weise, aber ich kann die Melodie nicht.“
Der ist vor der Tür daheim.
Ich leg auch dir einmal einen Stein in den Weg.
Einen solchen Hut hatte dein Vater nicht, als er verheiratet wurde.
Sprich oder scheiß Buchstaben.
Geirrt ist verspielt.
Sie ziehen alle an einem Strang.
Sankt Nimmerleinstag ist der Tag, der nie kommt.
Du gehst mit dem „Hierbleibekärrchen“.
Die Scherben sind ganz geblieben.
Was man geschenkt bekommen hat, gibt man nicht weg.
Wer es lang hat, lässt es lange hängen.
Nichts gesagt ist auch gesprochen.
Der hat den Nagel auf den Kopf getroffen.
Der hat dem das Tüpfelchen aufs i gesetzt.
Mit Gewalt wirft man eine Ziege auf den Rücken.
Das ist wie Speck und Schweinefleisch.
Das ist mir so breit wie lang.
Jedem das Seine, dann bekommt der Teufel nichts.
Umsonst ist nur der Tod (und der kostet das Leben).
Wer selten reitet, dem schwillt der Arsch.
Eine Hand wäscht die andere.
Eine blinde Sau findet auch mal eine Eichel.
Beschissen ist nicht gemalt.
Er findet immer ein Haar in der Suppe.
Besser warmer Rauch als kalter Wind.

Schöne Federn schöne Vögel machen.
Es ist eine schlechte Maus, die nur ein Loch hat.
Er singt wie ein Orgelspieler.
Besser grau als nicht mehr da (Haare).
Jemand, der meint, der weiß nichts.
Es ist ein Tropfen auf einem heißen Stein.
Er ist trocken wie Wachs, trocken wie Gips, furztrocken.
Eine Mutter kann zehn Kinder ernähren, aber zehn Kinder keine Mutter.
Das ist gehopst wie gesprungen.
Besser ist besser, sagte die Frau und hat den Schinken in der Milch gekocht.
Ich gehe, und wenn Heugabeln fallen.
Es regnet wie mit Eimern geschüttet.
Ich gehe, wohin auch der Kaiser zu Fuß geht.
Wer den Schaden hat, braucht für den Spott nicht zu sorgen.
Der Apfel fällt nicht weit vom Stamm.
Wenn man in ein Rudel Hunde schießt, bellt der, der getroffen ist.
Die setzen sich an wie Wandläuse.
Er ist schlecht wie die Nacht.
Es ist heute schlechtes Licht bei dem.
Er muss sich nach der Decke strecken.
Wer sich nicht der Decke nach streckt, dem bleiben die Füße kalt.
Kleine Kessel haben große Ohren.
Wenn es dem Esel zu wohl ist, geht er aufs Eis tanzen.
Rechts ist, wo der Daumen links ist.
Wenn das Kind im Brunnen liegt, kommt der Deckel drauf.
Rutsch mir den Buckel herunter.
Man kann miteinander singen, aber nicht miteinander sprechen.
Er blutet wie ein Rind.
Einmal ist keinmal.
Eine Sau ist eine Sau, und wenn sie mit dem Zylinder im Bett liegt.
Sie gleichen sich wie ein Tropfen Wasser dem anderen.
So schnell schießen die Preußen nicht.
Er hat ihm den roten Hahn aufs Dach gesetzt (Brandstifter).
Er hat klein beigegeben, den Schwanz eingezogen.
Dreimal ist göttlich, aller guten Dinge sind drei.
Wie man sich sein Bett macht, so schläft man.
Du musst nicht glauben, dass der Fuchs Eier legt, wenn er auch schon Hühner frisst.
Die Großmutter zum Enkel: „Benimm dich, sonst holt dich der Preuße."
Etwas Seltenes: „Ein grüner Hund und ein braver Preuße."
Ein Preuße ist wie ein Esel, er hat immer einen Streich für seinen Herren.
Er schwitzt, dass ein Tropfen den anderen schlägt.

Der Korporal in der Kaserne: „Jetzt schwitzen sie, dass ein Soldat Wäsche machen könnte in ihrer Arschfurche.“
Es regnet mit Unverstand.
Wenn es donnert: „Die Engelein spielen Kegeln da oben.“
Er spitzt die Ohren wie eine Sau, die in den Bach pisst.
Ein Luxemburger Junge: „Ade, Welt, ich gehe nach Tirol.“
Besser ein guter Nachbar als ein ferner Freund.
Wenn ich einen Arsch hätte wie dein Gesicht, würde ich mich schämen, am helllichten Tag zur Toilette zu gehen.
Bei der ist die Vesper länger als das Hochamt (Unterrock).
Sie ist herausgeputzt wie die Gretl im Herbst.
Es ist, wie wenn du eine Stecknadel in einem Fuder Heu suchen sollst.
Der ist nicht von der Hecke gepflückt.
Mit dem ist nicht gut Kirschen essen.
Der gute Eber, sagte die Frau, da hatte die Sau Ferkel geworfen.
Der Mensch muss gepeinigt werden, damit er Lust zum Sterben bekommt.
Komm, kitzle mich, damit ich lachen kann.
Demnach Geld, demnach Ware, was nichts kostet, ist auch nichts.
Wo gehobelt wird, fallen Späne.
Es hängt zusammen wie Hund und Schwanz.
Da liegt die Krummaxt in der Hecke.
Da liegt der Hund begraben.
Du sollst dich nicht zu früh freuen.
Lehre keinen alten Affen Grimassen machen.
So lange die Männer Dickmilch kauen, können sie Kinder machen.
Es passt wie die Faust aufs Auge.
Er redet wie ein Advokat.
Er spricht viel, wenn der Tag lang ist.
Er stottert nur, wenn er spricht.
Im Alter kannst du an deinem Nachwuchs sehen, was du in der Jugend falsch gemacht hast.
Eitelkeit verlangt Gewalt.
Der kleine Peter: „Wenn ich böse bin, ist mein Arsch feuerrot.“
Weine nicht, ehe du geschlagen wirst.
Misch dich in nichts, dann kommst du in nichts.
In Nachbars Garten ist gut zu ernten.
Er hat den letzten Haufen gemacht.
Eine Kinderhand ist schnell gefüllt.
Wer sich auf den verlässt, ist schon verlassen.
Die Junghennen sperrt man ein, die Hähne dürfen laufen.
Im Krieg: „Die Preußen gehören zusammengeschlagen, dass sie alle unter einem Apfelbaum zu Mittag essen können.“

Weh muss Weh vertreiben.
Der Wolf verliert die Haare, die Gelüste nicht.
Vor lauter Bäumen sieht man keinen Wald.
Es sind die hohlen Fässer, die das meiste Geräusch machen.
Er ist außer Rand und Band.
Man wird so alt wie eine Kuh, man lernt doch jeden Tag dazu.
Wenn du nicht stark bist, musst du klug sein.
Der Wille kann Berge versetzen.
Wir Beamte müssen zusammenhalten, sagte der Schweinehirt zum Bürgermeister.
In jeder Familie gibt es einmal ein schwarzes Schaf.
Sie laufen durcheinander wie Hühner, wenn es donnert.
Er hat den Knoten aufgemacht.
Er ist da wie das Brötchen im Laden.
In einem Haus sollen nicht mehr Frauen sein als Backofenlöcher.
Wenn du Pech hast, kannst du dir den Finger in der Westentasche brechen.
Die Katze hat sich in den eigenen Schwanz gebissen.
Der braucht auch nicht zu sagen: „Gott strafe mich."
Bezahl, dann bleibst du auf dem Hof.
Mit der Zeit heilen auch die tiefsten Wunden.
Der wird jetzt erfahren, was das Pfund Kirschen kostet.
Wer den Kopf verliert, beweist noch nicht, dass er vorher einen hatte.
Das Geschenk eines Freundes bekommt noch mehr Wert, wenn er nicht mehr da ist.
An den Kindern merkt man, wie man alt wird.
Er weiß, wie der Hase läuft.
Der kann nicht über seinen Schatten springen.
Besser leiden als streiten.
Der gibt seiner Seele auch Fußtritte hintenbei.
Wasch mir den Pelz, aber mach mich nicht nass.
Er ist das fünfte Rad am Wagen.
Er spitzte den Mund, aber keiner hörte ihn pfeifen.
Der Weg zur Hölle ist mit guten Vorsätzen gepflastert.
Wenn die Katze weg ist, sind die Mäuse Meister.
Wenn die Katze aus dem Haus ist, haben die Mäuse Kirtag.
Der hat die Rechnung ohne den Wirt gemacht.
Er tanzt, wie die anderen pfeifen.
Die Pfaffentaschen haben keinen Boden.
Er hat das Kind mit dem Bade ausgeschüttet.
Sie sind so selten wie die weißen Mäuse.
Die Ärzte sind am besten, wenn du keinen brauchst.
Die schlimmsten Erlebnisse in der Jugend können im Alter noch schöne Erinnerungen sein.
Die guten Ratschläge und die lahmen Ziegen kommen immer zu spät.

„Zeit ist Geld“, sagte der Kellner und hat das Datum zur Rechnung gezählt.
„Irren ist menschlich“, sagte der Igel, da ist er von der Kehrbürste heruntergeklettert.
„Es ist zum Bersten“, sagte der Hund, da hat er acht Tage nichts zu fressen bekommen.
Zwei Arbeitskollegen: „Ich scheiß an einem gewöhnlichen Werktag noch fetter, als du am Kirmestag zu Mittag isst.“
Lachen ist die beste Medizin.
„Wie waren wir so lieb, als wir noch klein waren“, da hat sie einen Wurf Ferkel betrachtet.
Winterferkel und Sommerkinder ruinieren den Bauern.
Aus den Frühjahrsträumen wird im Herbst Konfekt gemacht.
Harke nicht mehr los, als du wegschaufeln kannst.
Das Kind zur Mutter: „Es tut so weh.“ Die Mutter: „Wenn es angenehm wäre, würdest du es noch einmal tun.“
Das Kind zur Mutter: „Ich hab so Bauchweh.“ Die Mutter: „Geh zur Toilette, da bekommst du Knieweh.“
Das Kind zur Mutter: „Ich bin hungrig.“ Die Mutter: „Leck Salz, dann wirst du durstig.“

5 Die Biographie als Grundlage menschlichen Fühlens und Handelns – „Normalität der Zeit“

Mag. Siegfried Sanwald

5.1 Historisches Wissen als Voraussetzung für professionelle Pflege

Im höheren Lebensalter gewinnen die in Kindheit, Jugend und im jungen Erwachsenenalter gemachten Erfahrungen wieder stark an Bedeutung. Ziel dieses Beitrags ist es daher, die Relevanz von historischem Wissen im Pflegealltag aufzuzeigen. Historisches Wissen ist neben der Kenntnis der individuellen Lebensgeschichte des jeweiligen Menschen eine wichtige Voraussetzung für Pflegepersonen, um die von ihnen gepflegten Menschen besser zu verstehen und sie in der Folge bestmöglich betreuen zu können. Die gute Kenntnis der Lebenswelt von einst ermöglicht es den Pflegenden, auf die ihnen anvertrauten Menschen einzugehen und diese „auf jener Gefühlsebene abzuholen, auf der sie sich gerade befinden“.

Wir wissen, dass uns die Epoche, in die wir geboren wurden, entscheidend prägt und formt. Die Normen und Wertmaßstäbe der jeweiligen Epoche dienen vielen Menschen als Richtschnur und Maßstab für ihr Denken und Handeln, oft ein Leben lang. Als prägend sind in diesem Kontext sämtliche Erlebnisse und Erfahrungen zu betrachten, die das menschliche Verhalten dauerhaft beeinflussen und bestimmen.[1]

Die Lebenswelt von einst erscheint den Pflegenden, die viele Jahrzehnte später geboren wurden, jedoch oft unverständlich und fremd. Aber auch Pflegehandlungen werden von den gepflegten Menschen vor dem Hintergrund ihrer bisherigen Erfahrungen oft nicht verstanden – mehr noch, sie können sogar abgelehnt oder als aggressiv erlebt werden. Nicht selten führt dies zu Spannungen und Konflikten. Der Auseinandersetzung mit den Lebensgeschichten der betreuten Menschen seitens des Pflegepersonals kommt da-

---

[1] Unter Prägungen versteht man sich wiederholende Verhaltensmuster, die teilweise auch als Rituale bezeichnet werden können und Sicherheit geben. Dabei werden die drei folgenden Prägungen unterschieden:
- Singuläre Prägung: die individuelle Lebensgeschichte, bestehend aus einer Vielzahl von Einzelereignissen in Familie, Schule, Beruf etc.
- Regionale Prägung: sämtliche Erfahrungen und Erlebnisse, die mit dem Herkunftsort, beispielsweise Groß- oder Kleinstadt, Dorf etc., verbunden sind.
- Kollektive oder historische Prägung: die Erfahrung in einer bestimmten Epoche, beispielweise Monarchie, Krieg, Zwischen- oder Nachkriegszeit.

her eine besondere Bedeutung zu. Denn einer Grundaussage von Erwin Böhm zufolge haben sich Pflegeeinrichtungen nach den Bedürfnissen der von ihnen betreuten Menschen zu richten und nicht umgekehrt.

Jeder Mensch hat im Laufe der Jahre seine eigene Art zu leben entwickelt, aus der seine Vorstellung des für ihn adäquaten Verhaltens und Handelns resultiert (Normalitätsprinzip). „Auffällige“ Verhaltensweisen wiederum lassen sich Erwin Böhm zufolge nur im Lichte der individuellen (thymopsychischen) Biographie und der daraus resultierenden „Prägung“ verstehen. Demzufolge ist es unerlässlich, die psychobiographische Normalität der Menschen zu kennen und im Pflegealltag darauf Rücksicht zu nehmen. Anhand eines Beispiels sei dies verdeutlicht: Hat jemand sein Leben lang nur einmal pro Woche gebadet – wie dies jahrzehntelang für viele Menschen die Norm war –, ist es für ihn unverständlich, warum ihn die Schwester oder der Pfleger nun täglich duschen möchte. Daher ist es wichtig, sich nach dem individuellen psychobiographisch gewachsenen Normalitätsprinzip des jeweiligen Bewohners zu richten und nicht etwa den Hygienevorstellungen des Pflegepersonals Genüge zu leisten.[2] Zu vergleichbaren Situationen, deren Ursachen in unterschiedlichen Prägungsgeschichten wurzeln, kommt es im Pflegealltag häufig. Umso wichtiger ist es daher, die Handlungsweisen und Reaktionen der Menschen in ihrer jeweiligen Zeitgebundenheit zu verstehen und zu akzeptieren, anstatt die eigenen, ebenso zeitgebundenen Normen und Wertvorstellungen durchsetzen zu wollen.

Die überwiegende Mehrheit der heute zu Hause oder in Pflegeeinrichtungen betreuten Menschen wurde in den Jahrzehnten nach dem Ersten Weltkrieg bis zum Wirtschaftsaufschwung in den 1950er-Jahren geboren. Damit sind spezifische Prägungsgeschichten sowie Rituale verbunden, die dem Menschen insbesondere in Krisensituationen, beispielsweise aufgrund einer Erkrankung, das Gefühl von Sicherheit und Stabilität zu geben vermögen. Da der Mensch in Krisensituationen auf der kognitiven Ebene (Noopsyche) oft nicht mehr allzu gut ansprechbar ist, liegt in der intensiven Auseinandersetzung mit der individuellen emotionalen Biographie (Thymopsyche) der Schlüssel zum Verständnis von auf den ersten Blick unerklärlichen Handlungsweisen.[3]

---

2 Unter Noopsyche werden nach Erwin Böhm Verstand, Intellekt und Vernunft verstanden, unter Thymopsyche hingegen Emotionen und Affekte. Um das Verhalten der Menschen besser verstehen zu können, erachtet Erwin Böhm die Auseinandersetzung mit der Biographie und den Lebensbedingungen des einzelnen Menschen für unabdingbar.

3 Was vermittelt den Menschen das Gefühl von Sicherheit und Geborgenheit?
- Das Zuhause, Familie und Gemeinschaft,
- Arbeit, mit der die eigene Existenz sowie die der Angehörigen gesichert wird,
- Besitz wie Nahrung, Brennmaterial und Tauschgüter,
- Rücklagen wie Geld und Wertsachen,
- Struktur im Lebenslauf und ein fester Platz in der Familie und der sozialen Schicht mit wenig Freiraum für persönliche Initiativen,
- Religion und Kirche, die Rückhalt und Trost vermitteln können, religiöse Rituale im Tagesablauf (vgl. Jacqueline Orlewski, S. 5).

Im nun folgenden Kapitel wird die Geschichte Deutschlands und Österreichs im 20. Jahrhundert in Schlaglichtern dargelegt. Besondere Aufmerksamkeit in dieser Kurzdarstellung wird dabei all jenen historischen Entwicklungen und Ereignissen gewidmet, die die von uns gepflegten Menschen entscheidend geprägt haben. Dabei wird weniger auf politische Ereignisse eingegangen, sondern vielmehr das Alltagsleben der Menschen geschildert. Anhand von Beispielen wird aufgezeigt, auf welche Weise Alltagserfahrungen bis ins höhere Alter prägend sind und inwieweit menschliche Handlungsweisen aufgrund zeitspezifischer Phänomene verstanden und erklärt werden können.

5.2 Geschichte in Schlaglichtern – Prägungsfaktoren zwischen 1920 und 1960

Die äußerst wechselvolle Geschichte des 20. Jahrhunderts mit all ihren fundamentalen politischen, wirtschaftlichen und sozialen Veränderungen – Untergang der Monarchie, Gründung der Republik, Wirtschaftskrise der 1930er-Jahre und die damit verbundene Massenarbeitslosigkeit, Aufstieg des Nationalsozialismus, Zweiter Weltkrieg, Besatzungszeit und Wiederaufbau in den 1950er-Jahren – prägte die Menschen auf vielfältige Weise. Den Aussagen vieler Pflegender zufolge wurde der Geschichtsunterricht an der Schule oft als monoton und uninteressant empfunden, sodass sie erleichtert darüber waren, sich nach dem Schulabschluss nicht weiter mit Geschichte beschäftigen zu müssen. Die Arbeit in der Altenpflege führt nicht selten zu einem Umdenkprozess und zu einem wiedererwachenden Interesse an Geschichte. Eine häufig gestellte Frage gilt dabei der konkreten Anwendbarkeit von historischem Wissen im Pflegealltag: Auf welche Weise kann historisches Wissen zu einem besseren Verständnis der Gepflegten und deren Empfindungen beitragen?

Die Zwischenkriegszeit

Den Untergang der Monarchie und die Gründung der Republik erlebten die Menschen als Chaos sowie als den Zusammenbruch einer seit Jahrhunderten bestehenden sozialen Ordnung und Struktur. Bereits während des Ersten Weltkriegs, aber auch in den Jahren danach prägten Inflation, Hunger, Mangel, Arbeitslosigkeit und im Winter Kälte das Leben der Menschen. Von der neuen, noch unbekannten Regierungsform einer Demokratie waren viele verunsichert. Die Menschen waren daran gewöhnt, von einem Kaiser regiert zu werden, mit den Prinzipien einer modernen Demokratie waren sie noch nicht vertraut. Viele trauerten der Kaiserzeit und der mit ihr assoziierten Stabilität und Sicherheit nach.

Das Ende der Monarchie förderte auch die bereits in den Kriegsjahren vorhandenen Spannungen und sozialen Unruhen. Streiks und Demonstrationen hungernder Frauen, Kinder und ehemaliger Soldaten prägten das Straßenbild der damaligen Zeit. Eine gewaltige Inflation führte zu einem massiven Wertverlust des Bargeldes und zu dramatischen Preisanstiegen auch bei Gütern des täglichen Bedarfs, die nahezu unerschwinglich wurden. Bereits während des Krieges hatte sich die Versorgungslage der Bevölkerung dramatisch verschlechtert. Am meisten davon betroffen waren die Städte. Der tägliche Kalorienbedarf konnte aufgrund der herrschenden Lebensmittelknappheit nicht einmal annähernd gedeckt werden, die Sterblichkeitsrate war daher entsprechend hoch. Kinder halfen bei der Versorgung der Familie, indem sie sich bereits mitten in der Nacht um Lebensmittel anstellten und in den Morgenstunden – allzu oft mit leeren Händen – den Weg nach Hause bzw. in die Schule antraten. Nicht wenige fuhren auf „Hamsterfahrten“ aufs Land, um Geld, Wertsachen oder Gebrauchsgegenstände gegen Nahrungsmittel einzutauschen. Ein aus der kollektiven Prägungsgeschichte resultierendes mögliches Verhalten im Alter könnte beispielsweise ein gesteigerter Esstrieb sein, um das aus Kindheit und Jugend stets in Erinnerung gebliebene Hungergefühl zu stillen. Auch das Horten von Lebensmitteln, um für schlechte Zeiten bzw. Nahrungsmittelknappheit gerüstet zu sein – sei es für den Eigenbedarf oder als Tauschartikel – kann solcherart erklärt werden. Vorräte bedeuten in der Vorstellungswelt älterer Menschen Reichtum und vermitteln ein Gefühl von Sicherheit.

In der zweiten Hälfte der 1920er-Jahre kam es zu einem wirtschaftlichen Aufschwung, der jedoch nur von kurzer Dauer war. Deutschland und Österreich profitierten von der internationalen Hochkonjunktur, vorsichtiger Optimismus begann sich breitzumachen. Vor allem in Deutschland griffen die Menschen vielfach aus Amerika kommende Trends und Moden auf. Neue Tanzstile und Musikrichtungen etablierten sich und fanden zunehmend Anklang. In der Kunst entwickelten sich neue Ausdrucksformen, so erfolgte eine Abkehr vom ornamentalen, teils verspielten Jugendstil zum nüchternsachlichen Bauhausstil. Berlin war eines der geistigen und kulturellen Zentren Europas. Das Leben war allerdings nur für wenige Menschen der oberen sozialen Schichten bunt und aufregend. Der Großteil der Bevölkerung konnte nicht daran partizipieren. Der wirtschaftliche Aufschwung war jedoch nur von kurzer Dauer. Die Weltwirtschaftskrise, die im Jahr 1929 ihren Anfang nahm, führte zu Massenarbeitslosigkeit und zur sozialen Verelendung großer Bevölkerungsgruppen. Hoffnungslosigkeit und Resignation machten sich breit. Nur ein Netzwerk von Familie, Freundschaften und Nachbarschaftshilfe ermöglichte einen Ausweg aus der täglichen Not. Schwarzbrot, Mehl und Kartoffeln bildeten die Hauptnahrungsmittel, Fleisch kam kaum auf den Tisch. In dieser angespannten Situation trugen die Frauen oft die Hauptlast. Die wirtschaftliche Not erforderte die Annahme von kurzfristigen Gelegenheitsjobs wie etwa das Aufwaschen von Stiegenhäusern in bürgerlichen Wohnhäusern. Um Geld zu sparen, verzichteten viele auf die Nutzung öffentlicher Verkehrsmittel und gingen zu Fuß. Kinder erhielten für Botengänge eine finanzielle Entschädigung oder eine warme Mahlzeit. In Arbeiterfamilien mussten Frauen und Kinder immer mehr zum Haushaltseinkommen beitragen, während der Beitrag des arbeitslosen Vaters zunehmend geringer wurde. Andere versuchten durch Heimarbeit, Hausieren und Tauschgeschäfte über die Runden zu kommen oder sie zogen als Straßenmusikanten von Haus zu Haus. Die Not der Bevölkerung stieg ins Unermessliche. Kürzungen und Streichungen von Sozialleistungen des Staates führten in Deutschland und Österreich zu einer Verlagerung der sozialen Problematik hin zu den Gemeinden, die mit deren Bewältigung finanziell hoffnungslos überfordert waren. Die sozialen Spannungen innerhalb der Gesellschaft nahmen zu und beförderten eine politische Radikalisierung, deren Folge ein massiver Erosionsprozess der noch jungen und wenig gefestigten demokratischen Strukturen war.

Die Gesellschaft der 1920er- und 1930er-Jahre war von großen sozialen Ungleichheiten geprägt. Von enormer sozialer Bedeutung für die in der zu Ende gehenden Monarchie bzw. in der Zwischenkriegszeit geprägten Menschen war die Zugehörigkeit zu einer bestimmten Gesellschaftsschicht, in die sie hineingeboren wurden und die ihr weiteres Leben bestimmte. Die Strukturen der Monarchie hatten zwar zu bestehen aufgehört, der Staat wurde aber weiterhin von drei Elementen geprägt: den Ländern, politischen Parteien und von den sozialen Schichten, also Arbeiter, Bürgertum, bäuerliches Milieu und Adel – wenngleich dieser in Österreich im Jahr 1918 formal abgeschafft worden war (Ernst Hanisch, S. 89 u. 265).

Soziale Schichten

Arbeiterschaft

Im Zuge der fortschreitenden Industrialisierung lebten immer mehr Menschen von körperlich extrem anstrengender Fabrikarbeit. Der Wochenlohn eines Arbeiters reichte kaum zur Abdeckung seiner Lebenshaltungskosten – Miete, Nahrungsmittel und Kleidung. Schuhe galten als kostbares Gut und wurden oftmals nur im Winter getragen. Um einigermaßen über die Runden zu kommen, war viel Organisationstalent notwendig. Charakteristisch waren auch die beengten Wohnverhältnisse kinderreicher Familien. Kinder hatten oft kein eigenes Bett, sie schliefen im Bett der Eltern oder teilten sich einen Schlafplatz mit ihren Geschwistern.

Zu Beginn des 20. Jahrhunderts hatte sich die Arbeiterschaft als politische Klasse bereits gut organisiert. Gemeinsam war den Arbeitern eine vergleichbare Lebenssituation, ähnliche Interessen und Werthaltungen sowie ihre Zugehörigkeit zu den nun entstehenden Interessenverbänden. Dieser Klassenbildungsprozess konzentrierte sich vorwiegend auf qualifizierte Arbeiter in den Industrieregionen; bei Landarbeitern, im ländlichen Gewerbe, in der Heimarbeit und bei Frauen war er schwächer ausgeprägt. Riten und Symbole spiegelten nicht nur die Schichtzugehörigkeit wider, sondern darüber hinaus auch das damit einhergehende Klassenbewusstsein. Die Sozialdemokratische Partei sowie ihr nachgelagerte Organisationen waren die Basis des Zugehörigkeitsgefühls der Menschen zur Arbeiterschaft. Im Parteilokal beziehungsweise im Arbeiterheim waren zahlreiche Vereine angesiedelt. Charakteristisch für das Arbeitermilieu war auch die Entwicklung einer eigenen Kultur, die einen Gegenpol zur bürgerlichen Kultur darstellte. Die Blüte der Arbeiterbewegungskultur mit ihrem weit verzweigten Vereinswesen fiel in die Zwischenkriegszeit. Ziel war die Schaffung eines Menschenbildes, das sich in allen Lebensbereichen grundlegend von der Welt des Bürgertums unterschied. Die Errichtung von großzügigen Wohnhausanlagen mit Grünflächen und gemeinschaftlichen Sozialeinrichtungen wie Waschküchen, Volksbädern („Tröpferlbad“), Kindergärten und Lebensmittelgeschäften gilt bis heute als eine der größten Errungenschaften des sozialdemokratisch regierten „Roten Wien“. Dadurch entspannte sich die Wohnsituation der Arbeiterfamilien, von denen bis dahin mehrere Generationen auf engstem Raum in Substandardwohnungen gelebt hatten und die oft Untermieter – sogenannte Bettgeher – aufnehmen mussten, um die überhöhte Miete bezahlen zu können. Dies führte auch zur Verbreitung von Krankheiten, u. a. der Tuberkulose, vor allem in Ballungszentren wie Wien. Die zeitgenössischen Bezeichnungen „Wiener Krankheit“ oder „Krankheit armer Leute“ sind darauf zurückzuführen. Eine Arbeiterfamilie übersiedelte mehrmals in ihrem Leben. Formulierungen, die sich auf die Wohnung beziehungsweise das Zuhause beziehen, werden so manchem Bewohner einer Pflegeeinrichtung noch vertraut sein und können in Gesprächen im Pflegealltag bewusst eingesetzt werden (E. Böhm, S. 108).

Der Vater galt in der Zwischenkriegszeit als der Ernährer der Familie. Männer leisteten unter oft gesundheitsgefährdenden Bedingungen Akkordarbeit in den Fabriken. Der dadurch beschleunigte Alterungsprozess senkte die Lebenserwartung. Die Frau und Mutter versorgte den Haushalt und arbeitete mitunter ebenfalls in einer Fabrik. In vielen Haushalten waren die Essensrationen zu knapp, um täglich eine warme Mahlzeit zubereiten zu können. Viele der von uns heute betreuten Menschen hatten in ihrer Kindheit und Jugend kaum die Möglichkeit, sich richtig satt zu essen – ein ungestilltes Grundbedürfnis ihrer Prägungszeit, das auch noch im höheren Alter deutlich erinnerlich ist.

Die Sozialdemokratie als politisches Lager dominierte wie bereits erwähnt die Lebenswelt der Arbeiter beziehungsweise ihrer Anhängerschaft. In der Pflege können Gegenstände aus diesem Umfeld, Arbeiterlieder oder der für dieses Milieu charakteristische Sprachduktus gezielt als Impuls eingesetzt werden. Diese Schlüsselreize, die für manche Menschen aufgrund ihrer Prägungszeit positiv besetzt sind, können bei anderen, beispielsweise bei Menschen bürgerlicher oder bäuerlicher Herkunft, unter Umständen das genaue Gegenteil bewirken und teils heftige emotionale Reaktionen auslösen. Im Pflegealltag bedeutet dies mitunter eine schwierige Gratwanderung, wobei von Fall zu Fall zu entscheiden ist, ob ein entsprechender Impuls zu einer Antriebssteigerung führen kann oder nicht, da dies von der jeweils individuellen Lebensgeschichte abhängig ist. Unter Umständen ist daher mit teils heftigen Reaktionen zu rechnen, die in der Folge Zeit und Einfühlungsvermögen erfordern, um den jeweiligen Menschen im Einzelkontakt zu stabilisieren.

Bürgertum

Das der Arbeiterschaft gewissermaßen als Pendant gegenüberstehende Bürgertum bildete die zweite große gesellschaftliche Schicht. Dabei handelt es sich um ein heterogenes Gebilde differenzierter Sozial- und Berufsgruppen. Unter dem Bürgertum wird eine vielschichtig strukturierte, im Einzelnen nur schwer abgrenzbare Gesellschaftsgruppe subsummiert, die zwischen Adel, bäuerlicher Bevölkerung und Arbeiterschaft positioniert ist und ursprünglich aus dem mittelalterlichen Stadtbürgertum hervorgegangen war. Den Kern bildeten zu Beginn des 20. Jahrhunderts Wirtschaftstreibende, d. h. Fabrikanten, Bankiers, Kaufleute und Unternehmer sowie die sogenannten Bildungsbürger, also Juristen, Ärzte und höhere Beamte. Auch Geistliche und Offiziere, kleinere Beamte sowie wohlhabendere Handwerker und die begüterte Landbevölkerung können dem Bürgertum hinzugerechnet werden. Durch den sogenannten Prozess der Verbürgerlichung kamen nach und nach weitere Schichten hinzu. Das Bürgertum als soziale Einheit definierte sich auf der Grundlage bestimmter Wertmuster und Normen wie Bildung, individuelle Leistung und Fleiß, Interesse an Kultur sowie öffentliches Engagement, beispielsweise in politischen Gremien oder in Vereinen. Kennzeichnend für den bürgerlichen Lebensstil war ein repräsentatives Wohnambiente mit dem Wohnzimmer als Mittelpunkt, das mit gehobenem Mobiliar, Klavier, Bücherschrank, Bildern sowie Dekorationsgegenständen ausgestattet war. Wie alle anderen sozialen Schichten bewegten sich auch Angehörige des Bürgertums in ihnen vertrauten Milieus, die genutzt wurden, um Beziehungen anzubahnen und Netzwerke aufzubauen. Die Dame des Hauses konnte auf die Hilfe eines oder mehrerer Dienstboten zurückgreifen.

Im Mittelpunkt des bürgerlichen Idealbildes stand die Familie als sicherer Hort, an dem sich der Mann von seinen gesellschaftlichen Verpflichtungen zurückziehen konnte. Voraussetzung für die Entwicklung der Familie als Gegen- und Ruhepol zum gesellschaftlichen Leben war die Trennung von Erwerbsarbeit und Wohnbereich sowie die gesicherte materielle Existenzgrundlage des Mannes. In der bürgerlichen Familie kamen als natürlich angesehene Gegensätze wie der Unterschied zwischen Mann und Frau, Kraft und Schwäche, Stärke und Hilflosigkeit etc. zum Tragen. Folgen der Entwicklung der familiären Privatsphäre waren die Neudefinition der Rolle von Mann und Frau, die Ausrichtung des Vaters auf Beruf, Öffentlichkeit und Politik und die Bindung der Mutter an Familie und Haushalt (Hannes Stekl, S. 11 ff.).

Das Idealbild der bürgerlichen Familie, das hauptsächlich von den Eltern vermittelt wurde, wirkte prägend und formend. Die vorgegebenen Werte und Normvorstellungen wurden verinnerlicht. Bürgerliche Rituale waren gefühlsbetonte, aber nicht immer mit Gefühl erlebte Situationen, denen sich niemand entziehen konnte. Zeichen der Liebe wurden erfunden und gesetzt. Ein typisches Beispiel sind Familienfeste, bei denen das Familienglück zur Schau gestellt wurde. Auch die Kinder mussten daran teilnehmen, um die Erwartungshaltung der Eltern zu erfüllen. Familie symbolisiert einerseits den Lebensmittelpunkt, einen Ort der Geborgenheit, ruft andererseits aber auch negative

Reaktionen hervor, an die sich manche nicht mehr allzu gerne erinnern. Konkreten Ausdruck findet dies beispielsweise in der Weigerung, im Alter an Festen teilzunehmen, da die Frauen bei Festen früher oft für die Vortäuschung einer positiven, harmonischen Stimmung verantwortlich waren. Die Kinder standen zum Teil unter dem großen Erwartungsdruck der Eltern, coram publico eine besondere Leistung in Form einer künstlerischen Darbietung zu erbringen und dabei nicht zu versagen. Im höheren Alter kann das Bedürfnis nach Nähe und Geborgenheit, das sich in einer verstärkten Hinwendung zum Pflegepersonal äußert, die familiäre Situation der Kindheit widerspiegeln. Auf diese Art soll ein unerfüllt gebliebenes Grundbedürfnis aus der Kindheit kompensiert werden (Böhm, S. 105 ff.).

„Egal, ob man nun Familie positiv oder negativ betrachten will, eines ist klar: Der Mensch ist überall entbehrlich, nur in einem kleinen Kreis ist er unentbehrlich, um nicht zu sagen einzigartig: in der Familie. Dort, wo seine Eigenart am besten erkannt wird und er als einzelner wirken kann, ist Daheim. In diesem kleinen Kreis werden die tiefsten Tiefen durchschritten und die höchsten Höhen erlebt. Dort ist jeder er selbst und kein anderer. Dort wirkt man in seiner ganz persönlichen Art und Unart.“ (Böhm, S. 110 f.)

Mit dem Untergang der Monarchie änderte sich die Bedeutung des Bürgertums und sein Stellenwert in der Gesellschaft. Viele Angehörige des Bürgertums waren infolge des Krieges von Verarmung bedroht. Den radikalen Veränderungen der vertrauten Lebenswelt standen viele Bürger orientierungslos und verängstigt gegenüber. Andererseits jedoch hatte der Krieg Kriegsgewinnlern und Spekulanten in den 1920er-Jahren den wirtschaftlichen und damit auch gesellschaftlichen Aufstieg ermöglicht. Manche von ihnen unterstützten antidemokratische Gruppierungen und leisteten auf diese Weise den autoritären Entwicklungen der 1930er-Jahre Vorschub (Hanisch, S. 74).

Bäuerliches Milieu

Eine weitere soziale Gruppe bildete die Bauernschaft beziehungsweise das bäuerliche Milieu. Von zentraler Bedeutung in deren Leben und damit auch in den jeweiligen Prägungsgeschichten waren der (eigene) Grund und Boden sowie dessen Bewirtschaftung, die den Jahresrhythmus dominierte. Darüber hinaus war das Leben von Religiosität und zahlreichen religiösen Ritualen geprägt. Tischgebet, Rosenkranz, sonntäglicher Kirchgang sowie besondere kirchliche Feiertage strukturierten das bäuerliche Arbeitsjahr. Die arbeitsintensive, oft gefährliche und von den Wetterbedingungen abhängige bäuerliche Produktionsweise verstärkte die Sehnsucht der Menschen nach Sicherheit und Schutz bietenden Ritualen. Aufgrund der besonderen Wetterabhängigkeit der bäuerlichen Produktionsweise suchten die Menschen Unterstützung im Jenseits, von dem sie sich auch den Schutz vor Naturkatastrophen erhofften. Glaube und Religion boten zwar einen gewissen Rückhalt, sie waren aber auch ein bedeutendes Machtinstrument zur Aufrechterhaltung bestehender sozialer Verhältnisse und Ungleichheiten. Dies galt insbesondere für Knechte und Mägde, die gegenüber dem Bauern, für den sie arbeiteten, zu Gehorsam und Gefolgschaft verpflichtet waren. Im Vergleich zu Lohnarbeitern unterlagen Knechte und Mägde aufgrund ihrer Zugehörigkeit zum bäuerlichen Haushalt einer wesentlich umfangreicheren sozialen Kontrolle. Diese betraf nicht nur ihre Arbeitszeit, die nicht nach Stunden bemessen wurde, sondern ihr ganzes Dasein. Dem Bauern stand nicht nur das Recht zu, in der Arbeit von den Dienstboten absoluten Gehorsam und Unterordnung zu verlangen, auch im Haus hatten sie ihm ihren Respekt zu erweisen (Hanisch, S. 92 f.). Für fast alle galt, dass individuelle Bedürfnisse den durch die landwirtschaftliche Arbeitsweise vorgegebenen Erfordernissen unterzuordnen waren.

Im Allgemeinen verblieben die Menschen ihr Leben lang an ihrem Geburtsort und fühlten sich mit dem ortsüblichen Brauchtum, Speisen, Gesang, Musik etc. verbunden. Eher skeptisch standen die meisten hingegen Unbekanntem, Städten und dem Ausland gegenüber. In der häuslichen Umgebung bildeten der Herrgottswinkel sowie der Herd das Zentrum des Familienlebens. Das Zuhause und das gemeinsame Zusammensitzen in der Stube vermittelten ein Gefühl von Vertrautheit und gaben Sicherheit. Im Herd wurde das hauseigene Brot gebacken, das erst nach drei Kreuzzeichen angeschnitten werden durfte. Insgesamt jedoch war die Ernährung alles andere als gesund. Hauptnahrungsmittel waren Mehl-, Grieß- und Milchspeisen. Üppigere Speisen wurden nur an hohen kirchlichen Feiertagen zubereitet. Die einfache Kleidung bestand aus natürlichen Materialien wie Baumwolle und Wolle. Warme Kleidungsstücke – allen voran der Wintermantel – waren sehr teuer und wurden mit entsprechender Sorgfalt behandelt.

Fehlende sexuelle Aufklärung und kirchliche Scheinmoral waren für die hohe Zahl außerehelich geborener Kinder verantwortlich. Die Frauen mussten bis zum Tag der Entbindung arbeiten. Ängste, Zukunftssorgen und Schuldgefühle wurden unterdrückt und totgeschwiegen. Die Geburt, bei der oftmals nicht einmal eine Hebamme anwesend war, bedeutete für viele unverheiratete Frauen in vielen Fällen eine tödliche Gefahr. Sowohl Mutter als auch Kind wurden stigmatisiert, dadurch verstärkte sich die aufgrund von Armut und Besitzlosigkeit festgeschriebene soziale Rollenverteilung. Um dies zu vermeiden, wandten sich viele schwangere Frauen in ihrer Verzweiflung an sogenannte Engelmacherinnen um Rat und Hilfe, die ohne notwendige Kenntnisse und Sorgfalt illegale Schwangerschaftsabbrüche mit Stricknadeln, Chemikalien oder anderen unzureichenden Mitteln vornahmen. In der Folge führten Komplikationen zu bleibenden gesundheitlichen Schäden und in manchen Fällen auch zum Tod der Betroffenen.[4]

Trotz der oft schwierigen Lebensbedingungen und wenig individueller Freiräume wussten sich die Menschen dennoch zu arrangieren. In dem von harter körperlicher Arbeit dominierten Alltag, geprägt von einer relativ starren sozialen Hierarchie und moralischen Kontrollinstanzen, bot die Dorfgemeinschaft eine emotionale Heimat. Sie

[4] Peter Klammer, S. 19, S. 121 f. http://de.wikipedia.org/wiki/Engelmacher, Download 09.01.2019.

vermittelte ein Gefühl von Sicherheit und Identität, half in Unglück und Not und schuf den Rahmen für festliche Freuden wie beispielsweise Tanzveranstaltungen.

Erst nach 1945 kam es zu grundlegenden Veränderungen der bäuerlichen Lebenswelt, auch die Religion begann im Alltag an Bedeutung zu verlieren. Im Pflegealltag können in der Beziehung zu Menschen bäuerlicher Herkunft Speisen und Sprüche aus der Prägungszeit seitens des Pflegepersonals stabilisierend eingesetzt werden. An diese erinnern sich Menschen, die auf ein entbehrungsreiches Leben zurückblicken, oft gerne.

Adel

Selten werden in Pflegeeinrichtungen Menschen adeliger Herkunft gepflegt, zumal ihr zahlenmäßiger Anteil an der Bevölkerung ja gering ist. Auf ihre Lebenswelt soll an dieser Stelle daher nur kurz eingegangen werden. Identitätsstiftend für die adelige Familie ist deren Abkunft und die lange Reihe mehr oder minder prominenter Ahnen, auf die voller Stolz zurückgeblickt wird. Die materielle Lebensgrundlage bildete oft der Großgrundbesitz, was in vielen Fällen bis heute Gültigkeit hat. Für den Adel bedeutete das Jahr 1918 auch insofern eine einschneidende Zäsur, da er mit dem Untergang der Monarchie seine Machtstellung verlor und damit zumindest offiziell seine Stellung als politische Elite einbüßte. Auch heute noch ist der Adel in Österreich eine in sich relativ geschlossene Gesellschaft, die insbesondere in der österreichischen Forstwirtschaft stark vertreten ist (Hanisch, S. 92).

Nationalsozialismus

Nach der Machtübernahme von Adolf Hitler in Deutschland am 30. Jänner 1933 erhofften sich die unter Wirtschaftskrise und Arbeitslosigkeit leidenden Menschen eine Verbesserung ihrer Lebenssituation, hatte ihnen Adolf Hitler doch „Brot und Arbeit“ versprochen. Es darf daher nicht verwundern, dass in den Erinnerungen älterer Menschen die Zeit des Nationalsozialismus auch heute noch mitunter in positiver Form präsent ist. Die Menschen, die wir in Pflegeeinrichtungen betreuen, galten in ihrer Kindheit und Jugend als Hoffnungsträger der neuen Zeit, manche von ihnen wurden aufgrund ihrer Jugend von der damals herrschenden Euphorie besonders erfasst. Einige der von den Nationalsozialisten inszenierten Ereignisse – Massenveranstaltungen, öffentliche Ausspeisungen oder Mutterkreuzverleihungen – haben einen festen Platz in den Erinnerungen der älteren Generation von heute. Positive Erinnerungen werden mitunter in den Vordergrund gestellt, die von den Nationalsozialisten begangenen Verbrechen hingegen verdrängt. So leugnen manche Menschen bis heute den Zusammenhang zwischen der dem Nationalsozialismus zugutegehaltenen Beseitigung der Arbeitslosigkeit und der steigenden Rüstungsproduktion als Vorbereitung für den von den Nationalsozialisten angezettelten Aggressionskrieg.

Nach dem „Anschluss" Österreichs an Hitler-Deutschland im März 1938 waren die Menschen auch hierzulande mit einer bis dahin nicht bekannten Propagandaflut konfrontiert. So ermöglichte es die Organisation „Kraft durch Freude" (KdF) vielen Menschen, zum ersten Mal in ihrem Leben kostengünstig zu verreisen. Für Kinder und Jugendliche wurden Land- und Erholungsaufenthalte organisiert. In Biographie-Gesprächen beschreiben die Menschen sehr emotional ihre damaligen Empfindungen: die erstmalige Trennung von der Familie, zum einen verbunden mit Ängsten und Heimweh, zum anderen aber auch mit dem Gefühl von Freiheit aufgrund der Möglichkeit, für eine – wenn auch nur kurze – Zeitspanne ihre bisherige Lebenswelt verlassen zu können. Solche individuellen, positiv besetzten Erinnerungen sind im Gedächtnis zahlreicher Menschen stärker verankert als der Alltag eines mörderischen diktatorischen Regimes, der beharrlich verdrängt wird.

Der Nationalsozialismus strebte die möglichst umfassende Indienstnahme und Kontrolle des Erziehungswesens an. Hitlerjugend (HJ) und Bund Deutscher Mädel (BDM) lockten mit einem umfangreichen Sport- und Kulturprogramm und boten unterschiedlichste Karrieremöglichkeiten. Die Aufhebung sozialer Gegensätze wie das Tragen gleicher Uniformen – äußerlich war ein Arbeiterkind so nicht mehr von einem „Bürgerkind" zu unterscheiden – ermöglichte es scheinbar, aus dem traditionellen Milieu auszubrechen und gewissermaßen ein eigenes Reich zu erobern. Die Teilnahme an Gruppenabenden und Zeltlagern mit Geländespielen stärkte den Gemeinschaftssinn und wird rückblickend von vielen als positiv bewertet. Die Eingliederung der Jugend in ein straffes Befehls- und Gehorsamssystem war für den politischen Umformungsprozess ein wichtiger Faktor. Auf die Hitlerjugend folgten Reichsarbeitsdienst (RAD) und Wehrmacht, sodass die Jugendlichen beziehungsweise die jungen Erwachsenen stets unter der unmittelbaren Kontrolle des Staates standen. Mit der Jugenddienstverordnung von 1939 wurde der Dienst in der Hitlerjugend zur allgemeinen Pflicht. Während des Krieges entwickelte er sich zum Zwangsdienst und verlor kontinuierlich an Attraktivität. HJ-Angehörige wurden zu verschiedenen Einsätzen herangezogen. Zu ihren Aufgaben gehörten soziale und landwirtschaftliche Hilfsdienste, das Sammeln von Rohstoffen, der Luftschutz und die Kinderlandverschickung. In Kriegshandlungen direkt involviert waren sie als Flakhelfer, als Angehörige der Eliteeinheit „12. SS-Panzerdivision Hitlerjugend" sowie im „Volkssturm".

Ziel der Ideologie einer nationalsozialistischen Volksgemeinschaft war es, die Interessen und Bedürfnisse des Individuums in den Hintergrund zu drängen. Nicht Wert und Würde des einzelnen Menschen standen im Mittelpunkt, sondern das Volk, das der nationalsozialistischen Ideologie zufolge mit einem menschlichen Körper verglichen werden konnte, der von Krankheiten geheilt werden musste. Diese menschenverachtende Ideologie fand in Antisemitismus, Rassismus, der Doktrin von „lebensunwertem" Leben und der Abwertung von allen Fremden seinen Ausdruck. Kameradschaftliches Handeln im Sinne von Solidarität mit den schwächeren Mitgliedern einer Gesellschaft hatte im nationalsozialistischen Erziehungssystem hingegen keinen Platz. Stattdessen wurden gegenseitige Überwachung, Disziplinierung, Gehorsam, Loyalität gegenüber „Führer und Vaterland“, Siegeszuversicht und Selbstaufopferung propagandistisch vermittelt. Menschen, die nicht den von den Nationalsozialisten propagierten Normen und Wertvorstellungen entsprachen, wurden ausgegrenzt, verfolgt, unterdrückt und ermordet: Juden, Roma und Sinti, geistig und körperlich behinderte Menschen, „Asoziale“, politisch Andersdenkende, WiderstandskämpferInnen, Homosexuelle, Zeugen Jehovas und Kriegsdienstverweigerer (Peter Malina, S. 15; Hanisch, S. 359).

Der Nationalsozialismus versuchte, die Menschen auf der emotionalen Ebene anzusprechen. Im Rahmen von Massenkundgebungen konnte sich jeder/jede mit dem übermächtigen Führer identifizieren und ein wenig an dessen vermeintlicher Stärke teilhaben. In der Masse glaubten die Menschen, das Gefühl von Macht und Geborgenheit zu erleben. Das neue Massenmedium Radio, der Volksempfänger, ermöglichte auch ärmeren Bevölkerungsschichten den Radioempfang. Über ihre tatsächliche Machtlosigkeit und die eiskalt berechnende Eingliederung in ein straffes Befehls- und Gehorsamssystem wurden die Menschen mit einer Vielzahl von Ersatzangeboten hinweggetäuscht. Selbst dem kleinsten Funktionär wurde durch die Übertragung von – und sei es noch so geringen – Verantwortungsbereichen und Befehlsgewalt über andere das Gefühl vermittelt, wichtig zu sein und gebraucht zu werden (Ich-Wichtigkeit).

Einschränkung der persönlichen Freiheit, Gehorsam, brutale Verfolgung und die Abwertung des menschlichen Lebens kennzeichneten nach dem Beginn des Zweiten Weltkriegs im September 1939 zunehmend den Alltag. Die Luftangriffe der Alliierten, die für die Zivilbevölkerung in Deutschland ab 1940 und in Österreich ab Sommer 1943 spürbar wurden, prägten die Menschen entscheidend: Das Radioprogramm wurde unterbrochen, der „Kuckuck“ als Warnsignal vor Fliegerangriffen ertönte, Sirenen heulten auf: Dreimal Dauerton, dann eine Minute auf- und abschwellender Ton. Für die Bevölkerung bedeutete dies, so rasch wie möglich Schutz vor den Bomben zu suchen. Verhaltensweisen aus der damaligen Zeit können im heutigen Pflegealltag durch bestimmte Schlüsselreize wieder hervorgerufen werden, beispielsweise durch das Kinderlied „Kuckuck, Kuckuck ruft’s aus dem Wald“, einen irrtümlich ausgelösten Feueralarm oder Sirenenproben im Rahmen von Zivilschutzübungen. Die Bewohner und Bewohnerinnen zeigen ein scheinbar auffälliges Verhalten, das jedoch aufgrund ihrer Prägungsgeschichte leicht zu verstehen ist. Es erfordert daher nicht nur Einfühlungsvermögen, sondern auch historisches Wissen, um die Menschen und ihre Handlungsweisen zu verstehen und sie auf der emotionalen Ebene, auf der sie sich gerade befinden, abzuholen und zu stabilisieren.

Immer wieder wird auch die Frage gestellt, wie man im Pflegealltag mit positiv besetzten Erinnerungen an die Zeit des Nationalsozialismus umgehen soll. Es ist wohl in vielen Fällen zu spät, die Einstellung der Menschen zu verändern. Darüber hinaus würde ein solcher Versuch lediglich zu kaum lösbaren Konflikten führen. Die im Nationalsozialismus erworbenen Normen und Wertvorstellungen sind Teil der individuellen Lebensgeschichte und damit auch der Identität dieser Menschen. Eine Änderung dieser

Lebenseinstellung kann nicht Aufgabe der Pflege sein, sehr wohl aber deren kritische Analyse. Daher soll der Meinung der Gepflegten gegebenenfalls die eigene Meinung gegenübergestellt beziehungsweise auch Grenzen aufgezeigt werden, wenn dies notwendig ist, beispielsweise im Falle von rassistischen Äußerungen von Gepflegten gegenüber Kolleginnen und Kollegen mit Migrationshintergrund. Viele Pflegende erleben in solchen Situationen einen Zwiespalt in der Erwartungshaltung der Gesellschaft, ihres Arbeitgebers sowie des Teams: einerseits betagten Menschen einen Lebensabend in Würde zu ermöglichen und andererseits die persönlichen Vorbehalte gegenüber der ideologischen Einstellung mancher Klienten deutlich zu machen. Wichtig in solchen Situationen sind daher die ehrliche Auseinandersetzung mit der belastenden Situation sowie die Möglichkeit, sie im Team oder im Rahmen einer Supervision zu bewältigen. Es kann und darf auch Nein gesagt werden und eingestanden werden, mitunter an die eigenen Grenzen zu stoßen.

Beschäftigen wir Pflegenden uns mit der Geschichte des 20. Jahrhunderts, ist es unumgänglich, auch die eigene Berufsgeschichte während des Nationalsozialismus und damit die Beteiligung an Euthanasieverbrechen, der Ermordung geistig und körperlich behinderter Menschen, zu thematisieren. Es ist erschreckend, in welchem Ausmaß Pflegepersonen in der NS-Zeit dazu bereit waren, sich an der Misshandlung und Tötung von an den Rand der Gesellschaft gedrängten Menschen zu beteiligen. Sie nutzten deren Hilflosigkeit, Abhängigkeit und entrechtete Situation aus, um damit ihre eigene vermeintliche Überlegenheit zu demonstrieren. Pflegepersonen waren tief in die Ermordung von geistig und körperlich behinderten Menschen involviert. Sie waren bereit, ohne zu zögern Anordnungen und Befehle durchzuführen, selbst wenn deren Ziel die Ermordung unschuldiger Menschen war. Grundlage dafür bildeten die durch Erziehung und Ausbildung geprägte Kritiklosigkeit und Autoritätsgläubigkeit, die es dem Nationalsozialismus ermöglichte, seine menschenverachtende Politik unter Einbeziehung des Pflegepersonals in die mörderische Praxis umzusetzen. Ein typisches Prägungsmerkmal aus der Zeit des Nationalsozialismus ist auch die Selbstdefinition vieler Menschen über Arbeit und Leistung. Der Wert eines Menschen wurde während der Zeit des Nationalsozialismus zu einem großen Teil an seiner Arbeitskraft gemessen: Schwäche und körperliche Gebrechen wurden deshalb so weit wie möglich verborgen. Arbeit galt als Daseinsberechtigung: Nur wer etwas leistete, wurde von der Gesellschaft anerkannt. Eine mögliche Auswirkung dieses Prägungsphänomens könnte im Pflegealltag darin bestehen, dass Menschen die Aufnahme von Nahrung verweigern, da sie aus ihrer Sicht das Essen nicht verdienten, zumal sie ja nichts dafür geleistet hätten. Ein möglicher Impuls seitens des Pflegepersonals wäre es beispielsweise, diesen Menschen eine aus ihrer Prägungsgeschichte resultierende Aufgabe zu übertragen, um ihnen auf diese Weise das Gefühl zu geben, ihr Essen verdient zu haben.

Bei der Interpretation von Handlungsweisen und Reaktionen ist allerdings mit zu Gebote stehender Vorsicht vorzugehen. Die möglichen Ursachen für einzelne Verhaltensweisen sind vielfältig. So hat die Weigerung, sich duschen zu lassen, wohl kaum mit der

Angst vor den Gaskammern in einem Konzentrationslager zu tun, sondern ist darauf zurückzuführen, dass viele Menschen in ihrer Kindheit und Jugend eine Dusche kaum kannten und sie auch heute nicht als solche erkennen. Wie bereits weiter oben erwähnt, wurde früher höchstens einmal in der Woche, vorzugsweise am Samstag, gebadet. Die ganze Familie badete hintereinander – ohne dazwischen das Wasser zu wechseln – in einer Blechwanne, die in der Küche oder Waschküche stand.

Flucht, Vertreibung und das Kriegsende

Im Frühjahr 1945 erreichte der Krieg im Inneren des Deutschen Reiches eine neue Dimension, die sich der Bevölkerung in einem bisher unbekannten Ausmaß an Gewaltexzessen offenbarte. Die Eskalation des Terrors in der Endphase des Dritten Reiches steigerte sich zu blinder Vernichtungswut, die sich gegen KZ-Häftlinge, Kriegsgefangene, ZwangsarbeiterInnen und FremdarbeiterInnen richtete, aber auch gegen Parteiangehörige, Soldaten und ZivilistInnen, die nicht mehr an den propagierten Endsieg glauben wollten. Die Grausamkeit des NS-Regimes ließ sich nicht mehr länger verdrängen, Massenverbrechen und Einzeltötungen ereigneten sich nicht mehr fernab des Alltagslebens der Bevölkerung an weit entfernten Frontlinien oder hinter den Zäunen und Mauern von Konzentrations- und Vernichtungslagern, sondern direkt vor ihren Augen. Unter weitgehender Ausschaltung menschlicher Empfindungen, moralischer Bedenken sowie gesetzlicher Vorschriften wurden grausame Verbrechen verübt. Je weiter die alliierten Truppen vorrückten, desto fanatischer klangen die Durchhalteparolen. In den letzten Kriegswochen kamen Hunderttausende Soldaten ums Leben, obwohl die militärische Niederlage bereits absehbar war. Darunter befanden sich auch HJ-Angehörige, die inmitten der Auflösungserscheinungen des untergehenden NS-Staates nur notdürftig ausgestattet auf Fahrrädern in den Kriegseinsatz geschickt wurden. Im Mai 1945 wartete die kriegsmüde Bevölkerung auf das endgültige Ende der NS-Herrschaft. Der Nationalsozialismus hinterließ in physischer, politischer und moralischer Hinsicht ein Trümmerfeld.

Das Kriegsende bedeutete für viele Menschen auch, fluchtartig ihre Heimat verlassen zu müssen. Der Vormarsch der Roten Armee löste ab Herbst 1944 in den östlichen Gebieten des Deutschen Reiches eine chaotische und panikartige Flüchtlingswelle Richtung Westen aus. Entsprechende Vorbereitungsmaßnahmen wurden durch fanatische NSDAP-Funktionäre unter Androhung der Todesstrafe verhindert. Parolen wie „Durchhalten“ und „Die Wende kommt“ waren ein letzter verzweifelter Versuch des untergehenden Terrorregimes, die Kampfbereitschaft zu erhöhen und Vorbereitungen für eine Verteidigung zu treffen. Viele Menschen verließen ihre Wohngebiete erst, als sich die Rote Armee bereits in unmittelbarer Nähe befand.

„Sie flohen zu Fuß mit Handkarren ohne ausreichenden Schutz vor der eisigen Kälte. Medizinische und hygienische Versorgung gab es nicht. Lebensmittel und Wasser waren knapp oder gar nicht vorhanden. Kinder und Säuglinge erfroren oder verhungerten als erste, die Überlebenschancen von Alten und Kranken waren minimal. Den wenigsten war bewusst, dass die Flucht einen Abschied für immer bedeutete." (Hanna Büsch, S. 8–17)

Nachkriegszeit

Das Ende des Zweiten Weltkriegs ist für viele Menschen mit dem erschütternden Gefühl des Verlusts von Angehörigen und Freunden verbunden. Während des Krieges waren Millionen Männer gefallen, viele kehrten erst nach Jahren aus der Kriegsgefangenschaft nach Hause zurück. Viele Familien hatten auch Opfer zu beklagen, die in den Konzentrationslagern und Gefängnissen des nationalsozialistischen Terrorregimes ermordet worden waren. Das Gefühl von Sicherheit und Geborgenheit war grundlegend erschüttert, auch die Erfahrung von Gewalt in unterschiedlicher Dimension und Intensität war prägend. Viele Familien wurden im oftmals herrschenden Chaos und Durcheinander voneinander getrennt und konnten erst später wieder zueinanderfinden. Bereits in den letzten Kriegsmonaten begannen parallel zu den großen Fluchtwellen sowohl spontane als auch systematisch durchgeführte Vertreibungen eines großen Teils der deutschsprachigen Bevölkerung aus Gebieten Mittel-, Süd-, Südost- und Osteuropas. Die gewaltigen Flüchtlingsströme verliefen quer durch Deutschland und Österreich.

Nach 1945 prägte die Frage des täglichen Überlebens in den zerstörten und zwischen vier Besatzungsmächten aufgeteilten Ländern Deutschland und Österreich den Alltag der „Wiederaufbaugeneration". Die Hauptlast der Bewältigung des Alltags lag dabei oft bei den Frauen, die gemeinsam mit ihren älteren Kindern das Überleben der Familie sicherten. Hunger, Mangel, desolate Wohnungen, geflickte Kleidung und Kälte in den Wintermonaten prägten das Leben der Nachkriegsjahre. Bis unmittelbar vor Kriegsende hatte die Versorgung der Bevölkerung mit Nahrungsmitteln noch funktioniert, zu Kriegsende und in der unmittelbaren Nachkriegszeit traten gravierende Engpässe auf. Die vorhandenen Lebensmittel konnten den Bedarf der Menschen, unter ihnen auch zahlreiche Flüchtlinge und Vertriebene, bei Weitem nicht decken. Staatliche Eingriffe wie Rationierung und Lebensmittelkarten erleichterten die Situation, gleichzeitig musste die Bevölkerung auf „vormoderne" Formen der Sicherung des täglichen Bedarfs wie Tauschhandel, Eigenproduktion in Gärten und den Schwarzmarkt zurückgreifen. Schleichhändler galten als die Pioniere des freien Marktes, gleichzeitig schlug ihnen Hass entgegen. Als illegales Zahlungsmittel waren amerikanische Zigaretten und Saccharin im Umlauf. Auch Kinder und Jugendliche handelten am Schwarzmarkt. Gemeinsam mit ihren Müttern leisteten sie einen wesentlichen Beitrag zum Überleben der Familie. Aus der Not heraus gebildete Gemeinschaften – soziale Netzwerke – waren überlebenswichtig. Kontakte zu Menschen in ländlichen Regionen waren besonders relevant. Auch Lebensmittelspenden der Besatzungssoldaten konnten in der unmittelbaren Nachkriegszeit eine Hungersnot verhindern. Den Menschen im Osten Österreichs in Erinnerung geblieben sind dabei die vielfach mit Würmern durchsetzten

„Russen-Erbsen". So kann es heute in der Pflegepraxis vorkommen, dass durch einen Schlüsselreiz – beispielsweise Erbsen als Suppeneinlage oder Beilage zu Hauptspeisen – negative Reaktionen ausgelöst werden: Erbsen als Brückenschlag zu jener Zeit im Damals, als es den Menschen am schlechtesten ging. Viele Menschen kamen in der Nachkriegszeit auch mit für sie bis dato ungewohnter Konservennahrung aus englischen und amerikanischen Beständen in Berührung. Im Rahmen von amerikanischen Hilfsprogrammen wurden auch Nahrungsmittelpakete („CARE-Pakete") nach Europa geschickt.

Insbesondere die Versorgung der städtischen Bevölkerung mit Lebensmitteln war prekär und erforderte ein hohes Maß an Eigeninitiative. Auf Grünflächen in Parkanlagen wurde Gemüse und Getreide angebaut. Wer über einen eigenen Garten oder ein „Grabeland"-Feld verfügte, konnte den Bedarf seiner Familie und weiterer Personen decken. Andere wiederum versuchten, durch sogenannte „Hamsterfahrten" zu Bauern im Umkreis der Städte Wertgegenstände gegen Lebensmittel einzutauschen. Um den allgemeinen Mangel an Konsumgütern besser verwalten zu können, wurden von staatlicher Seite Bezugsscheine für Lebensmittel („Lebensmittelmarken") und Konsumgüter wie Schuhe und Bekleidung, Tabakwaren, Alkohol u. a. ausgegeben. Zu Beginn der 1950er-Jahre verbesserte sich die Versorgungslage, immer mehr Güter des täglichen Bedarfs konnten am freien Markt erworben werden, die Schwarzmärkte verschwanden.

Erwähnt sei an dieser Stelle auch die veränderte Rolle der Frau. Das nationalsozialistische Frauenbild war patriarchalisch ausgerichtet: zurück an den Herd, Beschränkung auf die Mutterrolle, die Frau als „Führerin" des Haushaltes. Bereits während des Kriegs wurde sie aufgrund des immer stärker werdenden Männermangels in den Arbeits- und Produktionsprozess eingegliedert. Frauen arbeiteten in landwirtschaftlichen Betrieben, in der Rüstungsindustrie, aber auch beispielsweise als Schaffnerinnen. Frauen übernahmen als Alleinversorgerinnen mehr und mehr Verantwortung und mussten selbstständige Entscheidungen treffen. Nach Kriegsende leisteten sie als „Trümmerfrauen" – die offizielle Berufsbezeichnung lautete „Hilfsarbeiterinnen im Baugewerbe" – einen wesentlichen Beitrag zur Beseitigung der Kriegsschäden und zum sogenannten Wiederaufbau.

Die durch die nationalsozialistische Propaganda tief im Bewusstsein verankerten stereotypen Feindbilder der plündernden und vergewaltigenden russischen Soldaten riefen vor allem bei Frauen Ängste hervor. Sie versteckten sich tagelang in Kellern oder in den umliegenden Wäldern, verkleideten sich als alte Frauen oder täuschten ansteckende Krankheiten vor. Übergriffe der Besatzungssoldaten der Alliierten auf Frauen erfolgten auch in den von Amerikanern, Briten und Franzosen besetzten Zonen, auch befreite Kriegsgefangene und Zwangsarbeiter übten Rache an Frauen. Die Zahl von Vergewaltigungen durch Angehörige der Roten Armee war jedoch, besonders in den Ostgebieten des Deutschen Reiches, besonders hoch. Aber nicht alle Russen raubten und vergewaltigten; es war nur eine Minderheit, die aber das von Vorurteilen gekennzeichnete Bild des russischen Soldaten bestätigte und sich tief im kollektiven Gedächtnis der Menschen verankerte.

Beziehungen zu alliierten Soldaten sicherten allerdings vielen Familien in den ersten Nachkriegsmonaten das Überleben, ermöglichten den Zugang zu Lebensmitteln und bislang unbekannten Konsumgütern wie Nylonstrümpfen oder Kaugummi. Sie boten auch Schutz vor Übergriffen. Zudem herrschte in der Nachkriegsgesellschaft in Deutschland und Österreich ein Frauenüberschuss beziehungsweise Männermangel. In den Erinnerungen vieler Frauen waren diese Beziehungen aber auch die erste große Liebe, von der in vielen Fällen nur ein Foto übrigblieb. Kontakte zu Besatzungssoldaten waren gesellschaftlich stigmatisiert, Frauen waren daher in der Regel mit breiter Ablehnung und Beschimpfungen konfrontiert. Viele versuchten aus diesem Grund, eine solche Beziehung geheim zu halten. Als Folge sexueller Beziehungen kamen die sogenannten Besatzungskinder auf die Welt. Außerehelich und mit dem „falschen" Vater geboren, bildeten sie eine Angriffsfläche für rassistische, ideologische und moralische Vorurteile. Viele Mütter verheimlichten daher den Kindern die wahre Identität ihres Vaters. Sie heirateten und gaben dann diesen Mann als Vater aus.

Auch das oft jahrelange Warten auf die Rückkehr des in Kriegsgefangenschaft befindlichen Vaters, verbunden mit Ängsten und Sehnsüchten, hinterließ in den Erinnerungen der Menschen nachhaltige Spuren. Allein oder gemeinsam mit der Mutter warteten sie auf dem Bahnhof in der Hoffnung, dass ihr Weg dieses Mal nicht umsonst gewesen wäre oder dass zumindest ein anderer, heimkehrender Kriegsgefangener anhand eines mitgebrachten Fotos der Familie Hinweise geben könnte. Die Rückkehr der von Kriegsereignissen traumatisierten Väter löste in vielen Fällen soziale Spannungen aus, da diese ihre ursprüngliche Position im Familienverband wieder einnehmen wollten, die Frauen aber nicht dazu bereit waren, sich in ihre gewohnte Rolle zurückdrängen zu lassen. Die jahrelange Abwesenheit führte oft zu einer Entfremdung zwischen den Ehepartnern, aber auch zu den Kindern. Zudem kannten viele Kinder den Vater nur von Fotos und Erzählungen und lehnten die nun vor ihnen stehende, vom Krieg gezeichnete Person ab. Sie fürchteten sich vor diesem ihnen fremden Menschen und forderten die Mutter auf, ihn wieder wegzuschicken. In bewegenden Worten schildern Menschen oft unter Tränen die jahrelange Ungewissheit über das Schicksal ihres Vaters und den schwierigen Annäherungsprozess. In vielen Fällen warteten die Menschen allerdings vergeblich und wuchsen in den schwierigen Bedingungen der Nachkriegsgesellschaft ohne Vater auf.

Die katastrophale Versorgungslage in der unmittelbaren Nachkriegszeit führte auch zu einer erhöhten Sterblichkeitsrate von Säuglingen, Kindern, Kranken und betagten Menschen, vor allem in den Städten. Vom Frühjahr bis zum Sommer 1945 überlebten nur wenige Neugeborene. Der tägliche Kalorienbedarf konnte nicht gedeckt werden, stillende Mütter produzierten zu wenig bis gar keine Milch. Amerikanisches Trockenmilchpulver vertrugen viele Kleinkinder nicht und starben an Folgeerkrankungen. Im Spätsommer 1945 begannen Verhandlungen mit der Schweiz über die Entsendung deutscher und österreichischer Kinder zu Schweizer Gasteltern („Schweizer Kinder“). Ab 1947 wurden Kinder auch nach Belgien und in weiterer Folge in andere europäische Länder zu Erholungsaufenthalten verschickt. Für viele Kinder bedeutete dies, zum ersten Mal in ihrem Leben von Eltern und Geschwistern getrennt zu sein. Ängste, aber auch Neugier begleiteten sie auf ihrer Reise. Die Kontakte zu den einstigen Pflegeeltern oder deren Nachkommen überdauerten oft Jahrzehnte und werden im Rahmen von Biographie-Gesprächen auch heute noch erwähnt.

Um die Not der Bevölkerung zu lindern und den Wiederaufbau zu fördern, beschloss der amerikanische Kongress im April 1948 den sogenannten Marshallplan, ein Konjunkturprogramm zum Wiederaufbau des zerstörten Europas, in dessen Rahmen den europäischen Ländern Kredite gewährt wurden. Darüber hinaus erfolgten Lieferungen von Rohstoffen, Waren und Lebensmitteln. Neben der Hilfe für die notleidende und teilweise auch hungernde Bevölkerung Europas waren auch politische Interessen wie die Eindämmung des kommunistischen Einflusses und wirtschaftliche Überlegungen wie die Schaffung eines Absatzmarktes für amerikanische Güter ausschlaggebend für diese Wiederaufbauhilfe. Eine Einbeziehung von Staaten Mittel- und Osteuropas, die unter sowjetischem Einflussbereich standen, lehnte der damalige russische Außenminister Molotow ab. Als Gegenpol erfolgte im sogenannten kommunistischen Ostblock die Gründung des Rats für gegenseitige Wirtschaftshilfe (RGW).

Mit dem nun einsetzenden Wirtschaftsaufschwung erfolgte die schrittweise Entwicklung in Richtung Konsumgesellschaft, in der die Schrecken des überstandenen Krieges vergessen werden konnten. Allerdings wurde dadurch einer tiefgreifenden gesellschaftspolitischen Auseinandersetzung mit den Ursachen des Nationalsozialismus ausgewichen, Fragen nach Mitschuld und Mitverantwortung wurden bewusst verdrängt.

Wirtschaftsaufschwung und Konsumgesellschaft in den 1950er-Jahren

Die lebensgeschichtlichen Erfahrungen der Kriegs- und Wiederaufbaugeneration waren auch entscheidend von dem nach dem Zweiten Weltkrieg einsetzenden wirtschaftlichen Aufschwung geprägt. Schrittweise versuchten die Menschen ihren Lebensstandard zu verbessern. Zunächst konnte man sich mehr Lebensmittel leisten, sodass man sich nach Jahren der Entbehrung, des Mangels und traumatischer Hungererfahrungen wieder richtig satt essen konnte. Später wurde zunehmend mehr Kleidung angeschafft, Wohnungen wurden renoviert und mit dem Zeitgeist entsprechendem Mobiliar ausgestattet. Ein charakteristisches Möbelstück der 1950er-Jahre war der sogenannte Nierentisch, das Lilienporzellan galt als *das* Geschirr der damaligen Zeit. Auch wurde zunehmend mehr Geld für Urlaube ausgegeben.

Die lebensgeschichtlichen Erfahrungen prägten noch lange das Konsumverhalten der Kriegs- und Wiederaufbaugeneration: Umsichtiges Wirtschaften, Sparsamkeit, Erfindungsgabe und Verzicht waren Tugenden, die nur langsam oder gar nicht abgelegt wurden. Im Laufe der Zeit jedoch änderte sich das Konsumverhalten, wenngleich Sparen lange Zeit hindurch als besondere Tugend galt, an der sich die Menschen orientierten. Löhne und Gehälter stiegen an und erweiterten den finanziellen Aktionsradius der einzelnen Haushalte. Dennoch lebten die meisten bescheiden und sparsam. Während der Woche wurden Margarine und Malzkaffee verwendet, Butter und Bohnenkaffee gab es nur an Wochenenden, nicht selten wurde letzterer ein zweites Mal aufgebrüht. Sparsamkeit musste aber nicht zwangsläufig Verzicht bedeuten. Manch schmackhaftes Essen entstand aus preisgünstigen Zutaten. Schmalz aus billigem Bauchfilz fand unter anderem bei Mehlspeisen Verwendung. Um Energie zu sparen, achteten die Menschen im Alltag darauf, vor Verlassen des Raumes das Licht abzuschalten und lockerten die Glühbirnen in ihren Fassungen. Während viele Jahrzehnte hindurch für die meisten Menschen die Maxime „Arbeite, um etwas zu essen zu haben und die Existenz der Familie zu sichern“ galt, erfolgte nun der langsame, jedoch stetige Wandel von einer Kultur des Mangels und des Verzichts zu einer Kultur des Überflusses und des Konsums. Nach der Absicherung der materiellen Grundbedürfnisse bedeutete Wohlstand für die Mehrheit der Bevölkerung nun den Ankauf von Konsumgütern wie Kleidung, Möbel, Haushaltsgeräten, Radio- bzw. etwas später Fernsehapparaten sowie Autos.

Das Mitte der 1950er-Jahre einsetzende Wirtschaftswachstum dauerte mit kurzen Unterbrechungen bis Ende der 1970er-Jahre an. Motor des Wirtschaftswachstums waren die industrielle Massenproduktion sowie der technologische Fortschritt. Der steigende Wohlstand trug zum sozialen Frieden und damit auch zur politischen Stabilität bei. Auch Menschen aus weniger einkommensstarken sozialen Schichten gelangten zunehmend zu Wohlstand. Sozialer Aufstieg war auch für Menschen aus unteren Schichten möglich geworden (Hanisch, S. 58 f.).

„Viele konnten sich den alten Traum der kleinen Leute erfüllen: ein eigenes Haus zu bauen. Mehr und immer mehr wurde zur Lebensmaxime von Menschen, die gerade aus einer Mangelgesellschaft gekommen waren. Mehr Häuser, mehr Autos, mehr Straßen.“ (Hanisch, S. 58 f.)

Wirtschaftswachstum, die Veränderungen in der Arbeitswelt und technologischer Fortschritt beeinflussten das Alltagsleben der Menschen grundlegend. Mit den amerikanischen Besatzungssoldaten waren auch neue Lebensweisen und -einstellungen nach Deutschland und Österreich gekommen. Die Symbole des „American way of life“ übten magische Anziehungskraft aus. Zigaretten, Nylonstrümpfe, Coca Cola und Kaugummi symbolisierten ein neues Lebensgefühl nach amerikanischem Vorbild.

Die Menschen begannen, sich nun zunehmend in der wiederhergestellten behaglichen Alltagsnormalität einzurichten. Kennzeichnend für die 1950er-Jahre war die kleinbürgerliche Idylle in den eigenen vier Wänden. Auch gutes Benehmen und adrette Kleidung waren wieder gefragt. Gutes Benehmen wurde auch außerhalb der Familie vermittelt, beispielsweise in den stark frequentierten Tanzschulen. Charakteristisch für diese Zeit waren zum einen ein unbeirrbarer Aufstiegs- und Leistungswille, zum anderen der beginnende Bedeutungsverlust von Religion, Autorität, Gehorsam und Unterordnung. Der Einfluss der Kirche begann bereits abzunehmen, anstelle des sonntäglichen Kirchgangs wurde das arbeitsfreie Wochenende wichtiger. Hinsichtlich der Kontrolle über das Sexualverhalten der Menschen übte die Kirche jedoch nach wie vor großen Einfluss aus. Katholische Kreise und bürgerliche Bildungseliten protestierten gegen „Schmutz und Schund“. Die zu dieser Zeit lebhaft geführte Diskussion über den schädlichen Einfluss damals populärer Medien wie der sogenannten Groschenromane, illustrierter Zeitschriften, Comics und Kinofilme auf Kinder und Jugendliche fiel in Österreich auf fruchtbaren Boden (Hanisch, S. 426 ff.).

Das Auto entwickelte sich zu einem wahren Kultgegenstand. Dieser Trend begann in der Jugend mit dem Erwerb eines Mopeds und setzte sich im Erwachsenenalter mit dem Ankauf des so lange ersehnten Autos fort. Das Motorrad diente als Fortbewegungsmittel der ärmeren Bevölkerungsschichten, galt aber auch als Symbol der „Halbstarken“, einer aus dem Arbeitermilieu heraus entstandenen Jugendkultur. Deren Vertreter waren an den von ihnen getragenen Jeans und Lederjacken sowie ihrer charakteristischen Frisur erkennbar. Dabei orientierte man sich bezüglich Kleidung und Körpersprache an den damals populären Filmen. Zum Idol für eine ganze Generation wurde der Schauspieler Marlon Brando, der als Hauptdarsteller in dem Kinofilm „Der Wilde“ die Sehnsüchte und Träume der neu etablierten Jugendkultur verkörperte. Was aus Amerika kam, galt als Sinnbild für Modernität. Die Blue Jeans wurde zum Symbol für das neue Lebensgefühl. Sie negierte gewissermaßen die bislang obligatorische Bügelfalte und verstieß so gegen bürgerliche Konventionen. Jazz, Boogie Woogie, Rock ’n’ Roll und die daraus abgeleitete Sinnlichkeit eines neuen Körpergefühls waren typische Merkmale der neu entstehenden Jugendbewegung. Jugendliche als gesellschaftlich relevante Gruppierung rückten ins öffentliche Bewusstsein. Sie stellten die Werte und Normvorstellungen ihrer Eltern in Frage und waren auf der Suche nach neuen Werten. Vorbilder fanden sie in James Dean, Marlon Brando, Elvis Presley und Bill Haley. Von ihren Eltern wurde deren Musik oft abfällig als „Negermusik“ bezeichnet. An amerikanischen Produkten wie Küchengeräten, praktischen Möbeln, Nylonstrümpfen, Nylonblusen und Petticoats fanden jedoch auch konservative Kreise Gefallen (Hanisch, S. 429 f.).

Als Gegenpol erlangte der traditionelle Begriff „Heimat“ einen hohen Stellenwert. Im neu entstandenen Genre des Heimatfilms spiegelten sich die gesellschaftlichen Sehnsüchte und Erwartungen nach Ruhe und Ordnung deutlich wider. Natur als Zufluchtsort und ein konservativ, patriarchales Rollenbild von Mann und Frau mit eindeutig festgelegten Rollenverteilungen bildeten einen Gegenpol zu den negativen Kriegserfahrungen und der mit dem Wiederaufbau einhergehenden Technikeuphorie. Symbol dafür ist der Erfolg des Films „Der Förster vom Silberwald“ aus dem Jahr 1954. Aber nicht nur das neu entstandene Genre des Heimatfilms, sondern auch die sich in Form der Sissi-Filme verbreitende Habsburger-Nostalgie lockte die Menschen in Massen in die Kinos. Als Kontrast dazu kann der Film „Die Sünderin“ mit Hildegard Knef in der

Hauptrolle, der zur damaligen Zeit absolute Tabuthemen wie Missbrauch in der Familie, Prostitution und Sterbehilfe thematisierte und für einen entsprechenden Skandal sorgte, bezeichnet werden. In den 1950er-Jahren erreichten die Kinos eine neue Blüte, das beginnende Fernsehzeitalter führte jedoch am Ende dieses Jahrzehnts zu einem steten Rückgang des Interesses am Kino. Das Fernsehen etablierte sich als neues Massenmedium und prägte das abendliche Freizeitverhalten der Familie. Aber erst nach und nach tauchten in den Haushalten Fernsehapparate auf. Das System der Ratenzahlung erleichterte diese und weitere technische Anschaffungen und Neuerungen, brachte aber auch so manche Familie in finanzielle Turbulenzen. Aufgrund der anfangs geringen Verbreitung des sich neu entwickelnden Massenmediums erhielten Familien mit einem Fernsehgerät regelmäßig Besuch von Verwandten, Freunden und Nachbarn, um sich gemeinsam eine Sendung anzusehen – oftmals sehr zum Leidwesen der Kinder, die vorzeitig zu Bett gebracht wurden. Das gemeinsame Fernsehen förderte die sozialen Kontakte. Gäste kamen selten mit leeren Händen ins Haus, sie brachten Getränke und kleine Speisen mit. Eine Bewohnerin erzählte davon, dass in ihrem früheren Wohnhaus untereinander gestritten wurde, eine bevorstehende Fernsehübertragung bewirkte jedoch eine kurzfristige Versöhnung, bevor nach dem Übertragungsende der Disput von Neuem begann (Hanisch, S. 433 f.).

Neben den amerikanischen Einflüssen in der Unterhaltungskultur konnten auch Film- und Schlagerstars aus Deutschland und Österreich große Publikumserfolge feiern. Helden und Vorbilder aus Musik und Film sind in den Erinnerungen der Menschen ebenso präsent wie Sportidole. Die Fußballweltmeisterschaft 1954 gewann Außenseiter Deutschland mit dem Finalsieg über die favorisierten Ungarn, Österreich erreichte bei diesem Turnier den dritten Platz. Die Erfolge wirkten in den Erinnerungen der Menschen in Deutschland und Österreich nach den Kriegserfahrungen und Entbehrungen identitätsstiftend und steigerten das kollektive Selbstwertgefühl. Der Kitzbühler Toni Sailer stieg aufgrund seines Dreifachtriumphes bei den Olympischen Winterspielen 1956 in Cortina d'Ampezzo zum Idol einer ganzen Nation auf.

Die während des Krieges selbstständig gewordenen Frauen wurden in die Rolle der Hausfrau zurückgedrängt. Hausarbeit war bis zum Ersten Weltkrieg, insbesondere in bürgerlichen Familien, weitgehend bezahlte Erwerbsarbeit – nun wurde sie zum Liebesdienst erklärt. Aus der Hausherrin wie aus dem Dienstmädchen wurde eine Hausfrau. Dies bedeutete in der Praxis, nicht nur einen, sondern mehrere Berufe ausüben zu müssen. Die patriarchale Struktur der Kleinfamilie und die Idee der „neuen Mütterlichkeit" forderten von den Frauen den Verzicht auf persönliche Bedürfnisse.

„Das neue Frauenleitbild hieß: berufstätig sein, Mann und Kind versorgen und doch gepflegt sein." (Hanisch, S. 430)

Monoton wurde den Frauen das gefühlvolle Eingehen auf die Wünsche und Vorlieben des Mannes aufoktroyiert, umgekehrt fehlte jedoch oft jegliches Verständnis für deren Bedürfnisse nach Wärme und Zuneigung. Der Ehemann überließ wöchentlich oder monatlich einen Teil seines Einkommens als Haushaltsgeld, verlangte im Gegenzug aber eine genaue Auflistung sämtlicher Ausgaben in Form eines Haushaltsbuches. Sparsamer Umgang mit den vorhandenen finanziellen Ressourcen bedeutete die Bildung von Rücklagen für die Anschaffung technischer Neuerungen. Von den Frauen wurden entsprechende Kenntnisse im Umgang mit den sich zusehends verbreitenden Konsumgütern erwartet, die seitens der Werbeindustrie nicht als bloße technische Geräte, sondern durchaus als lebendige Wesen mit menschlich anmutenden Charaktereigenschaften wie Treue, Verlässlichkeit und Hilfsbereitschaft präsentiert wurden.

Die dienende Haltung, die Frauen ihren Männern nun entgegenbrachten und die von Ratgebern und Frauenzeitschriften gefördert und gefordert wurde, basierte auch auf der wirtschaftlichen Abhängigkeit der Frauen, die auch rechtlich festgeschrieben war: Bis zur gesetzlichen Gleichstellung von Mann und Frau im Jahr 1975 galt in Österreich der Vater als Familienoberhaupt. Die gesellschaftlichen Verhältnisse der 1950er-Jahre waren ein Jahrzehnt später Auslöser für die Protestbewegungen im Jahr 1968.

5.3 Resümee

Diese abrissartigen Ausführungen versuchen die Bedeutung von historischem Wissen darzulegen, das eine wichtige Voraussetzung dafür ist, die Reaktionen und Verhaltensweisen der von uns in der Altenpflege betreuten Menschen zu verstehen. Nur auf der Grundlage von historischem Wissen ist Pflege nach dem von Professor Erwin Böhm entwickelten Psychobiographischen Pflegemodell möglich. Denn jeder Mensch hat im Laufe seines Lebens eine Reihe von individuellen, ihm angemessen scheinenden Handlungsweisen entwickelt, die zumindest teilweise aufgrund seiner Prägungsgeschichte erklärbar sind. Daher war es ein weiteres Ziel dieses Beitrags, die Geschichte Deutschlands und Österreichs im 20. Jahrhundert in Schlaglichtern darzulegen, da deren Kenntnis neben dem Wissen um die individuelle Lebensgeschichte eines Menschen dabei hilft, den anderen besser zu verstehen. Wichtig dabei ist auch der Umstand, dass wir Pflegende bereits von ganz anderen Zeitumständen als die von uns Gepflegten geprägt wurden. Die Zeit, in die wir hineingeboren wurden, ist uns vertraut – um die Handlungsweisen unserer BewohnerInnen zu verstehen, müssen wir hingegen auch die Zeitumstände kennen, in denen diese aufwuchsen und lebten. Unerlässlich ist auch die Auseinandersetzung mit der eigenen Lebens- und Familiengeschichte. Die Ergründung der eigenen Familiengeschichte ist oft interessant und spannend, sie kann aber auch Betroffenheit auslösen. Und schlussendlich hilft sie uns dabei, eine zentrale Frage des Lebens zu beantworten: Was hat uns zu jenen Menschen gemacht, die wir sind?

Literatur

Böhm, E.: Psychobiographisches Pflegemodell nach Böhm. Band I: Grundlagen (5. Auflage). Maudrich, Wien 2018.

Büsch, H.: Migration in der ersten Hälfte des 20. Jahrhunderts. Folgerungen für pflegerisches Handeln. Unveröffentlichtes Lehrmanuskript zur kollektiven Prägungsgeschichte.

Hanisch, E.: Der lange Schatten des Staates. Österreichische Gesellschaftsgeschichte im 20. Jahrhundert. Ueberreuter, Wien 1994.

Klammer, P.: Auf fremden Höfen. Anstiftkinder, Dienstboten und Einleger im Gebirge (2. Auflage). Böhlau, Wien 2007.

Malina, P.: Jugend im Nationalsozialismus. In: 1938. NS-Herrschaft in Österreich. Texte und Bilder aus der gleichnamigen Ausstellung. BMI, Wien 1998.

Orlewski, J.: Kollektive Prägungsgeschichte und Altenpflege. RBS, Itzig 2003.

Stekl, H.: Höhere Töchter und Söhne aus gutem Haus. Bürgerliche Jugend in Monarchie und Republik. Böhlau, Wien 1999.

6 Die Interpretation

Interpretieren ist die Dekodierung des im Leben schon Geschehenen (Biographie), sozusagen die Suche nach dem verborgenen Sinn der Handlungen der Klienten.

Interpretieren heißt aber auch, zu deuten, wobei zu diesen Deutungsversuchen auch gehört, die in den Teilinformationen gesammelten Lebenslügen akzeptieren zu lernen. Alles ist so, wie es die Menschen (egal ob Pfleger oder Gepflegter) sehen oder sehen möchten.

Wir müssen zur Kenntnis nehmen, dass wir Lebensgeschichterln hören und demnach interpretieren, die weder für die Pflegeperson noch für den Klienten selbst erkennbar sind. Sie bestehen, wie Goethe es schon in seiner Biographie beschrieb, aus „Dichtung und Wahrheit".

Die Assoziationskette der Interpretation dient dem Auffinden eines geeigneten singulären Pflegeimpulses. Das Interpretieren ist eine sehr umfangreiche Aufgabe, die nur im Team sinnvoll bewältigt werden kann.

Beim Lebenspanorama und bei dessen Interpretation gibt es Wiederholungen in:

- Wort und Tat
- Entwicklungen
- Lebensfolgen

Es wird also bei den Interpretationen die ganze Breite des Lebens sichtbar, die Licht- und Schattenseiten, die positiven und negativen Werte eines Menschenschicksals werden erkenn- und deutbar, die Fehlerquellen von falschen Impulsen dadurch vermindert.

6.1 Grundlagen der Assoziationskette

Die Assoziationskette und deren Interpretationsversuche sind aus dem in der Psychologie benutzten Konfliktmodell abgeleitet und nicht aus dem eher in der Psychiatrie üblichen Funktionsmodell bzw. Defizitmodell.

Das Konfliktmodell als Grundlage des Denkens anzusehen bedeutet, die Verhaltenseigenarten der Klienten nicht als Krankheit, sondern als *Sinn* aufzufassen. Denn Sinn hinter den Symptomen und Problemen zu suchen, darin besteht die Hauptaufgabe der Interpretation der erhobenen Befunde.

Das Konfliktmodell sieht in jeder Erkrankung einen Sinn und ist somit der Weg, die Etikettierung durch Diagnosen zu vermeiden (in der Pflege wird dies als „ganzheitliche Sicht“ bezeichnet).

Da bei den Patienten weder eine Krankheits- oder Therapieeinsicht noch die Einsicht in ihr eigentümliches Verhalten erreicht werden kann, hat das Konfliktmodell als ideologisches Denkmodell große Bedeutung.

Ausgangspunkt dieser Revolution war die Änderung des Wortes „Schizophrenie“ zu dem ganzheitlichen Wort „Borderline“ durch Judith Wallenstein und Rudolf Ekstein im Jahre 1954. Für Österreich begann mit der Gründung des Instituts für Tiefenpsychologie und Psychotherapie durch Prof. Dr. Hans Strotzka 1971 das Umdenken (auch Strotzka und seine Mitarbeiter setzten auf verändernde statt, wie in der Psychiatrie üblich, verwahrende, akzeptierende Konzepte). Wahrscheinlich ist der Ansatz, die Diagnose Alzheimer nicht mehr in den Mittelpunkt zu stellen, ganz entscheidend von Prof. Strotzka auf den Weg gebracht worden.

Das Funktions- bzw. Defizitmodell geht bei jedem Symptömchen von einer Krankheit, einer Störung im Sinne der Nosologie aus. Wobei man aber sagen könnte – wie dies die Konflikttherapeuten machen –, dass Krankheit keinen Sinn hat und damit sinn-los ist.

Das Defizitmodell orientiert sich an klaren Klassifikationen (Emil Kraepelin, 1865). Kraepelin versuchte damals, alle Erkrankungen in sogenannte Krankheitsbilder zu rubrizieren. So ist es wohl nicht verwunderlich, dass Kraepelin in Freud einen Antipoden sah. Das Phänomen, alles zu klassifizieren, ist auch in der Pflege zu beobachten (ATL, Pflegediagnose nach Nanda usw.).

Das Böhm-Modell erfordert statt eines Klassifikationsdenkens im Sinne der Krankheitslehre ein neues Denken der „Pflegediagnose“. Dieses Denken drückt sich nicht in Krankheitsbegriffen, sondern in Form eines Verständnisses des Klienten- und Angehörigenverhaltens aus (verstehende statt verständliche Pflege, siehe Böhm, 1985).

Wenn das Gehirn oder besser gesagt unser noopsychisches Gehirnareal falsch „tickt“, dann führt dies im Allgemeinen zu einem für die Umwelt unverständlichen Verhalten. Das menschliche Verhalten ist grundsätzlich schwer zu verstehen, und erst recht gilt das in einem Zustand der „Konflikte“ (früher Defizite).

Indem wir das Verhalten und die thymopsychische Biographie interpretieren, unternehmen wir den Versuch, die tatsächlichen Zusammenhänge zwischen den vielen Faktoren, die das Verhalten beeinflussen, zu verstehen.

Interpretieren im Team

Dazu bedarf es eines speziell geschulten Pflegeteams und nicht einer Einzelperson; daher nenne ich diesen Teil der Praxis Pflegevisite.

Führen Einzelpersonen die Interpretation von Biographien durch, besteht das Resultat häufig nur aus Verurteilungen und nicht aus Beurteilungen. Wie Sie wissen, ist das Modell ein Konfliktmodell, und dabei darf man nicht außer Acht lassen, dass bei jeder Erhebung und Interpretation nicht zu verhindern ist, dass Projektionen, Übertragungen und Gegenübertragungen auftreten. Das bedeutet, dass die Lebenslügen der Klienten und die Lebenslügen der Betreuer kumulieren können.

Team und Beurteilung

Beurteilung setzt natürlich auch Selbsterkenntnis voraus. Erich Fromm schrieb einmal, dass in uns Menschen geheime Pläne vorhanden sind, über die wir Bescheid wissen sollten. Er meint, dass wir wissen sollten, dass wir alle in Wirklichkeit kleine Verräter, Lügner, Sadisten, Betrüger, Narzissten etc. sind. Nicht nur unsere Klienten, sondern selbst kleine Kinder fühlen schon, dass oft hinter einer Fassade ein anderer Mensch verborgen ist. Wir nehmen uns selbst also nur so wahr, wie wir uns wahrnehmen wollen, und dies tut schließlich auch unser Klient. Folglich hat jeder Beurteiler mit seinen eigenen Lebenslügen und den Lebenslügen seiner Patienten zu tun.

Auch die treffendste Interpretation verschafft uns nur einen einzelnen Blick auf das Leben des Klienten, wir verstehen immer nur einen Teil.

Erich Fromm erinnert daran, dass wir nichts verstehen können, solange wir nicht wissen, dass Kinder nicht immer ihre Eltern lieben und Eltern nicht immer ihre Kinder, dass der Ruhm nicht von Leistung kommt, Altruismus bösartig und Liebe nur Gier sein kann, Bescheidenheit nur Eitelkeit und das Streben nach Macht normal ist. Bedenken wir dies nicht, fehlen die für eine Interpretation grundlegenden Zusammenhänge.

Das bedeutet auch, dass man nicht mit Patienten umgehen und diese interpretieren sollte, solange man selbst nicht weiß, wer man ist. Demzufolge sind nicht alle Menschen geeignet, mit diesem Modell zu arbeiten. Psychisch gesundes oder (wenigstens) geschultes Pflegepersonal wäre demnach eindeutig von Vorteil.

Der Ausgangspunkt für alle Beteiligten, um eine Pflegevisite durchzuführen, ist entweder ein analytisches, ein kriminalistisches Denken oder ein Heureka-Effekt.

6.2 Terminologie

Das analytische Denken in diesem Pflegeverfahren kann auch, wie dies Dr. Karl Purzner vorschlägt, als routineintegrierte Aktionsforschung bezeichnet werden. Heiko Lüdemann (Gründer der CoachAcademy) formuliert zutreffend, was ich darunter verstehe: „Wer im Berufsalltag analytisch denkt, löst keine mathematischen Probleme, sondern durchleuchtet bestimmte Sachverhalte.“ Ohne analytisches oder „kriminalistisches“ Denken wäre die Interpretation als banaler Heureka-Effekt einzuordnen.

Der Heureka-Effekt

Ist eine richtige Lösung (Interpretation) leicht zu demonstrieren und auch für außenstehende Personen sofort einleuchtend, handelt es sich um den Heureka-Effekt.

Dieser geht in der Pflegepraxis damit einher, dass die Ergebnisse des Teams klar und kurz formuliert und in der Pflegedokumentation auch so klar und einfach festgehalten werden können, damit sie für alle Außenstehenden (z. B. Pooldienste) leicht nachvollziehbar sind.

Hermeneutische Interpretation

Der Soziologe Ulrich Oevermann begründete die objektive Hermeneutik als Methode der empirischen Sozialforschung, wobei Hermeneutik nichts anderes heißt als Deutungslehre.

Casework

Die Interpretation sowie die Durchführung der Impulse wird als Casework-Verfahren oder therapeutische Pflege bezeichnet. 1917 schrieb Marry Ellen Richmond eine Arbeit mit dem Titel „Social Diagnosis“, die sie als Casework bezeichnete. Später wurde das Wort als Einzelfallhilfe von mir in der Übergangspflege eingeführt.

7 Interpretationsmöglichkeit Normalitätsprinzip (Grundkurs)

Christoph Werneke, ENPP-Dozent

Alle biographisch erhobenen Daten können mittels Zeitgeistprägung (regionale Prägung) als Tatsachenverdichtung herangezogen werden. Im Folgenden soll diese Tatsachenverdichtung in einführender Form erläutert werden. Dabei stehen Assoziation, Interpretation und Hypothesenbildung im Zentrum des psychobiographischen Pflegeprozesses.

7.1 Deutungsarbeit (Hermeneutik)

In unserer psychobiographischen Arbeit versuchen wir zusammen mit dem Klienten, ansatzweise sein Leben zu verstehen, Zusammenhänge zu erkennen und herauszufinden, was er in seiner momentanen Lebenssituation braucht. Dabei sind wir weder Psychotherapeuten noch Pädagogen oder reine Wissenschaftler. Wir sind Pflegende und bleiben es auch. Selbstverständlich bedienen wir uns jedoch bei unserer Arbeit der Erkenntnisse anderer Berufszweige und Forschungsrichtungen, soweit sie für unsere Arbeit mit den Klienten nutzbringend sind.

In der Deutungsarbeit versuchen wir zu erkennen, wie jemand sein Leben geführt hat, was dabei in seinem Sinne gelungen ist oder nicht, wie er seinen jetzigen Zustand beurteilt und welche Sichtweisen er für seine eigene Zukunft hat. Wir versuchen Ursachen zu ergründen (kausal), stellen uns aber auch die Frage nach Zielen und Absichten (final). Dies alles geschieht radikal aus der Sichtweise des erzählenden Subjekts und ist von der Sichtweise der Angehörigen, der Pflegenden, der Ärzte, der Therapeuten etc. zu trennen. Die „objektive Wahrheit" interessiert uns dabei nur am Rande, wir akzeptieren sowohl unsere eigenen Lebenslügen als auch die der Klienten.

Die Symptome, die jemand zeigt (weglaufen, schreien, andere beschuldigen, sich zurückziehen …) haben in unserer Betrachtungsweise grundsätzlich einen Sinn, d. h. der Klient versucht dadurch, etwas für ihn Unerträgliches oder Belastendes aus der Welt zu schaffen oder zumindest erträglich zu machen. Symptome sind also nicht das Problem selbst, sondern immer als Copings (Lebensbewältigungsstrategien) zu verstehen.

Wir „therapieren" oder „erziehen" nicht. Wir versuchen, verloren gegangene Lebensmöglichkeiten zu re-aktivieren *oder* eine bestimmte Lebenssituation mit Hilfe von Impulsen erträglich zu machen. Dazu gehört, dass wir, was die Erinnerungen an das eigene Leben angeht, in der Regel eher beim Zudecken oder Beschönigen behilflich sind als beim Aufdecken und Konfrontieren mit der „Wahrheit“. Wenn uns das zusammen mit dem Klienten gelingt, können die Symptome überflüssig werden – und eine ganze Reihe von Psychopharmaka auch (vgl. http://senioren-zeitschrift-frankfurt.de/es-geht-auch-ohne-pillen/ und die entsprechende Studie von Prof. Johannes Pantel, Frankfurt, 2005).

Je öfter sich emotional bedeutsame Storys („G'schichterln“ aus dem Leben) in einem Lebenspanorama wiederholen, desto bedeutsamer werden sie sein. Oft lässt sich aus diesen Storys der „rote Faden“ der Biographie erkennen (vgl. Alfred Adler, Lebensleitlinie oder Melodie) und damit die Art, wie der Betreffende sein Leben gestaltet hat oder wie er es zu gestalten wünscht. Unsere Klienten sind dabei in vielerlei Hinsicht ehrlicher als Menschen in der „Mitte des Lebens“, weil bei ihnen meistens der emotionale Anteil (Thymopsyche) gegenüber dem rationalen Anteil (Noopsyche) überwiegt: Kinder, Betrunkene und Demente sagen die Wahrheit!

Im psychobiographischen Modell deuten wir nicht wild drauflos oder interpretieren das Blaue vom Himmel („Küchenpsychologie“), sondern halten uns an bestimmte Regeln, die wir im Grundkurs und im Aufbaukurs präzisieren und einüben:

1. Deutungsarbeit ist grundsätzlich eine Teamarbeit und keine Einzelleistung. Die Anfälligkeit für Irrtümer, die den eigenen Lebenslügen oder blinden Flecken in der Betrachtungsweise geschuldet sind, ist für den Einzelnen wesentlich höher als für die Kleingruppe. „Böhm-Arbeit“ kommt daher auch nur für Menschen mit aktiver und passiver Kritikfähigkeit in Frage.
2. Jede aufgestellte Hypothese gilt nur unter Vorbehalt. Wir sind uns dessen bewusst, dass es oberstes Ziel ist, dem Klienten nicht zu schaden – weder durch Tun noch durch Unterlassen.
3. Die Hypothesenbildung bezieht sich immer auf die gelebte Biographie („früher“), also in den meisten Fällen nicht auf die aktuelle Heim- oder Versorgungssituation („heute“).[5] Ebenso gilt es bei allen Schritten unbedingt die jeweilige Interaktionsstufe zu beachten! So schaut z. B. das Daheimgefühl eines Kleinkindes sehr anders aus als dasjenige eines Jugendlichen oder eines Erwachsenen.
4. Interpretiert wird das, was wir brauchen, um das vermutete Problem des Klienten zu beheben oder zumindest das Leiden zu lindern. In den allermeisten Fällen genügt es in der Praxis, einen oder zwei Interpretationsschritte zu benennen, auf deren Grundlage die Impulssetzung erfolgen kann. Für die Qualität einer Böhm-Planung ist nicht die Menge des niedergeschriebenen Textes entscheidend, sondern die Treffsicherheit! Wenn ich also unter einem Mangel an Daheimgefühl leide, so brauche ich dazu nicht unbedingt den Grundtyp und die Ich-Wichtigkeit zu interpretieren. In jedem Fall muss in diesem Zusammenhang die „Assoziationskette“ (Pflegeprozess!) erkenn- und nachvollziehbar sein:

5 Ausnahmen sind Heim- oder Institutionsbiographien: Psychiatrie, Forensik, Kinderheim, Behindertenwohnheim etc.

- Was ist das Problem/Leiden des Klienten?
- Wie schaut der biographische Hintergrund zu diesem Problem/Leiden je Interaktionsstufe aus?
- Welche Impulse sind dazu geeignet, eine Verbesserung herbeizuführen?

5. Die Deutungen (Interpretationsschritte) im Grundkurs richten sich nach dem Normalitätsprinzip (vgl. Bank-Mikkelsen, Böhm, Henderson etc.). Sie beinhalten:
   - Grundtyp
   - Daheimgefühl
   - Alltagsnormalität
   - Ich-Wichtigkeit
   - Motive
   - Was fehlt?

Diese abschließende Frage fasst zusammen, was der Klient in den oben genannten Bereichen wahrscheinlich *früher* hatte und was ihm *jetzt* (in seiner Situation der Pflege- oder Unterstützungsbedürftigkeit) fehlt. Sie sollte in jedem Fall zusätzlich zu der jeweils problemrelevanten Deutung beantwortet werden.

Die Interpretationsschritte im *Aufbaukurs* ergeben sich aus den Zusammenfassungen zum tiefenpsychologischen Verständnis, wie sie Prof. Böhm in seiner jahrzehntelangen Forschungsarbeit herausgearbeitet hat. Hier spielen Sigmund Freud, Anna Freud, Alfred Adler, Carl Gustav Jung, Sándor Ferenczi, Hans Strotzka, Alice Miller, Annemarie Dührssen, Melanie Klein, Fritz Riemann, Erwin Ringel und viele andere die entscheidende Rolle. Dabei lässt sich meistens feststellen, dass in der Lebensgeschichte schon immer etwas Entscheidendes gefehlt hat, um eine emotionale Balance zu erreichen. Die abschließende Frage muss an dieser Stelle lauten: Was hat *immer schon* gefehlt?

Nun zu den Interpretationsschritten im Grundkurs:

7.2 Grundtypen

Grundsätzlich unterscheiden wir im Böhm-Modell zwei „Typen". Diese Unterteilung ist natürlich sehr grob, trotzdem erweist sie sich oft als hilfreich. Da gibt es zum einen den „sympathikotonen Typ". Der/die traut sich was! Der Sympathikus ist der Teil des vegetativen (also unbewussten) Nervensystems, der für „Action" zuständig ist, also Erregung – Kampfbereitschaft – Flucht. Man könnte daher den „Sympathikotonen" auch mit dem „extrovertierten Typ" nach C. G. Jung vergleichen. Berühmte Typen der sympathikotonen Art wären „SpongeBob", Biene Maja, Stan Laurel (Doof in „Dick und Doof") oder Don Quijote.

Zum anderen gibt es den „parasympathikotonen Typ". Der/die traut sich nix! Der Parasympathikus ist der Teil des vegetativen Nervensystems, der für Erholung und Ruhe zuständig ist („chillen"). Vergleichbar wäre der Parasympathikotone mit dem „introvertierten Typ“ nach C. G. Jung. Dieser Zeitgenosse bevorzugt eine eher reizarme Umgebung, braucht viel Sicherheit, Rituale, Wiederholungen und Gleichbleibendes. Manchmal muss man ihn regelrecht „aufwecken“ oder mit Reizen „anfluten“, damit er sich nicht „wundliegt“. Für eine enorme Vigilanzsteigerung beim deutschen Nationalspieler Mario Gomez sorgte z. B. Mehmet Scholl als Fußballkommentator 2012 mit seinem Spruch: „Ich hatte zwischendurch Angst, dass er sich wundliegt und mal gewendet werden muss.“ Berühmte Typen der parasympathikotonen Art wären etwa Thaddäus Tentakel (SpongeBobs Nachbar), Willi (Biene Majas Freund), Oliver Hardy (Dick in „Dick und Doof“) oder Sancho Panza.

Ob jemand sympathikoton oder parasympathikoton ist, hat nichts mit Sympathie oder Antipathie zu tun, sondern eben mit dem „Erregungsgrad“, mit dem er meistens unterwegs ist. Natürlich ist niemand ausschließlich das eine oder das andere, wir alle müssen irgendwann einmal aufstehen und irgendwann einmal schlafen. Aber die einen schlendern, wenn sie gehen, und die anderen rennen. Und die einen schlafen zwölf Stunden, die anderen nur vier. Die einen müssen manchmal beschleunigt oder aufgeweckt werden, um ans Ziel zu kommen – die anderen müssen manchmal etwas gebremst oder „reizabgeschirmt“ werden, damit sie „runterkommen“. Die einen sind Hypotoniker – die anderen Hypertoniker usw.

Gegebenenfalls lässt sich hier auch noch der „Alpha-Typ“ vom „Omega-Typ“ unterscheiden: Der eine möchte bestimmen, wo’s langgeht – der andere begnügt sich damit, zu folgen oder Verantwortung abzugeben. Der „Bestimmer“ muss aber nicht zwangsläufig sympathikoton sein und der „Mitläufer“ muss nicht zwangsläufig parasympathikoton sein!

Wichtig ist auch, hinzuschauen, wie die jeweilige Kultur, das Umfeld und die Erziehung die Entwicklung eines bestimmten Typen gefördert oder unterdrückt haben. Für eine 1940 geborene Frau gehörte es sich in aller Regel nicht, sympathikoton zu sein! Das ihr gepredigte Ideal hieß: brav sein, strebsam sein, gefallen, warten, bis man aufgefordert wird, immer auf Sicherheit bedacht sein, unselbstständig sein etc. Diese Frauen hatten dann leider Pech, wenn sie allzu sympathikoton waren. Entweder mussten sie sehr mutig sein, um aus diesem Schema auszubrechen (wie Beate Uhse oder Marlene Dietrich und andere), oder sie mussten in Kauf nehmen, ihr Leben lang sozusagen neben der eigenen Persönlichkeit her zu leben. Manchmal sagen sie das sogar zu jüngeren Pflege- oder Betreuungskräften: „Mensch, Mädchen, als ich so alt war wie du – deine Freiheiten hätte ich gerne gehabt!“ Glücklicherweise erfand ja Astrid Lindgren im Jahr 1945 Pippi Langstrumpf und damit eine Identifikationsfigur für die unangepassten kleinen und großen „Weiber“ (vgl. hierzu auch E. Böhm: Alte verstehen. Bonn 2000, S. 70–86)!

7.3 Daheimgefühl

Für alle Klienten, die eine sogenannte „Weglauftendenz" oder „Hinlauftendenz" haben oder „nach außen drängen", kann dieser Interpretationsschritt sehr wichtig sein. Die Frage ist: Was habe ich hier an dem Ort, wo ich gerade bin, was mich auch dort hält? Welche Gefühle verbinde ich mit welchem Ort? Wo halte ich es aus, wo empfinde ich Geborgenheit – Sicherheit – Anregung – Sinn …?

Ich schreibe dies gerade abends am Flughafen in Bremen, in kahlen, „schicken", mit hellem Licht gefluteten Funktionsräumen. Ich warte auf meinen Flug. Was hält mich hier? Nichts! Ich will heim nach Landsberg/Lech! Feierabend! Ich gehe zum Gate! Wie mag es demzufolge Klienten in schicken, hellen, institutionellen Räumen gehen? Wo noch „Fluchtwege" gekennzeichnet sind und Feuerlöscher hängen? Lädt das nicht gerade zur Flucht ein? Übrigens halte ich die Diskussion um „Weglauftendenz" oder „Hinlauftendenz" manchmal für akademisch-dämlich. Die berühmten Bremer Stadtmusikanten z. B. hatten zunächst einfach eine Weglauftendenz. Sie beschlossen wegzugehen, weil: „Etwas Besseres als den Tod finden wir überall." Manchmal will man einfach nur *weg*, ohne sofort zu wissen, wohin. Der Weg findet sich schon – oder auch nicht. Gleiches gilt für den „Hundertjährigen, der aus dem Fenster stieg und verschwand" (Jonas Jonasson).

Folgende Fragen können wir uns in diesem Zusammenhang stellen – und dabei sicher auch die eine oder andere eigene Erinnerung abrufen:

- Wie sah sein/ihr „Daheim" aus? Welche und wie viele Räume gab es? Wie waren sie eingerichtet? Welche Möbel standen darin? Gab es Tapeten? Gab es Pflanzen? Bücher? Radio, TV, PC? Ungeziefer? Schimmel? Innen- oder Außenklo? Wie war der Bodenbelag: Teppich, Fliesen oder Lehm? War es hell oder dunkel? Wie viele Menschen haben in einem Zimmer gewohnt: 1, 2 oder 8?
- Aus welchem Milieu oder welcher psychosozialen Schicht stammt der Klient: Bauer, Arbeiter, Angestellter, Handwerker, Kleinbürger, Bürger, Adel? Wie sahen in der Prägungszeit in dieser Region normalerweise die Küche oder das Wohnzimmer aus (Folklore)?
- Ist er in der Stadt, in der Kleinstadt oder auf dem Land aufgewachsen?
- Gab es viele Geschwister oder Generationen unter einem Dach? Oder war es eine Kleinfamilie, die Mutter allein, eine Patchwork-Familie, eine WG, ein Zirkuswagen …?
- Wie laut oder leise war es in der Wohnung? Wurde viel gestritten, laut Musik gehört oder gefeiert? Oder war es ganz still, weil alle nur gelesen oder gestrickt haben? Gab es Haustiere?
- Wurde eingeheizt oder war es kalt? Gab es im Winter Eisblumen am Fenster (wie auf dem Bauernhof im Allgäu) oder hat er über einer Backstube gewohnt? Wonach roch es im Hausflur, in der Wohnung, in der Küche …?

- Welchen Geschmack verbindet er mit dem Daheim seiner Kindheit? Großmutters Germknödel oder Vaters Schmalzbrot?
- Welche Schlüsselreize geben Sicherheit? Der Herrgottswinkel, die gute Landluft (der Misthaufen) oder Möwengeschrei, Sand und salzige Luft? „Wir können unseren Demenzpatienten diese Verhaltensformen nicht mehr erklären, sondern, ganz im Gegenteil, wir steigen in diese ein. Fest steht, dass das Daheim mit allen Prägungen und Gefühlen positiver oder negativer Art sein kann und singulär zum jeweiligen Klienten gehört. Um das Erzeugen von solchen altvertrauten Gefühlen geht es bei der Reaktivierung" (Böhm, Psychobiographisches Pflegemodell, Band 1, S. 163).
- Wenn es in der Verhaltensumkehr zurückgeht bis auf Interaktionsstufe 6/7: Gibt es Hautkontakt, Augenkontakt, Muttergeruch, Vatergeruch, macht Nähe Lust oder eher Angst, mag ich lieber weiches Material zum Anfassen oder hartes? Gibt es Vibration, Schaukeln? Unser allererstes Daheimgefühl ist stets der Uterus!

Wird das Daheimgefühl nicht emotional befriedigt, entwickelt sich ein Seelennahrungsmangel in Richtung „Nostalgiesyndrom" (vgl. Böhm, Psychobiographisches Pflegemodell, Band 1, S. 128). Nostalgie wird hier verstanden als krankmachendes Heimweh, welches bis zum Tode führen kann:

Stadium 1: Der Kranke wird müde, traurig, schweigsam, isoliert sich.
Stadium 2: Das Denken an die Heimat wird zur fixen Idee, psychosomatische Reaktionen folgen.
Stadium 3: Wahnideen, Regression, Todestrieb.
Stadium 4: Therapie ist nur möglich durch Rückschaffung in die Heimat.

Die Symptome im Nostalgiesyndrom und im Demenzsyndrom sind identisch (ebd.).

Um dem Klienten ansatzweise das Gefühl zu geben, am richtigen Ort zu sein, müssen wir zumindest Bruchstücke seines ursprünglichen Daheimgefühls rekonstruieren. Dabei nutzen wir natürlich so weit wie möglich die positiven Erinnerungen und versuchen, negativ geprägte Schlüsselreize zu vermeiden. Im „Böhm-Bereich" eines Alten- und Pflegeheims finden wir daher meistens eine gemütliche Wohnküche, in der sich das Leben abspielt. In der psychiatrischen Abteilung für Korsakow-Patienten erinnert die Milieugestaltung vielleicht eher an ein Wirtshaus oder eine Spelunke. Und in der ambulanten Arbeit kann es darum gehen, die Angehörigen eines Klienten daran zu hindern, in seiner Wohnung eine grundlegende Sanierung vorzunehmen. All diese Ansätze fließen sehr oft in Projekte, die beim Abschluss eines Grundkurses vorgestellt werden und die Pflege zum Wohl der Klienten verändern.

Weniger um das Patientenwohl verdient machen sich dagegen zwanghafte (parasympathikotone) Sicherheitsbeauftragte oder überkompensierende Architekten (auch wenn sie natürlich voller Inbrunst das Gegenteil behaupten). So ist es sicherlich wichtig, im Sinne eines funktionierenden Brandschutzes Fluchtwege freizuhalten und Materialien auf ihre Brennbarkeit hin zu überprüfen. Aber wenn das dazu führt, dass ganze Wohnbereiche ausgeräumt werden und anschließend ausschauen wie Mehrzweckhallen oder Kranken-„Anstalten", so wird das Weglauftendenzen nicht verringern, sondern erzeugen! Es muss bei aller gebotenen Vorsicht doch letztlich darum gehen, Lebensräume zu schaffen und keine „Wartebereiche“ wie im Flughafen (s. o.)! Worauf sollen die Alten denn warten? Auf den Tod? Ähnliches gilt für Architekten, denen ein ästhetischer, durchgestylter Bau oft wichtiger zu sein scheint als die Menschen, die darin leben (müssen). Einen Architekturpreis kann man mit Glas, Beton und Stahl vielleicht gewinnen, einen Menschlichkeitspreis sicher nicht. Wie soll eine Bäuerin oder ein Arbeiter in Räumen mit drei Meter hohen Glasfronten ein Daheimgefühl entwickeln? Wie sollen sie sich in solchen Milieus orientieren? Ich würde diesen Architekten und ihren Auftraggebern gerne einen Scheinheiligkeitspreis verleihen, wie schon Reinhard Mey anno 1987 in seinem Lied „Des Kaisers neue Kleider“:

„So könnte ich noch stunden-, ach was, tagelang erzähl’n
Von Beutelschneidern, Scharlatanen und sonstigen Gesell’n (...)
Vom Städteplaner, der die Schönheit von Beton erklärt
Und dann am Abend in sein Bauernhaus auf’s Land rausfährt (...)
Sieht denn hier keiner, dass der Kaiser keine Kleider anhat?
Das ist weder neu noch or’ginell, das ist nur beknackt ...“

7.4 Alltagsnormalität

Was ist oder war für mich oder für meinen Klienten ein ganz normaler Tag? Welchem Rhythmus folge ich? Frühaufsteher oder Langschläfer? Bäckermeister oder Kneipenwirtin? Was gehört für mich unabdingbar zu einem normalen Tag? Welche Gewohnheiten, welche Rituale, welche Menschen? Was ist für mich ein normaler Tagesablauf, eine normale Tagesstruktur je Interaktionsstufe? Was ist für mich normal beim Schlafen, beim Essen, beim Trinken (Wein, Bier oder Limo?), beim Sex, beim An- und Ausziehen, als Mamakind oder als Papakind, als Kind mit älteren oder mit jüngeren Geschwistern, beim Arbeiten, beim Feiern, beim Übernehmen von Verantwortung (oder nicht), beim Sich-Kümmern um andere (oder nicht), beim Rauchen oder Kiffen (oder nicht), beim Unterschied zwischen „Werktag“ und „Sonntag“, als Frau oder Mann, als Mutter oder Vater oder keines von beiden, beim Reden oder Schweigen, mit Dialekt oder nicht, evangelisch oder katholisch oder muslimisch, religiös oder nicht, reich oder arm oder irgendetwas dazwischen, „Schwarzer“ oder „Roter“ oder „Grüner“, in der Stadt oder auf dem Land, mit Tieren oder ohne, alleine oder mit anderen im Verein, mit Musik (welche?) oder ohne ...?

Dabei ist zu beachten, dass wir in unserer heutigen Zeit (die wir als normal empfinden) unsere „Normalität“ viel singulärer (individueller) definieren, als das unsere „Alten“ jemals gemacht hätten. „Normal“ war früher das, was halt üblich war oder die anderen auch so gemacht bzw. gesehen haben. Bis mindestens in die 70er-Jahre des vorigen Jahrhunderts hinein war es eben als Frau in Mitteleuropa üblich, nach der Volksschule zu heiraten, keine Ausbildung zu machen, nicht mit der „Pille“ zu verhüten, mehrere

Kinder zu bekommen und „dem Manne untertan“ zu sein – zumindest nach außen hin. Ausnahmen bestätigen die Regel! Inzwischen gilt: „Die Normalbiographie wird zur Wahlbiographie“ (Ulrich Beck).

Vieles von dem, was für alte Menschen mit der Prägungszeit 1930–1960 gilt, entspricht also den jeweiligen kollektiven (Zeitgeschichte) und regionalen (Folklore) Gewohnheiten. So lassen sich viele Biographien auf diesem Hintergrund verstehen. Eine sehr anschauliche Zusammenstellung praktischen Materials findet sich in dem Buch „Kollektive Prägungsgeschichte und Altenpflege“ von Jacqueline Orlewski-Eyschen (Itzig, 2013). Klar ist auch hier, dass die Normalität zur Interaktionsstufe passen muss. Und ebenso ist es selbstverständlich, dass für die allermeisten Menschen „Alltagsnormalität“ eben nicht bedeutete, zu warten, hilflos zu sein und mehr oder weniger versorgt zu werden (vgl. Böhm, Psychobiographisches Pflegemodell, Band 1, S. 62). Unabhängig sein, für sich selbst sorgen können, einer Arbeit nachgehen – das war normal. Also sind Tagesstrukturen in Altenpflegeheimen, die sich lediglich um die Mahlzeiten drehen, genauso kontraproduktiv wie bloße „Bespaßungs- und Animationsangebote“ oder Gedächtnistraining und Sitztanz morgens um 10 Uhr! Wie schräg ist das für das Alt- oder Tertiärgedächtnis einer 88-jährigen Arbeiterfrau aus Luxemburg, München, Graz, Visp oder Cuxhaven? „Die besten Lehrer in der geriatrischen Pflege … wären für Berlin Heinrich Zille, für Bayern Karl Valentin und für Wien alle Heurigeninterpreten“ (Böhm, Psychobiographisches Pflegemodell, Band 1, S. 180).

Was wir brauchen:

- Einen Tagesrhythmus, der sich an der biographischen Alltagsnormalität unserer Klienten orientiert. Hier lassen sich oft Gruppen ähnlich Geprägter bilden: Hausfrauen, Handwerker, bürgerliche Damen usw. Jede Tätigkeit muss aufgrund der eigenen Biographie als *sinnvoll* empfunden werden können (und nicht, weil sie institutionsgerecht ist)![6] Meistens gehörte zumindest der Vormittag der Arbeit und erst der spätere Nachmittag/Abend der „Freizeit“!
- Gleiches gilt für den Wochen- und Jahresrhythmus. Hier ist auf die Trennung zwischen Werktag und Sonntag zu achten sowie auf die Rituale des Kirchenjahres, des Bauernjahres o. Ä.
- Das Normalitätsprinzip in der Altenpflege dient der thymopsychischen und noopsychischen Orientierung und wirkt damit dem Entfremdungssyndrom entgegen („Ich gehöre nicht mehr in diese Welt“). Es gibt keinen „Tagraum“ oder „Aufenthaltsraum“, sondern eine Küche und eine gute Stube. Die Devise heißt „Aufleben statt

6 In den 1980er-Jahren habe ich in München einige Jahre mit körperlich und geistig schwerstbehinderten Kindern und Jugendlichen gearbeitet. In der Ergotherapie war damals das Hantieren mit Peddigrohr schwer angesagt, was dazu führte, dass die armen Spastiker, die schon im Alltag enorme Schwierigkeiten hatten, ihre Gliedmaßen halbwegs koordiniert zu bewegen, zum Teil völlig verkrampft und frustriert vor irgendwelchen verbogenen Werkstücken saßen. Und warum? Weil die zuständige Ergotherapeutin eben nichts anderes gelernt hatte.

aufheben"! Es muss etwas los sein – und zwar nicht im „Dienstzimmer", sondern außerhalb!

- Die biographisch relevanten Schlüsselreize müssen den Pflegenden und Betreuenden bekannt sein und so eingesetzt werden, dass sie re-aktivierend wirken. So signalisiert z. B. beim Essen ein „Lätzchen" oder ein „Kleiderschutz" dem Alten, dass er sich benimmt wie ein inkompetentes Kleinkind. Eine Serviette (bürgerlich) oder eine Stoffschürze (bäuerlich) entsprechen der Normalität, geben Orientierung/Sicherheit und demütigen nicht. Motivierend wirken darüber hinaus oftmals das Tischgebet vor und das Schnapserl (oder der Eierlikör) nach dem Essen. Und der „Herr im Haus" bekommt selbstverständlich sein Essen zuerst, auch wenn das unserem emanzipatorischen Verständnis der Geschlechter nicht mehr entspricht.
- Jedes Schicksal – auch das Schicksal, im Heim zu sein – lässt sich leichter ertragen mit „Gleichgesinnten". Diese sprechen *meine* Sprache, meinen Dialekt, die Sprache meines Herzens. Wir reden miteinander, wie uns der Schnabel gewachsen ist. Das tut gut, beim Weinen und beim Lachen. Und wir gehen davon aus, dass wir Ähnliches erlebt haben, das verbindet (vgl. Viktor Frankls sinngemäße Aussage „Nur ein Lagerinsasse versteht einen Lagerinsassen"; Viktor E. Frankl, ... trotzdem Ja zum Leben sagen. München 2012, S. 133).
- „Demenz" bedeutet vor allem, sich nicht mehr an das Neue, Fremde anpassen zu können. Und das macht Angst, Frust und Wut. Für unsere Alten war aber Anpassung, vor allem in den erlebten Notzeiten, überlebensnotwendig:[7] Pflichterfüllung, für einander da sein, zusammenstehen gegen den Feind. Also müssen wir die Alltagsnormalität an ihr Alt- und Tertiärgedächtnis anpassen, statt umgekehrt die Anpassung an die Normen der Institution zu verlangen. Manchmal entstehen da lustige Bilder: Wenn sich etwa die junge türkischstämmige Praktikantin blendend mit der 90-jährigen schwäbischen Bäuerin versteht. Warum? Weil beide ein Kopftuch tragen!

7.5 Ich-Wichtigkeit

„Um seelisch leben zu können, muss sich der Mensch mindestens einmal am Tag wichtig fühlen!" (Böhm/Kochanski: SOKO Demenz, S. 348)

Bei der Ich-Wichtigkeit geht es also um das Selbstwertgefühl, das Selbstbewusstsein, den gesunden Narzissmus, die gesunde Eigenliebe, das beruhigende Gefühl des Stolzes auf sich selbst. Es geht um das, was ich nach Alfred Adler tue, um nicht dem quälenden Gefühl der eigenen Minderwertigkeit ausgeliefert zu sein. Das ist nicht zu verwechseln mit dem krankhaften Narzissmus von Menschen, die ihren Hass und ihre Verachtung damit überkompensieren, dass sie Präsident spielen. Wenn ich tatsächlich selbstbewusst bin, muss ich das nicht permanent und penetrant präsentieren.

[7] Sie kennen alle den Spruch: „Das Schicksal setzt den Hobel an und hobelt alle gleich."

Beispiele: Ich kann etwas, das weiß ich, andere bestätigen mir das. Ich habe gute Noten in der Schule. Ich habe keine guten Noten, aber ein Moped (und du nur ein Radl). Ich bin schön und sexy, andere schauen mir nach oder suchen meine Nähe. Vielleicht mache ich nächstes Jahr bei Austrias Next Topmodel mit! Ich bin wortgewandt und kann gut reden, man hört mir gerne zu. Ich backe die besten Kuchen, mache den tollsten Schweinsbraten oder kann super gut nähen. Ich züchte Kaninchen. Oder anatolische Hirtenhunde. Ich fahre dreimal im Jahr nach Südostasien in den Urlaub oder habe zumindest einen Pool im Garten. Ich fahre einen Tesla Model S oder eine Harley oder zumindest ein größeres Auto als mein Nachbar. Ich bin fleißig und fromm, gehe jeden Sonntag in die Kirche. Mein Onkel ist der Bürgermeister. Meine Geranien blühen schöner als die der Nachbarin. Ich war oberösterreichischer Meister im Eisstockschießen. Ich habe acht Kinder durchgebracht, drei davon kann man sogar herzeigen. Ich bin Abteilungsleiter bei der Versicherung oder zumindest stellvertretender Feuerwehrkommandant (Uniform!). Ich bin die Frau vom Abteilungsleiter. Ich trage nur Markenklamotten. Als Kind war ich nicht der Schlauste in meiner Klasse, aber ich habe die besten Streiche gespielt (Bart Simpson!). Ich habe 500 Follower auf Instagram usw. usw.

Jetzt ist die Schwierigkeit natürlich, dass ich als „Heimbewohner" oder als „Alter" oder gar als „Dementer" nicht wirklich weiß, wo ich noch irgendeinen Grund zum Stolz hernehmen soll.

- Meine Unabhängigkeit und Stärke? Ich bin multimorbid und sitze im Rollstuhl. Mir tun alle Knochen weh!
- Meine Ausstrahlung, mein erotisches Flair, mein gutes Aussehen? Mir vergeht ja schon selber die Lust, wenn ich mich im Spiegel sehe!
- Mein Erfolg im Beruf, mein finanzieller Spielraum? Ich gehöre zum alten Eisen, wer braucht mich denn noch? Und so ein Heimplatz kostet!
- Meine Freunde, meine Kolleginnen im Verein? Mein Gott, die erkenne ich schon nicht mehr!
- Streiche spielen? Hm, das könnte noch (oder wieder) funktionieren! Ich läute jetzt einfach mal alle fünf Minuten und sage, ich muss auf's Klo. Hihi. – Freue mich schon auf das blöde, genervte Gesicht vom Schwesterl!
- Usw. usw.

Und so kann das positive Selbstwertgefühl sozusagen in eine negative Ich-Wichtigkeit umkippen, wenn auf der Plus-Seite nichts mehr zu holen ist: in überzogene Scham, Verlegenheit, Reue, Schuld, in einen (religiösen) Wahn, in Hypochondrie und das Streben nach Krankheitsgewinn. Sie kennen das, wenn sich die schon etwas betagtere Verwandtschaft zum Plaudern trifft. Worüber wird spätestens nach dem ersten Likörchen geredet? Über Herzinfarkte, Bypässe, Hüft-OPs, Arthrose, Rheuma, Chefarztbehandlungen und Rehabilitationsmaßnahmen (ob gelungen oder nicht). Wenn ich schon nicht mehr mitspielen kann, bin ich eben die Kränkste, Ärmste und Bedauernswerteste von allen. Ich suhle mich sozusagen im eigenen Leid und ziehe daraus durchaus eine gewisse Lust.

Insgesamt kann man in verschiedenen Generationen prägende Tendenzen feststellen, wie jeweils für die Ich-Wichtigkeit gesorgt wurde (vgl. Böhm/Kochanski: SOKO Demenz, S. 348–366). In der „Muskel- und Brotarbeitergesellschaft" bis 1945 kann ich als Mann selbstbewusst sein, wenn ich körperlich kräftig bin, wenn ich einen sicheren Arbeitsplatz habe, wenn ich der Ernährer meiner Familie bin. Als Frau bin ich stolz auf meinen Mann („Bahnhofsvorstehersgattin"), auf meine Kinder, auf mein Geschick im Haushalt, auf meine Kochkunst. In der „Nachholbedarfsgesellschaft" nach dem Krieg kann ich stolz sein auf den „Wiederaufbau", das erste Auto, die über den Tellerrand hängenden Schnitzel, den ersten Urlaub in Italien, das neue Sofa. In der „Freizeitgesellschaft" ab den 1960er-Jahren zählen die Selbstverwirklichung, die Selbstoptimierung, der Konsum von (Luxus-)Gütern und die Selbstdarstellung à la Dieter Bohlen, Conchita Wurst, Heidi Klum und Co.

Die Schwierigkeit besteht jetzt *nicht* darin, dass einem manche dieser Ich-Wichtigkeiten durchaus überzogen oder wenig glaubwürdig vorkommen mögen. Vielmehr gilt, „Klappern gehört zum Handwerk". Und wir neigen alle dazu, in unseren „Storys" und Selbstdarstellungen ein wenig Schönfärberei zu eigenen Gunsten zu betreiben, also „Jäger- oder Anglerlatein" zu sprechen. Dieses Recht sollten wir auch unseren Klienten unbedingt zugestehen, ansonsten sind weitere Dekompensationen vorprogrammiert. Nein, die eigentliche Schwierigkeit ist die biographisch angelegte Einseitigkeit, mit der manche dieser Ich-Wichtigkeitsspeicher gefüllt worden sind. Wenn ich immer *nur* die Mutter oder *nur* das Arbeitstier war, was mache ich dann, wenn diese Erfüllungen wegfallen? Dann bleibt mir nichts mehr, als komisch, verrückt, asozial zu werden (vgl. die Filme von Vicco von Bülow alias Loriot: „Ödipussi" und „Pappa ante portas")!

Übrigens gilt dies auch für uns als Pflege- oder Betreuungskräfte. Es ist ein sehr erhebendes Gefühl der Ich-Wichtigkeit, anderen beistehen und sie unterstützen zu können. Dies kann aber auch süchtig machen. Sehr verräterisch ist der Spruch: „Ach, lassen Sie nur, das nehme ich Ihnen ab!" Was wird denn da weggenommen? Dem Klienten die Ich-Wichtigkeit, die dann auf mein Konto geht? Wäre es für seine Ich-Wichtigkeit nicht viel besser, wenn er das jetzt selber macht? Auch wenn es nicht perfekt ist? Und bin ich auch diejenige, die stets einspringt, wenn sonst niemand Zeit hat? Interessant! Habe ich keinen Partner, der auf mich wartet? Habe ich etwa sowieso am Wochenende nichts vor? Lebe ich nur noch für die Arbeit? Dann wird's gefährlich, weil einseitig.

Ein Begriff, der oft gleichbedeutend mit der Ich-Wichtigkeit verwendet wird, ist die „Ich-Identität". Dies kann allerdings zu Missverständnissen führen. So versteht Sigmund Freud unter Ich-Identität die Balance zwischen Es und Über-Ich, die das gesunde Ich zu leisten vermag. Und Hilarion G. Petzold spricht von den fünf Säulen der Ich-Identität. In der psychobiographischen Deutungsarbeit nach dem Normalitätsprinzip sollten wir den klaren Begriff der Ich-Wichtigkeit verwenden. Er hat zudem den Vorteil, dass sich aus ihm praktikable und sinnvolle Impulse für die pflegerische und betreuerische Praxis ableiten lassen.

Meistens lässt sich die bevorzugte Ich-Wichtigkeit bereits aus den Storys herauslesen (je Interaktionsstufe natürlich). Oft ist eine direkte Umsetzung in der Gegenwart allerdings nicht mehr möglich. Wenn jemand immer Klavier gespielt hat, heißt das nicht, dass es heute noch geht (seelische oder geistige Überforderung, körperliche Einschränkungen etc.) – also bitte nicht bedrängen, sonst sind wiederum Dekompensationen wahrscheinlich. Zumindest sollten aber Gespräche oder Bemerkungen, die die Ich-Wichtigkeit fördern, zu den täglichen, regelmäßig gesetzten Impulsen gehören. Außerdem ist bei der Milieugestaltung im privaten Bereich oder in der Nähe der Zimmertür auf die Verwendung entsprechender Symbole, Auszeichnungen, Urkunden u. Ä. zu achten! Das hilft dem Klienten und uns, da wir dadurch in die Lage versetzt werden, im Klienten auch die Person zu sehen, die er einmal war und die er innerlich immer noch ist.

7.6 Motive

Ein Motiv ist lebensgeschichtlich gesehen etwas, was den Menschen antreibt, was ihn in Erregung und in Bewegung versetzt, auf gut Deutsch: wofür er seinen Hintern bewegt. Dabei gilt: „Erst muss die Seele bewegt werden, dann die Beine“ (Böhm). Das Motiv ist unser Motor, liefert unsere Energie, unseren „élan vital“. In unserer Arbeit versuchen wir, bedeutsame Motive aus der singulären Biographie herauszufinden und sie zu re-aktivieren, d. h. gewissermaßen wiederzubeleben oder zu re-animieren. Dies gilt für Menschen, welche sich im Rückzug von der Gegenwart befinden, also über normale „Aktivierung“ oder „Animation“ nicht erreichbar sind (etwa ab Interaktionsstufe 3).

Motive können sich ergeben aus der Bedürfnispyramide nach Maslow, aus der Trieblehre Freuds, aus der Verhaltensforschung etc. Selbstverständlich können wir auch zwischen sogenannten „niederen“ und „höheren“ Motiven oder Trieben unterscheiden. Die Frage ist aber, ob dies für unsere Arbeit hilfreich ist. Natürlich werden sich je Interaktionsstufe unterschiedliche Motive ergeben. Für ein kleines Kind (oder einen Menschen auf Interaktionsstufe 6) ist aber der Drang, sich zu bewegen (sich auszutoben), genauso wichtig und ernst zu nehmen wie für einen Erwachsenen (oder einen Menschen auf Interaktionsstufe 1) das Bedürfnis, sich in Beruf und Arbeit zu verwirklichen.

Viele Beispiele für Motive finden sich in Band 1 zum Psychobiographischen Pflegemodell von Böhm (S. 152 f.): Abenteuersucht, Arbeitssucht, Egoismus, Ehrgeiz, Gehorsam, Helfen, Humor, Machtstreben, Medikamentensucht, Neugier, Renommiersucht, Sammelsucht, Sex, Trotz, Verehrung usw.

Weitere Beispiele für Motive seien hier willkürlich aus in Grundkursen bearbeiteten Fallbeispielen ausgewählt:

- arbeiten, um Essen zu haben und zu überleben
- Anerkennung von der Mutter, dem Vater
- von Männern geliebt werden (Opa, Vater, Walter, Sohn)

- Wissen erwerben und weitergeben
- sich reinwaschen von „Schuld“ (bei moralisch bewerteter sexueller Verfehlung)
- feiern, die schönen Dinge des Lebens auskosten
- das Äußere pflegen und zeigen, sich hervorheben
- es zu etwas bringen, Erfolg haben, unabhängig sein
- „Ich mache mir die Welt, wie sie mir gefällt“ (Pippi-Langstrumpf-Prinzip)
- etwas leisten, etwas haben; anerkannt sein
- gebraucht werden, alle versorgen und seine Pflicht tun
- liebe Menschen um sich haben
- nichts schuldig bleiben
- gut essen (vegetarische Hausmannskost) und trinken
- Dinge richten
- Alkohol
- sich kümmern, seiner Rolle gerecht werden (Ernährer, Gatte)
- seine Last loswerden, Hilfe und Unterstützung bekommen
- Zugehörigkeit und Gleichwertigkeit als „Kuckucksei“
- einen anständigen Mann haben
- Schmuck und Schönheit, sich präsentieren
- Geld, Blumen, sich etwas gönnen, die Tochter verwöhnen können
- Zuwendung, gleich viel bekommen wie die Geschwister
- Hund (füttern, spazieren führen)
- nicht auffällig sein, das Geforderte schaffen, den Vater nicht zornig machen, den Schein wahren, sich anpassen
- sich anlehnen, Mann erobern, Kinderwunsch
- nicht allein sein, keine Angst haben müssen
- nicht nachdenken müssen, bloß keine Langeweile oder Stillstand zulassen
- Sicherheit durch Kompetenz und Autorität
- amtliche Bestätigung der „Arbeitsunfähigkeit“
- es muss alles seine Ordnung haben (Vermessungsingenieur) und ich bin der Chef
- und viele, viele mehr!

Eine moralische Bewertung dieser Motive steht uns nicht zu, ob wir sie nun teilen oder verstehen können oder nicht. Wenn wir erkennen, dass ein Mensch in seiner Lebensgeschichte hauptsächlich aus einem oder mehreren dieser Motive heraus gelebt hat, so ist es unsere fachliche Aufgabe, den Versuch einer Re-Aktivierung zu machen: Aufleben statt aufheben! Natürlich werden wir darauf achten, dass dies nicht zum Schaden des Klienten oder seiner Umgebung ist. Es kann dabei auch zu Konflikten mit Kollegen, Sicherheitsbeauftragten, Angehörigen und anderen mehr oder weniger Beteiligten kommen, die selbstverständlich alle nur das Beste für den Klienten wollen. Es stellen sich dann immer zwei Fragen: Was ist das Beste und worunter leidet der Klient wirklich? Welche bewusst verantworteten Risiken können und wollen wir eingehen? Ein Seniorenheim ist kein Hochsicherheitstrakt, sondern ein Lebensraum.

Die Interpretation der Motive ist besonders für Klienten mit einer Antriebsschwäche, also z. B. einer depressiven Verstimmung, wichtig. Ebenso lassen sich andere psychiatrische Auffälligkeiten mit Hilfe dieses Instrumentes lebensgeschichtlich in Ansätzen verstehen und einer Impulssuche zugänglich machen. Dies kann aber nur ein erster Schritt sein, der sich gewissermaßen als Brücke vom Grundkurs (Normalitätsprinzip) zum Aufbaukurs (Tiefenpsychologie) anbietet. Auf die weiterführende Hypothesenbildung wird in Kapitel 8 genauer eingegangen.

7.7 Was fehlt?

Mit Hilfe dieser Frage versuchen wir uns abschließend vor Augen zu führen, was unser Klient früher in seinem Leben hatte und was ihm in seiner jetzigen Situation vermutlich fehlt. Dies dürfte sein Leiden klarer erkennen lassen und uns den entscheidenden Hinweis geben, an welcher Stelle wir mit den Impulsen ansetzen müssen.

Es fehlt z. B.
- die Möglichkeit, so sympathikoton oder parasympathikoton zu sein, wie ich es immer gerne war
- das Daheimgefühl je Interaktionsstufe: die Mama, ein bestimmter Geruch, das Schmalzbrot, der nasse Hund
- eine normale Tagesstruktur: spät auf, spät zu Bett, wenn überhaupt (die Wirtin schläft auf der Couch)
- die Ich-Wichtigkeit: stolz sein zu können auf meine Kochkünste
- ein Motiv, um aufzustehen, wenn ich eh nicht mehr gebraucht werde

Zu mindestens einem dieser Punkte sollten wir uns also Gedanken machen und passende Impulse in die Tat umsetzen!

Impulse

Hierzu liefert Erwin Böhm in all seinen Büchern, Vorträgen und Texten zahllose Ideen und Vorschläge. Niemals jedoch gibt er einfache „Rezepte“ an die Hand. Singuläre Impulse sind immer auf eine bestimmte Person mit einer ganz eigenen Geschichte zugeschnitten, gelten nur unter Berücksichtigung der jeweiligen Interaktionsstufe und sind zudem abhängig von der regionalen und kollektiven Prägung. Hier sind immer die Phantasie und kreative Fachlichkeit aller Beteiligten gefragt. Auch bei den Impulsen gilt das grundlegende Prinzip „Zuallererst nicht schaden“. Entscheidungen zu Impulsen müssen vom ganzen Team getroffen und getragen werden, nur so können sie wirken. Sie müssen mehrere Male ausprobiert und anschließend evaluiert werden (Pflegeberichte, Interaktionsbogen). Bei Erfolg werden sie in die regelmäßige Pflegeplanung als verbindlich übernommen.

Im Folgenden möchte ich ein Beispiel vorstellen, welches den gesamten Pflegeprozess im psychobiographischen Modell abbildet. Alle Namen und Daten sind selbstverständlich geändert, dennoch handelt es sich nicht um einen fiktiven, sondern um einen realen Fall.

Ein Beispiel: Frau Koslowski

Alexandra Koslowski wurde geboren am 30.11.1928 in Blumenthal/Ukraine. Sie lebt heute in einem Pflegeheim in Koblenz am Rhein.

1. Verdachtsmomente: Zusammenfassung aus den Pflegeberichten
   Frau Koslowski ist sehr misstrauisch. Sie versteckt ihre wichtigen Dinge in einem großen Kopfkissen: ihren Pass, Geld, einen Schlüsselbund. Sie ist unruhig, schläft nie durch, hält sich auch nachts oft im Flur auf. Sie weint oft, spricht meistens Russisch, dreht sich weg, wenn jemand auf Deutsch mit ihr spricht. Sie äußert die Angst, wieder flüchten zu müssen oder verschleppt zu werden. Sie hat hinter ihrer Zimmertür einige Flaschen aufgestellt, die umfallen und sie wecken, wenn jemand die Tür öffnet (ihre Alarmanlage).
2. Tatsachenerhebung 1: Leiden/Problem
   - Angst, flüchten zu müssen oder verschleppt zu werden
   - Angst vor Menschen, die Deutsch sprechen
3. Tatsachenerhebung 2: Erhebung der Interaktionsstufe (dekompensiert) und Gefühlsparameter
   Interaktionsstufe 4,1; Seelennahrungsmangel: Kulturgefühl 34 Punkte, Persönlichkeitsgefühl 27 Punkte.
   Das heißt, vorwiegend werden Inhalte aus dem Altgedächtnis abgerufen. Frau Koslowski fühlt sich dieser Gemeinschaft in Koblenz nicht zugehörig (Kulturgefühl) und hat das Gefühl, sie kann nicht sie selbst – also authentisch – sein (Persönlichkeitsgefühl).
4. Tatsachenverdichtung: Assoziationskette – Worunter leidet sie? Welche Storys und sonstigen thymopsychischen Informationen (Lebenslauf, Folklore, Zeitgeschichte) passen hierzu? Wie können wir diese auf der Basis der jeweiligen Interaktionsstufe verstehen/interpretieren?
   - Storys: Mein Vater Adolf war Bauer – er wurde mit zwei Polizisten nachts abgeholt – Hände auf dem Rücken – er wurde erschossen, das habe ich gehört. 1942 wurde ich mit meiner Mutter nach Polen ausgesiedelt, wo ich bis 1946 beim Bauern gearbeitet habe. Danach wurde ich von den Russen nach Omsk in Sibirien verschleppt und bis 1956 unter Kommandantur gestellt. 1946 bis zur Rente arbeitete ich am Silo, schleppte schwere Säcke, später hatte ich unter mir einige Mitarbeiter. Ich habe mit meiner Mutter gemeinsam zwei Häuser auf einem Grundstück gebaut. Wer ein Russe ist, hat es gut!

- Weitere Informationen durch den Enkel: 1955 lernte sie Iwan Kusnezow kennen, sie bekamen einen Sohn, Wladimir. Nachdem ihre Mutter verstorben war, hat sie die Häuser verkauft und sich eine Eigentumswohnung gekauft. 1995 zog sie mit ihrem Sohn, der Schwiegertochter und dem Enkel nach Deutschland. Wladimir starb mit 41 Jahren in Deutschland an Krebs. Sie zog mit einer Freundin in eine Mietwohnung, später in ein betreutes Wohnen und 2009 ins Altenheim. Sie hat ihr ganzes Leben lang schwer gearbeitet, sie sparte jeden Cent, sie versteckte das Geld, weil sie keiner Bank vertraute. Sie gehörte der kommunistischen Partei an.
- Folklore inkl. zeitgeschichtlicher Hintergrund: Am 3. Oktober 1762 wurde Katharina II., genannt Katharina die Große, zur Zarin von Russland gekrönt, worauf sie das Land 34 Jahre lang regierte. Am 22. Juli 1763 unterschrieb sie ein Manifest, mit dem sie tausenden deutschen Bauern die Ansiedlung in den Ebenen beiderseits der Wolga ermöglichte. Nach dem Ende des Ersten Weltkrieges herrschte in Russland Bürgerkrieg und 1919 wurde die Ukraine zu einer Sowjetrepublik. Nach der Einrichtung von Kolchosen im Rahmen der Kollektivierung wurden diese dazu verpflichtet, einen bestimmten Prozentsatz ihrer Ernte an den Staat abzuführen. Die Quote lag in der Ukraine bei etwa 30%. 1931 wurde die Steuerquote für Getreide auf rund 40% erhöht. 1932 widersetzte sich die ukrainische Bevölkerung, Getreide abzugeben, und versuchte, Teile der Ernte zu behalten. Das sowjetische System antwortete mit einer Verschärfung der Repressionen. Zusammen mit dem Hunger brachen Seuchen in der geschwächten Bevölkerung aus. Im Frühjahr 1933 erreichte die Sterblichkeit ihren Höhepunkt. Zahllose Kinder wurden zum Sterben auf den leeren Feldern ausgesetzt. Während die Bauern verhungerten, exportierte die Sowjetunion 1933 1,8 Millionen Tonnen Getreide. Die Weltöffentlichkeit reagierte kaum auf diesen faktischen Massenmord in der Sowjetunion, der als Holodomor in die Geschichte einging. Die Zahl der Toten wird auf 4–6 Millionen Ukrainer geschätzt.[8]
- Copings: sich durchbeißen – kämpfen – überleben – Misstrauen – härter sein als ein Kerl – „sich tarnen“, um nicht aufzufallen und erschossen zu werden (russische Sprache, kommunistische Partei)
- Biographie-Abstrakt:[9] Wer ein Russe ist, hat es gut – also bin ich so russisch wie möglich!

[8] Das Verhalten von Frau Koslowski lässt sich vor dem Hintergrund dieser speziellen Zeitgeschichte verstehen. Dann wird es „logisch“ und nachvollziehbar. Daher ist es in jedem Fall notwendig, sich mit den jeweiligen Quellen zur kollektiven Biographie zu beschäftigen. Vgl. hierzu Kapitel 5 von Mag. Siegfried Sanwald in diesem Buch.

[9] Da es an dieser Stelle immer wieder zu Missverständnissen kommt, hier noch einmal eine Erklärung zum Thema „Biographie-Abstrakt“: Ein „Abstrakt“ oder „Abstract“ ist in der wissenschaftlichen Arbeit eine kurze Zusammenfassung wesentlicher Inhalte, sozusagen für Schnellleser. Daher heißt es auch das Abstrakt und hat nichts mit abstraktem Denken o. Ä. zu

- Interpretation:
  Alltagsnormalität = ihre Erfahrungen in Russland (Altgedächtnis, Interaktionsstufe 4). Prägung der Sprache, Arbeit auf dem Hof, Herkunftsfamilie.
  Motiv = durchkommen/überleben, nicht als „Deutsche" auffallen und getötet werden („Wer ein Russe ist, hat es gut!"). Obwohl sie von der Herkunft her Deutsche ist, assimiliert sie sich, bekommt mit einem Russen einen Sohn, dem sie einen russischen Namen gibt. Die deutsche Sprache scheint für sie ein negativer Schlüsselreiz zu sein.
  Was fehlt? Das Gefühl, in Sicherheit zu sein, die Gewissheit, nicht mehr flüchten zu müssen. Keine Angst haben zu müssen. Alles, was mit Russland zu tun hat.

5. Gesetzte Impulse: Evaluation aus den Pflegeberichten und Evaluation per Interaktionsstufe
   a) Bewohnerin wird in russischer Sprache begrüßt, auch von deutscher Schwester
      vorher: Neigt zu Kontaktvermeidung gegenüber nur deutschsprachigen Schwestern. Übertrieben pessimistisch – „Alarmanlage" mit Flaschen vor der Tür. Misstrauisch, weint, ist traurig, spricht meist Russisch.
      nachher: Findet nach und nach mehr Vertrauen. Stellt keine „Alarmanlagen" mehr auf. Hat Spaß daran, der Schwester russische Begriffe vorzusagen und amüsiert sich über deren Aussprache. Sie schaltet nach dem ersten Satz fast automatisch von „Russisch" auf „Deutsch" um, zeigt dabei keine Angst. Lacht jetzt öfter.
   b) Fotos aus dem Altgedächtnis
      vorher: Vermisst ihre Familie, hat Heimweh, ist traurig und unruhig.
      nachher: Lachte und weinte gleichzeitig vor Freude. Hat alle sofort erkannt und fing an, ihre Geschichten zu erzählen. Sobald BW heute traurig ist, weint, Heimweh hat und ihre Familie vermisst, fährt PK mit BW ins Zimmer, fragt nach den Bildern, BW verändert sich sofort positiv, erklärt die Bilder und erzählt ihre Geschichten dazu.
   c) CD mit russischen Liedern
      vorher: BW fährt unruhig im Flur umher, sucht ihre rote Decke.

---

tun. In der Böhm-Planung geht es darum, an dieser Stelle die wichtigsten Erkenntnisse aus der bisherigen biographischen Materialsammlung zusammenzufassen. Das sind diejenigen Inhalte, die mit dem behandelten Problem (s. o.) in Verbindung gebracht werden können. Man könnte auch sagen, hier soll das „Extrakt" oder die „Essenz" gebildet und in einem möglichst kurzen, prägnanten Satz benannt werden. In dieser Rubrik werden keine neuen oder zusätzlichen Informationen gesammelt. – In der Rubrik „Biographie formal" können Angaben zum Lebenslauf und zur Lebensgeschichte notiert werden, die von Angehörigen oder sonstigen Quellen, also nicht vom Klienten selbst stammen. Für seine subjektiv-thymopsychische Sicht der Dinge und seine Wahrheit gibt es die Rubrik „Storys".

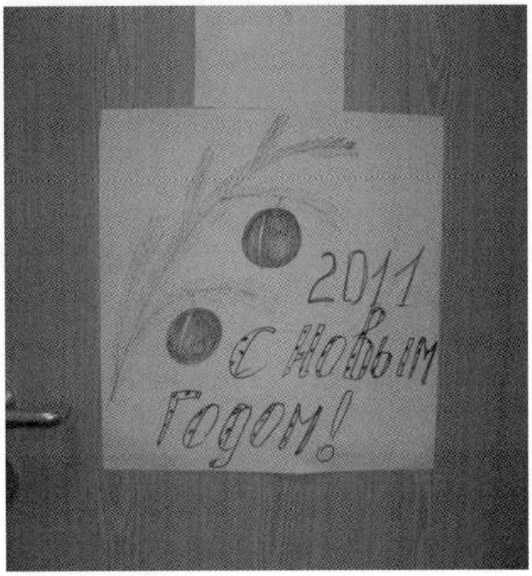

Abb. 4: Neujahr-Plakat in kyrillischer Schrift

nachher: BW ist im Zimmer, liegt zugedeckt auf dem Bett und hört entspannt ihre Musik. Hält sich jetzt mehr im Zimmer auf, schläft ruhiger, vermehrt auch durch und ist nachts nicht mehr so oft im Flur.

Nach drei Wochen ergibt die Erhebung der Interaktionsstufe einen Wert von 2,8, damit ist die Klientin kompensiert.[10]

6. Impulse präventiv (zur Verhütung von Dekompensationen auf Interaktionsstufe 2,8)
   Alle oben genannten Impulse A) bis C) werden weiterhin verwendet, da sie auf beiden Interaktionsstufen wirksam sind. Frau Koslowski befindet sich sowohl dekompensiert (IA 4,1) als auch kompensiert (IA 2,8) im Altgedächtnis, also in „Russland“. Daher können alle „Russland-Impulse“ für sie in beiden Fällen gelten.[11] Sie werden ab sofort in die regelmäßige Pflegeplanung übernommen. Damit sind sie für alle Mitarbeitenden verbindlich.
   Zusätzlich kann aus gegebenem Anlass ein weiterer Impuls D) eingesetzt werden: Zu Neujahr ein Plakat in kyrillischer Schrift gestalten und an die Tür hängen (s. o.).
   BW hat sich gefreut, konnte das Plakat lesen, weinte vor Rührung, bedankte sich mehrmals und hat die Pflegekräfte in den Arm genommen.

[10] In der Regel sollten Impulse mindestens eine Woche ausprobiert und ihre Wirkung dokumentiert werden. Werden sie nicht täglich gesetzt, verlängert sich die Zeit entsprechend.

[11] Bitte beachten: Dies ist nicht immer der Fall. Oft müssen für die „akut dekompensierte“ Situation und die „kompensierte“ Situation völlig verschiedene Impulse eingesetzt werden, die sich an den unterschiedlichen Interaktionsstufen orientieren.

Wenn die gesetzten Impulse dauerhaft erfolgreich sind, sollte unbedingt die Gabe der verordneten Psychopharmaka (Neuroleptika, Tranquilizer, Antidepressiva) überprüft und gegebenenfalls schrittweise angepasst werden. Da Frau Koslowski keinerlei Psychopharmaka erhält, entfällt dieser Schritt hier.[12]

Natürlich ist nicht jede Hypothesenbildung und Impulssetzung so erfolgreich wie in diesem Fall. Manchmal zeigt unsere Arbeit nur begrenzte Wirkung. Dennoch ist ein Erfolg eher die Regel als die Ausnahme. Dies beweist in der Praxis unter anderem die lange Liste der ENPP-Böhm-zertifizierten Einrichtungen unter www.enpp-boehm.com und www.enpp-austria.com.

Literatur

Adler, A.: Menschenkenntnis. Fischer, Frankfurt a. M. 1978.

Beck, U., Beck-Gernsheim, E.: Das ganz normale Chaos der Liebe. Suhrkamp, Frankfurt a. M. 2005.

Böhm, E.: Alte verstehen. Grundlagen und Praxis der Pflegediagnose. Psychiatrie-Verlag, Bonn 2000.

Böhm, E.: Psychobiographisches Pflegemodell, Band 1 (5. Auflage). Maudrich, Wien 2018.

Böhm, E., Kochanski, M.: SOKO Demenz. Indizienpflege bei Demenz. ENPP, Bochum 2017.

Frankl, V. E.: … trotzdem Ja zum Leben sagen. Kösel, München 1977.

Freud, S.: Zur Psychopathologie des Alltagslebens. Fischer, Frankfurt a. M. 1954.

Orlewski-Eyschen, J.: Kollektive Prägungsgeschichte und Altenpflege. RBS, Itzig 2003. (Bezug über www.rbs.lu)

[12] Unsere Aufgabe als Pflege- und Betreuungskräfte ist es, den zuständigen Verantwortlichen und Ärzten unsere Beobachtungen und auffällige Veränderungen mitzuteilen, d. h. entsprechend fachlich zu dokumentieren. Schließlich sind wir es, die die Klienten direkt in ihrem Verhalten und ihrer Emotionalität erleben.

8 Tiefenpsychologische und psychiatrische Interpretationsideen (Aufbaukurs 1 und 2)

„Gebt mir die ersten sechs Jahre meines Lebens zurück, den Rest könnt ihr behalten."
(Autor unbekannt)

Für Schnellleser

Man muss schon einen Blick hinter das Hemd mit Krawatte (heute natürlich das T-Shirt) werfen, um die Tattoos der Seelenphänomenologie erkennen zu können.

Wir blicken in diesem Kapitel darauf, welche Elemente der klassischen Tiefenpsychologie wir in der „Demenz"-Pflege brauchen können. Man sagt zwar, viele Köche verderben den Brei, aber diverse Zutaten von allen Köchen können wir uns doch aneignen. So nehmen wir von Sigmund Freud seine Werke über die Entwicklungspsychologie sowie die Idee des Lebens und des Destruktionstriebes, von Alfred Adler die Hauptthesen des Machttriebes und der Minderwertigkeitsgefühle, von Viktor Frankl die Gedanken zum Sinn im Leben und die aktive Dissimilierungshilfe.

Trotzdem muss man sagen, dass auch die Altmeister der Psychoszene nicht in das Hirn des anderen blicken können (und nicht einmal in unserem eigenen sehen wir klar). Mit ein bisschen Hintergrundwissen erreichen wir jedoch, dass wir ein paar Tatsachen mehr erheben und interpretieren können als der Laie.

Der Inhalt dieses Kapitels geht deutlich über das Wissen von Laien hinaus, umfasst aber nicht das gesamte Wissen von Psychologen. Psychogene Pflege ist eben komplementär im multiprofessionellen Team zu sehen.

8.1 Wozu das Ganze?

Wozu braucht das Pflegepersonal tiefenpsychologische Mindestkenntnisse?

Weil sonst der Spruch „Wohin reitest du? Das weiß ich nicht, das musst du mein Pferd fragen" in der Pflege zur Realität wird. Dieser Spruch erinnert mich immer wieder an die heutigen Zustände in der sogenannten Demenzpflege, wobei auch hier nicht so genau klar ist, wohin sie reitet.

Wird dabei die Demenz als Läsion (Irreversibilitätsheorie) gepflegt oder nur der Angehörige, damit es ihm mit der Diagnose besser geht? Oder pflegt man nur die Terminologie, die man von der Medizin abgeschrieben hat? Wir wissen es nicht so genau –

aber Gott sei Dank das Pferd (die Politik und die neuen Demenzexperten sind wohl gemeint).

Die in den Pflegeschulen unterrichteten Inhalte, wie z. B. die Hauptsymptome der Demenz und Merkmale von M. Alzheimer, tragen nicht dazu bei, Menschen mit ihren Eigenarten oder besser gesagt ihrer *biographischen Problematik bzw. Symptomatik* besser verstehen zu können. Da bedarf es schon eines gewissen Blicks hinter die Kulissen der Seele und der Klientenfassade, um eine Ahnung davon zu bekommen, worum es in dessen Leben eigentlich gegangen ist und damit jetzt auch geht.

Ein gewisses Quantum an tiefenpsychologischem Grundwissen soll helfen, die Menschen besser und vor allem anders kennenzulernen, erfahren zu lernen und erfühlen zu können, wer wir selbst sind und wer unsere Klienten sind.

Tiefenpsychologische Kenntnisse erhöhen damit auch die Wahrscheinlichkeit, einen geeigneten Impuls in den verschiedenen Interaktionsstufen zu finden. Sie liefern uns einen Ideenkatalog, um tiefsitzende verborgene Storys aufzuspüren. Besonders dann, wenn wir vom Klienten nicht einmal mehr mit kräftigen Schlüsselreizen etwas in Erfahrung bringen oder die Interpretation per Normalitätsprinzip nicht mehr zu einem gewünschten Erfolg führt, tritt die Tiefenpsychologie als Ideenlieferant in Erscheinung. Tiefenpsychologische Hintergründe als Denkmöglichkeiten für Pflegeimpulse einzusetzen, ist auch immer dann erforderlich, wenn die normalen ATL-Impulse nicht zum gewünschten Ziel einer psychogenen Verbesserung führen.

Wir Pflegenden müssen dabei allerdings auch akzeptieren lernen, dass die von uns eruierten Befunde und entwickelten Praktiken oft nicht ausreichen, um Probleme in den Griff zu bekommen. Manches bleibt Versuch und Irrtum und mitunter muss die Erhebung noch einmal von Anfang an neu begonnen werden.

Auch mit einer Dosis an tiefenpsychologischen Grundkenntnissen können wir nur eine *teil-verstehende Pflege* erreichen. Denn niemand ist in der Lage, eine komplette Biographie zu erheben oder gar zu interpretieren.

Grundkenntnisse helfen uns aber, das Phänomen *„Manchmal klappt Pflege auch durch den reinen Zufall“* auf ein Minimum zu reduzieren und das zielgerichtete fachliche Handeln zu erweitern.

Ein schönes Beispiel liefert uns folgender Einblick in das Alltagsleben der Altenpflege bzw. der *„Zufallsexperten“*:

Wir Pflegepersonen mussten erkennen, dass verschiedene Pflegeimpulse nur durch Zufall und nicht durch Wissen funktionieren. So auch bei Frau N. K., die vom Personal wenigstens stundenweise von der Station fortgewünscht wurde. Sie kennen das, im Team wird darüber gesprochen, wo man denn einen unangenehmen Klienten – natürlich aus therapeutischen Gründen – hinschicken könnte. Bei Frau N. K. fiel die Wahl auf die Singgruppe.

Warum war Frau N. K dort hingeschickt worden? Sie verhielt sich unangenehm, sie war auf alle anderen Klienten neidisch, sie saugte die Pflegepersonen förmlich aus und schimpfte den ganzen Tag. Sie war – wie man im Jargon sagt – klebrig. Da es in der Bastelgruppe keinen Platz gab, schickte man sie in die Musikgruppe zum Singen.

Diese Entscheidung stützte sich in keiner Weise auf eine Diskussion, die die Biographie von Frau N. K. einbezogen hätte.

Es wurde aufgrund unserer zu geringen psychiatrischen Ausbildung zudem nicht erkannt, dass sie bei einer zerebralen Dekompensation in die Interaktionsstufe 5 („orale Fixation") absinkt. Wir wussten nicht, dass ein Mensch, der für uns äußerlich wie ein Erwachsener aussieht, den Saugkontakt, den Mund, die Lippen als Coping zur Eigenbefriedigung einsetzt. Wir wussten auch nicht, dass der Mund die Zone von Besitzstreben ist und das Aufsaugen (in unserem Fall des Pflegepersonals) damit in Verbindung steht.

In der Singgruppe ging es Frau N. K. tatsächlich besser, sie konnte ihren Mund zur Abreaktion ihrer Spannungen verwenden. Das Ziel wurde also rein zufällig erreicht.

Meine Forderung lautet daher, dass das Pflegepersonal solche Zusammenhänge systematisch verstehen lernen sollte. Die nachfolgenden Beispiele[13] machen anschaulich, warum dies nötig ist und wie man sich eine Interpretation vorstellen kann.

Beispiel: Frau XY

Frau XY war eine Klientin, die alle Männer angesprochen hat, sie würde ihnen gerne für fünf Schilling einen blasen. Das war ein Spaß für die Pfleger, wenn die Klientin einen Besucher ansprach. Keiner von uns erkannte den Hintergrund ihres Unglücklichseins.

Der Blick auf die Biographie kann hier aus meiner Sicht sehr hilfreich sein und Kausalitäten herstellen. Das „schwachsinnige" Mädchen wurde vom Vater missbraucht, sie musste ihm folgen, denn sie brauchte ihn. Sie lernte, mit oraler Zuwendung um Liebe zu betteln. Vorerst war es der Vater, später andere Männer. In der Folge lernte sie, ihr Tun als Bestrafung der Männer einzusetzen. Sie erlebte, wie die Männer die Augen verdrehten, fast mitleiderregende Menschen wurden, wenn sie den „kleinen Tod" erlebten.

Aufgrund dieser Zusammenhänge haben wir der Klientin den ältesten Pfleger der Abteilung als Bezugsperson zugeordnet. Dieser schenkte ihr aber nicht durchgängig seine Zuwendung, sondern, wie in der Verhaltenstherapie üblich, alle zwei Stunden

[13] Die hier verwendeten Beispiele sind dem großen Fundus an ENPP-Kursabschlussarbeiten bzw. dem meiner Mentoren entnommen. Sie zeigen auf, dass nach einer adäquaten Problem- und Biographieerhebung recht oft und rasch ein geeigneter Impuls ersichtlich ist und ausprobiert werden kann.

für 15 Minuten. Zweimal am Tag bekam sie für ihre Hilfe in der Küche fünf Schilling. Das Ansprechen von Männern hat daraufhin nachgelassen.

Das Verhalten von Frau XY wird verständlich, wenn man weiß, dass nach der sogenannten Fäkaliengleichung von Sigmund Freud und Sándor Ferenczi Geld und Liebe ident sind.

Beispiel: Frau Inge

Frau Inge befand sich in der Psychiatrie in einem manischen Zustand. Sie ging immer und immer wieder nackt oder nur halb angezogen durch die Männerabteilungen. Da hier auch HIV-positive Menschen und Maniker stationär waren, wollten wir das unterbinden.

Wir boten das folgende ablenkende Setting an: Arbeitstherapie, Musiktherapie, tierbegleitende Therapie – alles dies führte zu keiner Verbesserung.

Zur selben Zeit las ich das Buch „Die Couch ist kein Prokrustesbett" von Joyce McDougall und stellte fest, dass es auch weibliche Blitzerinnen, also weiblichen Exhibitionismus gibt.

Eine Erklärung von der argentinischen Psychoanalytikerin Estela Welldon lieferte den notwendigen Hintergrund: Frauen, die sich nackt zur Schau stellen, warten auf eine Mutterfigur, die ihrer Tochter Beachtung schenkt, ihr biologisches Geschlecht anerkennt und ihr autoritativ befielt, sich anzuziehen und nach Hause zu gehen.

Ich bat also eine sehr strenge Oberschwester von einer anderen Station, Frau Inge klarzumachen, dass „Frausein" schön ist. Sie ordnete Frau Inge in bestimmter Art an, jetzt ins Bett zu gehen, und damit war Ruhe. Diese Prozedur wurde ca. zehnmal wiederholt.

Beispiel zu einer Suchtklientin

Frau XY hat Tag und Nacht in das Bett uriniert, obwohl sie gehfähig war und nach Aussage des Urologen keine pathologischen Befunde vorlagen.

Wir versuchten Basteltherapie ohne Erfolg, Validation ohne Erfolg, Arbeitstherapie und Singen ohne Erfolg. Erst die Tiefenpsychologie brachte die notwendige Einsicht und damit eine Besserung:

Frau XY war in ihrem emotionalen Status ein Kind in der urethralen Phase. Das heißt, für sie war Bettnässen
1. Macht – da muss jemand kommen,
2. Freude – Onanie.

Erst als wir sie aufbauten, im Tagraum für Ordnung zu sorgen (Macht), urinierte sie nicht mehr ins Bett.

Beispiel: Frau Gisela

Die Klientin schreit, sobald eine männliche Pflegeperson den Raum betritt. Man kann dieses Phänomen erst begreifen, wenn man eine ungefähre Ahnung davon hat, was biographisch dahinterstecken könnte.

Frau Marianne hatte einen strengen Vater. Nun kann man daraus aber nicht zwangsläufig den Rückschluss ziehen, dass sie deshalb alle Männer hasst, sondern man muss die Frage stellen, wie oft es zu dieser Konditionierung gekommen ist. Durch Storys können wir vielleicht doch noch erfahren, dass sie auch einen bösen Bruder, Schwager oder Gatten hatte. Dazu kann man durchaus eine Wahrscheinlichkeitsvermutung aufstellen.

Das heißt, je öfter sich eine Geschichte wiederholt hat, desto höher ist die Wahrscheinlichkeit, dass darin Ursachen für bestimmte Verhaltensweisen zu finden sind.

Die Beispiele zeigen, dass eine Interpretation der Verhaltensweisen nicht möglich ist, ohne gewisse Kenntnisse über die seelischen Hintergründe zu besitzen. Allerdings sollen uns solche seelischen Zusammenhänge nicht dazu verleiten, die einmal gesetzten Impulse bei allen Klienten nachzuäffen, denn alles kann individuell gesehen auch ganz anders sein.

Zwei weitere Beispiele unterstreichen die Bedeutung von Hintergrundwissen:

Kleine Zeitung

- In der Kleinen Zeitung steht, dass ein 75-jähriger Mann seine 65-jährige Gattin aus Eifersucht erstochen habe. Wer soll das wohl verstehen, ohne Kellerforschung zu betreiben (tiefenpsychologische Denkmöglichkeiten)?

In einer Pflegedokumentation von Frau NN steht wörtlich:

- „Frau NN macht ins Bett und schmeißt ihren Stuhl in das Bett der Nachbarin.“ Wer soll das wohl ohne Kellerforschung (tiefenpsychologische Denkmöglichkeiten) verstehen?

Manchmal kann man ja nicht einmal das eigene Verhalten und schon gar nicht das Pflegeverhalten unserer KollegenInnen (ohne zusätzliches Wissen) begreifen. Das bedeutet, dass einige Pflegepersonen aus ihrem eigenen Keller heraus pflegen, ohne eine Differenzialdiagnose zwischen ihrer Biographie und der ihrer Klienten zu erstellen. Dabei ist nicht zu erkennen, ob der Klient oder die Pflegeperson selbst eine gewisse Pflege braucht.

Manche Pflegepersonen sind oral fixiert, im Muttertrieb verhaftet und füttern daher alles und jeden Tag und Nacht mit Aufopferung. Sie sind starr ausgerichtet auf Kriterien wie „hat ausreichend getrunken und gegessen“. Andere basteln gern und somit bastelt die ganze Station unentwegt. Andere sind so gern in der Gruppe und reden den ganzen Tag usw.

Ein schönes Beispiel der verstehenden oder nicht verstehenden Pflege ist das Verstehen des Berufsputzers:

Es ist vonnöten, ab und zu unser eigenes Pflegeverhalten aus der Sicht der Verhaltensforschung und Tiefenpsychologie unter die Lupe zu nehmen (analytische Supervision). Gehen wir kurz auf das uns bekannte – wobei ich annehme, nicht persönlich bekannte – Putzverhalten des Pflegepersonals ein. Wir Pflegepersonen sind häufig mit dem gleichen Putzverhalten behaftet wie unsere Klienten.

Als Grundlage einer Auslegung dieses Verhaltens dienen uns Erkenntnisse der Verhaltensforschung. Die Pflegediagnose der Pflegenden leite ich also nicht nur von Prägungssituationen aus der Biographie, sondern auch von Verhaltenstheorien ab (Irenäus Eibl-Eibesfeldt). Gerade die Körperpflege, der Hautkontakt und das soziale Engagement sind laut Verhaltensforschung eine eng verknüpfte Einheit und bedürfen in den Pflegeberufen (und für die Menschen der Jahrgänge 1900–1960) einer genaueren Betrachtung.

Die Körperoberfläche ist jenes Organ, mit dem der Mensch ein Leben lang mit seiner Umwelt in direkten Kontakt tritt. Putzhandlungen sind seit eh und je den Primaten (und auch den Menschen) eigen. Bei Affen gibt es spezielle Signale, die zum Putzen einladen. Ein Affe, der putzen möchte, signalisiert seine Absicht einem anderen, der vielleicht gerade geputzt werden möchte, mit einer ganz charakteristischen Bewegung des Gesichtes – er schmatzt. Putzen ist somit eine soziale Interaktion, die auf *gegenseitige Hilfe* ausgerichtet ist. Die Tätigkeit selbst ist von freundlicher, friedlicher Stimmung gekennzeichnet (Konrad Lorenz) und stellt für die Primaten nicht nur einen Prozess zur Körperreinigung, sondern vielmehr einen sozialen Prozess dar.

Bei uns Menschen ist das gegenseitige Putzen zum einseitigen Waschen entartet. Wenn wir aber auf den Sozialkontakt (Hautkontakt) Wert legen, müssen wir uns einer *Ersatzhandlung* bedienen. Diese Ersatzhandlung, die aus dem sozialen Putzen resultiert, ist heute als „Putzsprechen“ bekannt. Der Ersatz für die verlorengegangene soziale Körperpflege beginnt mit einem Lächeln (statt Schmatzen). Wir laden unser Gegenüber zum Putzen oder Geputztwerden ein. Dies weitet sich aus zum Putzsprechen, wobei das Putzen mit der Weitergabe von Informationen einhergeht (exploratives Sprechen).

Bestimmte „Höflichkeitsfloskeln“ sind als Putzsprache bekannt und dienen dazu, das Lächeln zu verstärken. Es handelt sich oft um Komplimente. Sie bieten die Möglichkeit, sich und den anderen wichtig zu nehmen (galantes Annäherungsgespräch).

Das Putzsprechen stellt somit einen sozialen Kontakt her (Partygeher, Teams, Handy). Es ist zweifellos unsere wichtigste Ersatzhandlung für die soziale Körperpflege, aber nicht unsere einzige diesbezügliche Möglichkeit.

Weitere Möglichkeiten bieten berufsmäßige Putzer: Friseure, Masseure, Menschen, die in Hautkontakt zu anderen treten (Geriatrie). Aus dem Putzen als Urinstinkt entwickelte sich auch eine spezialisierte professionelle Körperpflege, die man als *Krankenpflege*

(Grundpflege, Eibl-Eibesfeldt) bezeichnet. Das Zwangsputzen stellt dabei eine einfache Formel dar. Zwangsputzer werden tätig, um sich um das Wohl anderer zu kümmern.

Wenn es, wie hier zu lesen, hauptberufliche Putzer gibt, so muss es auch Menschen geben, die sich vermehrt putzen lassen. Diese finden wir in unserer Klientel vorwiegend unter den psychosomatisch, geriatrisch und psychisch erkrankten Menschen bzw. unter denen, die einen Seelennahrungsmangel im Sinne des Mangels an Hautkontakt in ihrer Entwicklung hatten. Diese Menschen haben ein besonderes Verlangen nach Körperpflege oder Nähe.

Wir alle sind somit in einem gewissen Ausmaß sowohl verhinderte Pfleger als auch verhinderte Gepflegte.

Wir Pflegenden müssen akzeptieren lernen, dass die von uns erfundenen Praktiken oft nicht ausreichen, um Probleme in den Griff zu bekommen. Tiefenpsychologische Hintergründe als Denkmöglichkeiten für Pflegeimpulse einzusetzen, ist immer dann erforderlich, wenn

- die normalen ATL-Impulse und
- die Normalitätsimpulse
- nicht zum gewünschten Ziel einer psychogenen Verbesserung führen.

Tiefenpsychologische Hintergründe, die im Rucksack ganz unten eingepackten Teile, begreifen zu lernen, setzt voraus, dass die Pflegepersonen aushalten und verstehen, dass die Grundpflege nicht alles sein kann. Dies bedeutet aus fachlicher Sicht: *Alles, was „guttut" – das ist noch keine therapeutische Pflege*. Die Erfüllung der ATL, Essen verabreichen, sauber halten usw., kann – und darin besteht gar kein Zweifel – guttun. Dies aber als Therapiemethode zu bezeichnen, wäre nicht gerechtfertigt, da es dann ein wohlbekömmliches Essen oder Badengehen auf Krankenschein geben müsste (Strobl).

Manchmal ist es so, dass wir trotz tiefenpsychologischer Kenntnisse noch immer nicht wissen, worum es da eigentlich geht. Es gibt eben mehr zwischen Himmel und Erde als das Wissen. So ein Erlebnis, bei dem ich bis heute keine Idee zur Interpretation habe, war Leo.

Beispiel: Leo P.

Das Verhalten von Leo P. ist für mich bis heute nach wie vor vollkommen unverständlich. Ich durfte ihn als jungen Menschen kennenlernen. Er wurde als schizophrener Stupor abdiagnostiziert. Kein Mensch hatte ihn je reden gehört.

Dieser Leo, der sich von einem Akutpatienten zu einem Langzeit-Schizophrenen wandelte, hat eines Nachts mit mir zu reden begonnen. Können Sie sich meinen Stress vorstellen?

Als ich die Station verließ, um Lehrer zu werden, hat Leo wieder aufgehört zu sprechen. Aber jedes Jahr, wenn ich mit einer Schulklasse Leo besuchte, sagte er zu mir: „Tag, Pfleger Böhm, wie geht es dir?“

Wer soll das verstehen, ich nicht!

Beispiel: Herr Ing.

Auch Herr Ing. verwunderte mich mit folgendem Ereignis.

Als ich begonnen habe Biographie-Forschungen zu betreiben, ersuchte ich Herrn Ing. um seine Biographie. Da er die angeblich nicht wusste – so behauptete er –, schrieb er an seine Mutter einen Brief mit folgendem Wortlaut:

„Bitte, Mama, bring mir meine Biographie mit, ich habe die meine in der Anstalt verloren.“

Diese Beispiele zeigen, dass auch ich, der sich nun seit vielen Jahren damit beschäftigt, nicht alles, geschweige denn alles richtig interpretieren kann. Oder verstehen Sie ohne Hintergrundwissen diesen Brief?

Beispiel: Ein Brief an das Leben

„Liebe Mutter,

du warst immer zu sehr mit deinen Wohltätigkeitsveranstaltungen im Dorf, mit kirchlichen Aufgaben beschäftigt, sodass du nie Zeit für mich hattest. Deine nebenberufliche Arbeit als Besuchsdienst hat dich ganz in Anspruch genommen. Immer warst du für andere da, für mich nie. Du hast dich um mich nur gekümmert, wenn ich krank war. Ich war immer nur dann wichtig, wenn es dir in den Kram passte.“

Ich denke, dass dieser kurze Brief an die Mutter etwas in der Seele dieses Menschen angerichtet hat. Weder die briefeschreibende Tochter noch die Mutter, an die der Brief gerichtet war, können sich erklären, warum es so ist, wie es ist. Und was sehen wir auf der Abteilung: eine Tochter, die Tag und Nacht die Mama besucht und sich bei jeder Kleinigkeit bei der Oberschwester über die schlechte Pflege beschwert.

Wie passen nun die Kränkungen, die in dem Brief niedergeschrieben wurden, mit den aufopfernden Dauerbesuchen der Tochter bei ihrer angeblich bösen Mutter zusammen?

Die von der Tochter beschuldigte Mama kann sich selbst nicht erklären, dass sie als Kind nie Liebe erfahren hat und daher zur Liebesbettlerin wurde. Da sie von der Tochter die „Liebe“ ohne Taten frei Haus bekommen hat, musste sie sich im Sinne des nie zu stillenden Wiederholungszwangs andere Adressaten suchen. Sie betrieb daher Tag und Nacht Sorgepflege für andere, um das Manko ihres eigenen Liebesmangels auszugleichen. Was bleibt da der briefschreibenden Tochter – selbst wieder ohne Liebe aufgewachsen – schon anderes übrig, als genau wie die eigene Mama um Gegenliebe zu betteln?

Sie sehen, alles im Leben ist mit einer psychologischen Grundlage, mit einem Tattoo, in Verbindung zu bringen. Natürlich könnte man diesen Vorgang des *Wiederholungszwanges* (ich habe keine Liebe bekommen, also kann ich sie auch nicht weitergeben) auch – in gehobenerer Terminologie – als *Vernachlässigung entwicklungsbedingter Abhängigkeitsbedürfnisse* bezeichnen.

Bei unseren Einführungsbeispielen handelt es sich sicher nicht nur um eine, sondern um mehrere nicht erfüllte Bedürfnisse, die unterschiedlichen entwicklungsabhängigen Interaktionsstufen zuzuordnen sind (dysfunktionale Familien).

John Bradshaw nennt diesen Teil der Psychologie den **entwicklungsorientierten Ansatz** und spricht von **Bedürfnissen in bestimmten kindlichen Entwicklungsstufen**. Bradshaws psychologischer Ansatz stellt dabei eine Mischung aus den Erkenntnissen Sigmund Freuds sowie der Transaktionsanalyse nach Eric Berne (Zustand des Kinder-Ichs) dar. Er beschreibt, dass das Kind bis zur Erreichung des 25. Lebensjahres unterschiedlich hohe **Abhängigkeitsbedürfnisse** hat. Dabei ist zu beobachten, dass Bradshaws entwicklungsorientierter Ansatz sehr deutlich mit dem Grundgedanken unserer siebenstufigen Interaktionsparameter übereinstimmt.

Sie sehen schon an den hier angeführten Beispielen, wie tief verwickelt wir im Seelenleben einerseits zum Klienten und andererseits zu den näheren Angehörigen sind. Es muss klar sein, dass wir uns in der Pflege etwas leichter tun, wenn wir einige Punkte aus der Tiefenpsychologie wenigstens erahnen können. Es kann ja vorkommen, dass Sie dann über das Suchen eines alten Waschlappens wenigstens lächeln können und damit auch die Chance haben, bei einem Verwandtengespräch nicht immer nur als Verlierer dazustehen.

Mit solcherlei merkwürdigen und damit für den Menschen eigentümlichen und einzigartigen Verhaltensweisen beschäftigen sich die nächsten Kapitel.

Der nachfolgende Text lässt hoffentlich erkennen, dass „psychisch-therapeutische Pflege“ oder, wenn Sie so wollen, die „biographische Pflege“ mehr ist als nur die Erreichung von „warm, satt, sauber“ (Böhm, 1980). Dies trägt dem Umstand Rechnung, dass der Mensch (auch Sie als LeserInnen) viele seelische Schichten (Gesichter) haben, die den jeweiligen Menschen selbst nicht zugänglich sind (Blackbox).

Ich begebe mich mit Ihnen auf die Spurensuche der Verhaltenseigenarten im Alter, die sich in dem großen Fundus der verschiedensten tiefenpsychologischen Kellerareale befinden.

Die Kellerareale der Seele aufzusuchen, ist der Versuch, tiefenpsychologische Grundlagen als komplementäre Anhaltspunkte in das Pflegeverfahren einzubringen.

Mir ist dabei klar, dass normales Pflegepersonal nicht meine Neurose hat. Diese besteht darin, dass ich mich ein Leben lang bemüht habe, aus der unüberschaubar umfangreichen tiefenpsychologischen Literatur die wesentlichsten Punkte, die wir zum Verstehen unserer Klienten in der Pflege brauchen könnten, zusammenzutragen und in die Praxis umzusetzen.

Dieser Band 2 beschreibt also die Erweiterung eines Modells (Denkgebäudes) zu einem psychogenen *Pflegeverfahren.*

Das Normalitätsprinzip mit tiefenpsychologischen Grundlagen zu mischen, verstehe ich als *psychosoziales Umgangskonzept (Verfahren).* Es dient vor allem dazu, Menschen, die der Sprache nicht mehr mächtig sind, trotzdem noch helfen zu können. Zum anderen können wir damit Menschen, die so eine auffällige biographiebezogene Symptomatik an den Tag legen, dass die Interpretation anhand des Normalitätsprinzips nicht mehr möglich ist, trotzdem noch einen Weg aufzeigen. Denken Sie z. B. an eine Paranoia im Senium, an eine anale Fixation mit Stuhlschmieren und Ähnliches.

Dabei habe ich nicht vor, mit diesen psychologischen Fragmenten aus dem Altenpflegepersonal Pseudo-Psychologen oder gar Analytiker zu machen. Die Psychologie behauptet von sich selbst, eine Art Erleuchtungswissenschaft zu sein. In Anlehnung daran sollte Pflege eine gewisse *„Erleuchtung“ über die Hintergründe menschlichen Verhaltens bekommen.* Jeder Laie ist in gewissem Sinne ein Pseudo-Psychologe und verwendet im täglichen Leben tiefenpsychologische Prinzipien (ohne den Hintergrund zu kennen). Die Psychologie gesteht selbst ein, dass psychologische Laien gravierende Spuren in der Tiefenpsychologie hinterlassen haben. Folglich sind wir auf dem richtigen Weg, dass sich nicht nur die Klienten, sondern auch unsere Berufsgruppe selbst emanzipieren kann („Gibt es auch Wahnsinn, hat es doch Methoden“ von Eva Jaeggi, Robert Rohner und Peter Wiedemann).

Altenpflegepersonen sollen wenigstens eine grundlegende Vorstellung davon bekommen, was sich alles in der menschlichen Psyche abspielen kann und wie viele Wissenschaftler diese Vorgänge in unterschiedlichster Form selbst interpretieren und therapieren.

Dieser Teil des Buches erhebt keinen wissenschaftlichen Anspruch, da das Leben an und für sich auch nicht wissenschaftlich zusammenhängend erklärbar ist.

Cave

Bevor ich auf die Grundsätze von tiefenpsychologischen Gedankengängen für Senioren eingehe, möchte ich eine Warnung von T. S. Eliot widergeben: *„Die Menschheit erträgt nicht allzu viel Wirklichkeit."*

Das bedeutet in der Praxis des täglichen Lebens, dass einige Menschen (auch Pflegepersonen) leicht dekompensieren, wenn sie etwas über ihre eigene Seele (ihre eigene Neurose) in Erfahrung bringen oder hören.

Wie oft musste ich erleben, dass Menschen bei einem meiner Vorträge in aggressiver, ablehnender Form vor meinen Worten geflüchtet sind, wenn ich ihnen beibringen wollte, dass Arbeiten mit Plastilin, Knetmasse und ähnlichen weichen Materialien oft mit der analen Phase nach Freud und damit mit dem Stuhlschmieren in Zusammenhang zu bringen ist.

Das war und ist natürlich nicht ursächlich mein Problem, sondern das meiner Zuhörer gewesen. Trotzdem hat mich ihre Rache als „Ablehnung" meiner Person (nicht meines Modells, aber wer erkennt das schon) ein Leben lang verfolgt. Ohne grundlegende Kenntnisse von den tiefenpsychologischen Mechanismen hätte ich mit der entstehenden Frustration und Verzweiflung wohl nicht umgehen können. Für die psychotherapeutische Interpretation der Klienten und Angehörigen sind also nicht alle Pflegepersonen geeignet.

Zu bedenken ist weiters, dass die hier dargestellten Bruchstücke in keinem Fall für die Ohren der Klienten oder gar ihrer Angehörigen bestimmt sind. Das Pflegepersonal sollte dennoch unbedingt mehr verstehen als der Laie aus den Magazinen, denn ein berühmter Effekt lässt sich wie folgt zusammenfassen: „Wer schon Wissen hat, dem wird gegeben." Oder noch treffender: *„Dumme werden dümmer und Gescheite werden gescheiter."*

Durch das Lesen dieses Textes sollen Sie keine „Analytiker" werden. Das bedeutet, wir können nur das erheben und interpretieren, was uns der Klient freiwillig (und ohne im verdrängten Material zu bohren) preisgibt. Dabei müssen wir die Verschwiegenheitspflicht nach dem Krankenpflegegesetz und der Anstaltsordnung beachten. Interpretationsversuche anhand von tiefenpsychologischem Gedankengut sind erst nach einem „Aufbaukurs" vorgesehen.

8.2 Wie erlebt eigentlich der Normopath sein Leben?

Viele Eigenarten der Klienten, Patienten, Bewohner entsprechen nicht unbedingt der in der normalen Pflegeausbildung unterrichteten üblichen Demenzsymptomatik. Wenn man aber von „nicht mit einer Demenz kompatiblen" Symptomen spricht, ist es notwendig, einen kleinen Exkurs in die Geschichte der Normalität und der „Andersartigkeit" des Wahnsinns einzugehen.

Tiefenpsychologie und das Wort Normalität

Die Tiefenpsychologie hat mehrere oder sogar viele Interpretationsformen. Selbst das banale Wort „Normalität" lässt mehrere Deutungen zu.

Medizin

Im medizinischen Modell bedeutet das Wort „Normalität", dass alles Abnorme organisch zu begründen ist. Der Psychiater Wilhelm Griesinger prägte den Leitsatz „Geisteskrankheiten sind Gehirnkrankheiten".

Im Gegensatz dazu postulierte Thomas Szasz 1960, psychische Krankheiten seien ein „Mythos" der Ärzte und berücksichtigten nicht die diversen „Etikettierungen" und Krankenkarrieren, die jenen Zustand der psychiatrischen Störung eventuell erst „herstellen".

> Szasz war zudem der Ansicht, dass durch das Eintreten von paramedizinischem Personal in die Domäne der Mediziner ein Umdenken auch bei den Medizinern stattgefunden hat. Wir Pflegepersonen haben somit die Diskussion um die Unterscheidung von normal und abnormal bereichert.

Sigmund Freud

In der Psychoanalyse nach Freud gilt ein Mensch als normal, wenn er liebesfähig und arbeitsfähig ist.

Jede Störung ist ein Kompromiss zwischen Triebwunsch und Abwehr. Störungen werden als Normalpathologie betrachtet (Eva Jaeggi u. a.: „Gibt es auch Wahnsinn, hat es doch Methode").

Anna Freud

Für Anna Freud bedeutet normal sein die Entwicklung der Seele eines Kindes. Mit den Ansichten der Tochter von Sigmund Freud fand die Psychoanalyse sogar den Weg in die Pädagogik. Das ist nicht verwunderlich, da Anna Freud primär ausgebildete Volksschullehrerin war. Erst als es ihrem Vater schlechter ging, wurde sie zu dessen Begleiterin und auch Bewunderin.

Sie entwickelte die Kinderanalyse und unterrichtete später Kindergärtnerinnen, Erzieherinnen und Pädagogen zu den Themen Entwicklungspsychologie sowie Verhaltensstörungen von Kindern. Sie pflegte einen intensiven Austausch mit Maria Montessori, wobei sich beide zwar schätzten, aber fast nie der gleichen Meinung waren.

Das Interesse von Anna Freud für die Kinderanalyse war sicherlich kein Zufall, wenn man bedenkt, dass in dieser Zeit zahlreiche Kinder schwer geschädigt waren (Kriegskinder, Anstaltskinder).

Lerntheoretische Konzepte

Lerntheoretische Konzepte gehen davon aus, dass die Entwicklung durch Erfahrungen erfolgt. Das Lernen selbst ist ein Vorgang der Konditionierung.

Lernvorgänge sind somit von der Gesellschaft beeinflusst.

Kognitive Konzepte

Nach Albert Ellis und Aaron Beck ist jeder Mensch gesund, der rational ist. Für Alfred Adler waren der Wille zur Macht und das Gefühl der Minderwertigkeit ganz normal.

Nehmen wir einmal beispielsweise das banale Wort „Arbeit" und unterziehen es verschiedenen Auslegungsmöglichkeiten.

1. Analytische Auslegung: Die Gründe für Arbeit sind Narzissmus, Anerkennung, Besitzwunsch.
2. Soziologische Auslegung: Menschen arbeiten aus ökonomischen, subjektiven Motiven (vgl. Marx und Engels).
3. Auslegung der Folklore:
   „Arbeit verschönert das Leben."
   „Morgenstund' hat Gold im Mund."
   „Ein denkender Arbeiter trinkt nicht und ein trinkender Arbeiter denkt nicht."
4. Auslegung per Coping: Ich bin stolz auf meine Arbeit.
   Ich habe eine tüchtige Hand.

Anomalitäten ergeben sich aus dem Störungsmodell

Wie man selbst in diesen knappen Abrissen erkennen kann, integrieren alle diese Strömungen die Einordnung als „psychisch krank" oder „psychisch gesund" in ein Störungsmodell (Ätiologiemodell). Daraus folgt, dass „psychisch Kranke" als schwer bis nicht mehr rehabilitierbar angesehen werden.

Interessant erscheint die Tatsache, dass in der Tiefenpsychologie eine starke Trennung zwischen den ätiologisch benannten Störungsmodellen und den Therapiemodellen stattfindet.

Das Psychobiographische Modell ist hingegen ein Modell, dessen Grundlage bzw. Ätiologie, aber gleichzeitig auch dessen therapeutische Konsequenz die Biographie darstellt.

Damit sind Biographie und Tiefenpsychologie eng mit der kollektiven Masse der Menschheit und somit mit soziologischen Phänomenen verknüpft. Daher kann man in der therapeutischen Pflege auch auf Grundideen der tiefenpsychologischen Schulen als Denk- und Verstehenshilfe zurückgreifen, um das Verhalten von Menschen mit einer vorwiegend pathologischen Biographie – Freud sagte dazu Normalpathologie – verstehen zu können.

Ich blicke in den Spiegel durch
die Augen jenes Kindes,
das ich einmal war.
(Judy Collins)

Die Feststellung, dass die Normalität gleichzusetzen ist mit einer Art Lebenstheater, drückt Kristine Allert-Wybranietz sehr schön in einem ihrer Gedichte aus:

Als ich noch still sein musste,
wenn Erwachsene sich unterhielten,
freute ich mich darauf,
endlich mitreden zu dürfen. –
Nur fehlen mir
heute leider
oft die Worte.
Und ich verstehe nicht,
warum ich damals
nichts sagen durfte,
denn Lügen –
das konnte ich als Kind
schon ganz gut.

Tiefenpsychologie und Pflege bedeutet, den Menschen von seiner infantilen Biographie bis zum Normopathen und darüber hinaus in das Senium zu begleiten.

Normopath:
Das ist der angepasste, kompensierende Mensch, der seine Biographie ins Alter mitnimmt. Man könnte somit den normalen Menschen auch als Pseudo-Normalen bezeichnen.

Wir nehmen ins Alter mit
ungelöste Konflikte, Frustrationen, Hoffnungen, Sehnsüchte; infantile Sex- und Verhaltensmuster – die alle beim Einbruch der Kompensation wieder zu Tage kommen.

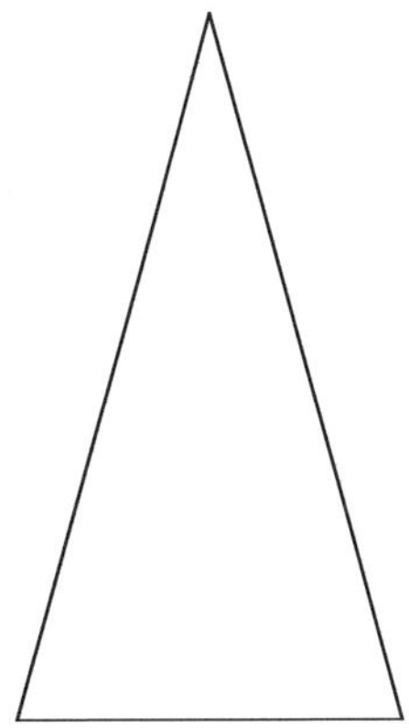

Der Beginn unseres Menschenlebens ist wohl die **infantile Biographie**, die wir Menschen ein ganzes Leben lang nicht aus dem Kopf bekommen.

Abb. 5: Tiefenpsychologie, Normopathie und infantile Biographie

Jeder Mensch kann nur die ihm durch das Lebensskript (A. Adler) zugewiesene Lebensrolle spielen. Immer wieder wünscht man sich dabei zurück, möchte sich zum Säugling re-aktivieren. Die Texte und Rollen der jeweiligen Schauspieler, also der „Normopathen“, werden im Sinne des Zeitgeistphänomens und ihrer Neurosen umgeschrieben. Ungefähr alle 20 Jahre treten andere Neuroseformen und entsprechend auch andere Demenzsymptome auf.

Dabei ändert sich nicht nur die Neurose der „Hauptdarsteller“, sondern auch deren Sprache. Ebenso im Rhythmus von circa 20 Jahren ändert sich die Ausdrucksweise der Jugend. Was vor 20 Jahren noch als geisteskrank gegolten hat, ist heute ganz normal. Damit ist die tiefenpsychologisch angehauchte Böhm-Pflege auch ein Plädoyer für eine gewisse **pathologische Normalität**. Diese kann man erst dann begreifen, wenn man ab und zu in seinen eigenen Rückspiegel schaut:

Wie war das damals in der „guten alten Zeit“ – genauso wie heute? In der guten alten Zeit waren wir Alten jung und damit war die Zeit „gut“. Man empfindet die Kindheit (egal ob richtig oder falsch) als „glückliche“ Zeit.

Vieles, was heute im Sprachgebrauch als normal bezeichnet wird, erscheint mir persönlich oft als grenzwertig.
Wir sprechen seit Neuestem politisch korrekt, aber wie oft sind wir nur scheinbar angepasst und lügen dabei.
Man muss positiv alles zu Tode reden, das ist modern.
Jeder Manager sagt: „Wir sind gut aufgestellt", bis die Firma eingegangen ist. Das verstehe ich nicht.
Alle Schauspieler sagen: „Wir hatten so viel Spaß am Set, wir haben uns gut unterhalten." Warum bekommen die dann Geld dafür und zeichnen sich gegenseitig mit Preisen aus? Das verstehe ich nicht.

Heute darf man sogar seine Neurosen (die jetzt als normal bezeichnet werden) als eine Art Selbstbefriedigung ausleben, früher wurde man dafür ins Narrenhaus abgeschoben. Zufriedenstellend ist das Ausleben der Neurosen deshalb, weil alles, was dem Menschen Freude macht, auch gelebt werden sollte (Lustprinzip nach Freud) und jede Erfüllung von Trieben oder Bedürfnissen eben eine „befriedigende" Wirkung hat.

Auch wir Alten sind demnach eigentlich normal, wenn wir unsere Eigenarten (Neurosen) aus dem Drehbuch des Lebens leben. Auch bei uns Alten ist der Text des Lebens vom Lustprinzip, vom Es, beherrscht.

Wie gerne würden wir alten Mensch etwas verwahrlost herumrennen, so wie dies heute die Jungen tun. Allerdings nennt man es Demenz, wenn eine alte Frau (so wie heute die Jungen) ihre Unterhemden über dem Kleid trägt.
Wie gerne würde ein alter Mann einer Frau auf den Hintern klopfen (heute machen das auch die Mädchen bei den Herren).
Er würde auch gern als Diabetiker Süßes essen.

> Jeder Mensch empfindet sich und sein Leben als „normal", auch dann noch, wenn es die Umgebung nicht so sehen kann oder will.
>
> Jeder Mensch sieht sich durch seine Brille, die allerdings durch den Kellerdunst der tiefen Schichten der Seele beschlagen sein kann.

Wenn man von der Tatsache ausgeht, dass es zeitgeistphänomenale Neurosen gibt, dann brauchen die Jungen nicht auf die Alten zu schimpfen und die Alten nicht auf die Jungen. Denn dann sind alle Menschen nur Normopathen.

So gesehen sind auch wir Alten nichts anderes als Normopathen aus den unteren Schichten unseres selbst gelebten Lebens.

Witz und Humor

Jeder Normopath erlebt sich selbst als normal, da er sich mit den anderen, neben ihm lebenden Normopathen vergleicht. Damit ist es kein Wunder, dass auch der Witz, der Humor zur Normalität des Lebens gehört, obwohl er national und international sehr unterschiedlich aussehen kann.

Der *Witz,* der ja wohl in der Bevölkerung insgesamt stärker verbreitet war als bei Sigmund Freud, faszinierte selbst ihn so sehr, dass er ihn zum Forschungsthema machte und eine lange Abhandlung darüber schrieb (Sigmund Freud: „Der Witz und seine Beziehung zum Unbewussten". Gesammelte Werke, Band VI).

Da wir in der Altenpflege – zumindest hoffentlich – viel Humor und Witz haben, seien einige der Aussagen Freuds hier wiedergegeben.

Als Erstes, so Freud, sollte man nicht vergessen, dass jedes Volk über etwas anderes lacht, nämlich vorwiegend darüber, womit es selbst die meisten Probleme hat. Man kann zwischen Nationalwitz und Regionalwitz unterscheiden (Deutsche, so sagt man, haben einen analen Charakter und lachen immer darüber, wenn der Witz etwas mit Stuhl oder dem Hintern zu tun hat). Das Auslachen stellt eine Art Ersatzhandlung, Abreaktion dar.

Der Witz oder besser gesagt das, was einen Menschen zum Lachen bringt, ist allerdings auch noch vom Alter und Geschlecht abhängig. Ältere bürgerliche Menschen schätzen harmlose Witze. Jüngere Menschen und Menschen aus anderen Schichten lieben hingegen aggressive und sexuelle Witze.

Im Volkswissen (kollektive Seele) sind aber nicht nur Witze gespeichert, sondern auch Aussprüche verankert, wie z. B.:
„Der benimmt sich heute wie ein Vollkoffer."
„So blöd wie der muss man erst mal sein."
„Wie die die Kinder erziehen, die müssen ja blöd werden."

Solche Sätze der Volkspsychologie lassen sich direkt in die Wissenschaft der Tiefenpsychologie übertragen. Viele Worte und Denkinhalte sind vom Volk auf die Tiefenpsychologie und wieder zurückgesprungen. Heute spricht auch jeder Laie von Verdrängung, Vaterkomplex, Brudermord, Melancholie usw.

Identität und Ich-Wichtigkeit

Wie alle Menschen hat auch jeder Normopath ein starkes Bedürfnis nach Identität und Ich-Wichtigkeit. Viele Ich-Identitäten ergaben sich aus einer Notwendigkeit heraus. Um zu wissen, wer man eigentlich ist, bestand früher eine Ausweispflicht („Ich bin nur wer mit einem Ausweis"). Später in der Besatzungszeit benötigte man eine von den Alliierten ausgestellte Identitätskarte. Der Verlust eines solchen Dokumentes war eine Tragödie. Viele Betagte suchen heute noch andauernd ein Ich-Papier. Geben Sie ihnen eines!

Ich-Identität und Kleidung

Jeder möchte gerne „wer sein“, möchte gerne mehr sein, als er ist. Dies kann man natürlich auch zur Täuschung anderer Menschen mit der Kleidung erreichen. Wie sagte Gottfried Keller: „Kleider machen Leute“.

Sobald man Vagabundenkleidung trägt, kann man sich als Vagabund geben und benehmen und ist somit vom Zwang der Schicklichkeit befreit. Wenn man nichts hat, kann man auf die Anständigkeit pfeifen.

„Man möchte gerne“

Diese Aussage ist häufig anzutreffen, denn sie drückt eine Art Seelenstimmung aus und erzeugt einen gewissen Glauben an sich selbst und seine Taten bzw. leidenschaftlichen Wünsche.
Ich möchte gerne recht haben.
Jeder Mann möchte der klügste oder stärkste sein, jede Frau die schönste und unwiderstehlichste.
Jeder Mensch möchte gerne Geltung haben:
Schwächlinge möchten gerne Athleten werden.
Eltern unbegabter Kinder möchten gerne, dass ihre Kinder hochbegabt sind.
Man möchte gerne die Stelle des anderen, Geld, Leckerbissen, die Rente etc.

Stammbücher oder Biographieerhebungen

Diese sind eine Möglichkeit, sein Ich zu interpretieren, sich zu entschuldigen für das Getane oder noch mehr für das Unterlassene. Hier kann man sein Herz ausschütten, seinen jämmerlichen, schandbaren Stand in der Welt begreiflich machen, wie man es nirgends kann, denn keinen interessiert die Geschichte eines Armen und das Schreibheft ist verständnisvoll und mitfühlend.

Plaudern als Ich-Motiv

Als Kind durfte man nur reden, wenn man gefragt wurde. Reden können, wann man will und was man will, heißt, auf einmal erwachsen sein zu dürfen. Man hat etwas Wichtiges zu sagen. Wer mitteilt, ist am Leben. Durch das Artikulieren können wir uns in Szene setzen, wichtig machen, unsere Alpha-Rolle spielen. Auch wenn zwei Desorientierte miteinander reden, reden sie eben und sind wichtig. Durchs Reden kommen die Leut’ zusammen, der Inhalt hat keine Bedeutung. Auch wenn wir uns inhaltlich nicht verstehen, läuft vieles auf der emotionalen Ebene ab. Reden lassen, auch wenn die Beteiligten sich inhaltlich nicht verstehen, steigert die Vigilanz und wirkt reaktivierend auf den Interaktionsstufen 2–7.

Ich und Auszeichnungen

Auszeichnungen gab es immer wieder, wenn es für eine Leistung kein Geld gab. Auszeichnungen zu bekommen, regt den Ehrgeiz an. Dieser Ehrgeiz wird aber nur äußerlich durch ein Ehrenzeichen verstärkt und lenkt so das Interesse von den inneren Leistungen ab. Sich regen bringt Segen.

„Esel streck dich, Knüppel aus dem Sack"

Die strenge Erziehung war eine Notwendigkeit, um Leistungen zu erbringen. Das Drohen und Befehlen, „wo's lang geht", gab Sicherheit. Absolute Not ist ein absolutes Motiv sich zu bewegen. Man stürzte sich in Tätigkeiten, als ob man ins Wasser spränge. Durch Bewegung werden Zorn, Hass, Frustration abreagiert.

Behinderungsspiele

Bei vielen Spielen, die man früher erlernte, musste ein Kind gegen alle anderen kämpfen. Es musste z. B. ganz allein Gefangene machen oder es hatte selbst keinen Platz und musste versuchen, einen Platz von einem anderen Kind zu ergattern. Diese „Behinderungsspiele" sind uns im täglichen Leben sehr bekannt, da wir sie ständig im Berufs- und Privatleben spielen. Zu sozial erzogene Kinder und Erwachsene gehen unter und bleiben noch heute auf der Strecke. Es ist daher nicht verwunderlich, dass schon aufgrund der Prägung die Mädchen bei Durchsetzungsspielen meist verlieren.

Unter diese Ich-Identitätsspiele fallen z. B. „Schneider, Schneider, leih mir d'Scher'" „Kämmerchen vermieten", „Der schwarze Mann", „Dreht euch nicht um", „Fang den Hund" usw.

Behinderungsspiele wurden auch verbal immer schon z. B. zwischen Müttern und Kindern gespielt. Sehr viele Kinder sollten früher nicht in die Schule gehen, weil sie zu Hause arbeiten und helfen mussten. Nun schimpfte einerseits der Lehrer, andererseits erpressten die Mütter die Kinder mit Sätzen wie: „Lenchen, was mach' ich denn ohne dich, wenn du jetzt zur Schule gehst?"

Christkindbriefe sind ein Prägungsbeispiel unserer Behinderungsspiele. Man wünscht sich etwas, das man dann doch nicht bekommt. Dies erhöht zwar die persönliche Toleranzgrenze, aber das Ich wird dadurch kaum gesteigert. Man hofft, wenigstens einen Teil von dem zu erhalten, was man ins Gesuch an das Christkind geschrieben hat. Heute ist es leider umgekehrt: Alle glauben, ein Ich-Bewusstsein zu haben, weil sie immer das geschenkt bekommen, was sie aufgeschrieben haben (Mundarbeitergeneration).
„Christkindlein, ich bitte dich, denk zum Feste auch an mich, bringst du mir von deinen Gaben, möchte ich so gerne haben."

Ich glaube, dass Sie sich vorstellen können, mit welchen Copings man sich heute wichtig macht.

Vom „Volk der Normopathen“ werden aber auch sogenannte kollektive Effekte erwähnt.

Schreie und weine mal wieder

Irgendwann einmal haben wir alle die gewöhnlichen ATL gelernt: gehen, waschen, Zähne putzen, Betten machen, später auch noch rechnen, schreiben, aber vor allem brav sein. Das wird niemand leugnen. Aber auch andere Tätigkeiten sind erlernte Handlungen: schreien, Stuhl schmieren, Stuhl zurückhalten, onanieren, toben, hartnäckig schweigen, in die Krankheit flüchten, sexuell empfindungslos werden, an Verfolger glauben.

Der radelt bis zum Umfallen

Wer kennt nicht die überstimulierten Hobbysportler, die radeln bis zum Umfallen. Wer denkt als Laie da schon an Adler und seine These von der Überkompensation?

„Reden nach anderer Leute Mund“ oder „Der rückt sich aber ins Licht!“

Schon Machiavelli (1469–1527) hat in seinem Werk „Der Fürst“ darüber geschrieben, wie sich ein Mensch, um Macht zu erreichen, ins rechte Licht setzt. Diese Gedanken wurde späteren von A. Adler (Minderwertigkeitskomplexe) neu ausgelegt und gewissermaßen erweitert. Um Freunde zu gewinnen, so Machiavelli, sollte man nur das erzählen, was der andere hören möchte.

„Zum einen Ohr rein, zum anderen Ohr raus“

Dies ist ein Effekt, den jeder schon einmal gehört oder selbst erlebt hat. Zu erklären ist er damit, dass Schlüsselbotschaften immer wieder wiederholt werden müssen, da durch diese Wiederholungen der Erinnerungswert gesteigert werden kann. Dabei hilft zusätzlich auch der *Mnemo-Effekt*, den der Laie Eselsbrücke nennt.

Der Pars-pro-toto-Effekt

Jeder Mensch nimmt vom anderen Menschen nur einen kleinen Teil wahr. Diesen kleinen wahrgenommenen Teil setzen wir dann (oft unbewusst) mit der ganzen Persönlichkeit und deren Charakter insgesamt gleich.
Aus Gesichtern mit Falten in den Augenwinkeln schließen wir auf häufiges Lachen und daher auf einen eher lustigen Menschen.
Brillenträger schätzen wir als intelligent ein.
Dicke Männer sind gemütlich.
Ältere Frauen sind mütterlich.
Solche stereotypen Aussagen führen allerdings oft zu einer Fehlerwartung und Fehleinschätzung.

8.3 Normopathie und Soziopathie in der Normalität des Lebens

Die Menge macht das Gift

Da heutzutage auch eine gewisse Dosis an neurotischen oder soziopathischen Copings zur Normalität gehört, beginnen wir erst ab der Interaktionsstufe 3 damit, die Gefühlsparameter zusätzlich zu interpretieren. Wir interpretieren die Neurosensymptomatik also erst ab dem Zeitpunkt, ab dem sie die Umgebung, die Angehörigen oder sogar die Pflegepersonen zu stören beginnt. Dies erfolgt leider nicht im Sinne der Betagten, sondern im Sinne der Öffentlichkeit.

In unseren Einrichtungen gibt es aber auch Soziopathen (die heutzutage zu den Normopathen zählen). Diese haben große Probleme mit dem Ich, dem Du und dem Wir. In der Pflege berührt uns, oder besser gesagt den Klienten, aber gerade am meisten die Frage, ob ein Mensch eine Du- und Wir-Identität besitzt und damit die Nähe von anderen Klienten überhaupt aushalten kann. Mit Blick auf die Du-Copings ist folgendes Sozialverhalten – oder eben asoziales Verhalten – bei soziopathischen Menschen zu beobachten:

Leitsatz: Soziopathen haben Schwierigkeiten, den anderen als Person wahrzunehmen. Damit stellt sich die Hauptfrage: „Wer bin ich und wer ist der andere?“

Erikson hat dabei die Fragen „Wer bin ich selbst, wer ist der andere?“ sowie „Welche Einstellung habe ich zu mir und zu den anderen?“ als Rollendiffusion bezeichnet. Dabei kann man in der Altenpflege folgende Fragen ableiten:

- das soziale Handeln, sein Tun in der Gruppe
- Macht der Mensch das für sein Alter subjektiv Richtige?
- Wie ist sein kommunikatives Verhalten?
- Auf welcher Interaktionsstufe befindet er sich?
- Ist er eher introvertiert oder extrovertiert?
- Welches Ausdrucksverhalten hat er (Sprechen Sie Limbisch)?
- Welches Territorialverhalten hat er, kämpft er um seinen Sessel im Tagraum/Sozialraum?

Neurotische Copings können anhand des Gefühlsparameters in ihrer Dosis beurteilt werden. Es handelt sich dabei vorwiegend um pathologische Ich-Wert-Gefühle, die erst durch die jeweilige Biographie zu neurotischen Copings werden: klebrig, himmelhochjauchzend – zu Tode betrübt, Labilität, Unberechenbarkeit, suchend, überreagierend, narzisstisch, experimentieren mit Copings, Sucht nach Grenzen und Konfrontation, will beachtet und gesehen werden, Rolle als Mann und Frau, flirten, Katz und Maus spielen, Lebenslügen aufrechterhalten wollen, andere gegeneinander ausspielen, Revierverhalten (Mann), Krankheitsgewinn, Macht, Dominanz, Jetzt und sofort!, querulantisch, fordernd, nicht lenkbar, theatralisch, braucht eine Bühne.

Welche Neurose führt zu einer Verhaltensauffälligkeit?

Viele Verhaltenseigenarten können als Neurosen bezeichnet werden. Neurosen entwickeln sich im Laufe des Lebens, die Grundlage wird aber oft in der Kindheit gelegt. Der Neurotiker ist ein Mensch, der sein Coping wie ein Mensch im Umkehrphänomen nicht steuern kann. Der neurotische Rucksack kann durch

- den alkoholsüchtigen Vater
- die neurotische Mutter
- den hysteriformen Onkel
- einen strengen Lehrer
- oder durch die schizoide Persönlichkeit der Tante

erzeugt werden.

Viele Eigenarten – oder eben Neurosen – wiederholen sich in der Familie und sind in dieser als normal zu betrachten. Verwiesen sei hier auf das Beispiel, das der Kinderpsychologen Bruno Bettelheim zu seiner These der Identifikation mit dem Aggressor bzw. der geprägten Aggression anführte:

In einem Workshop von John Bradshaw hob eine Therapeutin die Hand. Sie war Jüdin und schilderte, welches Grauen ihre Mutter im Konzentrationslager erlebt hatte. Das Erstaunliche an ihrer Geschichte war, dass ihre Mutter sie später genauso behandelte, wie die Nazis sie selbst behandelt hatten. Ihre Mutter hat sie angespuckt und Judenschwein genannt, als sie drei Jahre alt war.

Das Ich und die Neurose

Freud hat als Erster erkannt, in welchem Ausmaß Konflikte in der Kindheit, die wir im späteren Leben immer wieder durchleben, für Neurosen und Persönlichkeitsstörungen verantwortlich sind.

Alle Menschen sind ein bisschen zeitneurotisch. Wenn der Lebensstil zum kulturell Anerkannten nicht passt, spricht man schnell von Neurose. Vergessen sollte man dabei aber nicht, dass die geprägten Copings der Neurosen (und sonstiger psychischer Erkrankungen) ins Alter mitgenommen werden und man sie daher nicht als Demenzsymptome abtun kann.

Der Klient im Umkehrphänomen (früher Demenzklient) unterscheidet sich von den jüngeren Neurotikern nur durch seine zeitgeistbezogenen, d. h. biographisch geprägten Reaktionen. So wie jede Zeit ihre Zeit hat, hat auch die Neurose und Psychose ihre Zeit – man könnte auch von Zeitgeistsymptomatik sprechen.

Neurosen sind genauso wie die Demenz thymopsychische Eigenarten, die sich in Gefühlsänderungen, Stimmungsänderungen, Triebänderungen und dementsprechenden

Abweichungen vom heute sogenannten Normalen äußern. Der Satz von Paracelsus: „Die Menge macht das Gift" hat auch hier Bedeutung.

Wenn das Kleinkind bei der Suche nach „normalen" Copings keine Befriedigung erlangen kann oder konnte, besteht die Möglichkeit, dass es auf *neurotische Copings* zurückgreift. Dabei weist Ruth Cohn, die Begründerin der Themenzentrierten Interaktion, darauf hin, dass die Ursachen von Neurosen oftmals nicht eindeutig erkennbar sind: „Störungen sind einfach da und fragen nicht um Erlaubnis."

Angst und ihre Interpretation

Im täglichen Leben ist die Angst die prägendste Neurose. Ängste machen die größte Last im menschlichen Rucksack aus. Deshalb bestünde der erste Interpretationsschritt darin, zu fragen: „Hat mein Klient Ängste und wenn ja, welche?"

Für Schnellleser

Da sowohl Karen Horney („Der neurotische Mensch unserer Zeit") als auch Julia Onken eine sehr ähnliche Unterteilung der Neurosen vornehmen, möchte ich hier auf diese kausalen Ansätze zurückgreifen. Neurotiker und Demente zeigen folgende sehr ähnliche Charakteristiken:

- gesteigertes oder abgeschwächtes Selbstwertgefühl
- erhöhtes oder abgeschwächtes Fremdwertgefühl
- eingeengtes Ich-Bewusstsein
- Schädigungen durch die Konstitution
- frühere emotionale Verarmung (Seelennahrungsmängel auch bezüglich einer Gruppenidentität)
- neurotische, ich-schädigende Konflikte wie:
  - Minderwertigkeitsgefühle
  - orale, anale Fixationen
  - Allmachtsgefühle
  - Narzissmus
  - Schuldgefühle mit paranoiden Ideen
  - Schüchternheit
  - Regressionen
  - Ich-Initiative im Sinne von sympathikotonen oder parasympathikotonen Handlungen
  - Anhaltspunkte aus den Gefühlsparametern

Grundlage der Angstneurose

Ängste sind immer eine emotionale Reaktion auf einen als Gefahr wahrgenommenen Schlüsselreiz. Dieses Angstgefühl ist eine so starke Empfindung, dass es sich zum Gefühl der Hilflosigkeit ausweiten kann. Jeder Mensch hat Ängste und Befürchtungen, trotzdem werden die Ersatzhandlungen nicht so deutlich ausfallen wie bei einem Neurotiker. Im Normalfall werden Ängste und Befürchtungen durch Liebe und Nähe kompensiert. Das ängstliche Kind braucht die Nähe von anderen Personen (genauso wie der Alte in einer neuen, ihm fremden Umgebung, z. B. der gerade bezogenen Pflegeeinrichtung). Egal wie viele Bücher man liest, alle enthalten die gleiche Grundaussage: Liebe, Nähe und Wärme sind die wichtigsten Grundelement der Kindererziehung. Oft habe ich mich selbst als Vater gefragt, wie viel Nähe meine Kinder brauchen, Tag und Nacht oder nur eine halbe Stunde pro Tag – ich weiß es nicht. Man hat das Gefühl, es ist immer zu wenig, denn Kinder verhalten sich, wie es Paul Watzlawick in „Mehr desselben" („Anleitung zum Unglücklichsein") beschreibt: Vermeintlich vorteilhafte Verhaltensweisen werden beibehalten.

Der Psychiater Luc Ciompi hat sich einmal mit akut Schizophrenen auf einer Schutzhütte eingesperrt und folgende Erkenntnis daraus gewonnen: Man kann Borderline-Klienten allein durch individuelle Zuwendung stabilisieren, also gänzlich ohne Psychopharmaka. Auch unsere Klienten fordern Nähe und Zuwendung, wenn sie Angst haben, und dann sollten wir sie ihnen auch unbedingt geben. Wenn sie aber keine Angst haben und nichts fordern, benötigen sie auch keine spezielle Zuwendung.

Viele Eltern geben ihrem Kind zu wenig Liebe, sowohl wenn das Kind Angst hat als auch wenn dies nicht der Fall ist. Das Kind (und später der Alte) sucht, weil es zu wenig Nähe und Zuwendung bekommen hat, nach anderen Copings, um das Leben ertragen zu können.

Die Psychoanalytikerin Karen Horney beschreibt einige solcher Copings, die als Ersatzhandlungen aufgrund fehlender Zuwendung dienen können:

1. Geben und Empfangen von Liebe als Neurose („mehr desselben" wird eingefordert, vgl. Watzlawick)
2. Streben nach Macht, Anerkennung, Besitz
3. das Empfinden, die eigene Person sei unzulänglich
4. sich durchsetzen, Selbstbehauptung
5. das neurotische Schuldgefühl

1. Ist Ihr Klient ein Liebesbettler? Hat er Angst, Liebe zu verlieren?

Viele Menschen betteln wie süchtig fixiert und unausweichlich um Liebe bei anderen. Sie werden dadurch auch abhängig von der Zustimmung durch andere: Nur nicht auffallen, sonst verliere ich den Liebesgeber. Sie wollen diese Zustimmung zu ihrer eigenen Person, egal ob ihnen die andere Person wichtig ist oder nicht. Das Liebesbetteln steht also mit dem Gefühl der Empfindlichkeiten in einer Linie. Wenn sich die Aufmerksamkeit von anderen nicht einstellt, sind sie sofort gekränkt. Dieses Gekränktsein kann mit einer betont gleichgültigen Haltung, aber auch mit Wutanfällen kompensiert bzw. überkompensiert werden. Ein solches Wechselspiel erscheint unmittelbar nachvollziehbar: Wenn man in eine bedrohliche und feindselige Welt hineingeboren wurde und dem Gefühl der Hilfslosigkeit (Angst) ausgesetzt ist, sucht man selbstverständlich nach Nähe. Wer von uns hatte als Kind nicht das Bedürfnis, der Wichtigste und Beliebteste zu sein? Wenn dann noch ein Brüderchen oder Schwesterchen dazukam (den oder die man ja nicht brauchte), konnte man durchaus Angst bekommen, aus dem Nest zu fallen, die Hegemoniestellung zu verlieren. So beginnt man, um Liebe und Zuneigung zu kämpfen, man wird gierig auf alles, was der andere hat oder auch hat. Oder man erinnert sich an das Trotz-Coping aus früheren Jahren. Besonders Altersheimbetreuern oder Angehörigen von Altersheimbewohnern wird dies nichts Neues sein. Wir erkennen vielmehr, dass es sich um normale Verhaltensweisen handelt. Paradox ist jedoch, dass Menschen, die so stark um Zuwendung betteln, häufig selbst nicht in der Lage sind, von sich aus Liebe zu geben.

Welche Verhaltensweisen sehen wir? Der neurotische Liebesbettler wird dem Personal oder Verwandten kaum widersprechen oder ihn gar kritisieren. Er hat Angst, die Liebe zu verlieren. Oft sind diese Menschen schüchtern, weil sie Angst haben, zurückgewiesen zu werden, und vermuten bei jeder Handlung der anderen Ablehnung und Zurücksetzung ihrer eigenen Person. Kommt jemand zu spät zu einer Verabredung, vermutet der Neurotiker Ablehnung: „Der kommt immer zu spät, das macht der absichtlich, er mag mich nicht mehr." Auf das Gefühl der Zurücksetzung folgen heftige feindselige Reaktionen. Auch das kennen Betreuer: Kaum bekommt der Klient das Essen später als ein anderer, regt er sich fürchterlich auf.

Die Unfähigkeit, selbst Liebe zu geben, äußert sich oft in der Missachtung anderer Personen und ihrer Eigentümlichkeiten. Obwohl die Person immer ungehalten ist, wenn sie nicht als Erste an die Reihe kommt, wird sie trotzdem klammern. Sie leidet unter der Unfähigkeit, alleine zu sein.

Das sind Menschen, die fast immer ihre Hilfe anbieten. Oft handeln sie aber nicht aus Liebe oder aus spontaner Gefühlswärme, sondern aus Zwang.

Die Unersättlichkeit nach Liebe kann sich bis zur Habgier steigern. In Heimen sieht man oft die Habgier beim Essen, auch in einer Art Ungeduld: „Wann bekomme ich endlich etwas? Alle anderen haben schon. Warum redet Schwester Inge mit dem da drüben und nicht mit mir?"

Auch die Eifersucht (die Angst, einen Besitz zu verlieren) ist ein Zeichen für das Betteln um Liebe. Eltern kennen die Eifersucht als Coping, wenn ein Geschwisterkind auf die Welt kommt.

Eine andere Form, Liebe zu erhalten, ist das Appellieren an Mitleid: „Ich bin so hilflos, bitte unterstütze mich!“ Aber gleichzeitig wird paradoxerweise Gerechtigkeit eingefordert. Jede Tochter kennt wohl diese immer wiederkehrende Anschuldigung: „Ich habe mich für dich aufgeopfert, und du? Du hast mich in die Krankheit getrieben und nun pflegt mich keiner!“

Die Ursachen für dieses Coping sind oft aus der Kindheit übriggebliebene Rucksackgefühle: Minderwertigkeitsgefühle, Unzulänglichkeitsgefühle, das Gefühl, zu nichts zu taugen, dumm zu sein, keine Anziehungskraft zu besitzen.

Im Vergleich mit normalen Copings sind neurotische oft von Ersatzhandlungen der „braven Tochter“ geprägt. Bei Männern ist diese Liebesbettelneurose seltener, da sie ja als Kind zum Mann erzogen werden und von der Mutter genug Liebe und Zuwendung bekommen haben. Bei ihnen zeigt sich der Wunsch nach Anerkennung eher in einer gewissen Selbstverherrlichung, einem Sich-Aufspielen. Dies ist die Art, wie sie andere beeindrucken wollen. Sie erzählen Tag und Nacht von ihrem Geld, Haus, Frauen und Reisen.

2. Leidet Ihr Klient unter Macht-, Anerkennungs- oder Besitzkonflikten?

Wenn das neurotische Coping Liebe nicht funktioniert, dann greift man auf ein anders Coping, nämlich das der Macht, der Anerkennung oder des Besitzes, zurück. Diese bieten eine Beruhigung gegen die Angst. Da braucht man keine anderen Menschen, man muss keine Angst haben vor Liebesentzug, damit geht es einem gut, so meint man. Allerdings steigert sich dadurch der Ehrgeiz und man erträgt es immer weniger, nicht der Erste zu sein. Das Streben nach Macht, Besitz und Anerkennung geht mit einem neurotischen Konkurrenzbedürfnis einher. Karen Horney nimmt diesbezüglich eine sehr treffende Einordnung vor:

Macht hilft gegen die Hilflosigkeit, gegen die Angst, unbedeutend zu sein. Der machtbezogene Mensch ist stolz und identifiziert sich nur mit Gewinnern. Macht im Sinne der Herrschsucht in der leichtesten Form zeigt sich darin, dass die Person über alles informiert sein will, was der Partner macht. Sie muss immer Recht behalten. Auch wenn es sich um Kleinigkeiten handelt, gewinnen ist angesagt. Jeder Machtneurotiker setzt seinen Willen durch, da kann kommen, was wolle.

Ansehen hilft gegen Demütigungen. Der Machthungrige hat immer das Bedürfnis, andere zu beeindrucken. Er ist verschwenderisch, gepflegt, gut gestylt, er kennt im Gespräch die neuesten Bücher, Theaterstücke und besten Reiseziele.

Besitzstreben hilft gegen Entbehrungen. Eine spezielle Form der Neurose ist das Streben nach Besitz. Dieser schützt vor der Angst, zu verarmen, ist ein Mittel gegen Entbehrungen und bewirkt die Vermeidung der Abhängigkeit von anderen. Der Betroffene arbeitet ununterbrochen, Geldverdienen ist das Nonplusultra des Lebens. Er hat immer Angst, von anderen benachteiligt oder gar betrogen zu werden.

3. Fühlt sich Ihr Klient unzulänglich?

Die Selbstbehauptung ist eine Frage des Ichs oder, wenn man so will, der Haltung zur eigenen Person. Manche Personen fühlen sich unzulänglich. Ursache ist oft die in der Kindheit erfahrene Prägung, nicht wichtig zu sein. Dies führt meistens zu Hemmungen, die eigenen Wünsche auszudrücken, um etwas zu bitten, etwas für sich zu tun, jemandem etwas zu befehlen. Das Coping kann, wie auch häufig die Prägung, genau umgekehrt sein: Die Personen drängen sich nach vorne, machen sich wichtig.

4. Wie steht es um das Durchsetzungs- und Selbstbehauptungsbedürfnis?

Ein neurotisches Konkurrenzbedürfnis und ein überhöhtes Ich erzeugen den stetigen Drang, anderen voraus zu sein. Diese Haltung führt dazu, dass man den Inhalt der eigentlichen Arbeit vergisst und nur nach Ruhm sucht. Damit ist ein besonderer Ehrgeiz verbunden, der häufig auf eine spezielle Sache ausgerichtet wird, z. B. Intelligenz oder Anziehungskraft. Der Ehrgeizige zeigt sich besonders feindselig gegen andere Mitstreiter. Keiner darf schöner oder besser sein. Kinder versuchen oft, ihren Eltern eine Niederlage beizubringen, um besser dazustehen als sie. Auch bei diesem Coping kann man genau das Entgegengesetzte beobachten, nämlich den Ehrgeiz aufgrund einer Vergeltungsfurcht aufzugeben.

5. Leidet der Mensch an einem neurotischen Schuldgefühl?

Wer von uns Pflegenden kennt nicht die Paranoia im Senium und alle ihre Auswirkungen? Sehr oft kann man diese mit Schuldgefühlen aus der Kindheit in Zusammenhang bringen. Das Gefühl, für etwas schuldig zu sein, entstammt aber mitunter der reinen Phantasie und entspricht oft nicht der Realität. Die betroffenen Klienten fühlen sich beim geringsten Anlass schuldig. Sie entschuldigen sich förmlich, dass sie auf der Welt sind. Wenn sie jemand eine Weile nicht besucht hat, glauben sie, sie hätten sich falsch verhalten. Oft sind sie von Selbstvorwürfen geplagt, die sie zu Abwehrreaktionen veranlassen. Menschen mit einem Schuldgefühl haben oft das Bedürfnis nach Bestrafung. „Da wird aus der Nachbarwohnung Gas in meine Wohnung geleitet, weil ich …“ Diese Selbstvorwürfe decken sich weitgehend mit jenen, die wir aus dem Formenkreis der Depression kennen. Oft beginnen die Schuldgefühle mit ganz einfachen Dingen.

Furcht vor Missbilligung

Die Furcht vor Missbilligung und dem Durchschautwerden ist die Furcht, dass man erkennen könnte, was sich hinter der Fassade des Menschen verbirgt. Er möchte verbergen, dass er Angst hat und sich unsicher fühlt. Hierzu gehört z. B. auch die Furcht, dass das kindliche Masturbieren zu diversen Erkrankungen führen und daher aus diesen geschlussfolgert werden könnte.

Diese Ängste, welche durch „ich werde erkannt, durchschaut" entstehen, können auf andere Menschen projiziert werden – nicht ich, sondern der Nachbar onaniert immer.

Dummheit als Coping

Ein sehr interessantes Coping, nämlich das der Dummheit bzw. des Sich-dumm-Stellens, beschreibt der Mediziner und Anthropologe Horst Geyer („Über die Dummheit", 1954). Er hält die Dummheit für eine Weltmacht und ein allgemeines menschliches Phänomen. Seiner Definition nach handelt es sich um die mangelhafte Fähigkeit, aus Wahrnehmungen richtige Schlüsse zu ziehen.

Aus meiner Sicht ist Dummheit ein Coping, das sich noch innerhalb der Grenzen einer normalen Seelentätigkeit befindet. Auch ich selbst habe diese benutzt. Immer wenn meine Mutter mich bat, beim Geschirrwaschen zu helfen, fiel mir ein Teller aus der Hand. Das hatte geholfen, man behauptete, ich sei zu allem zu ungeschickt. Ein nettes Coping, finde ich, das man auch im späteren Leben aufrechterhalten kann.

Dummheit ist also das auf einen Schlüsselreiz erfolgte falsche Verhalten, das allerdings für die betreffende Person durchaus von Vorteil sein kann. Geyer nimmt an, dass spätestens fünf Jahre nach Abschluss der Schulzeit das Durchschnittswissen wieder auf das Ausgangsniveau gesunken ist. „Der Alltagsmensch scheut die körperliche, aber noch mehr die geistige Anstrengung; daher ist er so unwissend, so gedankenlos und so urteilslos … Die große Mehrzahl der Menschen ist so beschaffen, dass ihrer ganzen Natur nach es ihnen mit nichts ernst sein kann, als mit Essen, Trinken und Sichbegatten" (Geyer: „Über die Dummheit").

Auch Geyer beschreibt verschiedene Interaktionsstufen, wobei er mit der Dummheit beginnt: „Dumm geboren sind wir alle; es kommt darauf an, wieviel wir dazulernen konnten […] wir alle haben im Laufe unserer intellektuellen Entwicklung die Stufen vom Idioten über den schwer und leicht Schwachsinnigen bis zu unserer so respektablen Intelligenzhöhe erklommen. Wir steigen sie auch in umgekehrter Reihenfolge wieder hinab." Jedes Kind durchläuft die Stadien des Schwachsinns. Der Säugling geht von einem debilen Status über einen imbezilen Status früher oder später in eine noopsychische Person über. Diese Abfolge hat aber nichts mit einem richtigen „Schwachsinn" zu tun, sondern die Handlungsmuster entwickeln sich von einer niedrigen zu einer höheren Interaktionsstufe.

8.4 Angst und tiefenpsychologische Copings

Das Fluchtverhalten

Es zeigt sich also, dass man nur dann auf Ersatzhandlungen zurückgreift, wenn man das Altern nicht mehr aushält. Zurückgreifen (reaktivieren) kann man aber nur auf das, was man schon kennt (auf den Angriff oder auf ein „Fluchtverhalten"). Viele Menschen flüchten, wenn sie das Leben nicht mehr aushalten, z. B. in die Infantilität, und das auch dann, wenn die Kindheit nicht das wahre Glück bedeutet hat.

Alle Menschen haben die Tendenz, aus einer unerträglichen Situation im Hier und Jetzt in ein „Früher war alles besser" zu flüchten. Die Phantasien gehen zeitlich rückwärts, denn in der Zukunft lauert der Tod. Man flüchtet in die Kindheit. Das damit einhergehende Verdrängen der Gegenwart führt sogar dazu, dass eingebildete oder wirkliche „strafbare Handlungen" vergessen werden. Man kann so wie in der Kindheit im Kinderkrankenhaus auch jetzt im hohen Alter im Beisein der Krankenschwester onanieren, ohne bestraft zu werden. Man kann aber auch Sünden, Vergehen vergessen und zunichtemachen.

Beispiel:

Herr X lag auf unserer Station aufgrund einer progressiven Paralyse. Er hat seine Sünde aus Paris vergessen. Er flüchtete vor seinem schlechten Gewissen in die Infantilität, sprach in einer Kindersprache, wurde kindlich größenwahnsinnig. Mit sorglosen Spielen verbachte er den Tag.

Sein Gang wurde immer mehr tänzelnd, hüpfend (obwohl er keine Tabes dorsalis hatte). Ab und zu projizierte er sein Gewissen, indem er mir im Nachtdienst ins Ohr schrie, er beiße mir die Eier ab und dass ich nicht so sündig weitermachen könne.

Eine andere Art, zu fliehen, ist die *Flucht „in den nachträglichen Gehorsam"*.

Beispiel der Flucht aus der Realität mit analer Fixierung:

In einer sehr großen bürgerlichen Wohnung befand sich eine Art Iglu, der aus Stuhl und Pappe errichtet war. Immer dann, wenn sich die Dame von der Außenwelt belästigt fühlte, hat sie sich in den Iglu zurückgezogen.

Beispiel:

Frau MM hatte den ganzen Tag ein Tuch in der Hand und putze planlos durch die Gegend. Tische, Sessel, selbst Menschen waren vor ihrer Putzsucht nicht sicher. Dies passierte vorwiegend dann, wenn ein sehr streng schauender Pfleger im Dienst war. Es genügte, dass der Pfleger sie ansah, und sie putzte schon wieder. Für dieses Verhalten gibt es zwei logische Erklärungen.

1. Frau MM hat immer geputzt, darin lag zu Hause ihre soziale Kompetenz, ihre Ich-Wichtigkeit. „Wenn ich nicht da bin, schaut es in der Wohnung furchtbar aus.“
2. Sándor Ferenczi nennt ein solches Verhalten nachträglichen Gehorsam. Er beobachtete bei einer Patientin, dass sie während der Nacht aufstand, zur Nähmaschine ging und nähte. Dieses Verhalten wurde durch ihren Vater und in der Lehrzeit geprägt. Oft wurde sie vom Vater und Vorgesetzten geschlagen, wenn sie nicht arbeitete. Sie wollte es den beiden aber recht machen. Es genügte das Schlüsselwort „Steh auf“ oder „faul“ und sie verfiel dem Mechanismus des nachträglichen Gehorsams, besonders fleißig zu sein.

Beispiel:

Bei einem Hausbesuch bin ich einmal durch den Fußboden in der Mitte des Wohnzimmers (in den ein Loch gestemmt war) in den darunterliegenden Keller gestürzt.

Wenn es Frau MM in der Realität zu viel wurde, hatte sie sich über eine Leiter in den Keller zurückgezogen. Dies tat sie vorwiegend dann, wenn sie zusätzlich von Halluzinationen gequält wurde. Die Reizarmut im Keller diente ihr somit als Uterusersatz.

Flucht in die Infantilität:

Vom Leben enttäuschte Menschen sind gerne bereit, eine Regression in die Kindheitsgefühle vorzunehmen oder, wie es Neurotiker gerne machen, Luftschlösser zu bauen, um die peinliche Gegenwart zu vergessen.

Flucht in die Sonntagsneurose:

Ist Ihnen im Dienst schon einmal aufgefallen, dass die Heim- oder Psychiatriepatienten gerade an Sonn- und Feiertagen besonders auffällig sind? Verantwortlich dafür ist die von Ferenczi beschriebene Sonntagsneurose. Kritische und bedeutsame Ereignisse fordern kritischere Symptome. Zugegeben, das kenne ich auch von Weihnachten, da bin ich besonders nervös, erregt, unangenehm. Die ruhigste Zeit des Jahres wird zum Albtraum.

Beispiel:

Als zwanzigjähriges Mädchen wurde sie immer von ihrem Stiefvater mit unsittlichen Anträgen verfolgt. Das hat sie damals schon abgestoßen und erschreckt. Sie wiederholte immer wieder, dass sie als noch siebenjähriges Kind glücklich war. Pfleger M. erinnerte sie optisch an ihren Stiefvater. Immer wenn er im Dienst war, dekompensierte sie in ihr siebentes Lebensjahr und spielte mit Puppen.

Bei vielen Menschen in der Psychose oder Regression kommt es zur periodischen Wiederkehr der Symptome. Die Sehnsucht der Menschen nach Festtagen, so Ferenczi, ist nicht geringer als die nach Brot (Panem et circenses). Und so erweist sich der Sonntag als Tag, an dem man sich gehen lassen kann, scheinbar auch seine Wehwehchen.

Flucht in die Begehrungen des Charakters:

Nach Auffassung der Wissenschaft ist der Charakter in seiner Grundanlage teilweise vererbt und teilweise von der Umwelt geprägt. Graber schreibt in seinem Buch „Charaktertypen und ihre Schicksale“ (1971), dass man keinen Zustand begehren kann, den man nicht schon einmal erlebt hat. Alle später auftretenden Begehrungen sind also durch früher stattgefundene Befriedigungen geprägt (man wünscht sich keinen Leberkäse, wenn man ihn noch nie gegessen hat). Die Grunderlebnisse können allerdings auch unbewusst stattgefunden haben. Da wir im Leben nie alles bekommen, werden immer wieder Bedürfnisse aus der Kindheit hervorgeholt und gewünscht. Laut Freud tendieren alle Bestrebungen zum frühkindlichen Dasein (S. Freud: „Jenseits des Lustprinzips“). Der Trieb ist somit ein Drang zur Wiederherstellung eines früheren Zustands. So kann auch der Tod das Ziel des Lebens sein.

Bedürfnisse (elementare Triebe) ergeben somit ein gewisses Charakterbild (Typenbild). Die daraus resultierenden Handlungen unterliegen einem Wiederholungszwang, der anhand von Adlers Gegenüberstellung von Charaktereigenschaften deutlich wird:
- Trotz und Gehorsam
- Liebe und Hass
- Mitleid und Hartherzigkeit

Alle diese Eigenschaften dienen der Erhöhung des Persönlichkeitsgefühls und werden durch entsprechende Handlungen immer wieder gefestigt.

Übertragung:

Die *Flucht der Verladung* wurde später von Freud Übertragung genannt. Diese stammt eigentlich aus dem Aberglauben der einfachen Leute. So glaubte man, dass nicht nur Liebe und Hass, sondern auch Krankheiten neurotisch übertragen werden könnten. Da früher die Lues so häufig war, hat sich die Idee, nur eine „Jungfrau“ zu heiraten, eingebürgert.

Oft werden die biographischen Krankheiten der Mutter übertragen. Kinder spielen gerne Theater und so übernimmt die kleine Tochter im Rollenspiel z. B. die Bauchschmerzen der Mutter.

Beispiel:

Frau Martha erlebte täglich eine schöne Übertragung. Immer wenn Schwester Inge Dienst hatte, warf ihr die Klientin die Kaffeetasse hinterher. Sie übertrug den Zorn auf Inge auf die Tasse.

Ähnlich handeln Menschengruppen, die ihren Zorn auf einen „Sündenbock“ verlagern.

Besonders Polster und Tuchenten spielen eine große Rolle bei Verladungen. Man geht nur mit seinem Polster schlafen. Man spielt mit dem Polster oder nimmt den Polsterzipf in den Mund. Der Polster wird oft mit der Mutter in Verbindung gebracht.

Jedes Kind steht unter der Herrschaft der Macht (Wille zur Macht). Kinder phantasieren sich Macht herbei, früher z. B. in der Idee von Robinson oder einem sonstigen großen „Lebensplan“.

Das Kind kann auf einmal zaubern. Das Kind, das auf die Mutter oder eine andere Person zornig ist, zaubert ihn oder sie ganz einfach weg. Wenn dieser Mensch dann zufällig stirbt, kann eine Gewissensparanoia entstehen. Die Angst, dass Gott das alles gesehen haben könnte, verstärkt bei dem Kind die religiöse Orientierung.

Beispiel: Das infantile Zaubern bei alten Leuten

Wenn Frau Müller etwas verlegt oder verloren hatte, sagte sie immer zur Schwester: „Ich kann zaubern, ich hab es weggezaubert.“

Frau MN hat immer ihre Brille weggezaubert, wenn sie etwas schreiben sollte. Der Grund dafür war, dass sie gar nicht schreiben konnte.

Sowohl das Kind als auch der alte Mensch sind oft der Welt gegenüber feindselig eingestellt. Alles Fremde macht eben Angst. Dies nennt man Neophobie, die sich heute auch in der Ausländerfeindlichkeit zeigt.

Flucht in die Krankheit:

Durch eine bestimmte Verzärtelung wird den Klienten die Flucht in die Krankheit nähergebracht. Die Pflegeperson wäscht den Klienten, füttert ihn, sie betreut den Klienten in einer Zeit, in der er der Mutterliebe hilflos ausgeliefert ist. Natürlich lässt der Klient sich das gern gefallen und genießt das sorglose Leben ohne Alltagsprobleme und Familie.

Pflege führt oft auch als erotisches Reizmittel zum Krankheitsgewinn, den die Klienten dann nicht mehr missen möchten, sodass eine Rehabilitation ausgeschlossen ist.

Ich kann mich dem Eindruck nicht entziehen, dass manche Politiker oder sogar Heimleiter auf die Idee der Personalreduzierung gekommen sind, weil zu viele „Pflegeneurotiker“ auf den Stationen beschäftigt waren. Durch die Reduktion der Pflege wurde zwangsläufig das Prinzip „Hilfe zur Selbsthilfe“ etabliert.

Beispiel: Peters Wiederholungszwang

Sehr ausgeprägt konnte man bei dem kleinen Peter den Wiederholungszwang erkennen.

Peter musste den ganzen Tag im Netzbett verbringen, er war in Maschen eingesperrt. Aus diesem Netzbett heraus schrie er unentwegt „Broti, Broti“ – er wollte ein frisches Weißbrot. Sobald der Pfleger ihm das Brot gegeben hatte, warf er es diesem aus dem Bett nach. Dies geschah besonders heftig nach der Besuchszeit, zu der seine Mutter immer gekommen ist. Was konnte das bedeuten?

Dem Pflegepersonal war lange Zeit nicht klar, dass es sich um den von Freud beschriebenen Wiederholungszwang handelte. Peter, noch ein Kind, bewältigte seinen Konflikt, der aus seiner passiven Rolle entstand (ich leide, weil Mama wieder geht), indem er eine aktive Rolle einnahm: Ich schmeiße das Brot (die Mama) raus und hole es (sie) mir auch wieder, indem ich nach dem Pfleger schreie. Er verwandelte damit Unlust in Lust.

Neugier

Kinder beobachten die Erwachsenen sehr genau, sie imitieren uns förmlich in allen Handlungen. Alle Spiele, die sie spielen, sind Nachahmungen des Verhaltens der Erwachsenen. Somit muss das Vater-Mutter-Spiel auch im Heim möglich sein.

Kinder imitieren jedoch nicht nur das Verhalten von Menschen, sondern auch Tiere. Dies kann in der Folge zur Zooanthropie führen.

Freud war der Ansicht, dass der Zwang, eine Szene zu spielen, der Versuch ist, sie zu überwinden und sich auf diese Weise von ihr zu befreien.

Schuldgefühle

Der Psychoanalytiker Wilhelm Stekel hielt die Eifersucht für die wichtigste Quelle von Schuldgefühlen. Das Kind ist immer wahnsinnig eifersüchtig, weiß aber dieses Gefühl gut zu verstecken. Wenn ein Geschwisterchen auf die Welt kommt, hat der Prinz keine Freude, ganz im Gegenteil, er entwickelt Rachegefühle. Ein schönes Beispiel beschreibt C. G. Jung in seiner Schrift „Über Konflikte der kindlichen Seele“:

Ein Kind hat eben die Veranlagung, alleinherrschend zu sein. Es hat noch kein Du- oder Wir-Gefühl und kann das Mein vom Dein noch nicht unterscheiden.

Der Vater fragt die kleine Tochter Anna: „Was wirst du machen, wenn ein Brüderchen kommt?“

Anna antwortet: „Dann werde ich es töten.“

Nur widerwillig lässt sich der Mensch zum (schein-)angepassten Menschen, zum Du erziehen. Verbote üben einen starken Reiz aus. So ist es kein Wunder, dass Frau X immer die ganze Nacht durch das Heim läuft und alle Nachtkästchen der Mitpatienten plündert.

8.5 Jeder Mensch ist Rucksackträger

Psychische Lasten und ihre Interpretationen

Der Mensch trägt Lasten mit sich herum, die er selbst nicht beschreiben kann, obwohl sie da sind (Neurose, Psychose etc.).

Wenn der Leidensdruck zu groß wird, muss ihm die Tiefenpsychologie beim Auspacken des Rucksackes helfen, um den Inhalt (seinen eigenen psychogenen Inhalt) zu erkennen.

Der Rucksack des Alters ist wohl der, den der Mensch mit seinen eigenen (auch pathologischen) Biographien ins Pflegeheim oder in die Altersresidenz mitbringt. Er enthält sozusagen seine biographischen Altlasten, von der Bodenplatte bis heute. Diese Rucksackinhalte sollten, wie ich meine, nicht mit dem Stempel *Alzheimer* versehen werden.

Viele Rucksackinhalte liegen am Boden des Rucksackes, es sind kollektiv mitgenommene Probleme. Sehr viele stammen aus der Kindheit und aus der Jugendzeit. Es sind bewältigte oder auch nicht bewältigte Konflikte, Neurosen und bei manchen sogar Psychosen. Einige davon sind vorbewusst, andere aber auch unbewusst. Das bedeutet, dass selbst der Rucksackträger nicht weiß, was er alles im Leben eingepackt hat und ins Alter mitschleppt.

Rucksackinhalte aus der Familiensituation

Der psychobiographische Hintergrund des Lebens und seiner Konflikte als Ursache für eine Pseudodemenzerkrankung (sekundäre Demenz) liegt oft in der Familie. Manche Dekompensation kann man aus der Familiengeschichte heraus interpretieren.

Der psychoanalytische Ansatz untersucht den Hintergrund, vor allem aber die Verarbeitung der Biographie. Er beschäftigt sich mit Fragen über die Angst vor den eigenen Gefühlen, Störungen der Zwischenmenschlichkeit, Störungen des Ichs, tiefen Lebensregungen und deutet diese nicht hermeneutisch, sondern analytisch. So nimmt man an, dass jeder Mensch, auch bevor er seinen Urschrei ausstößt, Verschiedenes mitbringt, das eine Biographie später gestalten und beeinflussen wird. Aus verschiedenen Lebensabläufen lassen sich verzerrte und verformte Erlebensinhalte ableiten, die dann bei unseren Klienten als Vorschäden auftauchen. Das heißt, dass es sehr viele neurotische

Reaktionsmuster im Leben des Menschen gibt; diese sind aber nicht der Demenz zuzuordnen, sondern bestehen eigentlich ein Leben lang. Nur sehen wir sie in der Praxis etwas deutlicher.

Die nun auf den nächsten Seiten angeführten Überschriften sollen andeuten, mit welchen psychosozialen Phänomenen in Form von Familienkonstellationen, Persönlichkeitsentwicklungen und Krankheiten die geriatrische Pflege konfrontiert ist bzw. welche Lebensbereiche, Konflikte oder Neurosen auslösend gewesen sein könnten.

Herkunftsfamilie

Unser Daheimerlebnis oder -gefühl ist von bedeutendem Einfluss und prägt die Art, wie wir unser weiteres Leben gestalten. Man kann fast von einem Lebensskript sprechen. Wir wissen z. B. nicht immer, warum wir einen Menschen sofort lieben, den anderen hingegen spontan unsympathisch finden. Aber wahrscheinlich ist der Typ, den wir vor uns haben, ein Mensch, dessen Aussehen, Coping, Eigenart usw. wir schon einmal erlebt haben, auch wenn es nur optisch, akustisch oder per Assoziation sein sollte. Wir stufen diesen Menschen sofort ein, geben ihm ein Prädikat aus dem Urvertrauen oder Misstrauen und erfreuen uns an einem schon einmal erlebten Daheimgefühl oder eben dem einfachen Gegenteil.

Unser Daheim prägte uns darin, wie wir mit dem Essen umgehen, ob wir sparen, ob wir aufgrund eines Nachholbedürfnisses viel essen werden, ob Kartoffelsuppe unser Leibgericht wird oder ob wir sie nicht einmal mehr riechen können. Diese Auswirkungen, die sich praktisch im Bewusstsein befinden (jedoch nicht immer zur Verfügung stehen) und uns steuern, nenne ich *Prägungsforschung*.

Ganz anders sehen es Wissenschaftler, die den psychoanalytischen Ansatz vertreten. Analytische Thesen gehen noch viel weiter und haben ganz tiefsinnige Begründungen für das Verhalten oder auch Fehlverhalten eines Menschen. Bei S. Freud stand der „ödipale Konflikt" bei der Familiendynamik stark im Vordergrund. Sehr stark beschäftigte er sich mit der Identifikationsphase und meinte, dass sich eben ein normales Mädchen mit seiner Mutter identifizieren solle, ein normaler Bub den Vater nachahmen wolle und dadurch psychisch gesehen ein Mann werde. Diese Ansicht der Identifikation (Vater/Sohn, Mutter/Tochter usw.) und Familiendynamik wurde in der Folge vorwiegend von modernen Soziologen von einem Zwei-Generationen-Konzept auf ein Drei-Generationen-Konzept ausgedehnt. Heute meint man, dass zur Identifikation nicht nur die Eltern, sondern auch die Großeltern herangezogen werden. Das heißt, dass ein Mensch auch wie sein Großvater agieren kann.

Alle Einflüsse, denen ein Kind in einem Zwei- oder Drei-Generationen-Haushalt ausgesetzt ist, in dem es groß wird, prägen sein Weltbild und sein Coping und sind daher für die Bedürfniserhebung unserer heutigen Klienten in der Pflege von Bedeutung. Es ist demnach nicht egal, ob man als Bezugsperson eine Schwester oder einen Pfleger hat. Es ist eher eine Frage der Reaktion, die man beim Patienten erzeugen will, d. h. ob der Patient zu Patienten in einem Konkurrenzverhalten steht oder ob ihn ein Mann beruhigt, eine Frau hingegen vigilanzsteigernd wirkt.

Das Familienklima und die Familienkonstellation sind wesentliche Bestandteile bei der Erhebung einer einzelnen Biographie. So kann aus einem glücklichen, positiven, optimistischen Elternhaus ein positives Kind resultieren, das auch im hohen Alter noch positiv-sympathikoton durch die Welt geht. Das Kind oder der heutige Patient hatte das Glück, sich mit einem weltoffenen Menschen zu identifizieren.

Gerade das Gegenteil kann auch der Fall sein: Menschen, die immer negativ-pessimistisch durch das Heim gehen. Wissen soll man dabei, dass diese Menschen nicht auf uns persönlich böse oder grantig sind, sondern dass dies gerade ihre Lebensbewältigungsstrategie ist, mit der sie durchs Leben gekommen sind. Warum sollten sie diesen Lebensstil in einem Heim ändern?

Durch eine plötzliche Änderung in der Familie kann aber auch ein Kind aufwachsen, das zwar körperliche Pflege und Versorgung bekommt, jedoch seelisch und stimmungsmäßig geängstigt oder niedergedrückt war und dies auch im Heim ist.

Nun gibt es in der Familiengeschichte aber nicht nur die sogenannte normale Familie, sondern auch alle anderen Spielarten der Natur. Nicht verwunderlich ist, dass durch das Identifizieren oder „Abfärben“ ganze Familien eher falsch agieren; man nennt sie Risikofamilien und kann am Stammbaum nachweisen, dass vorerst einmal die Großeltern eine schwierige, belastende, konfliktreiche Kindheit hatten, die Eltern diese schwierige, belastende, konfliktreiche Kindheit nachvollzogen und an ihre Kinder weitergegeben haben. Das würde heißen, dass sich Generationsschicksale fortsetzen, fortpflanzen und schließlich erst im Heim auffallen. Der schwierige Klient wird aber nicht ein schwieriger Klient, weil er nun alt ist und im Heim herumsitzt, sondern weil er seinen Vorschaden mit ins Heim nimmt. Die Herkunftsfamilie kann also der Ausgangspunkt einer neurotisch belasteten Grundkonstellation sein.

Fest steht ferner, dass gerade die Konstellation einer Risikofamilie in die Pflege einfließt und die Pflegeperson faktisch den „Schwarzen Peter“ zugeschoben bekommt. Wir wissen nie, wen wir im „Kampfgeschehen“ oder „Minikriegsschauplatz“ Familie zu pflegen bekommen. Wir sollen nur wissen, dass Kämpfe interner Natur auf unserem Rücken ausgetragen werden, wenn wir es nicht schaffen, als neutrale Richter zwischen diesen Leuten zu agieren. Das heißt, dass ein Absinken in die Emotion unsererseits unser Leben als Pflegepersonen erschwert.

Es geht nicht darum, mit den Angehörigen Therapie zu betreiben, sondern nur darum, mit dem „dritten Ohr“ zuzuhören, die Familie kennenzulernen und mit äußerer Nähe und innerer Distanz zu agieren. Es geht in Wirklichkeit nie um den verschwundenen Waschlappen, nie um die Beschwerde „Meine Mama ist ausgetrocknet, sie möchte ein Glas Wasser und bekommt es nie“, sondern um die Rivalität der sogenannten Besucher aus dem Familienclan.

Es geht darum, dass nur unser Klient unser „Werkstück“ sein kann und nicht die ganze Familie. Jedem Menschen recht getan, ist eine Kunst, die niemand kann. Als Pflegepersonen dürfen wir nicht familisierend agieren. Schauen wir uns nun kurz an, wer gegen wen agieren könnte.

Die Familie als Minikriegsschauplatz

Familisierung stellt ein „artspezifisches“ Verhalten dar und ist daher nicht nur bei Tieren, sondern auch bei uns Menschen, allerdings verschlüsselt, wiederzufinden. Die Ausbildung von Rangordnungen und die dazugehörigen Rivalitätskämpfe kristallisieren sich in der Familie heraus.

- Der älteste Brudermord: Das Drama zwischen Kain und Abel hatte die Rivalität um die Gunst und Anerkennung Gottvaters im Hintergrund und spielt sich auch heute noch in fast jeder Familie ab.
- Der älteste Vatermord: König Ödipus, der unwissentlich seinen Vater erschlug. Die Rivalität des Sohnes mit dem Vater um die Gunst der Mutter bleibt auch heute aufrecht.
- Die ältesten Geschwisterkonflikte entwickelten sich schon immer auf dem Boden der Frage, wen denn „die Mama am liebsten hat“.

Man kann also in jeder Familie davon ausgehen, dass die Rivalitätskonflikte unter Geschwistern ebenso normal sind wie Rivalitätskonflikte zwischen Söhnen und Vätern und umgekehrt. Die Wurzeln sind sehr häufig bis in die Kindheit zurückzuverfolgen.

Problem: Man nimmt den Rivalitätskampf mit altersnahen Menschen auf.

Diagnose: Vergleiche mit dem besseren Bruder, der schöneren Schwester, mit der Kraft des anderen. Man ist eben auch ein bisschen geltungssüchtig.

Impuls: angemessene Ausgleichserlebnisse geben.

Wen kann es da noch wundern, welche Schwierigkeiten es im Umgang mit Besuchern und Verwandten gibt, wenn der Vater- oder Brudermord tagtäglich und auch in der Pflegeeinrichtung passiert? Wir haben nun den großen Nachteil, sozusagen als unbeteiligte Pflegepersonen plötzlich Beteiligte zu werden.

Viele Menschen, die in der Familie unterdrückt wurden, drücken ihr Ich auch so aus, dass man es erkennen könnte. Sie sagen Sätze wie:

- Ich fühle mich immer wie ein fünftes Rad am Wagen.
- Ich war immer das schwarze Schaf.
- Ich musste immer dafür sorgen, dass alles in Ordnung ist.
- Ich war immer die Kleine.
- Ich sage immer die Wahrheit und mache mich damit unbeliebt.

Partnerwahl

Gerade die Life-Event-Forschung hat sich mit Heirat und Bindung, aber auch mit dem Abbruch einer Bindung durch Verlassen oder Tod viel beschäftigt. Beziehungen anzuknüpfen und Beziehungen zu beenden (siehe Krankenpflege), nehmen einen zentralen Platz bzw. eine bedeutende Bewertung im Leben ein. In der Praxis stehen wir deshalb einem weiten Feld von Menschenschicksalen gegenüber, die wir wohl nie begreifen werden. Fest steht aber, dass man sie aus den nun folgenden, meist neurotischen Gründen findet.

Bevor man heiratet, beschäftigt man sich natürlich mit der Partnerwahl. Geprägt von der Familienkonstellation könnte man nun aus folgenden unbewussten Gründen einen Partner wählen:

- *Neurotische Partnerwahl*
  - Wahl unter dem Niveau: Diese kommt vor, wenn Menschen eine tiefe Verletzung ihres Selbstwertgefühls (Ich-Identität) erleben und meinen, es stehe ihnen nichts Besseres zu. Diese Menschen hängen sich dann in Kompensation an den Partner und idealisieren den Schwächeren für sich selbst oder verdrängen.
  - Vaterübertragung: Diese Ehekonstellation wurde früher von jüngeren Frauen häufig herbeigewünscht, um sozial besser dazustehen.
  - Mutterübertragung: Mann heiratete eine ältere, fürsorgliche Frau.
  - Nähe oder Distanz: Das Erleben von Nähe und Distanz ist problemreich. Dauerhafte Nähe macht Angst, aber alleine will man auch nicht sein. Man will beides.
  - unbewusstes Trennungsarrangement: Freiheitsdrang und Abwechslungsbedürfnis
  - neurotische Anklammerung: Trennungsängste, die zur Anklammerung führen; der Partner ermordet seinen Partner mit Liebe (E. Fromm).
  - narzisstische Selbstbestätigung: Paare, die als „schönes Paar" auftraten und von der Gesellschaft Achtung und Anerkennung bekamen.
- *Gefühlslage bei der Heirat*
  - Flucht aus dem Elternhaus
  - Protestehe
  - sexuelle Faszination
  - Kompromissehe
  - Vernunftehe

Zu bedenken ist, dass ältere Menschen, bedingt durch den kalendarischen oder – noch ärger – durch einen pathologischen Abbauprozess zusätzlich noch Gefühlsveränderungen haben können. Gefühle von früher vermischen sich mit Gefühlen aus dem Hier und Jetzt und führen unter anderem zu Affektlabilität, Affektinkontinenz, Abschwächung der Gefühle, Stimmungslabilitäten. Unsere Betagten benehmen sich aus dieser Situation heraus, wie sie eben „jetzt" fühlen. Die Über-Ich-Normen nehmen teilweise oder manchmal ganz ab; jetzt können sie endlich ihren Partnern und auch uns einmal alles sagen, was sie ein Leben lang schon sagen wollten. Den Dementen geht es somit gut, den Verwandten allerdings nicht mehr.

So ist es auch zu verstehen, dass die Gattin – die besuchende Gesunde – desorientierter erscheint als derjenige, der als Patient betrachtet wird. Da aber die beiden sich nicht mehr verstehen und einer noch im rationalen Anteil, der andere (oder beide) schon im Gefühlsanteil agiert, tritt Kommunikationsunfähigkeit ein. Der Verwandte hat dann nur noch die Möglichkeit, *seine* Probleme *uns* Pflegenden zu schenken, und gerade diesen Zustand halten wir dann nicht mehr aus und flüchten entweder von der psychogeriatrischen Station, indem wir uns auf die Chirurgie versetzen lassen, oder als Ersatzhandlung ins Burn-out-Syndrom. Wenn wir lernen, zu wissen, dass es nicht um uns geht, so ist unsere psychische Überlebenschance größer.

Begegnung – Beziehung

Die Aufnahme von neuen Beziehungen bzw. Begegnungen ist, wie bereits erwähnt, geprägt von der Familie – also eigentlich streng familienspezifisch – und von den Erfahrungen, die man im Leben gemacht hat. Sehr viele Fragen stellen sich also aus dem Verinnerlichten, dem Erlebten und den Erfahrungen. Man fragt sich, ob derjenige, dem man begegnet, ein Gegner oder ein Freund ist.

Folgende Fragen an uns und an den Klienten sind von Bedeutung:
- Hatte er schon gescheiterte Beziehungen?
- Wie wichtig ist die Beziehung in der Phantasie?
- Wie viel Anpassungsleistung verlangt die neue Beziehung (soziale Herkunft, Bildung, Geld, Interessen)?
- Welchen Unterschieden ist das Zusammenleben unterworfen (Alter, Gesundheit, Charakter)?
- Soll eine schmerzliche Einsamkeit aufgehoben werden?
- Wird die Nähe eines Menschen befürchtet?
- Passt die neue Gemeinsamkeit in das soziale Umfeld?

Liegen viele Vorschäden (prämorbide Behinderungen) vor, dann wird wohl der Traum, den die Pflegenden immer haben, „gute Beziehungen“ zum Patienten zu hegen, ein Traum bleiben, die Frustrationen der Pflegenden nehmen zu, das Burn-out-Syndrom wird gefördert.

Besitzkonflikte in der Familie

Im Volksmund sagt man, dass man über Geld und Sexualität nicht reden darf, denn Geld verdirbt die Freundschaft und verändert die Leute. Geld und Besitzprobleme in einer Familie werden oft zum Drehpunkt von Konflikten. Selbst wenn die Sexualität schon erloschen ist, können sich Geld und Besitz zur Klammer einer Gemeinschaft entwickeln. Geldverwaltung ist Macht und Sicherheit. Jeder weiß, dass die Omis ihre Enkel mit Geld erpressen: „Wenn du auf Besuch kommst, bekommst du ein paar Euro." Die Omis und Opis erpressen mit Geld die Kinder und zeigen damit die Macht des Geldes.

Auch Sammeln ist ein Zeichen von Besitz. Ob dies nun Wertsachen im eigentlichen Sinne sind, Firlefanz oder gar, wie bei Narzissten oft, Stuhl, ist egal; Hauptsache, man kann herzeigen, was man hat.

Jeder weiß, dass der Futterneid, der „Neid der Besitzlosen", sehr groß ist und mit Abwehrverhalten beantwortet wird. Ganz egal, was ein Kollege auch tut, er ist ein Kollege; aber kaum hat er eine Schwester als Freundin (oder glaubt dies), geht die Verleumdung, Beschimpfung usw. an der Station los.

Für die biographische Erhebung ist es wichtig, zu wissen, dass es keine Fragen über Geld oder Sexualität geben soll, denn der Klient oder auch der eigene Bruder lügt uns sowieso an. Jede dieser Fragen erschwert das weitere Erhebungsgespräch, ja, blockiert sogar jede weitere Kommunikation.

Besitzerleben wird nach S. Freud über das Grundbedürfnis der oralen Befriedigung ausgelebt. Das Befriedigungsbedürfnis des Säuglings kann nun erfüllt oder nicht erfüllt werden (Hunger, Mangelerlebnis). Wenn diese Grundbedürfnisse nicht erfüllt werden, besteht ein lebenslanges Nachholbedürfnis, dem über den Umweg von Geld, Besitz, Macht und Ansehen entsprochen wird.

Sammeln und Besitzen sind festgelegte Verhaltensstereotypien, die uns Sicherheit geben, wie die Vorratshaltung von Lebensmitteln, Kleidung im Winter, um nicht zu frieren, und später kommen dann „schöne" Gegenstände hinzu.

Problem: Sammeln von Unnützem
Diagnose: dient der eigenen Befriedigung oder der Angstabwehr
Impuls: angstlindernde Maßnahmen

Problem: Betteln, Masochist
Diagnose: es besteht die Vorstellung, dass die anderen für den Betreffenden sorgen müssen
Impuls: angeln gehen

Wie bereits erwähnt, macht sich der Mensch oft mit Trostsätzen Luft. Für oder gegen den Besitz gab es um 1911 etwa folgende Aufklärungsversuche (Ersatzhandlungsvorschläge):

Folklore: „Wenn du selbst keine großen Besitztümer hast, so freue dich darüber, dass andere sie haben; wenn du sie hast, so wirst du überrascht sein, wieviel Glück in dir

wächst. Ich wollte lieber die Fähigkeit haben, Sachen zu schätzen, die ich nicht haben kann, als Sachen zu haben, die ich nicht schätzen kann.“
Menschen sollten sich freuen, etwas Schönes sehen zu dürfen. Man braucht nur durch ein Museum zu gehen oder vor einem Juwelier zu stehen und sich einzubilden, dass einem das gehört. Die Welt ist voller Schönheit, der Mensch hat nur nie gelernt, sie zu sehen.

Kinder

Selbst wie man mit den Kindern umgeht bzw. ob man selbst Kinder will oder nicht, wurde in der ursprünglichen Familienkonstellation erlernt. Viele Kinder müssen herhalten, um eigene Wünsche zu erfüllen. Diese neurotischen Kinderwünsche finden sich bei Frauen ebenso wie bei Männern; der Muttertrieb ist nicht immer die treibende Kraft.

Für alle Beteiligten ist interessant, über das Motiv des Kinderwunsches Bescheid zu wissen. Neurotische Motive für einen Kinderwunsch gibt es bei Frauen und Männern häufig: z.B. trotz Ablehnung der Eltern die Einwilligung zur Heirat zu bekommen; Wunsch einer Frau, ihren Beruf aufzugeben; Wunsch des Mannes, seine Frau festzuhalten; Wunsch der Frau, den Mann festzuhalten; der Wunsch, tiefgreifende Ehekrisen zu beenden.

Andere tiefenpsychologisch-neurotische Komponenten (A. Dührssen, 1980):
1. Delegation der eigenen Wünsche: Eltern wollen sich in ihrem Kind wiederfinden. Es muss Talent haben, schön und gesund sein, das Geschäft übernehmen. Erfüllt das Kind die Wünsche nicht, kommt es zur narzisstischen Kränkung.
2. Invertiertes Kind: Eltern erwarten, dass ihre Kinder Fürsorge und Beratung für die Eltern übernehmen.
3. Partnerersatz: Das Kind ersetzt ein Familienoberhaupt. Ihm werden die Sorgen und Nöte anvertraut.
4. Geschwisterübertragung: Man überträgt die Gefühle, die man für die eigenen Geschwister hatte, auf die eigenen Kinder (Rivalität, Neid usw.).
5. Der Ablösungsprozess von den Eltern ist identisch mit der Ablösung von den Kindern.

Verlust durch Trennung

Eine Trennung stellt eine enorme Anforderung an das Coping der verschiedenartig agierenden Menschen dar, wobei der Hintergrund jeder Trennung mit folgenden Fragen offenbart werden kann:
- Kam die Trennung unvermutet?
- Auf Initiative des Partners?
- Haben Sie Schuldgefühle?

- War der Trennungspartner „Partner zweiter Wahl"?
- War die Trennung mit einer Kränkung des Selbstwertgefühls verbunden?
- Fühlen Sie sich verlassen?

Viele Menschen bekommen auf eine radikale Trennung eine akute zerebrale Dekompensation, für deren Ursache eben die Umstände der Trennung zu erforschen wären. Ich kann mich an eine Klientin erinnern, die 30 Jahre in einem Zuckerlgeschäft arbeitete. Sie ist heute 60 Jahre alt, ihr Berufsleben hat sie mit ihren geliebten Zuckerln und mit der Kommunikation mit Kindern verbracht. Als sie das Zuckerlgeschäft zusperren musste, musste sie einige Jahre als Verkäuferin in einer Wurstfabrik arbeiten. Sie wurde dann bei uns in einem völlig dement erscheinenden Zustand aufgenommen. Sie hasste Wurst und Erwachsene, das Ergebnis einer depressiven Dekompensation. Unser Impuls war, für die Klientin wieder Zuckerln oder Kinder als Partner aufzutreiben.

Generationenkonflikte

Pathologische Konstellationen pflanzen sich in einer Familie fort, sodass wir bei der Eruierung der singulären Lebensgeschichte die „Drei-Generationen-Konstellation" zu beachten haben. Es ist zum Beispiel zu bedenken, ob die Großeltern eine unglückliche, problematische Ehe führten und daher auch die Eltern eine unglückliche, problematische Ehe führten und die Kinder daraus etwas machen mussten, sodass beim Eruieren der Biographie auch die Frage nach den Großeltern von Interesse ist: „Lebten Sie bei Ihren Großeltern? Wie lebten diese? War die Großmutter krank, in Arbeit, in Stellung?" Dies sind emotionale Fragen, die interessieren.

Schon bei der Befragung der Klienten kann ein Überdenken ihrer eigenen Lebensgeschichte wertvoll sein, kann ihnen ein Licht aufgehen über ihre Verhaltensmuster und ein Verständnis ihrer eigenen Lebensentwicklung entstehen.

Berufsprobleme, Arbeitsstörungen

Jede Berufstätigkeit stellt Anforderungen, Hoffnungen, Erfüllungen oder auch Nicht-Erfüllungen dar. Der Beruf kann positiv, aber auch negativ besetzt sein und ist nicht zuletzt davon abhängig, ob man Alleinverdiener ist oder nicht.

Sehr viele Störungen der Innenbefindlichkeit können durch folgende Gesichtspunkte eruiert werden:

1. Der Mensch ist von seinen Fachkenntnissen her den gestellten Aufgaben gewachsen, befindet sich aber in Dauerangst, diese nicht gut genug zu erfüllen.
2. Der Mensch ist dem Beruf gewachsen, lebt aber in Dauerprotesthaltung und verdirbt sich den Arbeitserfolg durch Fehlleistungen.
3. Der Mensch überschätzt sich und ist der Arbeit nicht gewachsen. Er kann seine Mängel nicht sehen und ausgleichen.

4. Der Mensch ist seiner Arbeit gewachsen, lebt aber im Rivalitätskonflikt mit den Kollegen.
5. Der Mensch ist der Arbeit gewachsen, aber verstimmt.

Wenn man sich an diesen Gesichtspunkten orientiert, hat man eine gute Ausgangsbasis, Einsicht in seine Arbeitswelt zu gewinnen.

8.6 Typen-Interpretation

Lebensanschauungen oder Lebenseinstellungen sind häufig geprägte, sozialisierte, den Lebensweg bestimmende Eigenschaften, die sich in „Typen" beschreiben lassen. Dazu gibt es einige Grundmuster sowie sämtliche Mischformen. Man unterscheidet grob gesehen:

Körperbautypen (nach E. KRETSCHMER):
- pyknischer Typ
- leptosomer Typ
- athletischer Typ

Gefühlstypen:
- optimistischer Typus
- sympathikotoner Typus (nach BÖHM)
- pessimistischer Typus
- parasympathikotoner Typus (nach BÖHM)
- ethisch-moralischer Typus
- Muttertypus (nach Böhm)
- erotischer Typus
- hypomanischer Typus
- geistiger Typus
- praktisch-technischer Typus
- wirtschaftlicher Typus
- theoretischer Typus
- Lerntypus (nach Böhm)
- ästhetischer Typus
- sozialer Typus
- politischer Typus
- Cheftypus
- religiöser Typus

Ganzheitstypen:
- extrovertiert, spricht andere an
- introvertiert, wartet auf Ansprache

Unsere Aufgabe ist das Belassen der Eigenarten; denn für viele Alte ist ihre Eigenart gleichzeitig ihr Lebensinhalt, es geht also darum, diesen wieder aufleben zu lassen.

In der Umgangssprache werden oft Typeneigenarten mit Begriffen wie Begabung, Berufung, Aufopferung, Fähigkeit, Anlage in Verbindung gebracht. In der frühen Psychologie wurde auch nach *Alterstypen*, d.h. dem Stil der Lebensalter unterschieden. Man sprach von Kindertypen, Jugendtypen, Erwachsenentypen und natürlich von Greisentypen. Von dieser Typologie ausgehend, entstand die Irrlehre der Irreversibilitätstheorie und der Disengagement-Theorie. Betrachtet man den Typ „Senior“ (wenn es überhaupt so etwas geben sollte) nach meiner Typologisierung, dann entspricht der „Betagte“ als Typ seinen Copings. Der heute Alte lebt z.B. in seinem Coping Angst, die Typologie müsste dann heißen: „Angst macht krumm“ (Buchtitel von Jürg Jegge), gekrümmt nach den alten Idealen der Selbstauslöschung, der Demut und des Gehorsams. Dieser Typ „Betagter“ war der Preis für die Zivilisation und für das Nachholbedürfnis, bürgerlich zu werden oder alles zu haben. Es ist kein Wunder, dass gerade dieser Typ, der die Menschlichkeit zugunsten der Arbeit verloren hat, sagt: „Ich fahre in den Süden auf Urlaub, denn da ist alles noch normaler – die Menschen sind menschlicher, der Salat ist grüner.“ Sie suchen dabei sich selbst, den offenen, herzlichen, spontanen, witzigen Menschen.

Belauscht man im Alltag eine Unterhaltung, die sich um die Charakteristika der lieben Nächsten dreht, so begegnet man gewiss unfehlbaren Kennzeichnungen, die eine einzelne Eigenschaft schon als typisch herausgreifen und demnach den ganzen Menschen einem Typus zuordnen. Man sagt z.B., Herr N. sei ein Geizhals, Frau X eine eitle Kokette. Mehr sagt man nicht und umreißt ein ganzes Menschenbild, ob dies nun stimmt oder nicht.

Im täglichen Leben wie auch in der Psychologie gibt es den Streithahn, Pantoffelhelden, Streber, Angsthasen, Aufschneider, Don Juan, die Klatschbase, den Verschwender, den Schmeichler usw. In der Psychologie wird nach Prävalenzen unterschieden. An dieser Stelle soll dies per Prägung versucht werden. Natürlich sind es in erster Linie oberflächliche Etikettierungen, sie sind aber „mit bloßem Auge sichtbar“. Bei unseren Betagten sind ein oder zwei typische Charakterzüge schon so festgefahren, dass man daraus das Leben des Klienten ableiten kann. Meistens haben unsere Betagten eine *Monomanie*, das heißt, einer der Charakterzüge überwiegt so stark, dass er alle anderen Charaktereigenschaften weit zurückdrängt und fast zu einer krankhaften Beherrschung wird durch eine fixe Idee oder als Coping, so etwa Ehrgeiz, Eitelkeit, Streben nach Geld, Altruismus.

Typen-Beispiele aus dem täglichen Leben

Berufstypen

Die meisten Menschen prägt der Beruf so sehr, dass man ihnen schon „kilometerweit" ihren Beruf ansehen kann. Pflegepersonen beispielsweise haben sehr oft ein typisches Pflegergesicht. Wenn sie in einen Ort kommen, wo es einen Dorfschwachsinnigen gibt, erkennt dieser das gütige Gesicht des Pflegers. Er erkennt, dass dieser Mensch keine Angst vor ihm hat. Er ist geprägt und übt die Pflegerei nicht als Beruf, sondern als Berufung aus. Verschiedene Haltungen im Leben zeichnen echte *Berufene* als Typ aus. Sollte ein nicht Berufener diesen Beruf ergreifen, sieht und spürt man nichts. Es gibt doch den typischen Seemannsgang, den geborenen Arzt oder Künstler mit der entsprechenden Ausstrahlung.

Sehr vieles im Leben eines betagten Menschen wird uns immer Angst machen, den Anschein eines pathologischen Vorganges durch sein Nicht-Verstehen haben. Mit verschiedenen Beispielen soll die Möglichkeit des Nachvollziehens nähergebracht werden. Das soll nicht heißen, dass man die Reaktionen der Betagten für gut oder schlecht befinden soll oder sich gar damit identifizieren müsste, sondern nur eine andere Welt zu begreifen lernt.

Tab. 3: Berufstypen: Problem – Diagnose – Impuls

Problem	Diagnose	Impuls
Ein ehemaliger Wirt betritt immer wieder den Sozialraum.	Er ist auf den Ruhetag geprägt.	Der Pfleger sagt: „Heute ist doch Ruhetag!" Der Klient: „Na, dann bis morgen."
Ein ehemaliger Knecht hat immer Probleme mit weiblichen Patienten. Er ist ungalant, rüpelhaft und erscheint hartherzig.	„Weibersterben, kein Verderben. Rossverrecken, Bauernschrecken." Dieser Folkloresatz von 1910 sagt alles aus: Prägungsphänomenal war und ist ein Ross mehr wert als eine Frau.	Patienten zu einem Mann setzen.

Parasympathikotone Menschentypen

Die Erfüllung von Sicherheit ist ein emotionales Grundbedürfnis wie auch das Bedürfnis nach Sesshaftigkeit. Der Mensch klammert sich an Altes, Bestehendes, sich nicht Änderndes („alles fließt" gilt nicht). Parasympathikotone Typen wollen keine neuen Erfahrungen machen, bleiben bei den eingefahrenen Verhaltensmustern und wollen keine Umstellung.

Sprüche aus der Biographie zum Lebenstyp, den man wiedergeben soll („Ich bin wichtig, weil ich Pessimist bin"): „Nimm dich in acht vor Menschen, die immer andere bekritteln, die ewig Fehler an allen und allem finden. Ein krittelsüchtiger Geist ist ein kranker Geist. Er kann nichts Gutes anerkennen, es ist ihm geradezu unangenehm, wenn er Gutes von anderen hört; und wenn er dieses Gute nicht ganz wegleugnen kann, so verkleinert er es wenigstens nach Kräften und mit jeder Menge Wenn und Aber ... Wir müssen ohne Unterlass das Ideal unseres Selbst aufbauen; damit ziehen wir Elemente an uns, die immer helfend mitwirken, das ideale Gedankenbild zur Realität zu bringen. Wer es liebt, der starken Dinge zu gedenken (der Berge und Ströme und Bäume), zieht Elemente solcher Kraft an sich."

Klosterfrauen z. B. sind wesentlich mobiler. Ihr Orden ordnet an, dass sie in durchschnittlich zweijährigen Intervallen in ein anderes Kloster gehen müssen. So gewöhnen sie sich nicht an Irdisches, man lässt ihnen keine Gelegenheit, sich zu fixieren.

Optimisten und sympathikotone Menschentypen

Ein Mensch, der das Glück hatte, in eine optimistische, lustige Familie hineingeboren zu werden, wird diese Prägung übernehmen und sich positiv zum Leben einstellen.

Ein Optimist, der sich selbst beherrscht, hat nie Eile, er konzentriert seinen Willen, seine Kraft, seinen Intellekt einzig auf den einen Zweck, zu dem er den Leib und sein geistiges Instrument in diesem Augenblick, verwendet; so wird er daran gewöhnt sein, sich zu beherrschen, in jeder Geste graziös zu sein, weil sein Geist im absoluten und ungeschmälerten Besitz seines Leibes ist (Prentice MULFORD: „Der Unfug des Lebens, Unfug des Sterbens", 1913).

Sprüche aus der Biographie zum Lebenstyp, den man wiedergeben soll („Ich bin wichtig, weil ich Optimist bin"): „Ich weiß, ich sehe viel jünger aus. Das kommt daher, weil ich so intensiv gelebt habe. Ich lebe schrecklich gern. Trauer ist nicht der Sinn des Lebens. Wir sind geboren, um Freude zu empfinden ... Wenn sie erzählt, dann lachen und weinen ihre Augen, dann bewegt sich alles an ihr, und man lässt sich gerne bewegen."

Der sympathikotone Typ ist in der Literatur eher unter dem Typus des euphorischen Menschen zu finden. Die Welt ist in ihm heiter und hell, sie ist eine Stätte zum Lachen. Er kann stolz, heiter, euphorisch bis leichtsinnig sein. Als Kind schon ist der sympathikotone Typ unfähig, stillsitzen und zuhören zu können; dies ist auf die Dauer nichts, daher musste sich schon die Mutter Abwehrmechanismen im Sinne von Fingerspielen ausdenken, wenn er z. B. strenge Bettruhe hatte.

Dazu wurde folgendes Fingerspiel benutzt:

Die Finger als Zappelmännchen
„Wir spielen, wir spielen
und fangen lustig an.

Und wenn der Daumen nicht mehr kann,
dann kommt der Zeigefinger dran."

Dabei können alle Finger an die Reihe kommen und danach die Beine Bewegung finden. Sympathikotone Menschen sind psychomotorisch aktiv, freiheitsliebend, risikofreudig, wollen immer neue Erfahrungen machen. Sie sind lebenslustig und finden es selbst lustig, Sünden zu begehen; die Angst vor den Über-Ich-Bestrafungen besteht nicht oder wird verdrängt. Sepp Bradel z. B. flüchtete einmal aus einem Spital, weil er am nächsten Tag ein Skispringen zu absolvieren hatte, und gewann.

„Wer hat, dem wird gegeben, wer aber nicht hat, dem wird auch genommen, was er hat." Das Überleben im Kampf ums Dasein um 1920 hieß, „seine angeborenen Gaben" auszunutzen: „Der Passendste, das ist der, der seine angeborenen Gaben ausnutzt, der im Kampf nur immer stärker wird und der überlebt, weil er sich selbst vervollkommnet." Lord Chesterfield nannte die Kunst, anderen zu gefallen, eine der köstlichsten Gaben, die der Mensch besitzen kann: „Wenn dein Wesen sonnig, heiter, hilfreich und gütig ist, dann kann es dir nie an Beliebtheit oder Volkstümlichkeit fehlen."

Nicht immer ist die Prävalenz ganz typisch und absolut. Es kann auch vorkommen, dass mehrere verwandte oder auch widerstreitende Tendenzen nebeneinander existieren oder in Abwechslung dominieren. Man nimmt teilweise einige Grundeigenschaften als von der Natur mitgebracht hin, sehr oft ist aber dann das eigentlich gezeigte Verhalten gerade gegen die Naturanlage gerichtet.

Tab. 4: Naturanlage und Verhalten

Naturanlage (angeborene Prävalenz)	Verhalten (Verkappung, Umkehrung)
Ehrgeiz	asketische Frömmigkeit
zartfühlende Natur	Verächter aller Gefühle

Es ist wahrscheinlich so, dass es im täglichen Leben mehr Mischtypen zwischen sympathikotonen (psychomotorisch überschwänglichen) und parasympathikotonen (psychomotorisch unterschwänglichen) Menschen gibt. Fest steht, dass bei beiden Typen – wenn der Lebensantrieb ausgeht – neue Motive (aktivierende Pflege) oder alte Motive (reaktivierende Pflege) gesucht und gefunden werden müssen. Manche Menschen, vorwiegend solche, die ein Leben lang sympathikoton waren, reagieren gerade im Alter, wenn sie merken, dass das Leben begrenzt ist, mit besonders überschießenden Symptomen wie großem Reizhunger, Wunsch nach würzigen Nahrungsmitteln, Suchen nach dem Drama im Alltag (z. B. „Wahl des falschen Partners") oder nach Streit und Herausforderung. Einige dieser überschießenden Reaktionen sind in prägenden Kindheitserlebnissen zu finden. Davidson beschreibt diese Kindprägungen als häufig bei solchen

Kindern vorkommend, die in Durchschnittsfamilien aufgewachsen sind, die – von den Eltern aus – auf eine bürgerliche Fassade großen Wert gelegt haben oder bei denen „nichts sehen, nichts hören“ die Devise gewesen ist. Die bürgerliche Fassade führt in der Folge zur „Dramasuche“. Die Töchter heiraten meistens Männer, die Probleme machen. Sie haben Lust am Drama im Alltag, sind theatralisch und wünschen sich ein Publikum. Sie fürchten nichts mehr als Langeweile und Mittelmäßigkeit.

Diese enorme Reizsuche wird sehr häufig als krankhaft eingestuft, ist aber in Wirklichkeit eine Form der Lebensbewältigung, wenngleich eine eigentümliche. Eine Ruhigstellung führt zum seelischen Tod. Als Impuls kommt demnach nur der eigene, von sich aus schon zu starke Impuls „Belassen“ in Frage. Risikofreuden sollten toleriert werden.

Wirtschaftlicher Typ

Herrscht der Ernährungstrieb vor, so haben wir den *Materialisten*, dessen Grundsatz lautet: „Der Mensch lebt nicht nur, um zu essen, sondern um viel und gut zu essen.“ Solchen Menschen erscheint die Welt als großes Buffet, bei dem es gilt, möglichst viel und möglichst Schmackhaftes zu ergattern. Dieser Typ ist in grober wie verfeinerter Form sehr verbreitet, obwohl er kulturell nicht hoch gewertet wird. Herrscht der Besitztrieb vor, so erscheint die Welt als Stätte für Erwerb und Eroberung. Mittelpunkt ist das, was man hat oder haben möchte: Geld, Gut, Frauen, Ruhm – Hauptsache, man hat. Da Zahlen und Berechnen oft nur abstrakte Begriffe sind, muss alles, was er tut, wenigstens „verbucht“ sein.

Theoretischer Typ

Von der Geistesanlage her kann man den abstrakten und den konkreten Menschen unterscheiden: Der abstrakte oder theoretische Typ denkt sich seine Welt. Er muss sie nicht sehen. Er denkt sich Farben und Formen, als Philosoph sucht der abstrakte Mensch in der konkreten Wirklichkeit nach „Erscheinungen“, wenn nicht gar nach Schein oder Trugbildern. Gott gilt als Geist und jede Verkörperung des Göttlichen ist Entweihung. Daneben besteht eine Steigerung zum Phantasietypen, dessen Welt eine „Vorstellung“ ist.

Sprüche, die den Lebenstyp aus der Biographie wiedergeben sollen („Ich bin wichtig, weil ich lerne oder gelernt habe“): „Deshalb habe ich immer gescheite Männer gewählt, weil ich gehofft habe, etwas zu erfahren. Die wachsende Erfahrung, nicht die Streicheleinheiten habe ich gesucht … Er war mein Professor Higgins. Ich kam vom Land, und er hat mich zu seinem Geschöpf geformt.“

Ästhetischer Typ

Der ästhetische Mensch verhält sich betrachtend. Er vermag mit einigen Menschen nicht zu verkehren, weil sie zu hässlich sind. Was ihn nicht anspricht, lehnt er ab.

Nur auf die Schönheit kommt es an. Es sind dies Menschen mit feinem Kunstempfinden.

Sprüche, die den Lebenstyp aus der Biographie wiedergeben sollen („Ich bin wichtig, weil Schönheit mein Leben ist"): „Schönheit löst in mir ein Gefühl aus, das mich trägt, das mich glücklich macht … Ich habe allen Menschen Gedichte geschrieben, nur meinem Vater nicht, das bereue ich heute … Das Gesicht ist der Blickfang unserer Seele. Unsere Gedanken formen unser Antlitz und geben ihm seine persönliche Prägung, Haltung und Gestalt des ganzen Leibes."

Sozialer Typ

Der soziale Typ wertet die Welt unter dem Gesichtspunkt menschlich-gesellschaftlicher Beziehungen. Man legt Wert auf gute Beziehungen, wobei gut keine christliche Färbung besitzt und Moral nicht bürgerliche Moral ist. Der Mensch geht in die Gesellschaft und lebt von ihr. Einsamkeit schätzt er nicht. Er will andere Menschen gewinnen und beeindrucken. Dieser Typ rechnet überall mit Zuschauern. Er ist betont höflich und hat lebhaftes Interesse an anderen. Er ist meist Mitglied von allerlei Vereinen. Er macht auch alles, womit man in der Gesellschaft glänzen kann. Alles, auch Politik und Geschäft, vergesellschaftet er.

Sprüche, die den Lebenstyp aus der Biographie wiedergeben sollen („Ich bin wichtig, weil ich sozial bin"): „Frieda ist eine gute Seele. Eine, die immer Zeit hat, die für alle da ist … Ich heize nicht, ich will sparen. Ich möchte meinen Kindern Weihnachtsgeschenke kaufen."

Sind wir Pflegende soziale Typen, und wenn ja, warum? Was haben wir davon? Der Psychologe Mark Snyder, University of Minnesota, schreibt, dass sozial engagierte Menschen von ihrer Tätigkeit profitieren, das heißt, wir helfen nicht „selbstlos", sondern bekommen „Ware" retour. Wir bekommen:

- eine Verbesserung des Selbstwertgefühls,
- eine stärkere Bindung an eine Gemeinschaft,
- eine Bestätigung persönlicher Werte,

und wir leben länger. Wenn aber die persönliche Belohnung zu gering wird (z. B. bei gerontopsychiatrischen Patienten), wenn zu wenig Gegenliebe von den Patienten, zu wenig Anerkennung von der Gemeinschaft kommt, dann gibt auch der sozial Engagierte auf. Sozial Engagierte sind also auch Egoisten, die helfen, um sich selbst zu helfen. Interessant in diesem Zusammenhang ist eine Studie von Gary Melton (1993), der durch eine aktuelle Befragung nachweisen konnte, dass der normale Mensch, der Probleme hat oder Hilfe braucht, nicht mehr Verwandte, Freunde oder die eigenen Kinder um Hilfe bittet, sondern Profis, d. h. entweder Experten (wenn er Geld hat) oder kommunale Helfer (wenn er kein Geld hat). Also wird auch die Idee der Nachbarschaftshilfe falsch betrachtet.

Politischer Typ

Das Wesen des politischen Menschen ist gekennzeichnet durch Macht, wobei es persönliche Macht sein kann oder der Sieg einer Idee, die er in den Dienst stellt. Es wird alles unter einem Freund-Feind-Verhältnis betrachtet. Die gesamte Welt ist ein Kampfplatz. Prestige ist alles.

Sprüche, die den Lebenstyp aus der Biographie wiedergeben sollen („Ich bin wichtig, weil ich Chef/Alpha bin“): „Denn wenn ich das nicht alles durchgemacht hätte, dann wäre ich wahrscheinlich nicht die, die ich heute bin. Leid ist ja auch eine Möglichkeit zur Entwicklung ... Die Männer, die es früher hier gab, haben nie mitgearbeitet. Ich war immer für alles zuständig, für Hof, Haus ... Das habe ich als Prägung von meiner Mutter mitbekommen. Meine Mutter hatte das Heft fest in der Hand ... Ich hatte die Verantwortung. Wir hatten immer genug zu essen und machten Tauschgeschäfte am Schwarzmarkt ... In Wirklichkeit war er kein Mann zum Anlehnen, und ich musste immer die Starke sein.“

Praktisch-technischer Typ

Der praktisch-technische Typ ist von der Geistesanlage her ein konkreter Mensch. Er will alles sehen (Affendenken). Nur das ist für ihn wirklich, was er wirklich sehen, hören und begreifen kann. Betreibt er Philosophie, so erklärt er nur das, was man mit den Sinnen erfahren kann, als Realität, alles andere als Spinnerei. Der praktisch-technische Typ ist, wie das Wort schon sagt, derjenige, dem das „Probieren über das Studieren“ geht. Alles wird ihm zum Werkzeug und alles heiligt die Mittel. Er braucht zwar die Theorie, sie ist ihm aber nie von Eigenwert. Auch der wirtschaftliche Gewinn ist vorerst nebensächlich.

Sprüche, die den Lebenstyp aus der Biographie wiedergeben sollen („Ich bin wichtig, weil ich ändere“): „Im ersten Jahr nach dem Tod meines Mannes habe ich tapeziert, Böden geschliffen, die Zentralheizung eingebaut, das Sommerhaus neu gestrichen ... Als er gestorben war, wollte ich mich ins Auto setzen und mich umbringen, aber ich hatte keinen Führerschein. Das war das Erste, das ich geändert habe ...“

Arbeiter-Typ

Arbeiter-Typen wurden zu solchen erzogen. Es gab fügsame und fleißige Arbeiter, die sozusagen brav waren, und solche, die aufbegehrten, sich widersetzten und die Revolution auslösten (Proletarier). Die Fach- und Vorarbeiter trugen Krawatten im Dienst und distanzierten sich so schon optisch von den Proleten. Zitat: „Ein Prolet ist derjenige, der in der Kindheit nicht gewaschen wurde, verwahrloste, weder zum Guten noch zur Religion erzogen wurde. Er hat sein Handwerk nicht erlernt, heiratet ohne Brot und setzt seinesgleichen in die Welt.“ Leute mit sicherer Anstellung (Schaffner, Pfleger) gehörten zum besseren Proletariat. Aus dieser Subkultur entstand ein Zusammenschluss: Sie nannten sich selbst „Hackler“, sprachen sich alle per du an, erzeugten ein Kumpelsyndrom und uniformierten sich mit einem Schlossergewand. Krankenstände waren unmöglich. Sie hatten kein Gesundheitsbewusstsein, gaben kein Geld für Prophylaxe aus, aber aßen und tranken viel, denn wer schwer arbeitete, musste auch schwer essen. Produktivität stand höher als Muße und Genuss. Jeder sorgte für sein Ich (Arbeitsethos). Die Arbeit wurde zum Grundbedürfnis. Die Arbeitstherapie entstammt dieser Ideologie (Freude an der Leistung, nicht am Spiel). Zeit bedeutete Geld. Arbeiter wachten über andere Arbeiter, damit sie ja nicht zu spät kamen, bis die Stechuhr eingeführt wurde.

Im Zeitgeist der Jahrhundertwende konnte man eine typische Trennung zwischen Facharbeitern und Fremdarbeitern unterscheiden. Von diesen Fremdarbeitern gab es wieder jene, die in Wien geduldet wurden (mit Papieren), und solche, die man nicht duldete (ohne Papiere). Streng spezifisch war auch die Ghettotrennung zwischen den Leuten des Subproletariats. Wo man als Unterstandsloser schlafen durfte, hing davon ab, wer man war (Hackordnung der Quartiere):

Der Eingang zum Sammelkanal, der alle Kanäle von der Wien aufgenommen hat, war unter anderem zwischen Stephaniebrücke und Ferdinandbrücke. Das war meist die Schlafstelle der Ärmsten. „Ein großartiges Varieté“, sagte ein Klient, „in dem vor allem Hungerkünstler aufgetreten sind.“ Hier nächtigten Menschen, die „Wienverweis“ hatten. Die Suppen- und Teeanstalten am Tiefen Graben waren ein Treffpunkt der Unterstandslosen. Es war nicht leicht, als „Neuer“ Kontakt aufzunehmen, da es schon 1900 den Fremdenhass gab: „Soll’n daham bleib’n in Leitomischl. Kumm’n alle daher, fress’n auf Wean. Woher soll man’s denn nehma? Schicken’s uns so ausgfranzte Pojaza (Bajazzo). Die Böhm und Krowottn schmeißen’s außa und denke eahna: Solln’s nur auf Wean, die wird’n schon dort firti wern mit dem Glumpert (Gesindel).“

Die Schläfer im Wienkanal waren vollkommen andere Leute als diejenigen vom Sammelkanal. Es gab einen eigenen Hausmeister, der mehr oder weniger die Schlafgäste musterte (Herr Weber). Bessere Dauerschläfer wohnten in der sogenannten „Küche“, jener Stelle im Kanal, die beim Bau des Kanals den Arbeitern als Küche diente. Meistens schliefen hier „Pfiffgesellen“ (dauernd Obdachlose). „Tschungusen“ sind Obdachlose, die andauernd ihren Schlafplatz wechseln durften und im Wienkanal nicht nächtigten.

Das Männerheim Meldemannstraße war die erste staatliche Schlafstelle für Obdachlose, in der man für billiges Geld fast wie in einem Palais wohnen, essen und sich waschen konnte. Allerdings musste man das Geld zur Nächtigung besitzen. So wurde das Männerheim von den Wiener Arbeitern „das neue Palais für Volksbetrug“ genannt.

Für das Volk wurden Wärmestuben eingerichtet. Einige hatten es besonders gut und durften im Schürraum oder in den Kammern um die Feuerung von Ziegeleien nächtigen. Es gab ausrangierte Fahrzeuge als Schlafquartiere, die in den Booten und Zillen an der Brigittenauerlände teils übereinander geschachtelt in Holzschuppen lagen oder teils auch einzeln standen. Diese Schlafquartiere wurden Teppichklopferei genannt. Die grüne Bettfrau war das Lager der Obdachlosen im Freien in der Krieau, Binderau und im Prater. Massenquartiere waren meist alte, halbverfallene Häuser, deren Wohnungen gewöhnlich aus drei oder vier Räumen bestanden und privat untervermietet wurden. In einem winzigen Vorraum und einem niedrigen Zimmer nächtigten durchschnittlich 50 Personen. Die Leute, die hier nächtigten, gingen oft drei, vier Tage spazieren, um sich die nötige Bettschwere zu holen, sodass man vor Müdigkeit die Ungezieferplage und die unerträgliche Atmosphäre vergessen konnte. Sehr häufig führten billige Straßenmädchen in diesen Massenlagern ihre Beschäftigung aus. Von Schlafen war nur selten die Rede; Bettgeher, die regulär in Untermiete bei einer Familie wohnten, waren schon Könige.

Pessimistischer Typ

Wer den größten Teil seines Lebens gewohnheitsmäßig klagt (auch das ist ein Motiv), übellaunig sich selbst bejammert, Orgien der Missstimmung feiert, vergiftet sich das Blut, ruiniert die Gesichtszüge und verdirbt rettungslos seinen Teint (vielleicht müssen daher so viele böse alte Weiber zur Kosmetikerin), weil in den unsichtbaren Laboratorien des Geistes ein unsichtbares Agens erzeugt wird. Sich einer gereizten, hilflosen Stimmung hinzugeben, bedeutet, dem Gedankenfluid jedes gereizten und hilflosen Menschen der ganzen Stadt ein Tor zu öffnen; es heißt, seinen großen Magneten, den Geist, mit schädlichen, zerstörerischen Strömen zu laden und die mentale Batterie mit allen Strömen gleicher Art in Kontakt zu setzen. Ist der herrschende, (von der pessimistischen Familie) erlernte Ausdruck auf einem Gesicht die Grimasse, dann grimassiert auch der Gedanke hinter dieser Stirn. Sind die Winkel eines Mundes nach abwärts gezogen (vgl. die Zeichnungen von Wilhelm Busch), so sind auch die Gedanken, die diesen Mund formen und beherrschen, trübe. Ein Gesicht ist das untrüglichste Merkmal der Geistigkeit, daher kommt nichts dem ersten Eindruck gleich.

Die Stimmung der Hast, die aus der üblen Gewohnheit stammt, dem Körper gedanklich vorauszueilen, beugt die Schultern vorwärts. Sehr häufig ist der depressive Mensch anzutreffen, dessen Leben von Furcht und Minderwertigkeitsgefühl beherrscht wird. Ihm erscheint die Welt als gefahrdrohend und belastend. Sein Leben steht unter dem Druck von Sorgen, auch wenn keine wirkliche Gefahr vorhanden ist. Er sieht alles düster und traurig, obwohl er oft dagegen ankämpfen will und sich gerade dadurch auch in Kunst, Philosophie, Religion hohe Werte schafft.

Ethisch-moralischer Typ

Sprüche, die den Lebenstyp aus der Biographie wiedergeben sollen („Ich bin wichtig, weil ich Mutter bin"): „Ich habe für ihn gesorgt. Ich war immer die Retterin, die Helferin … Es wäre alles leichter gewesen, wenn ich mich als Großmutter hätte nützlich machen dürfen … Wenn sie am Wochenende zu mir gekommen wären, hätte ich für sie gekocht. Aber die Jungen wollen ihr eigenes Leben … Er hat sich ein Präservativ unter das Kopfkissen gelegt, und als er ins Badezimmer ging, habe ich eine Schere geholt und ein Loch hineingeschnitten."

Erotischer Typ

Für den erotischen Typ ist das andere Geschlecht der Mittelpunkt der Welt. Er tritt in grober Form als Wüstling auf, in verfeinerter Form mit mannigfach vergeistigter Erotik. Oft will er den Partner ganz; teilweise genügt ein ästhetisches Erleben, teilweise ein Tagtraum.

Religiöser Typ

Als letzter Kulturtypus soll der religiöse Mensch genannt werden, für den die Welt eine Stätte ist, sich dem Göttlichen zu widmen und dem Heil der Seele zu dienen. Leicht zu erkennen sind die religiösen Typen nicht, da gerade die Innerlichkeit eine Scheu an sich darstellt. Teilweise strahlt er die überlegene Milde und Güte nach außen aus.

Die Interpretation der Ich-Wichtigkeiten, dessen, was den Klienten heute fehlt, um sich wichtig zu machen, und der Typen-Bedürfnisse sind ein intensiver Weg.

8.7 Pflege und Tiefenpsychologie

Die Ideen, die ich Ihnen nun gerne vorstellen möchte, beruhen auf Erkenntnissen, die ich von vielen mich in meinem Leben begleitenden Mentoren in persönlichen Gesprächen gewonnen habe. Daher möchte ich mich vor allem bei Prof. Dr. Dr. Klaus Dörner, Prof. Dr. Leopold Rosenmayer, Prof. Dr. Stephan Rudas, Prof. Dr. Hans Strotzka, Prof. Dr. Viktor Frankl, Prof. Dr. Erwin Ringel, Prof. Dr. Hartmann Hinterhuber und vielen anderen bedanken.

8.7.1 Das Kellergeschoss der menschlichen Seele

Was wir Menschen im täglichen Leben so machen, wie wir uns in Situationen verhalten, ist umfassend durch die in verschiedenen Schulen ausgeprägte Tiefenpsychologie erklärbar geworden. Man spricht von „Effekt" oder, wie ich gerne sage, „aus so was wird so was".

Die Tiefenpsychologie (der verschiedensten Richtungen) versucht uns Pflegekräften, aber auch den Laien u. a. in populären Medien zu erklären, warum wir Menschen einmal höllisch böse, ein andermal himmelhochjauchzend oder auch zu Tode betrübt sein können. Tiefenpsychologische Interpretationen zeigen auf, was im Alltag in den Menschen und zwischen den Menschen so passiert, und vor allem, warum es in der Seele der Menschen so passiert. Alle Kellerleichen, die die Menschen zu ihren Handlungen veranlassen, sind seelische Vorgänge, die mittlerweile auch neurophysiologisch erklärbar sind.

In der Operette „Die lustige Witwe“ singen die Protagonisten: „Ja, das Studium der Weiber ist schwer, nimmt uns Männer verteufelt oft her!“ Der Text beschreibt also, dass Männer die Handlungen und Reaktionen von Frauen nicht verstehen. Aber es müsste eigentlich heißen: „Ja, das Studium der (vor allem neurotischen) Menschen ist schwer, nimmt die anderen Menschen sehr her!“ Oder ganz anders gesagt: Eigentlich versteht kein Mensch den anderen, meistens versteht sich der Mensch ja nicht einmal selbst – wie soll ihn da ein anderer begreifen? Kellerhandlungen kommen eben aus dem Keller der Seele und sind folglich nicht für jeden verstehbar oder sichtbar. Das Drehbuch, der Lebenskeller jedes Einzelnen von uns, trägt den Stempel „Top secret“.

Das Kellergeschoss der menschlichen Seele ist also wie das Lebensdrehbuch mit dem Titel „Das Theater der Seele“. Dieser biographische Lebensfilm begleitet den Menschen von der Kindheit bis zum Tod. Neurotische Kindheiten werden aus der Kindheit ins Alter mitgenommen. Watzlawick merkt dazu etwas ironisch an: *„Bei der Auswahl seiner Eltern kann man nicht vorsichtig genug sein.“*

„Die Kindheit ist das Pferd des Erwachsenen“

Die Bodenplatte unseres menschlichen Seelenhauses ist ja alleine schon komisch, da muss doch auch der Mensch komisch werden. Wir Kinder werden strikt zur Wahrheit erzogen, aber gleichzeitig dürfen wir nichts erzählen, was in unserer Familie abläuft:

- nichts über die andauernd schimpfende Mama,
- nichts über die Alkoholexzesse des Papas,
- nichts über das Doktorspiel mit den Nachbarbuben,
- nichts über den lieben Onkel, der die Mama besucht.

Wo, so fragt man sich als Kind, soll dieses Gemisch aus Wahrheit und Lüge hin? In den Keller damit! Ärgerlicherweise kommt der Konflikt im Alter wieder hoch. Und noch ärgerlicher ist es, dass wir Pflegepersonen nicht das „Pferd“ unserer Klienten, ja nicht einmal unseren eigenen Gaul erkennen.

Oft sprechen Menschen nicht über ihr Pferd (da sie es ja nicht kennen), aber wenigstens über das Zaumzeug, das man auch Lebenslügen (Storys) nennen könnte. Schwierig gestaltet sich die Pflege bei jenen älteren Menschen, die nicht einmal mehr über das Zaumzeug sprechen können. Dies sind Klienten, die aus Frustration über die Welt ihre Sprache verloren haben, aber auch jene, die aus somatischen Gründen nicht mehr reden können (St. p. Apoplexus etc.).

Wenn Pflegepersonen keinerlei Storys aus den Menschen herausbekommen können, müssen sie wohl oder übel auf die Interpretationsmöglichkeiten, die sich aus den tiefenpsychologischen Mechanismen ergeben, zurückgreifen.

> Die Erhebung, aber vor allem die Interpretation ist somit eine auf Fakten beruhende Meinung des interpretierenden Teams.

Die im Folgenden dargestellten Zusammenhänge sollen uns als Pflegepersonen auf keinen Fall dazu verleiten, aufdeckende Gespräche durchzuführen. Dies bleibt anderen Berufsgruppen vorbehalten. Wir decken beim biographischen Arbeiten weder auf noch zu, sondern akzeptieren die Welt, wie der Klient sie selbst sehen kann oder will.

Die primäre Idee, aufgrund derer ich mich nun seit über 55 Jahren mit tiefenpsychologischen Phänomenen beschäftige, rührt nicht allein von meiner eigenen Neurose und meinem Minderwertigkeitsgefühl her, sondern ist auch aus der Praxis des täglichen Pflegelebens und -erlebens abgeleitet.

Ursächliche Biographiearbeit in der Tiefenpsychologie

Mit biographischen Inhalten beschäftigten und beschäftigen sich zuallererst Psychoanalytiker und Tiefenpsychologen. Mein lebenslanger Versuch bestand darin, die tiefenpsychologischen Grundideen auf einen für die Pflege einfachen Nenner zu bringen. In jahrzehntelanger Arbeit ist es gelungen, wenigstens das Wort Psychobiographie in die Pflege einzuführen.

Wie das Leben selbst ein Durcheinander aus Trieben, Bedürfnisseen und Neurosen ist, so bietet auch dieses Kapitel eine Mischung aus den Ansätzen verschiedenster Autoren. Das menschliche Leben unterliegt sicher nicht nur Freud'schen sexuellen Motiven, sondern auch Minderwertigkeits- und Machtgefühlen nach Adler oder dem Lebenssinn nach Frankl und vielem mehr. Wir haben in der Pflege den Vorteil, nicht an eine tiefenpsychologische Schule gebunden zu sein. Wir sind weder reine Freudianer noch Adlerianer. Wir können uns die verschiedensten Zutaten der wissenschaftlichen (kausalen) Literatur nach einer eingehenden Pflegediagnose aus dem großen Fundus der Tiefenpsychologie selbst wählen. Die Neurosenlehre sagt dazu: „Jedem das Seine, je nach seinem Zeitgeist."

Wissenschaftler mögen mir verzeihen, aber nach 50 Jahren in der praktischen Psychogeriatrie reicht mein Wissen dennoch nicht aus, um die Menschen in ihren Alterseigenarten begreifen zu können. Das heißt, dass dieses Kapitel auch mit wissenschaftlichem Material, das nicht der Pflege entstammt, untermauert wird. Gleichzeitig bleibt der Gesamtzugang aber nicht streng wissenschaftlich, sondern ist auch einer gewissen Kürze verpflichtet. Ich halte mich lieber an den Volksmund, der da sagt: „In der Kürze liegt die Würze." Und bereits Kant und Hume hielten eine Wirklichkeitsanpassung für real: *Die Aufgabe der Wissenschaft ist nicht das Finden endgültiger Wahrheiten.*

Psychoanalyse und Tiefenpsychologie

Es war die Tiefenpsychologie, die uns Menschen von der Illusion einer allumfassenden Rationalität befreite. Sie stellte Beobachtungen und Begriffe zur Verfügung, die weit über unser Alltagswissen hinausgehen.

Der Terminus „Tiefenpsychologie" wurde zuerst von Eugen Bleuler (1857–1939) im Jahre 1910 als Synonym für die Freud'sche Psychoanalyse gebraucht. Mit dem Wort „Tiefe" meinte Bleuler dabei zweierlei: zum einen den Rückbezug von der Gegenwartsproblematik der Patienten auf die Tiefen der Kindheitsschicksale, zum anderen das Vordringen der Analyse in den Bereich des Unbewussten.

Die Tiefe der Kindheitsschicksale hat eine *zeitliche Dimension*, nämlich die Vergangenheit, und eine *örtliche Dimension*, das Unbewusste (auf das wir hier nicht eingehen wollen, da wir uns maximal mit Deckerinnerungen unserer Klienten beschäftigen). Die Tiefenpsychologie nimmt an, dass das, was den Menschen ausmacht – sein Eigentliches – in einer tieferen Schicht als der zunächst und im Alltag erkennbaren zu finden ist. Die Vorstellung der Tiefe als Keller unserer Psyche hat sich seit Freud durchgesetzt, vermutlich weil sie so schön griffig ist.

Freuds Tiefenpsychologie war in der Tat eine grundlegende Pioniertat, da sich die Psychologie bis dahin nur mit Bewusstseinszuständen beschäftigt hatte. Robert Heiss („Allgemeine Tiefenpsychologie", 1984, S. 13 f.) warnt aber davor, die Bewusstseinspsychologie zu vernachlässigen. Die Bewusstseinspsychologie befasste sich vor allem mit den normalen seelischen Erscheinungen und nahm für sich selbst naturwissenschaftliche Exaktheit in Anspruch. Die Psychoanalyse hingegen hielt die Gleichung psychisch = bewusst für falsch. Die Bewusstseinspsychologie wurde ergänzt durch eine neue Dimension der Tiefe, die heute nicht mehr ignoriert werden kann und darf (tatsächlich standen sich beide Richtungen jahrzehntelang verständnislos und unversöhnlich gegenüber).

Neben Freud gelten Alfred Adler und Carl Gustav Jung als die „Klassiker" dieser Richtung. Allerdings versuchten schon vor ihnen Philosophen wie Friedrich Nietzsche oder Carl Gustav Carus die Psyche des Menschen zu beschreiben.

Laut der Tiefenpsychologie vollzieht sich seelisches Geschehen also nicht nur bewusst, vielmehr gibt es ausgedehnte Bereiche unverstandener, nicht ins Auge gefasster, nicht eigens thematisierter Tatsachen. Zur Bewusstseinspsychologie, die oft experimentell ist, grenzt sich die Tiefenpsychologie (neben dem Postulat des Unbewussten) dadurch ab, dass sie das seelische Geschehen als einen *dynamischen Prozess* auffasst. Die wie auch immer definierten Teile des Systems Mensch stehen in wechselvoller Beziehung zueinander und beeinflussen sich gegenseitig. Einige Tiefenpsychologen meinen, es gebe gerade wegen dieser postulierten Dynamik keine definierbaren statischen Kerne der Person und kein „wahres Selbst“, allenfalls Gesetzmäßigkeiten mit hoher Variabilität in einem lebendigen Entwicklungsprozess. Andere gehen jedoch von einem unteilbaren Ganzen und einem lebenslang wirkenden Kern der Person aus. Für beide Ansichten gibt es Gründe und manche Autoren schwanken unentschieden zwischen diesen beiden Anschauungen.

Die Beschäftigung mit der Psychologie war schon immer etwas Besonderes, weil sie einem kaum eine andere Wahl lässt, als sich auch mit sich selbst zu befassen. Alles Psychologische und erst recht alles Tiefenpsychologische handelt immer auch von einem selbst. Das schreckt viele ab. In den Naturwissenschaften ist es unüblich, sich als Teil des Studiums mit seinem Charakter auseinanderzusetzen. Anders in der Psychologie: Das Verständnis für Psychologie ist durchgehend gekoppelt an das Selbstverständnis. Das Studium der Psychologie stellt andere Anforderungen an den Studierenden als das der Naturwissenschaften, aber es ist gewiss nicht leichter. Ich möchte sogar meinen, es erfordert mehr Mut, sich mit sich selbst zu konfrontieren, als mit unpersönlichen Fakten umzugehen.

Die Tiefenpsychologie ist eine universale Wissenschaft vom Menschen; es gibt nichts in Bezug auf den Menschen, zu dem sie nicht originelle und aufklärende Beiträge geleistet hat. Tiefenpsychologisches Wissen hat psychohygienische Kraft und Wirksamkeit. Darin liegt ein großangelegter Angriff auf die Lügen, mit denen die Menschen leben und durch die sie krank werden. Wahrhaftigkeit und Aufrichtigkeit verlangen einen entschiedenen Kampf gegen Verstellung und Täuschung. Die tiefenpsychologische Praxis strebt daher an, den Kreis des Bewusstseins und des Wissens vom Menschen zu erweitern. Der Mensch, der sein eigenes Tun zu verstehen beginnt, gewinnt diesem Tun gegenüber einen kritischen Abstand. Mit größerer Selbstkritik wird sich die starre Ichhaftigkeit abbauen, auch wird die Berücksichtigung der Realität größer.

Wenn wir uns in der Pflege die Erkenntnisse der Tiefenpsychologie zunutze machen, so bezieht sich dies niemals auf die psychoanalytischen Methoden. Es geht allenfalls um Äußerungen aus den Deckerinnerungen, die im Alter besonders häufig im Sinne des Nostalgiesyndroms zutage treten.

Sigmund Freud und die Deckerinnerungen

Für Freud war erkennbar, dass einige Erinnerungsbilder aus der Kindheit verschoben, ersetzt und überdeckt werden. Bei diesem Mechanismus der Erinnerungslosigkeit, so Freud, dürfte es sich um eine Art Verdrängung der peinlichen Reminiszenz handeln. In unserer Arbeit mit alten Menschen stellen wir immer wieder fest, wie gerade die furchtbaren, nicht gewollten Situationen mit positiven, beglückenden Erzählungen aus der Kindheit überdeckt werden. Viele alte Menschen erzählen ihre Kindheit, die insgesamt sehr negativ war, anhand einer einzigen positiven Deckerinnerung.

> **Beispiel:**
>
> Bei Frau A. K. war eine solche Überdeckung deutlich zu erkennen. Frau A. K. wurde die ganze Kindheit hinweg von ihrem Vater geschlagen und misshandelt. Wenn man sie aber in ein Gespräch über ihren verstorbenen Vater verwickelte, erzählte sie immer die gleiche, für sie positive Empfindungsgeschichte: „Papa hat mir einmal im Wiener Prater eine Zuckerwatte gekauft, das war traumhaft.“

In der Pflege geht es um eine belassende (weder zu- noch aufdeckende) Gesprächsführung. Das bedeutet, so wie die Klienten es sehen wollen und können, so ist es.

Anwendung der Tiefenpsychologie in der Pflege

Es gibt derzeit im deutschsprachigen Raum circa 250 verschiedene Therapieformen, für deren Ausformung auch immer die jeweilige Biographie des Begründers oder der Begründerin maßgeblich gewesen ist. Frankl äußerte hierzu: „Ich glaube, man könnte sagen, dass ich meine Lehre zunächst einmal für mich selbst entdeckt habe. Man sagt ja gewöhnlich, dass jeder, der ein System der Psychotherapie begründet hat, letzten Endes seine eigene Krankengeschichte geschrieben und darin niedergelegt hat. Man weiß, dass Sigmund Freud an kleinen Phobien gelitten hat, man weiß, dass Alfred Adler darunter gelitten hat, dass er als Kind nicht besonders kräftig und gesund war. So kam Freud zu seiner Lehre vom Ödipuskomplex, Adler zu seiner Lehre vom Minderwertigkeitsgefühl.“ Frankl selbst stellte sich die Frage, ob das Leben überhaupt einen Sinn hat. Jung hingegen war mit mystischem und religiösem Denken beschäftigt.

> Im Laufe der Entwicklung der Denkmodelle aus der Tiefenpsychologie hin zur Systemtheorie haben sich alle Therapien die biographische These zu eigen gemacht. Darin zeigt sich die Einsicht, dass jeder Zeitgeist seine eigenen Neurosen und also auch Demenzen hervorbringt.
>
> Auch das Psychobiographische Pflegemodell geht davon aus, dass sich der Mensch vom Es zum Über-Ich, zum Ich und à la longue zum Du- und Wir-Gefühl entwickeln muss (siehe u.a. auch die Gefühlsparameter nach Böhm, Ich-Wertgefühl, Fremdwertgefühl). So gesehen können und müssen wir in der Altenpflege aus all diesen Denkmodellen die unterschiedlichsten Elemente herausgreifen und anwenden.

8.7.2 Hauptströmungen der Tiefenpsychologie

Nicht nur in der Psychologie, sondern auch in der Pflege gibt es Pioniere und deren Nachfolger, gerade auch was das Konzept der Biographie anbelangt. Für die Psychologie kann unzweifelhaft Sigmund Freud als Pionier gelten.

Sich alle ungefähr 250 existierenden Therapierichtungen als Grundlage für die Pflege zu eigen zu machen, erscheint nicht sinnvoll und gar nicht möglich. In diesem Buch soll folglich nur auf die grundlegende Kausalliteratur und deren Abspaltungen Bezug genommen werden.

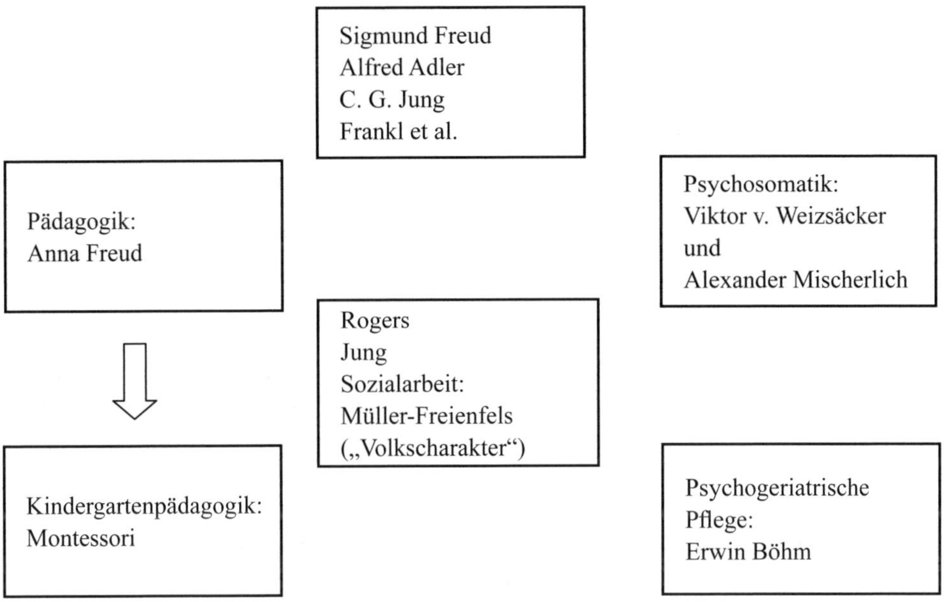

Abb. 6: Übersicht über die wichtigste Kausalliteratur

8.7.3 Die Entwicklungstheorie von Sigmund Freud

Was kann die Pflege von Sigmund Freud lernen und in der täglichen Praxis anwenden? Jahrelang stand ich vor einem Rätsel, warum sich unsere Klienten so sonderbar verhalten. Dies veranlasste mich schließlich, mich mit Freuds Schriften und dabei zunächst einmal mit seiner Entwicklungstheorie auseinanderzusetzen. Ich fand so manche Erklärung, die mir geholfen hat, Menschen besser zu verstehen. In der Entwicklung des Psychobiographischen Pflegemodells führte diese grundlegende Literatur auch zu praxisrelevanten Impulsen in Bezug auf den frühkindlichen Infantilismus.

Interpretationsideen nach Freud

Das Werk Sigmund Freuds war der erste gelungene Versuch, eine allgemeine und umfassende Theorie der Psyche zu entwickeln. Freud bemühte sich darum, eine Einheit in den Schichten der Seele zu finden. Dennoch gab es immer wieder abtrünnige Kollegen und es kam in der Folge zu Abspaltungen von den Freud'schen Grundannahmen (Michel Autiquet: „Die Psychoanalyse"). Um in diesem sich entwickelnden Schlachtfeld der „babylonischen Verwirrungen" dennoch einen gemeinsamen Weg zu finden, wurde die Gemeinschaft der Psychoanalytiker gegründet. Freud hat einen Weg vorgegeben, auf den sich selbst alle Erneuerer zwangsläufig beziehen müssen.

Im Folgenden werden den Kernaussagen Freuds einige Beispiele aus dem Pflegeleben zum allgemeinen Verständnis zugeordnet.

Unter allen Freud'schen Theorien steht als oberster Satz seiner Forschung: „Psychotherapie heißt zuhören zu können" (Joyce McDougall). Diesen Satz können wir ganz sicher auch in der Pflege gut brauchen.

Von Freud stammt ebenso der Gedanke, dass wir Menschen dazu erzogen werden, das Unnatürliche zu erlernen und zu tun und dies dann als normal zu betrachten. Das Unnatürliche wird also zum Natürlichen – dies nennt man „Kultur".

Eigentlich, so sagt Freud, wäre es viel normaler, in die Hose zu machen, sich niemals die Zähne zu putzen und ähnliche als normal angesehene Handlungen durchzuführen. Wir können an unseren Klienten sehen, dass es uns Menschen erst im Umkehrphänomen wieder gelingt, „normal" zu sein.

Das Kind – und später der alte Mensch – hat kein ästhetisches Urteilsvermögen. Es liebt alle Menschen, die ihm etwas Gutes (in seinem Sinne) erweisen. Ob sie nun schön oder hässlich, jung oder alt sind, ist ihm dabei egal. Das Geschmacksempfinden wird dabei mitunter fehlgeleitet, man liebt dann eben Bucklige, Schielende oder sonstige eigenartige Typen. Auch beim Geruch gibt es seltsame Prägungen.

> In der Kindheit liebt man förmlich üble Gerüche. Felix verliebte sich in die Schweißfüße der Köchin und wurde deshalb als Erwachsener zum Fußfetischisten. (Karl Abraham, 1910)

Einige Kinder entwickeln Vorlieben für rote Speisen, die an Blut erinnern: rote Rüben, blutiges Fleisch, Blutwurst und Ähnliches. Manche entwickeln eine Ablehnung gegen weiße Soßen, Haut auf der Milch etc.

Das Kind als lustbetonter Triebmensch

Das „glückliche Kind“ will nicht folgen und brav sein, sondern sein angestammtes Lustprinzip erfüllen. Freud beschreibt das Kind in den ersten Lebensjahren als reinen Triebmenschen. Das Kind ist egozentrisch und egoistisch, solange es nicht kulturell angepasst wurde. Kennen wir dieses Bild nicht auch bei unseren Klienten?

Alle Menschen sehnen sich nach ihrer Kindheit und Jugend, keiner will alt und multimorbid werden. In Wirklichkeit aber hat sich der Mensch aus dem Paradies der unbeschränkten Lust in das Leben der Hemmungen und Entbehrungen verbannt, wegkultiviert. Die Kinderzeit bleibt dennoch unvergessen und der Mensch sehnt sich nach seiner eigenen Infantilität, ein „Engel in Embryostellung“ zu sein, zurück.

Nicht sehen zu wollen, kann somit im Alter als ein bestimmtes Abwehrverhalten auftreten. Der Wunsch, thymopsychisch zu fühlen und zu agieren, wird also zur Altersrealität. Dabei erreicht der Mensch sich selbst wieder, er wiederholt seinen Infantilitätszustand, ohne jedoch Kind zu sein. In der Folge kommt es zu einem Wiederaufflammen von psychischen und sexuellen Kinderkrankheiten. Damit erleben wir im täglichen Leben einen Legierungszustand zwischen

- der eigener Kindheit und deren Copings,
- den eigenen Kinderkrankheiten (Seelennahrungsmängeln)
- und dem Hier und Jetzt als Erwachsener.

Es kann also durchaus passieren, dass das innere Kind wiedererwacht und der Mensch statt hirnorientiert wieder mutterfixiert wird.

Beispiele aus der Praxis:

„Schwester, das ist mein Sessel, da setzt sich keiner mit seinem Arsch drauf!“

„Immer kommt Herr Müller vor mir dran und bekommt vor mir sein Essen. Ich begreife das nicht.“

Ich, ich, ich … Da sich das Kind und später oft der alte Mensch als Mittelpunkt sieht, entwickelt sich schon sehr bald das Gefühl des Zorns, wenn sein Wille nicht erfüllt wird, und es entfaltet seine Energie als Tyrann. Im Trotzalter werden die Zornanfälle heimtückischer. Es beginnt die Umgebung zu bestrafen. Wenn es merkt, dass die Mutter auf das Essen sehr fixiert ist, bestraft es die Mutter mit Essensverweigerung. Übrigens lässt sich dieser Mechanismus auch auf Stuhl übertragen (Obstipation als Strafe).

Das Kind – so wie der alte Mensch – liebt nur Personen, die ihm Gutes tun, also seine Lust erfüllen und Unlust vermeiden. Zu diesem Lustgewinn des „Ich will“, „Ich brauche“ gehört nicht nur das Essen, die orale Befriedigung, sondern auch der Wunsch, Ich-wichtig zu sein. Immerhin erfüllt manche Pflegeperson die Lust am Essen. Das Kind und im Umkehrphänomen der alte Mensch ist jedoch unersättlich nach Liebe.

Beispiel: Krankheitsgewinn

Eine Klientin bekam im Laufe ihrer 30 Aufnahmen ungefähr 70 Mittelohrentzündungen. Sie stammte aus einem gutbürgerlichen Haus und wurde von einem Kindermädchen betreut. Als Kleinkind lernte sie sehr schnell, dass sie die Mutter nur sehen konnte, wenn sie krank wurde. Ihr vorgeschädigtes Organ, das Ohr (Organminderwertigkeiten nach Adler), führte zum Erfolg. Diesen spielte sie später als alter Mensch auch immer wieder im Heim aus, wenn die Pflegepersonen zu wenig Zeit für sie hatten.

Leiden führt zu Mitleid, und damit ist Krankheit eben auch ein Mittel des Machttriebes (A. Adler).

Oft wird zwischen den Geschwistern gespielt: „Wer von uns ist mehr krank?“ (Watzlawick: „mehr desselben“).

Menschen erinnern sich mitunter ihr ganzes Leben lang sehr genau an bestimmte, teils mit Gegenständen verbundene Gefühle aus der Kindheit, seien es nun Gerüche oder andere Requisiten der Gefühlskindheit, z. B. Spielzeug oder auch ganz banale Lappen.

Beispiel:

Die Lappen waren für Frau T. W. Schätze aus ihrer Kindheit. Schon als Vierjährige spielte sie damit und entwarf in der Phantasie daraus Prinzen, Pferde, böse und liebe Leute. Nichts machte ihr als Kind mehr Freude, als mit Stoffresten zu spielen – und heute auch wieder. Sie war ein verträumtes Kind, das gerne in Phantasiewelten abtauchte. Da man sie verspottete, zog sie sich mit den Stoffresten in ihren Schlafraum zurück. Sie heiratete später, hatte aber für Umarmungen nicht viel übrig. Sie wurde von den Kindern die Spieltante genannt.

Diese Fixierungen sind nun im Heim wieder stärker in den Vordergrund gerückt. Sie spielt mit ihren Lieblingen.

Die Gefühle und Erlebnisse der Kindheit vergessen wir nicht, sie holen uns im späteren Leben immer wieder ein. Wollen wir also verschiedene Handlungen bzw. Copings verstehen, müssen wir das kindliche Denken und vor allem Fühlen kennenlernen. Die wenigsten sind sich ihrer eigenen Fixierungen bewusst und erklären sie uns; wir müssen sie in der Pflege schon selbst erkennen.

Freud sieht in der Regression eine Rückkehr zum eigenen Ich und zu dessen narzisstischem Egoismus. Dies bezieht sich auch auf die infantile Sexualität.

So erleben wir bei unseren Klienten immer wieder das Aufsuchen der infantilen Lustquelle. Dabei wird die Pflegeperson zur Ersatzmutter. Plötzlich ist der alte Mensch wieder mutterorientiert und liebt den Zustand der kindlichen Hilfslosigkeit. Es ist angenehm, sich wieder verhätscheln und bemuttern zu lassen. Daraus folgt, dass einige

Menschen in einer Pflegeeinrichtung aus ihrer Krankheit heraus nicht mehr zur Gesundung kommen wollen oder können. Es beginnt eine Regression und die infantile Biographie mit allen ihren Ritualen und Verhaltensweisen wird reaktiviert.

Das Verständnis für diesen Regressionsprozess leiten wir aus der Entwicklungspsychologie und Sexualpsychologie des Kindes sowie aus den Erkenntnissen der Tiefenpsychologie ab. Die Eigenarten, die sich in den verschiedenen Regressionsstufen zeigen, treten nicht zufällig oder schicksalsbedingt auf, sondern sind tiefenpsychologisch erklärbare biographische Anteile. Dabei können sich alle Formen der psychischen und sexuellen Prägungen mischen.

So kann ein Klient ein psychisch bedingtes Fluchtverhalten zeigen, aber gleichzeitig auch stuhlschmieren.

Ein Klient kann in seinem Verhalten auf einen primären Krankheitsgewinn abzielen, aber gleichzeitig mit Lustgewinn mehrmals täglich in die Hose urinieren.

Alle diese ungewöhnlich erscheinenden infantilen Vorgänge können Sie als Pflegeperson auch im täglichen Leben feststellen. Oft wechselt der Klient im infantilen Status vom gewählten Hochdeutsch zur obszönen Dialektsprache, die allerdings so von Haus aus geprägt worden sein muss. Das Schamgefühl schwindet wie beim Kind, wo es noch nicht entwickelt war. Es kommt zum hemmungslosen Fluchen und zu Redensarten, die wir als „persönlichkeitsfremd“ bewerten.

> Familie H. W. gewinnt einen Lottozwölfer. Alle freuen sich wie Kinder zu Weihnachten, und der Vater ruft: „Ich scheiß’ mich an, das hätt’ ich nie gedacht!“
>
> Die anal fixierte Redensart wird also positiv umgedeutet.

Analytische Entwicklungspsychologie nach Freud im Kontext des Umkehrphänomens nach Böhm

Entwicklung (Freud)	Umkehrphänomen (Böhm)
kultivierter Erwachsener	kultivierter Erwachsener
Latenzperiode	Latenzperiode
Phallische Phase	Phallische Phase
Urethrale Phase	Urethrale Phase
Zweite anale Phase	Zweite anale Phase
Erste anale Phase	Erste anale Phase
Hauterotik 1a	Hauterotik 1a
Orale Sexualität 1a	Orale Sexualität 1a

Diese Abbildung zeigt, wie sich der Mensch vom thymopsychischen Kleinkindstatus zum noopsychischen Erwachsenenstatus entwickelt, aber auch, wie man in einer konfliktbezogenen Überforderung vom Erwachsenenstatus wieder in einen Gefühlsstatus zurückfällt. Darunter ist das Umkehrphänomen zu verstehen, bei dem der Mensch je Emotion oder Affekt in den verschiedensten biographischen Entwicklungsstadien regrediert und infantil erscheint.

> Symptomspezifische Reaktivierung heißt, den Klienten von der Stufe, auf der er sich gerade befindet, auf die nächsthöhere zu bringen.

Die biographische Triebentwicklung und deren Umkehr nennt man psychosexuellen Infantilismus. Dieser wird in der Pflege auch als Regression bezeichnet. Nach Freud gibt es folgende Stufen der psychosexuellen Entwicklung:

1. orale Phase
2. Hautkontakt
3. erste und zweite anale Phase
4. urethrale Phase
5. phallische Phase und Onanie
6. Latenzzeit
7. genitale Phase

Orale Phase und Regression

Das Kleinkind gewöhnt sich an das Vorhandensein der Mutter und ihrer Brust, die immerhin der Garant des Lebens ist. Die Sauglust nimmt folglich zu.

„Die Muttermilch fließt immer“, sagt der Volksmund. Er bringt aber auch Milch mit Weisheit in Verbindung:

„Man saugt im ersten Lebensjahr Milch, später dann hoffentlich Wissen auf.“ Oder auch: *„An den Brüsten der Weisheit schlürfen.“*

Das Kind und der in der Regression befindliche Mensch erwarten bzw. hoffen, dass dieser Zustand anhält. Bei Versagungen reagieren die Kinder und die Alten mit Wut und Zorn.

Abraham-Abwandlung: Geht es einem Kind zu gut, glaubt es, die Muttermilch muss immer fließen. Diese Menschen erwarten auch im späteren Leben immer die Muttermilch und im Alter erwarten sie eine immer für sie alleine zur Verfügung stehende fürsorgende Person. Derartige Menschen sind zu keinerlei Anstrengung bereit.

Auch solchen Klienten begegnen wir häufig: die meistens bürgerlich-verwöhnte Person, die bei jedem Flatus klingelt. Sie wird böse, wenn der Pfleger sich auch um einen anderen Klienten kümmert. Sie wartet immer auf das Christkind. Sie zeigt eine geringe Lust, zu lernen bzw. zu arbeiten.

Darüber hinaus kann aber auch eine pathologische Entwicklung, eine Reaktionsbildung, eintreten. Statt sich vehement eine orale Befriedigung zu verschaffen, kommt es im Gegenteil zur Esshemmung, später zur Lern- und Arbeitshemmung sowie zur Hemmung, sein Wissen anzuwenden.

Fehlende Milch (ein Seelennahrungsmangel) kann das Bedürfnis der Kompensation bewirken, das Bedürfnis, alles aufzusaugen, einzunehmen, zu beißen. Dabei begegnen uns „Vampire", die nie alleine sein können. Sie saugen alle Pflegekräfte und ihre Angehörigen bis aufs Blut aus.

Auch diese Reaktionen kennen wir aus der Praxis: Klienten, die die Pflegepersonen beißen oder die andauernd an einem Leintuch oder Polster kauen.

Es kommt zur oralen Frustration. Nahrungsverweigerung heißt: Ich brauche deine Brust nicht, deine Liebe nicht.

Das Kleinkind ist in seiner Infantilität ganz normal narzisstisch eingestellt, es kennt ja noch keinen anderen Menschen und beschäftigt sich daher ausschließlich mit sich selbst. Dieses Phänomen kennen wir auch von unseren Klienten. Es äußert sich auch in dem Bedürfnis, die Nägel zu beißen, im Wonnesaugen, Daumenlutschen, Beißen, Kauen, Verschlingen und sadistischen Küssen.

Wer die Liebe der Eltern nicht gewinnen kann, projiziert sie und bettelt beim Pflegepersonal um Zuwendung (Milch!). Manche Klienten geraten bei fehlender Zuwendung in eine Besessenheit, zu arbeiten, oder sie schwanken zwischen Nahrungsverweigerung und Essattacken hin und her.

Beispiel:

Die Mutter lehnte ihren Sohn ab und gab ihn zum Stillen einer Amme. Die Eltern waren nicht fähig, dem Sohn eine glückliche Kindheit zu ermöglichen. Er konnte kein Vertrauen lernen.

Die Tiefenpsychologie lässt folgenden Zusammenhang erkennen: Im Normalfall ist die Mutter immer für ihr Kind präsent. Ist das aber nicht der Fall, muss sich das kleine

Kind Muttterersatzsymbole erfinden. Diese haben für das Kind dieselbe beschützende, beruhigende Funktion wie die Mutter.

Wir erleben immer wieder Klientinnen, die Tag und Nacht mit einer Puppe in der Hand spazieren gehen. Es fehlt ihnen die Mutter und damit das Gefühl, beschützt zu sein, beispielsweise in einer sehr unruhigen Stationssituation.

Die Suche nach der Mutter kann sich auf ein Kleidungsstück der Mutter oder ein Stück Stoff, das den Geruch der Mutter angenommen hat, beziehen. Berührungen können an die Wärme der Mutter erinnern. Auch der Geruch der Wohnung oder Gegenstände vermitteln wie von selbst die Vorstellung, dass die Mutter da ist. Wenn die Kinder größer werden und sprechen lernen, genügt oft das Wort „Mama" als Liebesobjekt.

Hautkontakt

Die sexuelle Erregung über den Mund geht fließend in die Befriedigung durch Reizungen der Haut über. Die Hautberührungen werden zum zentralen Thema. Die Ich-Fixierung des Kleinkindes geht durch das Kennenlernen der Mutter langsam auf die Zuwendung zum Du über. Durch den Hautkontakt lernt der Säugling, dass er nicht alleine auf der Welt ist. Er gewinnt somit ein gewisses Urvertrauen (nach Erik Erikson). Die Art und Intensität der Berührung ist jedoch abhängig vom durch den Zeitgeist beeinflussten Erziehungsstil sowie von religiösen und kulturellen Eigenarten. In der Pflege ist somit bei Berührungen auf die biographischen Bedingungen immer zu achten, es kann beim Einseifen, Eincremen oder gar bei der basalen Stimulation durchaus zu Abwehrmechanismen, die mit der biographischen Prägung zu tun haben, kommen.

Kleinkinder und Vorschulkinder schmusen gerne, weil sie dadurch die Liebe zu einer Person ausdrücken wollen. Später geht dies in die Freude der Psychomotorik über, das gleichmäßige Schaukeln erregt die Tiefensensibilitätskörperchen. Es kommt zur Freude an der Bewegung, durch Skifahren, Radfahren etc. werden die Kugelzellen aktiviert.

Selbst in den ersten Stunden des Lebens konnten beim Knaben bereits Erektionen beobachtet werden (Muskel- und Hauterotik). Auch beim späteren Schaukeln und Rutschen kommt es zu Lustempfindungen.

Ältere Menschen können durch das Schaukeln in einem Schaukelstuhl ihre Vigilanz steigern. Dreimal zehn Minuten am Tag im Schaukelstuhl zu verbringen, hat einen deutlichen Vigilanzeffekt.

Erste und zweite anale Phase

In der ersten analen Phase wird der Anus zum Lustobjekt. Die Ausscheidung macht Freude, die durch die Freude der Eltern noch verstärkt wird. Die Mutter freut sich, wenn der Kleine ins Töpfchen macht. Plötzlich wird von der Mutter nicht nur etwas empfangen (Milch), sondern auch gefordert. Damit wird das Kleinkind darauf fixiert, dass Stuhl eine besondere Bedeutung für die Umgebung hat. Es lernt: Wenn man etwas hergibt, haben andere Freude. Damit entwickelt sich Stolz auf den Kot als ersten Besitz bzw. als erstes Produkt: Ich habe etwas geleistet!

Gleichzeitig heißt das aber auch: Wenn man nichts hergibt, sind die Erwachsenen gekränkt. Mit dem so erlernten Zurückhalten können sich beim Kind Neid und starkes Besitzverhalten entwickeln.

Eine interessante wissenschaftliche Studie hat dieses Phänomen beobachtet: An einer Pflegestation wurden die liebevollen, lustigen, höflichen Pflegepersonen einerseits und die äußerlich eher strengen Pflegepersonen andererseits in zwei Gruppen eingeteilt. Diese beiden Gruppen hatten jeweils eine Woche lang Dienst. War die freundliche Gruppe im Dienst, haben alle Bewohner gut abgestuhlt. In der Woche, in der die strengen Kollegen Dienst hatten, wurde der Stuhlgang von zahlreichen Bewohnern verweigert.

Ein Erwachsener, der als Kind zu früh zur Reinlichkeit erzogen wurde, kann, so Freud, aus Gründen der Überkompensation einen „analen Charakter" entwickeln. Dies kann auch eine ähnlich erzogene Gruppe von Menschen insgesamt betreffen. Eine anale Fixierung zeigt sich, wenn in der Alltagssprache sehr häufig Wörter aus dem Begriffsfeld „Stuhl" oder „auf das WC gehen" verwendet werden. Unsere Klienten benutzen z. B. Wörter wie:
Dukatenscheißer
Götz von Berlichingen
die frühere Scheißapotheke etc.

Manche analen Charaktere verkehren das Spiel mit den analen Ausscheidungen in ihrer Überkompensation in das Gegenteil: ja nicht von Unreinheit reden, das Wort „Scheiße" ja nicht in den Mund nehmen. Sie behalten sich als Gier den „Dreck" und sagen im täglichen Leben:
Alles gehört mir.
Alles Private muss geschützt werden.
Erinnerungen sind mein Besitz, ich sag' nichts.
Privatsphäre ist das Nonplusultra des Lebens.
Freiheit und Datenschutz sind das Wichtigste.

Dazu gehört auch die Lust am Aufstellen von Listen, am Rubrizieren, Pläne machen, Geld verdienen, Sammeln, Haben, Halten. Wer mir gibt, ist mein Freund, wer was von mir will, ist mein Feind. Eine Frau wird nicht geliebt, sondern besessen.

Darüber hinaus treten Liebe als Sammeltrieb, Eifersucht, Neid, Sparsamkeit, Geiz, Angst vor Kraft- und Zeitverlust sowie unanständiges Reden auf.

Die anale Fixierung kann sich bis zur Mysophilie (Schmutzliebe) oder auch Koprophilie (Kotliebe) pathologisch steigern.

> Altenpflege kann als erotisches Reizmittel wirken und damit den Menschen die Flucht in die Krankheit erleichtern oder als Schlüsselreiz dienen. Die Pflegerin
> setzt den Klienten wieder auf den Topf,
> wäscht ihn,
> reicht ihm die Nahrung und
> betreut ihn
> wie in der Zeit, da er hilflos und auf die Fürsorge der Schwester (Mutter) angewiesen war.
>
> Diese besondere Lustquelle der Pflege erzeugt eine Sehnsucht nach Krankheit (Watzlawick: „mehr desselben").
>
> Erinnert sei hier noch einmal an den Grundsatz der Pflege: Primum nihil nocere.

Urethrale Phase

Alle Eltern wissen, dass Urinieren ein Beruhigungsmittel sein kann. Wenn das kleine Kind erschrocken ist, haben wir es auf den Topf gesetzt und es zum Urinieren aufgefordert. Das Kind beruhigte sich daraufhin meistens und hat aufgehört, zu weinen.

> **Beispiel einer Krankengeschichte (Joyce McDougall):**
>
> Als Nancy 18 Monate alte war, wurde ihr Vater während des Zweiten Weltkriegs eingezogen. Daraufhin nahm Nancy seinen Platz im Bett der Mutter ein. Sie berichtet, dass sie allnächtlich ihre Mutter mit Strömen von Urin „überschwemmte", wogegen die Mutter keine Einwände hatte.
>
> In der Analyse konnte festgestellt werden, dass Nancy die Vorstellung, wie Papa der Mama Kinder macht, nachvollzogen hat. Neun Jahre später bekam sie einen kleinen Bruder und damit flog ihre infantile Idee vom Kinderzeugen auf und sie nässte von der Stunde an nicht mehr ein. Es handelte sich um Phantasien der Urszene, die unbewusst eingeprägt waren.

Phallische Phase (Onanie)

Fraglich ist, ob die Onanie allein der phallischen Phase zugeordnet werden kann, behaupten doch einige Autoren, dass diese bereits vor der Geburt im Mutterleib erfolgt. Es wird angenommen, dass selbst der Fötus bereits sexuelle Lustempfindungen hat.

Später werden die Maßnahmen der Kinderpflege (das Säubern der Genitalien und des Gesäßes) als angenehme Lustquelle empfunden. Ein Zuviel an Kinderpflege kann folglich zur Fixierung an die Onanie und eine infantile sexuelle Gewohnheit werden. Wenn die Kinder älter werden, verlangen sie oft, von der Mama gewaschen zu werden.

Penis und Klitoris werden immer mehr zur erogenen Zone. Da die Ich-Entwicklung fortschreitet, gibt es immer mehr Rivalitätsgefühle zum gleichgeschlechtlichen Elternteil (Ödipus-Komplex). Später werden aufgrund der Erziehung (Verbot der Onanie) verschiedene Gegenstände als Lustobjekt verwendet.

Wenn Mädchen in die Onanie-Phase gekommen sind, wurde ihnen dies meistens von der Mutter als „schmutzige Hand" verboten. Mitunter wurden den Mädchen sogar die Hände zusammengebunden.

Beispiele: Deviante Masturbation (McDougall)

Herr X hat die Gewohnheit, sein Kissen zu umarmen. Dies ersetzt das Liebesobjekt Mama.

Eine alte Dame onanierte immer nur mit einem Muff zwischen den Beinen, der einmal ihrer Mama gehörte. Als kleinem Kind war Frau Y einmal kalt und die Mutter hat sie mit in ihr Bett genommen. Dabei spürte sie die Schamhaare der Mutter, die à la longue durch den Muff ersetzt wurden.

Die Spieltante ist fixiert auf Lappen, und auch im Alter spielt sie am liebsten mit Lappen.

Latenzperiode

Mit zunehmender Reife kommt es zur Identifikation mit dem gleichgeschlechtlichen Elternteil und alle Gefühle spielen verrückt. Das Hirn wird eine Baustelle.

Genitale Phase

Zu Freuds Zeiten sagte man, dass man nur gesund ist, wenn man mittels Geschlechtsverkehr zum Orgasmus kommt. Heute ist man der Ansicht, dass es vollkommen egal ist, ob man immer einen Orgasmus hat und vor allem, wie man zu diesen kommt.

Was kann man in der Pflege brauchen, was sollte man wissen?

Da das Problem des Umgangs mit der Ausscheidung in der Regression (unterste Stufe) z. B. durch das Stuhlschmieren, aber auch durch eine in der Pflege übliche Frühinfantilisierung sehr groß ist, möchte ich an dieser Stelle einige Pflegetipps wiedergeben.

Unterste Erreichbarkeitsebene:

1. Kot dient als Spielzeug, zur reinen autoerotischen Befriedigung. Man kann drücken, pressen und den Schließmuskel spüren. Der Analbereich wird Liebesobjekt.
   Erst wenn das Kind anfängt zu laufen, nimmt es Kot als etwas Negatives wahr, da es nun dem Geruch ausgesetzt ist. Die Feuchtigkeit und der Geruch verletzen seinen *durch die Erziehung entstandenen Reinlichkeitssinn.*
2. Es wählt nun Straßenkot, feuchten Sand, dieser ist desodoriertes Dejektum (flüssiges Kapital).
3. Das Interesse des Kindes richtet sich auf die Farbe.
   Sandspielen
   Sammeln
   Zusammenkratzen von Sand am Meer
   Regression
   Löcher in den Sand machen und Wasser hineinschütten
   Sand wird Besitz, aus dem sich Kuchen, Torten, Bonbons usw. herstellen lassen.
4. Zerfallsprodukte werden die neuen Liebesobjekte:
   Spielen mit Nasenschleimhaut, Ohrenschmalz, Nägeln
5. Kneten von Kleber, von Pech und Asphalt
   Stallgeruch und Leuchtgas
6. Infantile Steinzeit (anal und reich):
   schön geformte Kieselsteine (steinreich)
   Glaskugeln
   Knöpfe
   Obstkerne
   primitive Tauschobjekte
   Geldstücke sammeln, anhäufen und betrachten
   Menschen, die etwas zahlen müssen, entwickeln Stuhlbeschwerden oder produzieren Darmgase.

So wie die anale Entwicklung als stetiger Fortschritt erscheint, so verläuft die anale Regression in der entgegengesetzten Richtung des Abbaus. Auch hieraus entsteht die Notwendigkeit, unsere Klienten von einer unteren Interaktionsstufe auf die nächsthöhere zu reaktivieren.

Auf der untersten Ebene hat der Klient Freude an der analen Fixierung. Der Klient schmiert Stuhl, bleibt gerne in der verschmutzten Windel liegen, freut sich über die Wärme. Ein Impuls könnte also darin bestehen, dem Klienten als Ersatzhandlung das

Basteln mit weichen Materialien anzubieten. Auch das Spielen mit Sand sowie ocker getönte Wände können einen positiven Effekt haben. Nach einiger Zeit des Bastelns ist die nächsthöhere Interaktionsstufe in der Befriedigung durch hartes Material zu erlangen (Glaskugeln, Steine sammeln, Arbeitstherapie statt Beschäftigungstherapie).

Freuds Lehre von den Persönlichkeitsschichten Es, Ich und Über-Ich

Als Teil seiner Gesamtentwicklung entwickelt sich die Menschenseele vom Es über das Über-Ich zum Ich. Anderen Autoren (aus dem soziologischen Bereich) benennen darüber hinaus die Entwicklung des Du- und Wir-Gefühls.

Bei Freud ist das Es der Trieb, das Lustprinzip. Das Kleinkind erlebt dieses in seinem absoluten Egoismus und Narzissmus.

Das Über-Ich wirkt als unsere kulturelle Bremse, man wird dazu erzogen. Gebote und Verbote wirken bei deren Übertretung auf das Schuldbewusstsein. Es handelt sich dabei um Unterlassungssünden oder Überrettungssünden oder, wie bei Jung, um kollektive Sünden (Erbsünde).

Oft werden schon im Kind Über-Ich-Sünden als Eifersucht auf den Nächstgeborenen geprägt. Im Alter können sich dann ehemalige Rachegefühle in Schuldgefühle wandeln. Daher machen diese Gefühle aus uns lauter feige Menschen – wer zeigt heute schon oder noch Zivilcourage? Besser wegschauen, nichts sehen, nichts hören, nichts reden.

An einem Punkt der Entwicklung sollte das Ich in der Lage sein, zwischen Es und Über-Ich (halbwegs ausgewogen) entscheiden zu können. Trotzdem bleiben auch oft bei gesunden Menschen einige Wünsche, Entscheidungen und Gefühle außen vor.

Bekommt das Kind Wünsche nicht erfüllt, so nutzt es Copings wie Zorn, tyrannisches Verhalten, Aggressionen, blau anlaufen. In der späteren Entwicklung erscheinen die Copings versteckter, z. B. als Essensverweigerung (denn die Mama will, dass man isst). Man schauspielert, wird kaufaul, behält die Speisen im Mund, ohne zu schlucken. Nach der Pubertät bleiben diese Anteile unsichtbar (Scheinanpassung), sie treten erst wieder in der Demenz zutage.

> Das Über-Ich und seine Reaktionsmöglichkeiten:
>
> Symptom: Frau NN kam in die Heimaufnahme mit der amtsärztlichen Bescheinigung, sie hätte eine Paranoia im Senium. Sie hörte Stimmen, die ihr ins linke Ohr sagten, dass sie eine Schlampe sei.

Biographischer Hintergrund: Frau NN flüchtete im Zweiten Weltkrieg in die Tschechoslowakei, sie gebar dort ein Mädchen und ließ den Säugling bei der Flucht nach Wien zurück.

Frau NN war katholisch erzogen – ist sie da nicht wirklich eine Schlampe, wenn sie ihr Kind alleine zurücklässt?

Frage: Wird sie möglicherweise von ihrem schlechten Gewissen eingeholt (Über-Ich-Normen) und bestraft sich durch die akustischen Halluzinationen selbst?

Impuls: Durch die vom Pflegepersonal angeregte dreimalige Beichte war das Über-Ich beruhigt und die Halluzinationen verschwanden.

Die Fäkaliengleichung von Sándor Ferenczi

Beispiel:

Die Wohnung von Frau MM war stark verwahrlost. Die Nachbarn haben sich über den Schmutz aufgeregt und die Polizei verständigt. Meine Kollegen und ich begannen natürlich sofort mit der Entrümpelung. Allerdings übersahen wir, dass wir mit den Sachen gleichzeitig auch die Biographie von Frau MM vernichteten.

Nach Ferenczi besteht zwischen Stuhl und Geld eine sehr enge Beziehung. Das Kind macht aus dem Wertlosesten das Wertvollste. Es empfindet Lust, Stuhl zurückzuhalten und zu sparen. Kot wird somit zum Ersparten (Geld).

Beispiel:

Zu unserer Überraschung hatte eine Klientin 1000 Einsiedegläser voll mit Stuhl – offensichtlich über Jahre – in ihrer Wohnung angesammelt. Aufgrund der vorherigen Beschäftigung mit Ferenczis Fäkaliengleichung kauften wir der Klientin ihre gesammelten Werke ab. Dies ermöglichte einerseits, die Wohnung in einen hygienischen Zustand zu versetzen, andererseits aber auch, ihre Biographie nicht zu beschädigen.

Ohne die Kenntnis von Ferenczis Fäkaliengleichung wäre die Zwangsreinigung der Wohnung erfolgt. Dies hätte höchstwahrscheinlich eine Paranoia in Gang gesetzt. Guter Wille reicht in der Altenpflege ganz offensichtlich nicht aus, Wissen gehört unbedingt auch dazu.

Das Immunsystem nach Freud, modifiziert nach Vaillant

Es existieren unterschiedliche tiefenpsychologische Erklärungsversuche zur Entstehung von pathologischen Copings.

Leben bedeutet für uns alle Stress, Sorgen, Niederlagen, Trauer, Trennung, Verluste. All diese negativen Gefühle dominieren manchmal unser Fühlen und Denken. Zurückweisungen und Benachteiligungen brennen wie Wunden in der menschlichen Seele. Ängste und Unsicherheiten rauben den Schlaf. Einige dieser Probleme kann man normalerweise noopsychisch lösen, Viele davon bedürfen aber einer thymopsychischen Reaktion.

Richard Lazarus beschrieb die Abstufung der Disharmonie der Seele nach
- dem Grad der Ungewissheit,
- dem Grad der Bedrohung,
- dem Grad der Hilfslosigkeit und
- dem Vorliegen eines Konfliktes.

Darauf gibt es verschiedene Abwehrmechanismen (Freud: Ersatzhandlungen), die George Vaillant als das Immunsystem der Seele beschreibt. Vaillant unterteilt diese Abwehrmechanismen in vier Gruppen:

Reife Abwehrmechanismen

Aus Stroh (Synonym für schmerzhafte, unangenehme Erfahrungen des Lebens) wird Gold gesponnen. Das heißt, der Mensch erfindet seine eigene Biographie selbst und macht das Beste daraus.
- Altruismus
- Sublimierung
- Unterdrückung, Kontrolle
- Antizipation (Vorwegnahme)
- Humor

Unreife Abwehrmechanismen

Diese werden meistens von demjenigen verwendet, der Selbstzweifel oder nicht eingestandene Wünsche hat. Er verlagert negative Ideen auf andere: „Nicht ich bin böse, sondern du.“ Hypochondrie ist die gesellschaftlich erlaubte Ausdrucksform. Seelische Probleme werden somatisiert.
- Projektionen
- Phantasien
- Hypochondrie
- passive Aggression
- Ausagieren

Psychotische Abwehrmechanismen

Diese stellen sich als die einfachsten dar. Die Realität wird zugunsten des Klienten abgewandelt, das heißt, der Klient nimmt die Welt so wahr, wie er sie gerne haben möchte. Die Verleugnung ist dabei ein infantiles Verhalten: „Ich war es nicht!"

- wahnhafte Projektion
- Verleugnung
- Realitätsverzerrung

Neurotische Abwehrmechanismen

Sie dienen einem Kompromiss zwischen inneren Zwängen und den Anforderungen von außen.

- Verschiebung
- Rationalisierung
- Intellektualisierung
- Verdrängung
- Reaktionsbildung

8.7.4 Alfred Adler und der Sinn des Lebens

Alles Leben ist Biographie

Wenn man die Biographie von Alfred Adler ansieht, sind die Inhalte seiner Individualpsychologie kaum verwunderlich. Adler wuchs in einem Arbeiterbezirk von Wien auf, er wurde durch sozialistisches Gedankengut und die Gemeinschaft seiner Straßenkinder-Freunde geprägt. Beim Spielen auf der Straße überfuhr ihn als Kind ein Pferdefuhrwerk, und da er auch noch Rachitis bekam, weckten diese frühkindlichen Schreckerlebnisse in ihm den Wunsch, einen „helfenden Beruf" zu ergreifen.

Abgesehen von seiner Krankengeschichte frustriete ihn auch die Geschwisterkonstellation. Adler wurde von seiner Mutter verzärtelt, doch als ein Brüderchen nachgekommen ist, folgte seine „Entthronung". Dies spornte ihn zu intensiver Selbstentfaltung und Ehrgeiz an. Freud bekrittelte Adlers leutseliges Verhalten, seine ausgelassene Stimmung beim Heurigen und seine Sprache. Adlers Gegner bezeichneten dessen Auftreten als würdelos. Die gesellschaftliche Kluft zwischen dem bürgerlichen Milieu und dem Arbeitermilieu machte sich deutlich bemerkbar.

Im Jahr 1907 erschien sein erstes Buch „Studie über die Minderwertigkeit von Organen", in dem er die Anschauung vertritt, dass jeder Mensch von seinem organischen Aufbau her unvollkommen ist. Aber gerade diese Minderwertigkeiten (d.h. die Minderwertigkeitsgefühle) sind es, die den Menschen zu außergewöhnlichen Leistungen (Kompensationen) antreiben. Organische Mängel versucht die Psyche auszugleichen.

Demosthenes, der größte Redner der Antike, war von Kindheit an Stotterer. Der Komponist Bedřich Smetana litt an einem Gehörfehler. Der Maler Toulouse Lautrec war ein zwergwüchsiger Krüppel.

Terminologie

Kompensation: Gefühle der Minderwertigkeit werden im Sinn der Erhöhung des Persönlichkeitsgefühls verlagert. Der deutsche Kaiser Wilhelm II. litt beispielsweise an einer Armlähmung, was zur Folge hatte, dass er ein säbelrasselndes Auftreten an den Tag legte.

Um die Unzulänglichkeit und die Minderwertigkeitsgefühle zu überspielen, haben einige Menschen einen ausgeprägten Drang nach Macht, wobei sich, so sagt Adler, die Kompensation in ihr Gegenteil verkehrt. Dieses Machtstreben erleben wir auch bei unseren Klienten und deren Angehörigen immer wieder.

Überkompensation: Bei der Überkompensation kommt es zum übersteigerten Ausgleich und oft zur Neurosenbildung. Ausgangspunkt sind meist eine übertriebene Behütung oder übertriebene Strenge zu den Kindern, ungerechtfertigte Strafen und die Unterdrückung von Wünschen. Dies alles führt zu einem gestörten Gemeinschaftsgefühl und zur Überbetonung des Ichs durch ein komplexbeladenes Machtstreben.

Adler bemühte sich um eine umfassende psychologische Betreuung von Krankenhauspatienten und von Schülern. Sein Buch „Kinderpsychologie und Neurosenforschung“ (1914) gibt darüber nähere Auskunft. Er war mit ganzem Herzen „Lehrer“, formulierte Gedanken über eine antiautoritäre Erziehung. Seine Wurzeln als Arbeiterkind trugen sicherlich dazu bei, dass Adler gewissermaßen eine sozialistische Psychotherapie entwarf.

Lebenssinn

Auch Adler gehört zu den „Klassikern“ der Psychotherapie, die sich ausführlich mit biographischem Material beschäftigten. Adler unterteilt vor allem das Leben in Pflichten und Problemkreise als Sinn des Lebens: *Arbeit – Geschlechter – Gesellschaft.*

Wenn nun ein Mensch (als Säugling erlernt) in seiner Liebesfähigkeit unbefriedigt ist, sich im Beruf nicht anstrengt, an der Berührung mit seinen Mitmenschen wenig Freude hat oder die Berührung mit anderen Menschen gar als peinlich empfindet, wird er das Leben als gefahrvolle Sache betrachten, die nur wenige günstige Gelegenheiten und viele Misserfolge bereithält, und es auch so beantworten.

Leben heißt für ihn, sich selbst vor dem Leben zu schützen, sich einzukapseln, um heil davonzukommen. Leben heißt, sich das Leben positiv oder negativ vorzustellen und demnach falsch oder richtig zu reagieren. Der Lebenssinn ist somit eine ganz private Sache, je nach Art der Verarbeitung.

Sinngebung

Von den ersten Tagen der Kindheit an können wir ein unsicheres Tasten nach diesem Sinn des Lebens beobachten. Schon das Baby trachtet danach, seine Rolle in dem Lebensganzen, das es umgibt, abzuschätzen.

Gegen Ende des 5. Lebensjahres hat das Kind ein einheitliches, festgefügtes Verhaltensmuster ausgebildet, einen eigenen Stil, an Probleme und Aufgaben heranzugehen.

Ein dauerhafter, tiefer Begriff von dem, was es von der Welt und von sich selbst zu erwarten hat, steht fest.

Von nun an sieht es die Welt durch ein feststehendes Auffassungsmuster, Erfahrungen werden gedeutet, bevor sie angenommen werden, und die Deutung entspricht immer dem Sinn, der dem Leben ursprünglich beigegeben wurde. Auch wenn dieser Sinn sehr schwere Fehler enthält, auch wenn unsere Art des Herangehens an Probleme und Aufgaben beständig zu Misserfolgen und Qualen führt, geben wir unser Verhaltensmuster nur ungern auf (wir würden wohl negatives Coping dazu sagen).

Man kann den Erwachsenen nicht verstehen, wenn man das Kind nicht versteht, meint A. Adler. Wir machen aus unseren Erfahrungen das, was uns dient.

- Geburtstrauma
- erlernte Prägung
- Verhaltensbewältigung
- Deutung der Welt
- erste Erlebnisse
- Reaktionsmuster
- Sozialisation

Adler meint, dass man sich ein Leben lang gleich verhält. Änderungen des Verhaltens können nur dann erfolgen, wenn die primären Deutungsmuster korrigiert werden.

Deutungsbeispiele nach Adler

Deutungen sind Erinnerungen, Lebensentwurf, Beginn des Lebenslaufes.

- Das ist es, was du zu erwarten hast.
- Davor musst du dich hüten, so ist das Leben.
- Wir müssen in Zukunft solche Fehler vermeiden.
- Das Leben ist ungerecht, andere haben es immer besser.
- Wenn die Welt mich so behandelt, warum soll ich gut sein?
- Ich muss eben alles aushalten.

- Mir muss alles vergeben werden, weil ich brav bin.
- Ich bin eine Prinzessin und keiner versteht mich.

Sinn des Lebens – Lebensstil

Nach Adler geht es im Leben darum, das eigene Ziel, die eigene Lage zum eigenen Vorteil zu verbessern und dabei den eingeübten, für sich selbst sinnvollsten Weg zu finden. Wir würden Coping dazu sagen.

Da der Kampf um eine überlegene Stellung der Schlüssel zur gesamten Persönlichkeit ist, finden wir ihn an jedem Punkt der psychischen Entwicklung eines Menschen wieder.

Es tauchen dabei Themen auf wie:
- Was hat man mit dem Lebensentwurf eines banalen Arbeiters zu erwarten?
- Wovor musst du dich hüten, sonst …
- Das Leben ist ungerecht.
- Wenn die Welt mich so behandelt, dann kann ich auch …
- Ich muss alles aushalten.
- Ich bin eine Prinzessin.
- Menschen mit einer Organminderheit können Tag und Nacht über dieses Manko sprechen. Es ist für sie selbst ein Entlastungsgespräch, den anderen zu erzählen, wie schlecht es ihnen geht.
- Verwöhnte sind verwirrt, wenn sie nicht mehr …
- Das soziale Umfeld beeinflusst Menschen.
- Wichtigkeit der primären Gruppe
- Schwierigkeiten sind positiv.
- Verhätscheln ist falsch.

Welche Erkenntnisse Adlers können in der Pflege helfen?

Nach Adler muss man die Arbeit auf einer Station als gemeinschaftliche Tätigkeit sehen. Der Mensch, so Adler, lebt nicht für sich alleine, sondern ist immer ein Teil der Gesellschaft. Somit lässt sich der Sinn des Lebens nur in einer Gemeinschaft finden.
- der Lebensstil/Lebensentwurf
- Wille zur Macht
- Grundlagen der Menschenkenntnis
- Minderwertigkeitsgefühl

Da er sich vorwiegend mit der arbeitenden Bevölkerung beschäftigte, war die Schlussfolgerung aus dem Minderwertigkeitsproblems praktisch vorprogrammiert. Er untersuchte in diesem Zusammenhang besonders die Wirkung tatsächlicher (organischer) oder vermeintlicher neurotischer Minderwertigkeiten und ihre Reaktionen.

Immer wieder stellen Laien fest, dass ihr als dement geltender Verwandter vollkommen „lichte Momente" hat. Dies ist insbesondere relativ leicht erklärbar. Alt werden bedeutet in der heutigen Zeit eine ungeheure Anstrengung, sich anzupassen.

Solange der Mensch keinen besonderen Konflikt erlebt, passt er sich zwangsläufig an die Zeit und die Umgebung an. Die dafür aufgewendete Anpassungsenergie bezeichne ich als „Kompensation".

Kommt aber ein zusätzliches Ereignis oder ein größerer Konflikt (wie eine Aufnahme in ein Heim, ein Spitalsaufenthalt, ein Exitus in der Familie etc.) hinzu, kann der Mensch dies nicht mehr kompensieren. Er schießt über das Ziel hinaus und überkompensiert. Dabei können auch einige grundneurotische Störungen manifest werden. Er scheint dadurch nicht mehr erreichbar zu sein.

Biographischer Anteil

Menschen mit einer kindlichen Haltung haben diese kindliche Haltung auch im Alter.

Der Mensch lebt nach seiner eigenen Schablone, in die er in seinen ersten Lebensjahren hineingewachsen ist. Deshalb wurde für Adler die Beachtung des kindlichen Seelenlebens der Angelpunkt seiner Wissenschaft.

Adlers Werk als Sozialpsychologe

Adler sieht den Grund für viele Missverständnisse in fehlender Menschenkenntnis sowie darin, dass heute alle Menschen isoliert aufwachsen und jeder nur am anderen vorbeigeht oder vorbeiredet. Das bedeutet nun aber für Pflegepersonen, dass sie durch ihre Tätigkeit in der Gemeinschaft eine gute Menschenkenntnis besitzen, wenn sie nicht aneinander vorbeireden oder -gehen.

Adlers Charakterlehre

Wir Pflegepersonen kennen die von Adler beschriebenen Typen gut: den Optimisten, den Pessimisten, den Angriffsmenschen oder den, der als Lebensrolle den immer wieder Angegriffenen spielen muss.

Klienten, die einen ängstlichen Charakter aufweisen, waren ein Leben lang von Misstrauen erfüllt und bestrebt, sich von den anderen abzusondern. Adler konnte nachweisen, dass die Klienten dieselbe Reaktion schon als Vierjährige zeigten.

Seelische Bewegungen können sich nur abspielen, wenn ein Ziel existiert. Adler gibt hierfür ein Beispiel, das sich mit unseren Beispielen zum sympthikotonen Typ deckt:

Wenn man einen Menschen nach seinen Lieblingsspielen oder seiner Berufswahl fragt und die Antwort lautet Autobusfahrer oder Handelsvertreter, also etwas Mobiles ohne Stillstand, dann handelt es sich um Menschen, die über die Schwierigkeit mangelnder Freiheit oder Bewegungsfreiheit nicht hinwegkommen. Sie fahren und fahren, weil sie an einem Punkt ankommen wollen, wo das Gefühl der Minderwertigkeit oder der Zurückgesetztheit nicht mehr vorhanden ist.

Sympathikotone Menschen waren sympathikotone Kinder.

Manche Kinder kommen mit einer größeren Regsamkeit zur Welt als andere. Sie sind immer in Bewegung und später immer zur Tätigkeit gezwungen. Ihr Lebenssinn ist auf Leistung ausgerichtet. Kein Wunder, dass diese Typen im Altersheim zu „zappeligen" Alten werden, die alle, ja sogar die Nachtdienstschwester, stören.

Verwöhnte Menschen werden verwirrt, wenn sie nicht mehr verwöhnt werden. Dann fühlen sie sich betrogen und verlassen. Ihre Reaktion besteht darin, dass sie Forderungen an andere (statt an sich selbst) richten.

Vernachlässigte Kinder zeigen sich im Alter eher misstrauisch und entwickeln kein Gemeinschaftsgefühl.

Wenn ein Kaffeetopf vom Tisch gefallen ist und sich das kleine Kind verbrüht hat, dann baut dieses Kind womöglich eine gewisse Hilfslosigkeit gegenüber der Welt (Kaffeetopf) auf. Die Gefahren im täglichen Leben werden von diesem Menschen überschätzt. Oder er projiziert sein Schicksal als Schuld auf andere. So entstehen Sicherheitsneurotiker.

Wenn jemand als Kind z. B. aus dem Kinderwagen gefallen ist, kann sich eine generelle „Angst zu fallen" entwickeln. Er hat dann Angst davor, Erfolg im Leben nicht verkraften zu können.

Manche alten Menschen leiden unter einem Verfolgungswahn oder unter kompensatorischen Größenphantasien. Der biographische Hintergrund kann dabei eine „Außenprojektion" der Probleme „Um mich kümmert sich keiner" oder „Ich fühle mich minderwertig" sein. In der senilen Regression und der hier auffallenden Außenprojektion entsteht das Gefühl: „Um mich kümmern sich doch alle", die Polizei, die Nachbarn oder andere Verfolger.

Adlers Vorstellung vom Ich

Das Ich beherrscht den Willen zur Macht.

Die Ich-Wichtigkeit jedes Kindes ist von größter Bedeutung. Es glaubt, etwas Besonderes zu sein, zu werden. Oft reicht die Phantasie bis ins Göttliche. Jedes Kind hat die Vorstellung, zaubern zu können.

> **Beispiel von A. Adler:**
>
> Eine Dame sagte immer, wenn sie etwas verloren hat: „Ich kann zaubern, ich habe es weggezaubert!"
>
> Ein fünfjähriges Mädchen sagte: „Ich wünsche mir, wenn ich groß bin, sehr viele Kinder, damit ich sie schlagen kann."

Der Mensch ist selbstsüchtig, fühlt sich als Mittelpunkt der Welt.
Mir gehört alles, daher kann ich auch stehlen.
Das Stehlen ist nur der symbolische Ausdruck eines hypertrophischen Ich-Gefühls (alles gehört mir).
Die Lüge dient oft zur Erhöhung des Persönlichkeitsgefühls.
Der Mensch ist zu seiner Umwelt eher feindlich eingestellt.
Der Mensch fürchtet sich vor allem Fremden und Neuen (Neophobie).
Er liebt nur Personen, die ihm Gutes tun (Lustprinzip).
Viele lieben die Amme mehr als die Mutter (Lust der Nahrung).
Aus der Erkenntnis von der Schlechtigkeit des eigenen Ichs erwächst die Angst vor dem Fremden. „Woher weiß ich, dass du kein Räuber bist?"

Der Mensch
wünscht sich: unersättlich Liebe
betreibt: Liebesbetteln je nach Coping
ist: Aufmerksamkeit erheischend
hat: Krankheitsgewinn und simuliert
weiß: Krankheit besitzt auch die Macht des Herrschens
(Verzärtelung in der Krankheit führt zur Fixierung)
spielt: das Spiel „Wer ist mehr krank?"

Kinder
sind: geborene Schauspieler (Eltern unterstützen diesen Drang und geben braven Applaus)
erlernen: weinen, klagen, husten, „ich habe Wehweh"
wünschen sich: alle Launen erfüllt zu bekommen
hat: Neid (gegenüber anderen Klienten)
wünscht sich: einen Zustand ohne Pflichten

8.7.5 Das Pflegefeedback von Viktor Frankl

Die Neurose ist ein Leiden, so sagte Frankl, das seinen Sinn nicht gefunden hat.

Wenn ich über den mir persönlich bekannten Professor Viktor Frankl schreiben darf, fallen mir vor allem das Thema Sinn des Lebens und der Begriff der aktiven Dissimilierungshilfe, den er speziell für meine Art der paradoxen Intention kreiert hat, ein. Aber noch mehr faszinierte mich immer die Gesprächsführung von Professor Frankl, wie er sie mit jedem einfachen Menschen praktizierte. Davon können wir in der Pflege sehr viel lernen.

Viktor Frankl hat bei einem einzigen Klientengespräch seine gesamten logotherapeutischen Grundannahmen auf einmal eingebracht.

In einem Wiener Spital besuchten Professor Frankl und ich eine einfache Hausfrau und Hausbesorgerin. Ihr Leben war von Einfachheit geprägt, ihre Sprache sehr wienerisch-derb. Frankl wurde als Konsiliararzt gerufen, um die Frage einer Depression zu klären.

Er fragte natürlich zu Beginn des Gespräches nach ihrem Leben. Sie antwortete, dass sie zu nichts gut gewesen sei. Sie habe einen Sohn, der nie auf Besuch kommt, und sei daher traurig.

Frankl hörte sich ihre Geschichte an und sagte dann: „Was Sie alles in Ihrem Leben geschafft haben, das könnte ich nicht. Sie haben die Häuser geputzt, ich hab keine Ahnung, wie man das macht und woher man die viele Energie dafür nehmen kann. Und Sie haben einen Sohn großgezogen, auf den Sie stolz sein können. Denn er hat so viel für die Welt zu tun, dass er nicht einmal mehr Zeit hat, seine geliebte Mutter zu besuchen."

Frankl berücksichtigte, dass jeder Mensch den Wunsch hat, sein Leben zu verbessern und im guten Licht dazustehen. Er gab der Klientin das Gefühl für den Sinn in ihrem Leben. Frankls Logotherapie zielt auf das Aufwecken, sich des Lebenssinns bewusst zu werden.

Er hat der Klientin bewusstgemacht, dass auch eine Hausbesorgerin wichtig ist und dass ihr Lebenssinn nicht im Geldverdienen, sondern in ihrem Sohn liegt. Sie dachte, ihr Leben hätte keinen Sinn mehr, weil der geliebte Sohn nicht auftaucht. Im Gespräch wurde ihr klar, dass es nicht wichtig ist, ob er auftaucht oder nicht, sondern dass er durch ihre Erziehung ein toller, erfolgreicher Mann geworden ist.

Sinn und Sinnverwirklichung sieht Frankl, der Begründer der „Dritten Wiener Schule" der Psychotherapie, als wesentlich im Leben an. Für Frankl sind Freud oder Adler keine Gegenschulen, sondern die Ansätze ergänzen sich gegenseitig.

Der Sinnsuchende, so Frankl, ist meistens frustriert von seinem Sinnanspruch. Dies erachtet Frankl aber nicht als Krankheit, sondern als hilfreich für die Sinnsuche.

Die paradoxe Intention als Technik in der Gesprächsführung

Die paradoxe Intention beruht auf einer Selbsttranseszenz und einer Selbstdistanzierungsfähigkeit. Bei der Selbsttranseszenz stellt sich der Mensch mit seiner Neurose in den Mittelpunkt. Dagegen rückt der Mensch bei der Selbstdistanzierung von sich selbst ab. Wenn sich Klienten wünschen beziehungsweise vornehmen, das zu tun, wovor sie sich am meisten fürchten, dann kann die Selbsttranseszenz zur Selbstdistanzierung führen.

Beispiel nach Frankl:

Immer wenn der Klient einer höhergestellten Persönlichkeit gegenübertrat, begann er heftig zu schwitzen. Wenn er die Hand geben sollte, wurde das Schwitzen unerträglich. Es handelte sich dabei um einen Erwartungsmechanismus (Zirkelmechanismus): Die Angst, dass er schwitzen könnte, trieb ihm den Schweiß aus den Händen.

Intentionsvorschlag:
Immer wenn Sie den Chef kommen sehen und Sie wissen, Sie müssen ihm die Hand reichen, dann sagen Sie zu sich: „Oh je, jetzt werde ich zu schwitzen beginnen. Bisher hab ich einen Liter Schweiß verloren, jetzt werde ich absichtlich zehn Liter verlieren. Dem werde ich mal zeigen, wie ein richtiger Handschwitzer arbeitet! Der soll sehen, wie ich schwitzen kann."

Der Klient wurde durch die Umkehr seiner Einsicht selbst geheilt.

Die Paranoia im Senium als Ausdrucksmittel der Biographie und die aktive Dissimlilierungshilfe

Eine sehr gute allgemeine Erklärung der biographischen Entstehungsgeschichte einer Paranoia im Senium liefert das Gedicht von Peter Turrini:

„Ich möchte meine Feinde so lange lieben
bis sie unter meiner Liebe zusammenbrechen.
Ich möchte meiner Freundin so lange verzeihen
bis sie an ihrer Schlechtigkeit verzweifelt.
Ich möchte meinen Freunden so lange helfen
bis sie ihre Unfähigkeit einsehen.
Ich möchte mit allen Mitteln ein guter Mensch sein!"

Es ist keineswegs verwunderlich,
dass einige Senioren das Gestern heute pathologisch verarbeiten.
dass Über-Ich-Normen auf die Seele drücken.
dass man psychischen Schulden mit Projektionen begegnet.
dass ein schlechtes Gewissen mit einer Tat und Tatfolgereue pathologisch beantwortet wird.
dass es bei vielen Menschen zu einer pathologischen Übertragung kommt.
dass (paranoidogene) Schlüsselreize aus der thymopsychischen Biographie im Wohnmilieu oft eine Paranoia auslösen.

Bei den ca. 20.000 Klienten, die ich bis heute erlebt habe, lagen zu einem erheblichen Teil pathologische Biographien vor. Sehr häufig wird eine pathologische Biographie mit einer pathologischen Ersatzhandlung, mit pathologischen Copings (Vaillant), die wie eine Paranoia aussehen können, beantwortet.

Im Folgenden seien Fallbeispiele vorgestellt, die anschließend wissenschaftlich eingeordnet werden.

Fallbeispiel 1:

Nachdem einige differenzialdiagnostische Ausgänge mit Langzeitklienten sehr gut funktioniert hatten, übergab mir Primarius Dr. B. eine Klientin, deren Fall ihm sehr wichtig war. Es handelte sich um Frau Dr. XY, eine Langzeitklientin, bei der auch mit einer hohen Dosis an Psychopharmaka keine Besserung ihres psychischen Zustandes zu erreichen war. Frau Dr. XY hatte früher als Röntgenologin gearbeitet und fühlte sich (nur wenn man sie auf der Abteilung explorierte) einer Röntgenstrahlung ausgesetzt.

Bei einem Ausgang in ihre Wohnung konnten wir feststellen, dass sie immer unruhiger wurde, je näher wir ihrem Haus kamen. Sie befahl uns, bei einem Lebensmittelhändler anzuhalten, da sie etwas einkaufen wollte. Erst in ihrem Haus bemerkten wir, dass sie sich 2 kg Grieß gekauft hatte. Schon im Hausflur streute sie zu unserer Verwunderung diesen Grieß auf den Fußboden und markierte so eine Linie vom Sicherungskasten bis zur eigenen Wohnungstür. Auch innerhalb der Wohnung fuhr sie fort, den Grieß auf dem Fußboden zu verstreuen. Interessant war, dass die Klientin selbst das Streuen des Grießes dissimulierte und behauptete, die Nachbarn hätten das wohl hineingestreut.

Es war schnell offensichtlich, dass es sich um eine Art Abwehrmechanismus gegen Röntgenstrahlen handeln könnte. Daher verstärkte ich ihre eigene Dissimulierung (Strahlen sind ja keine da, wenn ich Grieß streue). Ich überzeugte sie davon, dass Grieß nicht genüge, sondern dass man die Wände mit Röntgenstrahlen-sicheren Tapeten versehen müsste. Da die Klientin auf diesen Vorschlag einging, haben wir Pflegepersonen die gesamte Wohnung mit „Strahlenschutztapeten" austapeziert. (Ich möchte unbedingt anmerken, dass wir dies in unserer Freizeit ausführten und mit unserem eigenen Geld bezahlten!)

Biographisch lassen sich Erklärungen zum Verhalten von Frau XY finden. Ihr Vater hatte sie einst gezwungen, den Beruf der Röntgenologin zu ergreifen, wobei sie schon während ihrer Kindheit in Russland Angst vor Strahlung hatte. Sie litt unter dieser Strahlenangst aufgrund des Abwurfs von „Stanniolpapier" vor einem Bombenangriff. Frau XY fand in ihrem Beruf nie Erfüllung, sondern hatte vielmehr Spaß an künstlerischen Dingen und bastelte später für mich eine Ikone aus Golddraht.

Die Tapetentherapie wirkte so erfolgreich, dass alle Psychopharmaka abgesetzt werden konnten und die Klientin noch einige Jahre in ihrer Wohnung „angstfrei" lebte.

Nun kann man natürlich einwenden, dass dies eine Art „Lügentherapie" sei. Dies stimmt, jedoch ist diese meiner Meinung nach gerechtfertigt, weil sie dem Wohle der Klientin dient. Sicherlich haben Vertreter der Schulmedizin u. a. Einwände gegen diese Methode vorzubringen.

Diese Fallgeschichte steht beispielhaft für unzählige erfolgreiche therapeutische Pflegeberichte. Das Vorgehen hat funktioniert, weil wir die thymopsychische Biographie erhoben und durch einen hermeneutischen Deutungsversuch interpretiert haben. Meiner Meinung nach ist erst nach einer solchen Pflegediagnose ein angemessener Impuls zu ermitteln.

Der Erfolg meiner Methode überzeugte auch Professor Frankl, der mich darauf hinwies, dass die theatralische Therapie von Klienten mit Paranoia über eine reine paradoxe Intention hinausgeht und vielmehr als „aktive Dissimilierungshilfe" aufzufassen ist. Auch Hans Strotzka bestätigte später diese Auffassung.

Fallbeispiel 2:

Die meisten Alterspatienten (und nur um diese geht es hier) erlernen erfahrungsgemäß selbst, sich von ihren Problemen zu befreien. Ich begegnete eines Tages einer Klientin, die in ihrer Wohnung immer eine Badehaube trug. Es zeigte sich, dass die Klientin Angst vor der Strahlung des Stromes hatte und die Haube daher als Schutz gegen die vermeintliche Strahlung ansah.

Der biographische Hintergrund lag darin, dass die Klientin in der Nachkriegszeit umsiedeln musste und in der Notlage den Strom mit zwei Stecknadeln vor dem Zähler entwendet hatte. Im Alter kam nun eine selbstauferlegte Angst vor Bestrafung zum Tragen.

Um bei der Klientin die Fähigkeit zur Selbstdistanzierung anzuregen, sah ich meine Aufgabe darin, ihre eigenen Therapieansätze zu verstärken. Ich schlug ihr vor, eine Gummimatte unter die Beine zu legen, um den Schutz vor Strahlung noch zu verbessern.

Eine solche positive Verstärkung möchte ich als „barmherzige Lüge" bezeichnen.

Zusammenfassung

Die Beispiele lassen erkennen, dass fast alle Verhaltenseigenarten (ob es nun die Desorientiertheit oder die Paranoia ist) eine Art Flucht aus der Welt, die nicht mehr verstanden wird, zu verstehen sind. Die Flucht in eine andere Welt bringt einen Noch-Sinn, selbst wenn es sich dabei um pathologische Ersatzhandlungen oder ein schlechtes Gewissen handelt.

Die Flucht in die Paranoia kann auch (wenn der Mensch nicht darunter leidet) aktive Lebenshilfe bedeuten. Derjenige kann dann wenigstens den Rest des Lebens – statt in Hoffnungslosigkeit und Regression zu verfallen – gegen die Welt kämpfen.

Es ist doch unterhaltsamer, wenn die anderen an allem schuld sind, wenn Fremde mein Leben zerstören statt ich selbst, wenn ich Fremdaggression statt Eigenaggression habe, wenn – und das ist ja klar – alle stehlen (weil ich ja auch einmal etwas weggenommen habe).

Ein Beispiel kann das verdeutlichen: Als Mutter – so hört man doch oft – habe ich meinen Sohn mit Liebe erdrückt, ihm den Atem genommen, Tag und Nacht versorgt. Ich habe auf ihm gesessen wie eine Glucke, hab ihn nicht heiraten lassen – da alle Frauen schlechter sind als ich. Ich habe sozusagen meinem Sohn das Leben genommen. Ist es da verwunderlich, wenn der Sohn nachts immer ins Altersheim kommt und der Mama nun alles heimzahlt und ihr die Zahnbürste (oder sonst etwas) entwendet?

Oft ist ein paranoides Syndrom positiv zu sehen: Der Betroffene hat wenigstens das Gefühl, verfolgt zu werden, wenn er sonst schon nichts mehr wert ist. Dies erhöht immerhin die Ich-Wichtigkeit.

Was versteht man unter einem Paranoidogen?

Interessant war in der ersten Zeit meiner Forschungen, dass sich paranoide Ideen oder Halluzinationen häufig gerade nicht unmittelbar auf der Station eruieren ließen. Erst in der Wohnumgebung zeigen sich die affektiven Verhaltensauffälligkeiten. Das heißt, der Verfolger – das „Paranoidogen" – wird durch die Exploration sozusagen in die Klinik nachgereicht und ist demnach primär im Wohnmilieu zu finden. Oft gibt es eben Schlüsselreize bzw. Auslöser, die nur in der eigenen Wohnumgebung des Klienten unverschlüsselt explorierbar sind.

Dabei ist wie bei jeder Gesprächstherapie zu beachten, dass die jeweilige Pflegeperson zum Mitstreiter im Kampf gegen die „erfühlten" Feinde wird.

Daraus ergeben sich für mich folgende Überlegungen zum Setzen von ergebnisorientierten Pflegehandlings bei der Paranoia im Senium:

1. *Aktive Dissimlilierungshilfe nach Böhm:*
   Darunter versteht man das Verstärken der Dissimulierungen der Klienten, womöglich unter Verwendung ihres eigenen Tricks.
2. *Die Beichte (je nach Religion der Klienten) als Impuls gegen eine Tat oder Tatfolgereue:*
   Grundlegend ist das Prinzip aus „Schuld und Sühne".
   Um die eigene Moral zu verbessern, projizieren Klienten alles Schlechte auf die anderen.

   In der Folklore hört man:
   „Wer einmal lügt, dem glaubt man nicht."
   „Holzauge, sei wachsam."
   Was ich selber tue, trau ich auch den anderen zu.

Meistens war der Klient selbst Verfolger, denn wie heißt es so schön im Volksmund: „Wie der Schelm ist, so denkt er.“
Nicht übersehen dürfen wir, dass die paranoiden Fälle, die sich aus der Zeit des Dritten Reichs ergeben und ergaben, nun zunehmen werden. Schon vor Jahren hat Prof. Klaus Dörner darauf hingewiesen, dass diesbezüglich wieder einmal die Verfolgten vermehrt unter „paranoiden Ideen“ leiden werden und nicht so sehr die Verfolger.

3. *Entlastungsgespräche:*
   Bei Menschen, die keine Religion als Grundlage ihrer Über-Ich-Normen haben, muss ein einfaches Entlastungsgespräch (ohne zusätzlichen Placebo-Effekt) genügen. Jedoch wird die Pflegeperson selbst zum Placebo, sie kann durch ihre Ausstrahlung helfen oder eben auch nicht.
   Cave: Was der Klient nicht freiwillig erzählt, darf nicht erhoben werden! Ich denke hier vor allem an die sexuelle Biographie, Vergewaltigungen in der Kriegszeit usw. Wie schon mehrfach betont, hat das Entlastungsgespräch eine zudeckende und nicht eine psychoanalytisch-aufdeckende Funktion. Das Pflegepersonal darf sich bei der Erhebung der thymopsychischen Biographie maximal um sogenannte Deckerinnerungen und Schlüsselreize bemühen.

4. *Medikamentenkumulation als Vergiftungen:*
   Bei unseren Wohnungsbetreuungen konnten wir feststellen, dass sich einige alte Leute mit Hilfe des Hausarztes sozusagen selbst vergifteten. Aufgrund ihrer regelrechten Intoxikation (Kumulation von Rheumamitteln bzw. Digitalis-Präparaten) entwickelten sie eine „Vergiftungsparanoia“. Sobald die Medikation verringert wurde, besserten sich auch die Wahnstimmungen oder die Halluzinationen.

   Bei der Pflege – und das möchte ich besonders betonen – geht es darum, „zuallererst nicht zu schaden“. Aus dieser Haltung heraus empfehle ich auch das Buch von Jutta König und Claudia Zemlin: „100 Fehler im Umgang mit Menschen mit Demenz“ (Brigitte-Kunz-Verlag).

5. Das paranoide Gefühl (unter dem der Patient und seine Umgebung leiden) wird zu einem korrigierbaren Irrtum, der für den Klienten die Realität ist. Gegen dieses Gefühl kommt man mit logischen Argumenten nicht an. Krankheitseinsicht und Therapieeinsicht sind daher nicht zu erreichen.

6. Das Gespräch mit Klienten, die an einem Wahn leiden, erfordert sehr viel Feingefühl. Es darf dabei nicht vergessen werden, dass die Patienten meistens nur auf ihren Wahn rein thymopsychisch reagieren und agieren, alle anderen Anteile der Hirnleistung jedoch oft voll funktionstüchtig sind.
   Erinnert sei noch einmal an die Klientin Frau Dr. XY (ehem. Röntgenologin), die mir ausführlich Auskunft über die Kathodenstrahlröhre geben konnte. Wenn man hier eine unstimmige Antwort gibt, ist der Pfleger als Placebo wirkungslos.

7. Jeder Versuch, dem Klienten klarzumachen, dass seine Sicht nicht stimme (was man oft beim Altersheimpersonal erlebt), ist kontraindiziert, denn er führt oft nur dazu, dass man als Pflegeperson selbst zum Paranoidogen wird. Man wird in das Wahnsystem aufgenommen und selbst zum Feind. Es verwundert nicht, dass der Klient dann von der Pflegeperson z. B. das Essen nicht mehr annimmt.

8. In der Pflege sollte nicht vergessen werden, dass das Gefühl, vergiftet oder verfolgt zu werden, sehr oft zur Nahrungsverweigerung führt, da ja das Essen oder Trinken vergiftet sein könnte. Dies führt wiederum sehr oft zur Exsikkose und damit zu einer weiteren Zunahme der Wahnideen.

9. Man sollte sich paranoiden, wahngestimmten Klienten nicht zu schnell und zu stark nähern. Wahngestimmte Menschen halten die Nähe anderer Menschen nur schwer aus. Angst bestimmt die Pflegesituation, besonders dann, wenn die Pflegeperson einen negativen Schlüsselreiz erzeugt.
   Eine Frau, die von einem russischen Soldaten vergewaltigt worden ist, dürfte sich sehr unwohl fühlen, wenn sie ein russischer Pfleger betreut. Sie könnte beispielsweise das Bedürfnis haben, sich nachts abzusichern.

10. Ein paranoides Syndrom tritt häufig gepaart mit einer Verwahrlosung auf. Die Klienten haben oft das Bedürfnis, sich vor Feinden oder Eindringlingen zu verschanzen, zu verbarrikadieren.

11. In der therapeutischen Pflege muss es darum gehen, wenigstens die Angstsymptome in den Griff zu bekommen, um den Klienten ein Leben ohne Psychopharmaka zu ermöglichen.
   Die althergebrachte Methode, Angstsyndrome anhand der Veränderung des Körpergewichts zu erkennen, halte ich noch immer für sinnvoll. Menschen, die Angst haben, diese aber dissimulieren, verlieren Gewicht. Geht es ihnen psychogen besser, nimmt auch das Körpergewicht wieder zu.

12. Cave: Die hier zusammengefassten pflegetherapeutischen Impulse wie die aktive Dissimlilierungshilfe, die Beichte und das Entlastungsgespräch sind nur für Klienten mit einer Paranoia im Senium anwendbar, bei allen anderen Formen der Paranoia aber kontraindiziert.

13. Man sollte daran denken, dass jede Generation ihre eigenen biographisch-prämorbiden Vorschäden hat und immer haben wird.

Trümmerfrauen hatten oft Verlusterlebnisse. Diese führen in der Folge zu einem Gefühl des Beraubtseins. Man sucht im Alter den Räuber.
Menschen mit einem Hörschaden neigen oft zu einer Wahnstimmung aus dem Gefühl heraus, dass alle über sie reden.
Leichte Gedächtnisstörungen (man verlegt etwas) führen oft dazu, dass man behauptet, etwas wurde gestohlen.

Aus der Isolierungsparanoia (ich bin alleine, um mich kümmert sich keiner) entsteht eine Ersatzhandlung: „Um mich kümmern sich alle, sogar die Staatspolizei und die Mafia.“

Was können wir in der Pflege brauchen?

Ein wichtiger Grundsatz von mir, der in der Pflege gilt, lautet, dass die Klienten, aber auch das Personal, sinnvoll agieren müssen, sonst reagieren sie sinnlos.
Das heißt für die Seite des Pflegepersonals auch, dass man nachdenkt und sinnvolle Impulse kreiert, damit sich Erfolg und auch Freude einstellen. Eine zu starke Fluktuation beim Personal kann so verhindert werden.
Langeweile ist ein Verlust an Interesse und damit ein Verlust an geistigem und motorischem Bewegungssinn.
Gerade wenn es um die Bilanz des Lebens geht, könnten wir den Klienten mit der Gesprächsform von Frankl helfen, den Lebenssinn, den gelebten Sinn zu entdecken. Ich denke, dass dies besonders im Hospizdienst unabdingbar ist.
Sowohl die Midlife-Krise als auch die Latelife-Krise sind Sinnkrisen.
Logotherapie hilft dabei, den zunehmenden Nihilismus des Sinnlosigkeitsgefühls im Alter zu bekämpfen. Lebensrückblick ist Sinnsuche.

Jeder Mensch will sein Leben verbessern und es im guten Licht erscheinen lassen.
Jeder sucht nach Sinn im Leben.
Manche Menschen suchen auch im Sinnlosen einen Sinn.
Sie spielen auf krank.
Sie haben den Eindruck, sie können nicht mehr.
Sie glauben, dass sie an allem, was auf der Welt passiert, schuld sind.
Sie glauben, alle anderen Menschen haben alles, nur sie haben nichts.

8.7.6 Analytische Psychologie nach C. G. Jung

Eine ganz andere Biographie als Freud oder Adler hatte C. G. Jung. Er wuchs als Sohn eines Pfarrers in dem Schweizer Dorf Kesswil auf, dessen Bevölkerung von irrationalen Glaubensvorstellungen geprägt war.

Sekundäre Prägungen erhielt er im Studium durch Sigmund Freud, Eugen Bleuler sowie Ludwig Biswanger. Er entwickelte ein starkes Interesse an Fragen zum kollektiven Bewusstsein und den Archetypen, die ihn sein gesamtes Leben begleiten sollten.

Das kollektive Unbewusste

Jung wandte sich von Freud insbesondere ab, indem er das Freud'sche Es als das kollektive Unbewusste auffasste. Er fragte sich dabei, warum bestimmte Wörter und Bilder für verschiedene Menschen die gleiche Bedeutung haben und warum Sagen und Märchen unterschiedlicher Herkunft identische Symbole beinhalten. Er nahm an, dass es ein gemeinsames Reservoir gibt, und bezeichnete dieses als „kollektiv". Um dies zu verstehen, muss man auf Religion, Mythologie, Volkssagen und Folklore eingehen.

Coping von Symbolen

Jung meinte, dass Symbole eine heilpsychologische Anwendungsmöglichkeit haben.

Symbole: Ein Zepter ist als konkreter Gegenstand Symbol der Königswürde. Ein liegengelassener Handschuh kann einen abwesenden Menschen symbolisieren.

Daraus ergibt sich die Frage, welche Bedeutung ein Symbol für einen einzelnen Menschen hat.

Beispiel

Welche Reaktion löst der Schlüsselreiz Handschuh bei einem Klienten aus? Ich würde dazu sagen, es kommt darauf an, welchen Bezug der Klient zu dem Träger des Handschuhs hat. Ist es ein geliebter oder gehasster Mensch, der den Handschuh liegenließ?

Jung war der Auffassung, dass der Handschuh eine Übertragung auslöst. Er wird zu einem emotionellen Gegenstand. Der Handschuh löst Gefühle und Handlungen aus.

Wenn der Finder des Handschuhs den Menschen hasst, dem der Handschuh gehörte, kann er ihn vernichten. Er kann den Handschuh auch unterschlagen, wenn er den Menschen liebt. Der Handschuh wird dann libidobesetzt, wie Freud sagen würde.

Die schwarze Katze ist für einige Leute heilvoll, für andere wiederum unheilvoll geprägt.

Aus diesen Überlegungen zur Symboldiagnose entwickelte Jung seine Traumdeutung (in Abweichung zu Freud), die allerdings in der psychogeriatrischen Pflege keine Bedeutung hat.

Jungs Archetypenlehre

Freunds Auffassung vom Ich-Bewusstsein wandelte Jung in seiner Archetypenlehre ab. Er führte das Ich-Bewusstsein auf ein kollektives Bewusstsein von allgemein vorhandenen Strukturen zurück. Jungs Archetypenlehre war eine Mischung aus Platons Lehre von den Urbildern und der biologischen Instinktlehre. Jungs Modell integrierte die natürlichen Selbstheilungsmechanismen.

Da kein Mensch die Psyche verstehen kann, so meinte Jung, könne man nur die symbolische Ausdrucksweise verstehen und deuten.

Folgt man dieser Vorstellung von den Archetypen, könnte man sagen, dass die einst als Behexung oder Verfluchung wahrgenommenen Phänomene heute als Neurosen oder Psychosen bezeichnet werden (Helmut Barz: „Vom Wesen der Seele").

Die Archetypenlehre ist eine Modellvorstellung von ererbten Strukturen, sodass auch Märchen und Mythen für Jung von großer Bedeutung waren und – wie auch bei Freud – in der Therapie Berücksichtigung fanden.

Archetypen des Ichs (Selbst)

Der Psychoanalytiker Michael Foerdham beobachtete, dass sich viele Kinder selbst nicht als Ich bezeichnen, sondern sich distanziert sehen. Sie sagen nicht: „Ich habe Milch verschüttet", sondern: „Felix hat Milch verschüttet". Sie projizieren also die Ich-Persönlichkeit auf einen anderen Menschen. In niederen Gesellschaften (also archetypisch gesehen) hat nur der Häuptling oder der König ein Ich besessen.

Das häufigste Erlösungsmotiv überhaupt ist das Baden: Der Leidende wird mehrfach in Milch oder Wasser getaucht und dadurch von der Verunreinigung befreit. Betrachtet man die Symbolik des Badens, so lässt sich mit den verschiedenen Taufriten archetypisch eine Urwirkung verbinden: das rituelle Bad vor der Einweihung in tiefe Mysterien, die christliche Taufe als Reinigung und Abkehr von Sünden. Das Taufbecken im Christentum wird häufig mit dem Uterus der Mutter Kirche verglichen (Marie-Louise von Franz: „Erlösungsmotive im Märchen").

Das Symbol „Wasser" weist also auf das Unbewusste hin. Die Psychoanalyse wird daher sehr oft mit einer Reinigung der Seele verglichen.

Was kann man in der Altenpflege von Jung brauchen?

Man stelle sich doch einmal das Leben früher auf dem Lande, aber auch in der Stadt vor: kein Licht, keine Wärme, keine Nähe. Sowohl alles um das Haus herum als auch die Geräusche im Haus machten Angst. Der Wind pfiff, Schatten schlichen durch die Nacht. Da kann man schon Angst bekommen und zu phantasieren beginnen. Vielen Menschen half die Vorstellung vom „lieben Gott", aber einige brauchten noch mehr: Sie brauchten Rituale, den Aberglauben mit seinen noch heute gültigen Trost- und Ersatzhandlungssprüchen sowie Aphorismen für die Intellektuelleren.

Unseren Heimbewohnern geht es häufig im Heim wie den Menschen in diesen früheren Zeiten. Auch sie haben wieder Angst und Angstphantasien. Märchen, Rituale und Folklore können dabei tröstende Erlösungsprozesse beschreiben.

> Für das psychodynamische Pflegemodell ist bedeutsam, dass es offensichtlich für den Menschen eine Instinktbasis gibt. Diese Instinktbasis beruht auf negativen und positiven archetypischen Bildern und Szenen, die als Schlüsselreize Instinkthandlungen auslösen können. Im Falle der positiven Archetypen lösen also Folkloresituationen positive Erlösungsgedanken aus und führen zur Hilfe durch Selbsthilfe.

Aber auch Jungs Typenlehre von der Introvertiertheit und Extravertiertheit ist interessant. Diese Unterscheidung findet sich als Bestandteil in unserer Charakterisierung des sympathikotonen und des parasympathikotonen Menschentyps wieder. Sie verdeutlicht uns, dass jeder alte Mensch bei der Reaktivierung sein eigenes maximales Reaktivierungspotenzial hat. Man kann aus einem Bach keinen Strom machen. Das bedeutet, dass Menschen, die sich nie bewegt haben und introvertiert und in sich gekehrt sind, nicht plötzlich zu einem Teamleader werden.

8.7.7 Systemische Therapien

Ausgangspunkt war ein Forschungsprojekt des Anthropologen und Kommunikationsforschers Gregory Bateson, in dem er die klassische Psychotherapie der Einzelperson einer Verhaltensanalyse im Bezugssystem gegenüberstellte. Dies war beeinflusst von der Denkrichtung der Kybernetik. Aber auch die „humanistische Psychologie" (Abraham Maslow) und anthropologische Ansätze wurden miteinbezogen. Carl Rogers entwickelte aus der humanistischen Psychologie seine klientenzentrierte Psychotherapie. Maslow und Rogers vertraten eine optimistische Auffassung vom Menschen und seinen Krankheiten: Der Mensch ist von Grund auf gut und richtet sein Leben nach bestimmten Bedürfnissen aus. Die humanistische Psychologie war darüber hinaus Grundlage für die Gestalttherapie und die katathym-imaginative Psychotherapie (Kathathymes Bilderleben).

Humanistische Therapie: Die humanistische Psychologie geht von der Überlegung aus, dass sich der Mensch immer weiterentwickeln kann. Demnach können sich sogenannte „gesunde" Persönlichkeiten auch jenseits der Pubertät weiterentwickeln.

Maslows Bedürfnispyramide als Lebensmotivation: Die Erfüllung der psychischen Grundbedürfnisse nach Maslow (als Motivationstheorie) oder Epstein erzeugt ein Wohlbefinden. Je nach Biographie betrifft das einzelne, mehrere oder alle Grundbedürfnisse.

Maslows Motivationstheorie besagt, dass in Abhängigkeit vom Grad der Motivation entweder spannungserzeugendes oder aber spannungsreduzierendes Handeln vorliegt. Dabei unterscheidet Maslow eine Mangelmotivation und eine Wachstumsmotivation. Die Wachstumsmotivation zwingt den Menschen, ein Leben lang zu wachsen und das, was er in der Vergangenheit getan hat, zu übertreffen. Dieser fortschreitenden Entwicklung legt Maslow eine Bedürfnishierarchie (Bedürfnispyramide) zugrunde.

Systemische Sichtweise: In der systemischen Therapie geht es grundsätzlich darum, statt Einzelpersonen die Bezugssysteme zwischen den Menschen sowie deren Kommunikation und Interaktion zu betrachten. Es geht um die Frage, welche Wirkung Menschen auf andere Menschen haben (Du- und Wir-Verhalten).

Da es sich bei Familien ja um Systeme handelt, entstand daraus die Familientherapie (Don Jackson, Milton Erickson, Paul Watzlawick).

Systemische Fragen zu Verhalten und Verhaltenseigenarten:
Welches Verhalten zeigt der Mensch nach einem Schlüsselreiz?

- Sozialverhalten
- soziales Handeln
- kommunikatives Verhalten

Was kann man in der Pflege brauchen?

Interessant ist, dass die humanistische Psychologie keine Krankheitslehre (Nosologie) beinhaltet. Dies ist ja im Sinne einer Humanisierung der Psychogeriatrie auch mein Bestreben. Der Begriff primäre Demenz sollte aus dem alltäglichen Sprachgebrauch der Pflege gestrichen werden.

Die humanistische Therapie geht von der Frage aus, welche Wirkung (welches Verhalten) durch welchen Schlüsselreiz ausgelöst wird. Im Zentrum steht weiterhin die Frage, welche problemerzeugenden und problemerhaltenden Situationen auftreten.

Die systematische Verhaltensforschung geht von der Beobachtung der Verhaltensabläufe aus.

> Die Angst vor einer dicken, schwarzhaarigen Frau führt zu Angstverhalten. Das muss das Pflegeteam erkennen und auf Gesetzmäßigkeiten hin untersuchen.

Vorwiegend für die Gesprächsführung mit Angehörigen sollten Pflegepersonen grundlegendes Wissen über die analytische Rhetorik besitzen. Gerade wenn es um die Frage geht, *wer* das Problem hat, sollte die Doppelbindungstheorie bekannt sein.

Jeder von uns Pflegenden weiß, dass die Demenzerkrankung eine Erkrankung der Angehörigen und damit eine systemische Erkrankung ist. Der Angehörige leidet mehr als der Klient. Dies beinhaltet, wie in der Systemtheorie üblich, eine Dynamik zwischen Beziehungen und Beziehungsmustern, die oft zu pathologischen Kommunikationsmustern führt.

Das heutige Wissen vom Wesen der Beziehungen ist nur fragmentarisch (Paul Watzlawick: „Münchhausens Zopf").

Bei jedem Gespräch ist die Ausgangslage der Gesprächspartner ihr jeweiliger „blinder Fleckt in der Seele". Wir haben vorgefertigte Meinungen von Dingen und können nicht klar sehen.

Für beobachtende Außenstehende ist das Gespräch unter Partnern leicht zu verstehen. Den betroffenen Einzelpersonen sind die pathologischen Kommunikationsmuster jedoch nicht bewusst. Dies führt fast immer dazu, dass beim Auftreten von Beziehungsproblemen die Schuld oder Verrücktheit beim anderen gesucht wird.

Die systemische These lautet daher, dass es zwar gestörte Beziehungen, aber nie gestörte Individuen gibt. Dies gilt natürlich nur für funktionelle, nicht aber für organische Störungen.

8.7.8 Behaviorismus und Verhaltenstherapie

Unter Lernen verstehen wir im Allgemeinen den Erwerb von neuen Verhaltensweisen. Tiere verhalten sich ausschließlich reflex- und instinktgesteuert. Der Mensch lernt aber, sich anhand seiner Erfahrungen an die jeweiligen Bedingungen anzupassen. Er erweitert seinen Handlungs- und Verhaltensspielraum, solange er kognitiv dazu in der Lage und aktiv ist.

Während sich die Psychologie in Deutschland und Österreich vorwiegend mit der Frage des Speicherns und Erinnerns von Informationen beschäftigte, interessierten sich die Wissenschaftler und Praktiker in den USA vor allem für die Erfahrungen, die ein Mensch macht (Behavioristen). Sie unterteilen Erfahrungswissen in verschiedene Kategorien:

- Prägung (nach Konrad Lorenz): Lorenz erforschte die Nachfolgereaktion – das Jungtier imitiert das Verhalten der Mutter. Die Prägung ist allerdings nur in einer begrenzten, sensiblen frühen Phase des Jungtieres möglich. Dieses Prägungsverhalten erfolgt auch beim Menschen (Prägung auf die Eltern, Prägung auf die Heimat).
- Gewöhnung: Jeder Mensch gewöhnt sich an Reize, sodass sich nach einer gewissen Zeit gewohnte Reize als nutzlos erweisen.
- Klassische Konditionierung (Iwan Pawlow): Umweltreize verschiedenster Art lösen bei Tier und Mensch angeborene Reflexe aus, z. B. Saugreflex, Lidschlussreflex,

Kniescheibenreflex. Über diese unbedingten Reflexe können zusätzlich herbeigeführte bedingte Reflexe erlernt werden.

- Operante Konditionierung (Watson, Skinner): Auch aus spontanem Verhalten können nicht angeborene Reflexe erlernt werden. Die operante Konditionierung spielt auch in der Erziehung eine wichtige Rolle. Erwünschtes Verhalten wird verstärkt (gelobt), unerwünschtes Verhalten bestraft. Es gibt motorisches Lernen, Lernen durch Nachahmung sowie Lernen durch Einsicht.

Beispiel: Fuchsloch-Syndrom

Ein Mann litt unter den verschiedensten Symptomen, unter anderem an Angst, unangenehmen Kältegefühlen und Platzangst. Immer wieder flüchtete er panikartig aus der Wohnung.

Es handelte sich um eine Verhaltensstörung, die als Fuchsloch-Syndrom bekannt ist. Als junger Mann wurde er in einer Kohlegrube verschüttet, er lag mehrere Tage neben anderen Verwundeten in einer feuchten, kalten Umgebung. Unbewusst verwechselte er später immer wieder seine Wohnung mit dem Grubenmilieu und reagierte wie damals in der Kohlegrube (Fuchsloch). Wie damals bei dem Unglück fühlte er sich in seiner Wohnung eingeschlossen.

Ein früheres Verhalten wurde also reaktiviert. Es erscheint pathologisch, aber nur dann, wenn man den Hintergrund nicht kennt.

Was können wir in der Pflege von den Behavioristen gebrauchen?

Die Erkenntnisse der Behavioristen sind grundlegend für das Verständnis von Prägungen und Lernstrategien aus der thymopsychischen Biographie, also von konditionierten *Copingstrategien.*

SCH=P= =G/E/A=====COPING

SCH – Schlüsselreize

Schlüsselreize sind in der Kindheit und Jugend sehr stark geprägte Vorgänge.

Schlüsselreize können aber nicht nur als Auslöser, sondern auch als Disposition (für emotionale Auslöser) gesehen werden.

1. Haltung gegenüber bestimmten Objekten:
   Bewunderung, Verachtung, Dankbarkeit, Widerwille, Eifersucht, Hass, Sympathie

2. Neigungen zur Reaktion gegenüber Objekten:
   Großzügigkeit, Freundlichkeit, Wohlwollen, Demut
   Disposition und Handlung
   Angst vor Schlangen bedeutet in der Disposition, Orte zu vermeiden, an denen Schlangen auftauchen könnten.

(William P. Alston, in: G. Kahle: Logik des Herzens. Die soziale Dimension der Gefühle. Suhrkamp, 1981)

Die Natur der Schlüsselreize und Gefühle

- wahrnehmungsbezogene Schüsselreize: eine kühle Brise, Kälte, Wärme
- erkundungsbezogen: nach dem Lichtschalter tasten
- körperbezogen: schläfrig, müde, fiebrig
- neigungsbezogen (Disposition)
- wissensbezogen: ich weiß, meine Mannschaft wird gewinnen
- einstellungsbezogen: Mitleid, unsicher sein

P – prägungsphänomenal

Diese Schlüsselreize sind prägungsphänomenal (P) zu betrachten. Das heißt, jede Generation hat andere tiefgreifende Ereignisse erlebt und damit als Reize abgespeichert. Sie sind sozusagen zeitgeistphänomenal.

G – Gefühle/E – Emotionen/A – Affekte

Unter dem Kürzel (G) verstehe ich, dass aufgrund von geprägten Schlüsselreizen (die die sogenannten Auslöser darstellen) Gefühle, Emotionen und in der Dekompensation Affekte auftreten.

C – Coping

Die aufgetretenen Gefühle und Affekte führen zu einer Handlung, die wir als Coping (fertigwerden) bezeichnen.

In der psychogeriatrischen Pflege werden ohne diese Kenntnisse nur die Handlungen (Copings) wahrgenommen, aber nicht der Hintergrund z. B. pathologisch geprägter Copings.

8.7.9 Neuropsychologie

Das Neuartige an dem von mir entwickelten psychobiographischen Ansatz der Pflege ist nicht die Biographiearbeit an sich. Diese gab es schon immer, bei den Philosophen, bei den Dichtern, in den Sagen und ganz klar in der Tiefenpsychologie, wie hier bereits dargestellt wurde. Auch die klinische Psychologie verwendet seit Bernd H. Kessler (1982) die Biographie als diagnostische Möglichkeit bei internen Erkrankungen. Allerdings handelt es sich dabei um ein vorwiegend zeitlich orientiertes diagnostisches Instrument (Anamnese durch biographische Fragebögen etc.) (siehe Wolf R. Minsel und Reinhold Scheller: „Brennpunkte der Klinischen Psychologie", Kösel-Verlag 1987).

Die entscheidende Neuerung des psychobiographischen Pflegeverfahrens liegt in dem Begriff „thymopsychische Biographie", in den Schlüssen für die Pflege, die daraus zu ziehen sind, sowie darin, die tiefenpsychologischen Hintergrundmotive des Lebens in einer für die Pflegepraxis verständlichen Form darzulegen.

Es ist sehr erfreulich, nach Jahrzehnten des Forschens, Praktizierens, Schreibens und Lehrens darüber berichten zu können, dass viele meiner in der Praxis funktionierenden Impulse nun auch immer häufiger von neurophysiologischer Seite bestätigt werden. Immer weiter erforscht die Neurophysiologie und Neurobioimmunologie die Funktionsweise des menschlichen Körpers. Viele der heute neurowissenschaftlich erklärbaren Phänomene wurden in meinem Psychobiographischen Pflegemodell praktisch bereits angewendet.

Mein vorrangiges Interesse galt und gilt nicht der Pflegewissenschaft, sondern immer der praktischen Pflegeforschung. Dennoch bestätigte Frau Dr. Stüssi bei einer Vorlesung in Genf die wissenschaftliche Relevanz meines Pflegemodells. Im Vordergrund stehen jedoch die Erfolge der ENPP-zertifizierten Häuser und Mitarbeiter, die die Richtigkeit des Modells anhand der Verbesserung des Befindens ihrer Klienten nachweisen (ENPP-Pflegedokumentation).

Neurophysiologische Erkenntnisse

Der Neurologe Herbert James Campbell beginnt sein Buch „Der Irrtum mit der Seele" (1973) mit folgendem Gedanken: Wenn der Leser keine Pflanze ist, sucht er stets nach Lust, denn das tun alle Tiere. Campbell führte den Nachweis, dass es im Hirn Lust- und Unlustareale gibt. Der Nichtmensch, so wie er es bezeichnet, findet seine Lust in den niederen Trieben, der erwachsene Mensch hingegen im Wissen. Er deutet aber auch an, dass die meisten Menschen seiner Meinung nach leider vorwiegend infantil sind und bleiben.
Campell verbindet Hirnforschung mit Verhaltensforschung und hat dabei einige Hirnzentren lokalisiert, u. a.:

- das Zentrum für fundamentale Verhaltensmechanismen,
- das Zentrum für die Weckreaktion,
- das Zentrum für Lust und Unlust.

Bereits 1911 hatte Edward Thorndike festgestellt, dass jeder Lernvorgang, d. h. der Aufbau des Wissens aus Sinnesreizen, mit dem Lustprinzip verknüpft ist und dass Übung und Wiederholung für einen Lernprozess nicht ausreichen. Heute weiß man, dass die limbischen Lustareale erregt werden müssen, um beim Lernen Lust zu erzeugen.

Die Aktivierung der Lustareale ist somit ein unabdingbares Prinzip des Lebens. Nach meiner Auffassung sollte man also lebendig sein, solange man lebt. Vor der Reaktivierung der Beine muss die Seele reaktiviert werden.

Aus wissenschaftlicher Sicht bedeutet Lust die Aktivierung des limbischen Systems, was in niederen oder höheren Trieben resultieren kann. Im Allgemeinen erregt der Mensch sein limbisches System im Alltag kaum, er ist relativ neutral. Er ist, wenn er zur Arbeit fährt, weder lust- noch unlustbetont. Dies dürfte auf die Situation im Heim in der Regel auch zutreffen.

May-Britt und Edvard Moser, die Nobelpreisträger im Fach Medizin 2014, haben im Gehirn Inselzellen entdeckt, die wie eine Art Navigationssystem funktionieren und sich in der Nähe von etwas Bekanntem einschalten. Das scheint sehr gut zu erklären, warum sich unsere Klienten bei einem differenzialdiagnostischen Ausgang ab einer bestimmten Entfernung zum Wohnort wieder auskennen.

Auch die Erforschung der Spiegelneurone durch Giacomo Rizzolatti konnte das Böhm'sche Pflegemodell aus neurobiologischer Sicht untermauern. Spiegelneurone sind gefühls- und handlungssteuernde Nervenzellen, die unsere Emotionen, Affekte, Stimmungen und das sich daraus ergebende Verhalten beeinflussen. Sie bringen das menschliche Gehirn nach der Einwirkung eines Schlüsselreizes zur Resonanz: Durch einen Reiz werden Neurone aktiviert, die einen weiteren psychomotorischen Ablauf planen (Handlungsneurone) und anschließend durchführen können (Bewegungsneurone). Handlungs- und Bewegungsneurone können entweder selbstständig oder aber auch von außen aktiviert werden.

8.8 Psychiatrische Krankheitsbilder und die Tiefenpsychologie

Da es sich bei diesem Buch nicht um ein psychiatrisch-pflegerisches Lehrbuch handelt, sei auf Bücher, die diesen Lehrtext enthalten, verwiesen:

- psychiatrische Symptome und Freud
- Freud et al. und die Desorientierung

Daher überspringe ich alle Krankheitsbilder, so wie sie in der psychiatrischen Ausbildung zum Thema Demenz beschrieben werden und erwähne mit keinem Wort die gängigen Therapiewege bei den Hauptsymptomen wie:

- Probleme beim Essen, auch mit Hilfe

- Unfähigkeit, andere Leute zu erkennen
- vornübergeneigter, schleppender und kleinschrittiger Gang
- Gefahr von Stürzen
- Verlust der Kontrolle über Blase und Darm
- verändertes sexuelles Verhalten
- zerebrale Krampfanfälle
- Schluckstörungen

In weiterer Folge beschäftige ich mich also hier nur mit jenen Problemen, die die Pflege als „herausforderndes Verhalten" bezeichnet.

In der Literatur sind dies Syndrome wie

1. Desorientiertheit,
2. Paranoia im Senium und
3. Depression im Senium als Kardinalsymptome.
   Aus praxisrelevanten Gründen möchte ich eine Unterteilung nach der Häufigkeit ihres Auftretens vornehmen. In diesem Sinne unterscheide ich:

1. Desorientiertheit
   - Desorientiertheit und Angst
   - Desorientiertheit und Aggression
   - Desorientiertheit und Agitiertheit
   - Desorientiertheit und Aufnahmestress
   - Trainingsprogramme
2. Paranoia im Senium
3. Depression im Senium
4. Destruktionstrieb (Regression progredient verlaufend)
5. Verwahrlosung

1. Desorientiertheit

Noopsychisch: Orientierungs- und Bewusstseinsstörung

Thymopsychisch: Verwirrtheit – Delir

Pathophysiologie:
Wir werden uns unserer selbst und unserer Umgebung bewusst, wir kümmern uns um unser Dasein.
Bewusstseinsstörung mit Verkennung und Mischung der Erreichbarkeitsstufen.

Das Gefüge der Wahrnehmung

Wahrnehmung ist:
Feststellen und Erkennen eines gegenwärtigen und wirklichen Sachverhaltes. Das, was wir Zeit nennen, veranschaulichen die Begriffe „jetzt“ und „vorbei“.

Zeitordnung ist:
Miteinander oder nacheinander des Erlebens von Vergangenheit – Gegenwart – Zukunft.

Das *Bewusstsein der Zeitdauer* kommt dazu: Bei Schmerz, Langeweile, Unlustbetontem vergeht die Zeit nicht, bei Spannendem vergeht sie schnell. Leere Zeit erlebt man nur zwischen zwei erfüllten Zeitstrecken (Pausen in Musikstücken, Reden, Zwischenräume).

Formen

Desorientiertheit: örtlich – persönlich – zeitlich

Verwirrtheit: Delir mit vegetativen Zeichen

Triviale Verwirrtheit: Patient glaubt, er befände sich dort, wo er immer war (abgedroschen).

Phantastische Verwirrtheit: religiöse Erlebnisse

Passagere Verwirrtheit (meistens TIA): wechselt die 7 Stufen stündlich (bin in der Schule – in der Arbeit – bin im Krieg – in der Schule)

Delirante Verwirrtheit: situativ nicht angepasst

*Auffassungsstörung: Nicht*verstehen, Eindrücke können nicht verarbeitet werden; die Folgen sind Angst und psychomotorische Unruhe

Nächtliche Verwirrtheit: Nachtlicht bei Handlungen aufdrehen (RR?), abends Kaffee statt Neuroleptika. Sucht er Bettgenossen? Gerüche? Schnarchen?

Die Desorientiertheit aus der Sicht der Thymopsychobiographie

„Ich verstehe die Welt nicht mehr!“

Eigentlich sind sich in der heutigen Zeit Pflegende und Gepflegte sehr ähnlich; eine Unterscheidung kann nur mittels Dienstkleidung erreicht werden.

Warum diese Anpassungsrituale? Ganz einfach: Keiner weiß, wo es langgeht – der Patient nicht, wir nicht, die Regierung nicht, die Heimleitung nicht –, trotzdem muss etwas passieren.

Es ist eben ein menschliches Grundbedürfnis, sein Leben in der Hand zu haben. Der Mensch möchte wissen, wo es langgeht, er möchte Markierungen, Wegzeichen und

Himmelsrichtungen erkennen können. Zumindest möchte er den Eindruck (oder wenigstens die Vorstellung) haben, dass er alles im Griff hat – koste es, was es wolle.

Es ist somit sehr schwierig für den Einzelnen (wenn er sich nicht mehr auskennt), in Stille zu verharren (dies kann nur ein Parasympathikotoner). Auf die ungute Stille des Nichtwissens *wo* (örtliche Desorientiertheit) und *wie* (zeitliche und persönliche Desorientiertheit) muss eine Reaktion erfolgen: Man bewegt sich, läuft herum und ist der Meinung, dass es besser ist, herumzulaufen als passives Opfer zu sein. (In der Pflege wird dieses Tun als sinnloser Aktivismus bezeichnet.)

Es ist jedoch kein Wunder, dass Betagte eines Tages abschalten, nicht mehr Herr der Lage sind und aus dieser oft unverständlich wirkenden Welt, in der sie sich nicht mehr zurechtfinden, flüchten.

Die Jugendlichen sagen: mega, cool, superstark, anstatt zu grüßen. Kaffee bekommt man aus dem Automaten anstatt aus dem Häferl. Das Gefühl, nicht mehr Herr der Lage zu sein, nimmt zu.

Tab. 5: Entlastungsaktivismus von Patient und Pflegenden als Eigentherapie

Der Patient agitiert, räumt die Kästen aus, wird verbal aggressiv.	Die Pflegenden reden und reden und wissen nie, was sie eigentlich reden oder woher ihre Meinung eigentlich kommt.
Er läuft auf die Straße, nur weg von hier …	… wir nehmen uns Bankstunden.
Er uriniert in eine Ecke …	… wir pfeifen auf die Arbeit.

Dieses Verhaltensmuster liegt in unserem Kollektivgedächtnis vergraben (gespeichert), denn selbst Kain erschlug Abel aus Aktivismus. Er wusste nicht, was er in seiner Lage tun sollte, und so dachte er, es sei besser, seinen Bruder zu erschlagen, als in tiefer Ohnmacht und Hilflosigkeit zu verharren. Der Preis einer bösen Tat inklusive einer Schuldübernahme war Kain lieber, als nichts tun zu können – er kompensierte mit Totschlag: „Lieber mörderisch zuschlagen als tatenlos zusehen!“

Scheinbar machen wir Menschen noch immer lieber etwas Böses (wenn uns nichts Gescheites einfällt) – Hauptsache, nicht hilflos sein zu müssen.

Aus dieser Lage heraus kommt es zu Fehlleistungen und Fehlhandlungen, die ihrerseits wiederum das Symptom verstärken und zusätzlich Angst machen.

Fehlleistungen:

- Vergessen als Fehlleistung
- unbewusst („Ich vergesse, wer ich bin.“)

„Was für eine Zeit ist jetzt?"

Ich verdränge mein Alter, meine jetzige unkorrigierbare Situation.

Versprechen

Eine herrschsüchtige Ehefrau soll sich um die Diät des Gatten kümmern und sagt zum behandelnden Arzt: „Mein Mann kann alles trinken, was *ich* will."

Verlegen

Welchen Vorteil hat es, müssen wir uns fragen. Wollen wir Unannehmlichkeiten ausweichen (z. B. Schulbuch vergessen bei Schularbeit)?

Für mich stellt sich die Frage, ob denn nicht die Desorientiertheit an sich eine Flucht aus dem nicht mehr gewollten, nicht mehr verstandenen Leben darstellt. Es handelt sich dabei oft um Menschen, die als Coping ein Leben lang die Flucht, das Nicht-zuhören-Können und -Wollen gelebt haben und nun im Alter am Leben nicht mehr teilnehmen wollen. Sie heben – wie man sagt – den Telefonhörer zur Welt nicht mehr ab und scheinen dadurch nicht erreichbar zu sein.

In der Impulsgebung muss daher die Suche nach dem Auslöser, dem „Warum will oder kann dieser Mensch nicht mehr am Leben teilnehmen" im Vordergrund stehen. Sehr oft wird man dabei die Feststellung machen, dass Menschen, die „aus dem Felde gehen" und dies als ihr Coping wählen, immer in erster Linie das vergessen, worauf sie nie emotional fixiert waren. Dies kann einmal die Wohnung, ein andermal die (jetzige) Gattin oder gar ein Kind der Familie sein.

1.1 Desorientiertheit und Angst

Angstbekämpfung – Angst und Bewältigungshilfe

Angst ist ein unlustbetontes Gefühl, das in uns ohne unser Zutun erzeugt wird. Angst steigt ohne Grund auf. Ein allgemeiner Missmut wird über ein verstärktes Unbehagen und einen quälenden Pessimismus zur Angst. Angst ist ein Urphänomen des Lebens und somit eine Unbedingtheit unserer Existenz. Sie gehört zum Grunddasein des Menschen, zur Ursituation einer existenziellen Ungesichertheit (Heinrich Schipperges).

Es gibt eine Normalangst (Realangst), die sehr häufig in Grenzsituationen entsteht. Gleichzeitig stellt aber wieder die Angst an sich eine Grenzsituation dar, die ein Mensch nicht leicht aushält (Karl Jaspers). In solchen Grenzsituationen werden alle Kleinigkeiten und Banalitäten der Welt in den Hintergrund rücken, die Alltagssorgen nicht mehr wirklich sein und man wird sich auf die Angst konzentrieren. Handlungsunfähigkeit entsteht. Angst gehört unvermeidlich zu unserem Leben, sie begleitet uns von der Geburt bis zum Tode.

Normale Menschen können Gegenkräfte gegen die Angst entwickeln: Mut, Erkenntnis, Macht, Hoffnung, Glaube, Liebe – sie ist somit auch ein Lebensmotiv. Meistens wird sie aber verdrängt, verleugnet.

Zu den normalen Ängsten zählen:
a) *Signalangst* – soll das eigene Leben schützen (bei einer roten Ampel geht man nicht über die Kreuzung)
b) *Lebensangst* – ist z. B. bei körperlichen Erkrankungen normal

Pathologische, behandlungsbedürftige Angst (diffuse „flottierende“ Angst)

Die pathologischen Angstzustände können nicht mehr kompensiert werden; es entsteht ein Vermeidungsverhalten und damit eine Einschränkung des eigenen Verhaltensspielraums der Bewegungs- und Handlungsmöglichkeiten. Der Ängstliche neigt zu Panikreaktionen und Extremlösungen, die die Lage nur noch verschlimmern. Die unbestimmte Angst kommt zu einem großen Teil aus dem Gefühl der Unsicherheit, Ungeborgenheit und des schutzlosen Preisgegebenseins, der Wehrlosigkeit.

Pflege kann somit als Kompensierungshilfe im Akutfall und als Casework im chronischen Fall je nach Angstform gesehen werden:

a) Umschriebene Angst (Phobien)
Leitsymptome: Auftreten der Angstsymptomatik ist an bestimmte Objekte oder Situationen gebunden

b) Neurotische Gewissensangst
Leitsymptome: allgemeine Reizbarkeit, ängstliche Erwartungsspannung, somatisierte Angstanfälle, Furcht im Umgang mit anderen Menschen

c) Depressionsangst
Leitsymptome: traurige Verstimmung, Schuldgefühle, Tagesschwankungen, Schlafstörungen

d) Psychotische Angst
Leitsymptome: bei paranoiden Psychosen, Delir, Intoxikation; ängstliche Spannung, unheimliche Hypermotorik, Schweißausbrüche, Getriebenheit, Panik, Denkstörungen

e) Somatisierte Angst
Leitsymptome: diverse organische Beschwerden

Problemerhebung

Fremderhebung:
- Hamilton-Skala
- Angststatusinventar und Ähnliches

Durch Pflegepersonen als Beobachtung:
- Hat der Klient Angst? Wenn ja, wie oft?
- Einschätzung im Team: Angstbereitschaft?
- Biographisch?

Signalsprache erkennen

Bevor ein Mensch in einer Stresssituation, die er nicht mehr bewältigen kann, zuschlägt, gibt er mit persönlichen Zeichen kund, dass er nicht mehr kann – er wird Warnzeichen abgeben.

Er befindet sich in der Interaktionsstufe 6–7: Er geht auf Distanz, senkt den Kopf, ballt die Hände, stänkert herum, wird blass oder rot im Gesicht, zieht sich aus, macht sich lustig, wird zynisch, setzt sich vor einen Spiegel und spricht mit diesem etc.

Tab. 6: Angstreaktionen

Sympathikoton	**Parasympathikoton**
Agitiertheit	Hemmung
hantiert nervös	wird sprachlos
läuft unruhig hin und her	angespannt
trommelt mit den Fingern	erstarrt zur Salzsäule
Pupillenerweiterung	Pupillenverengung
Gefäßverengung	Gefäßerweiterung
Tachykardie	Bradykardie
Hemmung der Peristaltik	Anregung der Peristaltik

Pflegeimpulse gegen alle Formen der Angst

- nicht-ängstlich besetzte Verhaltensweisen und Äußerungen aufgreifen und verstärken (Ressourcensuche)
- Lebenssinnsuche
- Vertrauen erwecken
- Sicherheit auch mittels Tagesstruktur geben
- Bedürfnis nach Wünschen wecken
- eigene Angst zugeben
- die Schwester als Mutter
- Patient soll sich selbst verstehen lernen, nicht wir ihn
- keine oberflächlichen Versprechungen
- keine Ratschläge geben, die der Kranke nicht nachvollziehen kann
- aktives Zuhören nach C. Rogers
- Bezugspflege
- keine Überredungsversuche
- keine Appelle

- differenzialdiagnostischer Ausgang mit Begleitung, um gegen die Angst, sich zu blamieren, nicht erkannt, übersehen, nicht beachtet etc. zu werden, anzugehen
- Musiktherapie (emotionale Aktivierung!)
- Entlastungsgespräch

1. *Neurotische Angst, Phobie*
   - Die Akuttherapie soll den Patienten in die Lage versetzen, sich nach einem Affektstau umfassender zu artikulieren.
   - Entlastungsgespräch
   - autogenes Training (Therapeut oder Selbsterlernung)
   - Muskelentspannung (Therapeut oder Selbsterlernung)
   - Desensibilisierungsversuche (Therapeut)

2. *Neurotische Gewissensangst*
   - Es- oder Triebängste und Trennungsängste (Ängste, die von unserem Wertesystem ausgelöst werden)
   - Entlastungsgespräch
   - logotherapeutische Ansätze (V. Frankl)
   - Schuld bedingungsfrei akzeptieren

3. *Depressionsangst*
   - zum depressiven Syndrom gehörende negative Eigenängste, meistens Angstzustände im Sinne von unerwünscht sein, im Weg sein, nicht geliebt werden bis hin zu Panikattacken (Angst entsteht, wenn unsere Existenz bedroht wird, wenn wir ein Ziel nicht erreichen – A. Adler)
   - logotherapeutische Ansätze (V. Frankl)
   - Selbstwertgefühl erhöhen
   - Schuld bedingungsfrei akzeptieren
   - keine oberflächlichen Versprechungen
   - bei Demenzpatienten oft durch plötzliche Überforderung oder Unfähigkeit, zwischen realer Situation und subjektiver Scheinwelt zu unterscheiden; Folge: Katastrophenreaktion
   - aus dem Daheim-Gefühl 1925–1950 Beseitigung der Angst suchen

4. *Psychotische Angst*
   - aus einer Affektpsychose (Verstimmungen) oder schizoaffektiven Psychose (Legierungspsychose) entstandene Angst
   - Reizabschirmung bei Parasympathikotonen
   - Urkommunikation
   - 1,5 Meter Abstand einhalten
   - da sein
   - „auslaufen“ lassen (bei sympathikotonen Typen)

- Dissimilierungshilfe
- Angst durch nicht-ängstliche Verhaltensweisen verstärken
- keine oberflächlichen Versprechungen

5. *Somatisierte Angst*
   - Es handelt sich vorwiegend um somatisierte Neurosen oder, wenn man das psychopathologische Hauptsyndrom in den Vordergrund stellt, um somatisierte Angst. Als Ursache kommen wieder innerseelische Konflikte oder Störungen zwischenmenschlicher Beziehungen in Frage.
   - beziehungsorientierte Pflege

1.2 Desorientiertheit und Aggression

Aggression als Ersatzhandlung für das verlorengegangene Ich

Eine weitere Möglichkeit, mit dem Leben fertigzuwerden, ist (als Ersatzhandlung) die Aggression.
Aggression ist – wie die vorher beschriebene Angst – Ausdruck archaischer Verhaltensweisen, ohne die eine menschliche Existenz nicht denkbar ist. Angst und Aggression stehen in einem antagonistischen Verhältnis. Bei ängstlichen Depressionen jeder Ätiologie besteht sogar eine ausgesprochene Aggressionshemmung.

Problemerhebung
Aggression drückt immer einen *Mangelzustand* aus:
- Mangel an Auslauf
- Mangel an Lebensenergie
- Mangel an Raum

Folge
- Frustration
- dem anderen wird Schuld zugesprochen, er wird schuldig gemacht
- der andere wird negativ klassifiziert, beschimpft
- der andere wird totgeredet oder totgeschwiegen
- bereits beim Zuhören wird gewertet
- spricht mit absoluter Sicherheit und lässt dem anderen keinen Raum mehr

Pflegeimpulse
- Konfliktlösungsversuche im Gespräch
- Untersuchung der Nützlichkeit
- Reduktion von komplexen Vorgängen auf einen einfachen Nenner
- Strategie der Demokratisierung
- Stationsparlament
- Gruppen

- Kleidung
- Autoritätsgefälle

1.3 Desorientiertheit und Agitiertheit

Agitierte Demenz (ist eine Steigerung der Angst)

Psychomotorische Agitation

Probleme werden mittels Signalsprache ausgedrückt. Diese tritt als
a) Akathisie (Unfähigkeit, zu sitzen), erhöhter Bewegungsdrang,
b) Dyskinesien (abnorme Bewegungen),
c) Aggressionshandlungen
  - verbal: schreien, fluchen; Auslöser: alleingelassen, Pflege mit Berührung
  - ungerichtetes Abwehren: ausschlagen; Auslöser: Ungeduld, Angespanntsein
  - körperliche Gewalt: Situationsverkennung, hirnorganische Enthemmung

auf und ist eine Begleiterscheinung von globaler Hyperaktivität.

Diagnose

- Signalsprache: Gespanntheit
- rutscht hin und her
- unruhig
- schließt die Augen
- lässt Kinn auf Brust fallen
- verschließt sich, bis er explodiert
- stänkert
- „Sie haben sich mit mir angelegt, Herr Pfleger!“

Entstehung

zorniger alter Mann
Er war zeitlebens eher misstrauisch und darauf bedacht, seine Rechte zu schützen, kann seine „Prinzipienreiterei“ im Alter bis querulatorisch steigern, wobei er kleinlich, starrsinnig und streitsüchtig wirkt.
Die Hoffnungslosigkeit ist für den Klienten erkennbar.
Wenn der Handlungs- und Lebensraum kleiner wird, wird die Aggression größer.
Windeln auslassen!
Wir verstehen die Signalsprache nicht (Aphasien).
Überforderung durch zu schnelles Sprechen und Agieren.

1.4 Desorientiertheit und Aufnahmestress

Feedback beim Aufnahmestress, Impuls: Minderung des Aufnahmestresses.

Der Klient zeigt Angst („Ich kenne mich nicht mehr aus"). Er ist angespannt, enthemmt, manieriert oder manisch.

Bei Demenzpatienten kann Angst oft durch plötzliche Überforderung oder die Unfähigkeit, zwischen realer Situation und subjektiver Scheinwelt zu unterscheiden, entstehen. Die Folge ist eine Katastrophenreaktion aus dem Daheim-Gefühl 1925–1950 – Beseitigung suchen!

Tab. 7: Agitiertheit bei der Aufnahme

Problem	Diagnose	Impuls
Phase I (Eingewöhnung): Widerstand	wehrt sich, klingelt oft, schreit um Hilfe, flüchtet vor der Realität und wird desorientiert	mehr Psychomotorisches: Auslauf lassen, mehr Kontakt, schon jetzt remotivieren, dass das Heim nicht Endstation ist
Phase II: Anpassung	gewöhnt sich ein, lässt sich aber eventuell fallen – Todestrieb; geht in Rückzugsphase – Totstellreflex	Vigilanzsteigerung, Remotivierung, Resozialisation
Phase III: Entwicklung	fällt wieder auf seine Prägungs- und Sozialisationsmuster zurück; Eigenarten, Daseinsbewältigungen wie immer	Prägungsphänomene[15]

Impulse

Bei Aggressionen ist sehr oft das Personal schuld!

- 1,5 Meter Abstand
- in der ersten Zeit keine Änderung herbeiführen wollen
- Sei so normal wie möglich!
- Ruhe auf der Abteilung
- verbal Aggressive wollen sich abreagieren, sich Luft machen (Hometrainer – psychomotorische Abreaktion)
- in vielen Punkten Recht geben, bei Einzelheiten aber stur bleiben
- keppeln lassen
- psychogene Kompensation

[14] Siehe E. Böhm: „Alte verstehen", 1991.

Tab. 8: Impulse und therapeutische Ansätze

Diffuse Impulse (Kennen oder verwenden Sie diese?)	**Ja**	**Nein**
Angst nehmen (Nicht sein dürfen, wer man ist, macht Angst!)		
für Wohlbefinden sorgen		
für ruhiges, nicht überprotektives Stationsklima sorgen		
als soziale Integrationshilfe Mischung mit Gesunden		
für Schlaf und Entspannung sorgen		
Verwirrte ernst nehmen		
immer dieselbe Bezugsperson einsetzen (Sprache, Stimme)		
langsam sprechen (Adaptionszeit)		
Handlungen erklären		
Zeit geben – nicht überfordern		
zum Zeitgeist passende Kleidung der Pflegenden, Aussehen, Milieusprache		
Belassen von Eigentum – eigener Kopfpolster, Geldtasche, Schlüssel („Ich bin Hausherr“)		
Gerüche von früher einsetzen		
Milieutherapeutische Ansätze		
Dialekt sprechen		
Reize aus der Biographie		
Verhaltenssicherheit trainieren		
nicht von Gesunden trennen – Lerntheorie		
keine dummen Auskünfte zu Tagesereignissen – Speiseplan		
keine Kommunikationstöter (Dispenser)		
gemeinsames Essen, gemeinsame Spaziergänge etc.		
Gegenstände aus der Heimat anbieten		
Banale Impulse bei Ich-Störungen		
Chronifizierungen verhindern		
Pfleger stellen sich mit Namen vor		
Bewohner mit Namen ansprechen		
jedes Handeln erklären		
Entscheidungstrainings		
kleine Geschenke geben		

Diffuse Impulse (Kennen oder verwenden Sie diese?)	Ja	Nein
Begrüßung mit Handschlag		
Spiegel anbringen		
Informationen zum Haus		
Stundenpläne austeilen		
Geld zählen üben		
Eigentum respektieren		
differenzierte Setting-Angebote		

1.5 Trainingsprogramme

Es muss feststehen, was wir trainieren.[15]

24 Stunden-Training nach L. Ciompi: Orientierungstraining heißt üben, mit sich zurechtzukommen, Ordnung halten zu können im Hirn (in Raum und Zeit).

Reizanflutung entwicklungsgeschichtlich gesehen:

Der Säugling lernt zuerst nur sich selbst kennen (basale Stimulation), dann erweitert er durch Nahrung, später durch Raum und Zeit. Im Vordergrund stehen Forschen, Wachsein, Neugier.

Tab. 9: Training – Orientierung

Training – Orientierung	Ja	Nein
Vor den Trainings Retikularformation (Formatio reticularis, RET) wecken!		
Schlüsselreize von damals, weil sie keine Angst machen		
neues WC im Heim macht Angst – „Häusl" nicht		
Dann durch biographisches Material Neugier wecken – Reaktivieren vor R. O. T.		
Rundkurse Bett – Tisch – Gang – Portier		
Persönliche Neugier		
Walkman		
Spiegel		
Körperpflege mit Urkommunikation		
Entscheidungstrainings (Wollen Sie Milch oder Tee? Regenschirm oder Mantel?)		

[15] Die Bezeichnung R. O. T. in der Dokumentation beweist nur, dass es nicht durchgeführt wurde.

Training – Orientierung	**Ja**	**Nein**
Räumliches R. O. T.		
Schon das Kleinkind lernt bestimmte Räume, Ecken für bestimmte Zwecke zu verwenden. Diese werden nicht erkannt, und so kann es schon vorkommen, dass man woanders hinmacht als ins WC.		
Wegzeichen		
Vertrauensecken		
Herrgottswinkel		
Orientierungshilfen aus Tertiärgedächtnis		
Zeitliches R. O. T.		
Vorerst Biorhythmus beobachten: Spannung/Entspannung – wann? Später über: Vater geht arbeiten, Mutter kocht Adventkalender, Waschen, Essen – je Biorhythmus –, Kochen		
Tagesfahrplan – stimmt dieser mit der jeweiligen biographischen Interaktion überein?		
Monatsfahrplan, Wochenfahrplan		
Realisationstraining		
Wohnungs- und Straßentraining		
Geld abheben – Bankbesuche		
Straßenbahn fahren, Wohnung wiederfinden (mit dem Auto nachfahren – wie bei Kindern)		
differenzialdiagnostischer Ausgang		
bei allen Trainings: nicht überfordern (Achtung: Salondemenz, Maske)		

2. Paranoia im Senium (Alterswahn)

Pathophysiologie: Paranoia im Senium, paranoides Syndrom
Das *paranoide Syndrom* ist medizinisch gesehen eine Denkstörung.
Die *Paranoia* ist eine Reaktionsbildungsstörung (Denkstörung inhaltlich). Diese Denkstörung entsteht durch

- Gefühle (ich glaube …)
- Wahnideen (falscher Denkinhalt, manchmal persönlichkeitsfremd)
- Denkablauf wird verlangsamt
- Wahnstimmung zu …
- Affekthandlungen

Das Gefühl wird zu einem unkorrigierbaren Irrtum (der für den Patienten die Wahrheit ist). Gegen dieses Gefühl kommt man mit logischen Argumenten nicht an.

In der Pflege muss es darum gehen, wenigstens die Angstsymptomatik kompensieren oder besser gesagt, dissimulieren zu helfen. Teilweise treten zusätzlich Halluzinationen auf.

Die *Halluzination* ist eine Wahrnehmungsstörung. Wahrnehmung erfolgt über die Sinnesorgane plus Erfahrungen.

Das paranoide Syndrom wird in der Literatur meistens als mehrere Symptome ohne auffällige hirnorganische Veränderung gesehen. Es wird demnach der funktionellen Störung zugeordnet und unabhängig davon, ob es eine spätschizophrene oder eine psychotische Reaktion ist, gesehen.

Erklärungsversuche zur Entstehung

Körperlich begründbare Psychose

Es stehen Wahn und Halluzination im Vordergrund, äußere und innere Erlebnisse werden verändert, sie entbehren zunehmend der Realität – daher nachts mehr Halluzinationen, am Tag mehr wahnhaftes Erleben.

Lerntheoretischer Erklärungsversuch
Frühere Verlusterlebnisse führen zu einem Gefühl des Beraubtseins.

Schuld und Sühne als Grundlage
am ehesten Verfolgungswahn (biographische Ursache), war selbst der Verfolger („Wie der Schelm denkt, so ist er“).

Paranoia als Ersatzhandlung (Coping), als Beziehungswahn

Viele Autoren geben prämorbide Störungen und ihre Ersatzhandlungen als Entstehungsgrund mit an.

- Hörschäden, die zur Ersatzhandlung führen („über mich reden alle“)
- leichte Gedächtnisstörungen, die dazu führen, dass man z. B. etwas verlegt, sowie dazu, dass die Klienten darunter leiden und dadurch alles auf andere projizieren. Also die Begründung: „Nicht ich bin so dumm, dass ich schon alles verlege, sondern alle Leute stehlen.“
- die Isolierung (Isolierungsparanoia) – „Ich bin nichts mehr wert, um mich kümmert sich keiner“ –, aus der die Ersatzhandlung „um mich kümmern sich alle, mich lieben alle, alle kommen auf Besuch“ resultiert
- Kränkungen und die daraus resultierende Projektion
- Ersatzhandlungen – Verdrängung:
  - Sie verdrängen ihre Verfolger (Paranoidogen), z. B. die Mutter, die sie immer fütterte, die ihre Liebe voll auf das unselbstständige Kind übertrug; z. B. der Vater, der immer Pflichterfüllung wollte. Nun verdrängen sie den Wunsch des Vaters, haben aber Angst, seine Wünsche nicht erfüllt zu haben. Im Alter wissen sie nicht

mehr, dass sie verfolgt wurden, aber eines Tages im Senium kommen sie ihre Verfolger wieder besuchen, sie fühlen sich verfolgt. Das heutige Paranoidogen hat wahrscheinlich eine Ähnlichkeit mit dem damaligen Vater oder der damaligen Mutter.

Tatsächliche Vergiftung

Nicht eruierbare Ursache
Aus dem paranoiden Syndrom entsteht der geriatrische Wahn.

Pflegeüberlegungen auf der Basis des Volkswissens
Das Aufspüren von pathologischen Denkprozessen funktioniert meist nicht über direkte Fragen. Denn der nicht abgebaute Klient wird trotz seiner Wahnstimmung zu rationalisieren beginnen. Er wird es sich selbst erklären.

Allgemeine Pflegeregeln

Krankheitseinsicht
Paranoid Verstimmte haben nie ein Krankheitsgefühl oder eine Krankheitseinsicht. Sie wissen nur, dass etwas anders ist als sonst. Der Versuch, ihnen dieses Gefühl auszureden, wäre immer falsch, denn dann wird man in das Wahnsystem miteinbezogen und gehört plötzlich auch zu den Feinden.

Sie halten keine Nähe aus.
Nicht zu nahe gehen, normalen Abstand halten – 1,5 Meter!

Sie haben die typischen „Schizo-Augen".
Laien behaupten, Paranoide hätten schizophrene Augen – „schwere Fälle". Dies erscheint deshalb so, weil Paranoide immer ins Narrenkastel schauen. Sie beschäftigen sich mit ihren Halluzinationen oder Wahnideen und sind daher nicht erreichbar.

Sie essen und trinken manchmal nichts,
da sie annehmen, alles sei vergiftet. Das führt in weiterer Folge zur Exsikkose und zur Zunahme der Wahnideen.

Manchmal verwahrlosen paranoide Klienten.
Sie verschanzen sich und bauen Erinnerungsaltäre.

Es sind Leute mit dünner Haut.
Jedes falsche Wort führt zur „Achtung Feind"-Reaktion beim Klienten.

Der Pfleger als Placebo
Die Pflegeperson soll als Mutmacher gegen das Paranoidogen, gegen die Feinde agieren.

Die Pflegepersönlichkeit
soll als Erzeuger von tragfähigen Kontakten agieren, Anlaufstelle bei Problemen, soll die sozialen Kompetenzen fördern, soll den Klienten ablenken.

Pflegeüberlegungen nach Wahnformen
a) körperlich begründbare Psychose
b) lerntheoretischer Erklärungsversuch zur Entstehung eines paranoiden Syndroms

Paranoia
„Hals- und Beinbruch“
Glückwunsch vor wichtigen Ereignissen, vor einer nicht alltäglichen Entscheidung, die mit einem Risiko verbunden ist. Nach altem Aberglauben werden bei unverhüllten Glückwünschen die bösen Geister angelockt, die dann erst recht Unheil stiften. Wird jedoch das Gegenteil ausgesprochen, werden die Dämonen hinters Licht geführt, und alles geht gut. In der Fliegerei des Ersten Weltkrieges verwendet.

c) Schuld und Sühne als Grundlage (biographische Ursache)

Ich werde verfolgt.
Ich habe verfolgt.
Wie der Schelm denkt, so ist er.

Tab. 10: Beispiel zu Paranoia

Sehen – Erkennen	Handeln – Zusatz
Alle Italiener stehlen.	Die Menschen handeln danach.
Alle Schwarzen sind gefährlich.	Ein Leben lang sahen sie alles negativ, paranoid.
Alle Sozialisten arbeiten nichts.	als eigene Ersatzhandlung
Alle Schwarzen sind Ausbeuter.	Es besteht sehr wenig Urvertrauen.
Alle haben sich im Krieg bereichert.	„Nur ich nicht, ich war zu blöd.“

Um die eigene Morallehre zu verbessern, schiebt man alles Schlechte auf andere und kompensiert sogar mit Folkloresprüchen auf „die bösen anderen“ und dass Gott diese strafen möge.

Erkennen

Wer den anderen jagt, wird auch selbst müde. Wer einmal stiehlt, heißt immer Dieb.
Wer einmal lügt, dem glaubt man nicht. Holzauge, sei wachsam!
Ist der Teufel alt, will er Mönch werden. Alte Sünden, neue Buße.
Was ich selbst tu, trau ich auch anderen zu. Übelnehmen bestraft sich selbst!
Meistens kann man eruieren, dass der Klient selbst einmal eine Kleinigkeit angestellt hat und sich jetzt von seinem eigenen schlechten Gewissen – als Tatreue – verfolgen lässt. Sehr häufig läuft dieser Mechanismus als Selbstbestrafung ab. Wir sind keine Richter, sondern wir sollten ihm erklären, dass auch wir schon als Schulbub einen Radiergummi gestohlen oder einen kleinen Betrug durchgeführt haben usw. „Gleich und gleich gesellt sich gerne.“ Es verstärkt die Placebo-Wirkung des Pflegers: „Er ist auch ein Gauner.“

Impulse

- selbst Gauner
- Wahn nicht ansprechen
- Beichte
- negative Intention
- Entlastungsgespräch

Therapeutisches Selbstgespräch als Prophylaxe und Entlastung

„Ich halte täglich eine ‚Gerichtsverhandlung' mit mir ab. Ich durchforsche meinen Tag und überdenke in der Rückschau, was ich getan und gesagt habe. Nichts verberge ich mir, nichts übergehe ich. Warum sollte ich auch meine Fehler fürchten, da ich doch sagen kann: Sieh zu, dass du es nicht wieder tust, heute verzeihe ich dir.

In diesem oder jenem Gespräch hast du zu heftig gesprochen … Lass dich nicht wieder mit unverständigen Menschen ein …"

Auch Goethe formulierte so ähnlich:
„Das Gewissen sei die Richtschnur unseres Handelns, das Gerede der Leute soll uns gleichgültig sein. Geben wir uns doch inneren Frieden. Der innere Frieden aber wird uns zuteil werden durch unablässige Beschäftigung mit heilsamen Lebensregeln, durch Verwirklichung guter Taten und durch einen festen Willen, dessen Streben einzig auf das sittlich Gute gerichtet ist."

d) Ersatzhandlungen (Prägungsphänomene)

„Mir wurde immer alles weggenommen. Ich musste mir schon immer ein Versteck bauen."

Ich kenne Leute, die in Italien alles versperren, ihr Geld im WC verstecken, weil doch alle Italiener stehlen. Ich glaube, auch die Schwestern stehlen, denn die sind so reich. Haben Sie das schöne Auto von Schwester Inge gesehen? Das kommt bestimmt nicht nur vom Schwesterngehalt!

Alle Menschen sind davon geprägt, dass Fremde stehlen, dass man sie nicht alleine in der Wohnung lassen kann, dass man vorsichtig sein und seine Wertsachen verstecken muss. Leider vergisst man dann, wo man diese Dinge versteckt hat!

Wesentlich ist, dass man die Zusammenhänge versteht, dass man alles, was der Klient sagt, nicht zu seinem Problem machen darf.

Ersatzhandlungsparanoia

Im Heim ist das Paranoidogen nicht, es kommt erst später wieder nach, wenn wir das Leben des Klienten untersuchen. Wenn wir das Paranoidogen nicht ansprechen, ist meistens Ruhe. Erst beim differenzialdiagnostischen Ausgang entsteht wieder eine Exazerbation.

e) Tatsächliche Vergiftung

Vorwiegend ist es Digitalis, das eine Vergiftung auslöst, aus der dann eine „Ich werde vergiftet"-Paranoia wird. Ist der Patient überkumuliert und man schmeißt das Digitalis weg, fängt er sich schnell von selbst wieder.

f) Nicht eruierbare Ursache

Viele pathologische Zustände im Alter sind weder von einem Professor noch von einem Arzt zu durchschauen. Warum sollte es dann gerade ein Pfleger können? Wir haben keine Aufklärungs- oder Heilungspflicht, maximal eine Verstehenspflicht.

g) Pflegeüberlegungen auf der Basis des Volkswissens

Singuläre Impulse

Paradoxe Intentionen

Bei einer paranoiden Symptomatik im Senium überwiegt der Gefühlsanteil gegenüber dem rationellen Denken. Es geht darum, mittels paradoxer Intention die Angst zu bekämpfen. Diese Methode ist sicher bei der schizophrenen, der Alkoholparanoia etc. kontraindiziert. Die meisten Klienten konstruieren ihre eigenen Abwehrmechanismen; wir führen nur einen positiven Verstärker durch und geben daher Sicherheit.

Tab. 11: Paradoxe Intentionen: Problem – Diagnose – Impuls

Problem	Diagnose	Impuls
Eine Klientin wird von Strom bestrahlt, den ihr der Nachbar stiehlt und dann auf ihren Kopf zurückleitet. Sie selbst wird beim Hausbesuch mit Gummischuhen im Bad angetroffen.	Sie war einmal selbst Hausbauerin und hat den Strom auch gestohlen. Dies geschah fast immer mittels zweier Stecknadeln, mit denen man die Leitung vor dem plombierten Sicherungskasten angezapft hat.	Wir verordneten zusätzlich eine Badehaube für den Kopf und eine Gummimatte unter den Beinen, die sie gegen die Strombelästigung schützen.

Rationale Motive (Therapie von Albert Ellis, 1979)

Wir sind das, was wir denken, wie wir es auslegen und verarbeiten. Albert Ellis ist der Ansicht, dass emotionale Störungen nicht unbedingt von Ereignissen, sondern von deren Vorstellungen und Interpretationen abhängen.

Erzeugung von Angst

Ich stelle mir den Tod schrecklich vor – ich habe daher Angst und wirke selbstzerstörerisch.

Ich stelle mir vor, dass mich mein Sohn verfolgt – weil ich eine schlechte Mutter war – weil ich ihn so viel alleingelassen habe – weil ich Pianistin werden wollte – er hat mich aber durch seine Geburt daran gehindert.

Impulse

Man sollte nach A. Ellis für die Einsicht plädieren und diese ändern. Man sollte sich schlechte Denkmuster abgewöhnen, modifizieren, nicht alles persönlich nehmen (auch die Umwelt ist schuld). Man muss sich auf den eigenen Verstand verlassen können.

- Entlastungsgespräche
- Beichte

3. Depression im Senium (Altersdepression)

Im höheren Lebensalter zeigen endogene Zyklothymien die Tendenz, Symptomatik und Verlauf gegenüber früheren Episoden zu verändern. Manische Zustandsbilder werden seltener, depressive Phasen zeigen mildere Ausprägungen, werden aber chronischer und von Ängstlichkeit, Unruhe und hypochondrischen Ideen beherrscht.

Die Depression zeigt sich eher auf körperlicher Ebene. Kleinere Beschwerden werden mit mehr Aufmerksamkeit bedacht (somatisieren, Krankheitsgewinn). Aus kleinen Ängstlichkeiten werden Todesahnungen, die bis zum wahnhaften Erleben gehen können. Dazu kommen der hypochondrische Wahn, der nihilistische Wahn.

Materielle existenzielle Bedrohungen fördern den Verarmungswahn („Spare Essen für kommende Not"). Die Bassena-Paranoia nimmt zu („Alle wollen meine Wohnung, reden über mich"). Manche Medikamente begünstigen die Depression – z.B. Digitalis, Neuroleptika, Respertin-haltige Medikamente.

Die senile Depression ist nicht endogen, wobei hirnorganische Faktoren eine Rolle spielen. Sehr oft ist die Depression im Alter das erste Symptom eines beginnenden M. Parkinson – eines sklerotischen Abbaus.

Andere Kausalitäten:

- Lebensbilanzierung
- Losigkeitssyndrom
- Ich-Erniedrigung
- Hoffnungslosigkeit
- Medikamente

Depressionsarten nach Volker Faust (depressives Syndrom)

a) *Psychogene Ursachen*
  - reaktive Depression
  - neurotische Depression
  - Erschöpfungsdepression

b) *Endogene Ursachen*
  - Melancholie

c) *Somatogene Ursachen*
  - organische Depression
  - symptomatische Depression

d) *Depression im Senium*
  - reaktiv: gesellschaftlich, beruflich, Ansehen, finanziell, Trostlosigkeit, Verlassenheit, Vereinsamung, Unstimmigkeiten, Tod und dessen Nichtbewältigung, Einstellungsunfähigkeit auf Neues
  - hirnorganisch: Verlustprobleme – Involutionsdepression (Rückbildungsdepression)

Erscheinungsbilder der Depression:
- gehemmt-apathisch
- agitiert-ängstlich
- gehemmt-ängstlich
- larviert

Tab. 12: psychische und somatische Symptome

Symptome psychisch	Symptome somatisch
Traurigkeit ohne Grund	Blasenstörungen
Freudlosigkeit	Schlafstörungen
Interesselosigkeit	Appetitstörungen
Energielosigkeit	Muskelverspannungen
innere Unruhe	Herzbeschwerden
Konzentrationsstörung	Hals-Würgegefühl
Grübelneigung	
Mutlosigkeit	
Entscheidungsunfähigkeit	
Minderwertigkeitsgefühle	
Angstzustände	
Beziehungsstörungen	
Schuldgefühle	
Wahnideen	

Impulse aus der Folklore

Seelenpflege – Reizsprüche bei oder gegen den Krankheitsgewinn:
Fallen ist keine Schande, aber nicht wieder aufstehen! Wer nie fiel, der stand nie auf.

Wer gerne krank ist, den lacht der Arzt aus. Alter erfährt alle Tage etwas Neues.
Alle Tage weh stirbt nimmermeh'.
Wer dauernd klagt, ist meistens nicht krank.

Seelenpflege – Reizsprüche gegen die depressive Einengung:
Es sind nicht alle lustig, die tanzen. Es sind nicht alle krank, die klagen. Der Schmollende schläft allein.
Sonntagskleidung erfreut noch immer.

Nicht übersehen darf man:

- das Losigkeitssyndrom,
- die Tagesschwankungen (Morgenmüdigkeit), die bei MAO-Hemmer-Diät bestehen,
- dass in den ersten Tagen bei einer Therapie der Suizid möglich ist,
- dass die Klienten oft Schlafmittel sammeln.

Impulse diffus

Die Hauptprobleme der Altersdepression bestehen in Hoffnungslosigkeit, Interesselosigkeit, Freudlosigkeit, Minderwertigkeitsgefühlen, Nihilismus, Selbstvorwürfen – diese engen uns selbst ein.

Ich glaube, dass depressiv aussehende Klienten sehr zu Herzen gehen. Es muss in erster Linie darum gehen, zu akzeptieren, dass wir nicht für die ganze Welt zuständig sein können. Wir müssen versuchen, unsere Eigenkonflikte abzubauen. Es ist nicht unsere Schuld, dass der Klient traurig ist. Das führt daher oft zu einem nicht adäquaten Umgang mit diesen Menschen.

Tab. 13: Regressionsauslösende Pflege verhindern

Was wir nicht tun sollten (Beachten Sie das?)	Ja	Nein
Da die Depression uns Pflegenden Angst macht, agieren wir zu schnell.		
Wir verstehen nicht, dass ein Gehfähiger liegt und nicht zum Fernsehen geht, obwohl wir selbst doch gehen würden – wenn wir Zeit hätten. (Verstehen lernen, dass er/sie nicht kann und nicht will.)		
keine vorschnellen Tröstungen erfinden		
keine Ermahnungen aussprechen		
keine Verallgemeinerungen im Gespräch		
keine Ratschläge geben		
kein Herunterspielen des Problems		
keine Aufforderung zu Leistungen, z. B. Aufstehen		
Sätze wie „Gehen Sie doch in den Tagraum, es läuft so ein schöner Film!" oder „Gehen Sie in den Garten, die Sonne scheint" sparen Sie sich besser. Er würde gehen, wenn er aus dem Bett herauskäme!		

Tab. 14 und 15: Diffuse Impulse bei einer Altersdepression

Diffuse Impulse	**Ja**	**Nein**
eine Beziehung fördern		
Auswege aus der jetzigen Situation suchen		
Gespräche immer unter vier Augen führen		
massive Kommunikationsstörung abbauen (Prägung – Kind)		
logotherapeutische Ansätze verwerten		
suchen, was sie/ihn bedroht		
Angstsymptomatik abbauen – anxiolytische Gespräche		
Unsicherheiten annehmen		
die Religion als Lebensantrieb erwähnen		
gegen Patientenkarriere – Tagesfahrpläne errichten		

Diffuse Impulse	**Ja**	**Nein**
gegen schlechtes Gewissen aus der Biographie – Bilanz, „versäumtes Leben" nachholen lassen		
Liebe – Geld, Muttererde – Fäkalien (Tauschwerte)		
Anerkennungsfragen erwähnen		
Zufriedenheit erlernen helfen		
helfen, zu erlernen, dass jeder alt wird		
Daseinsbejahungen erwähnen		
sprechen über früher – erleichtert das Heute		
Psychodrama als Lebenselixier: Depression abschreiben, absingen, abreden, abzeichnen lassen		
Klienten sollen akzeptieren lernen, dass sie sind, was sie sind!		
Interesse über seine/ihre Biographie wecken (Der war doch wer!)		
Fremdaggression wecken!		

4. **Destruktionstrieb** (Regression progredient verlaufend)

In der Interaktionsstufe 7 erscheint der Klient als ein in embryonalem Stadium befindlicher Mensch, wobei wir Pflegenden immer wieder annehmen, dass er sterben würde. Ich denke, dass man mit einer Differenzialdiagnose zwischen Lebenstrieb und Todestrieb abklären müsste, ob dieser Mensch noch einmal leben will oder nicht. Als Differenzialdiagnose kommen die basale Stimulation bzw. die primären Élan-vital-Reize (Triebe) in Frage.

Basale Stimulation als differenzialdiagnostische Maßnahme

Basale Stimulation ist eine pflegerische Möglichkeit zur Förderung von wahrnehmungsbeeinträchtigten Menschen. Sie wurde von Christel Bienstein und Andreas Fröhlich im gleichnamigen Buch beschrieben.

Es geht primär darum, die Wahrnehmung auf allen Gebieten sensomotorisch anzuregen, die Wahrnehmung des eigenen Körpers, seiner sozialen und seiner materiellen Umwelt zu steigern. Ziel ist, mit Hilfe des Stimulationskonzeptes persönlichkeitsfördernd bei behinderten Kindern einzugreifen. Vor allem aber soll die gestörte Kommunikation zwischen Pflegepersonen und Gepflegten verbessert werden.

Durch Ch. Bienstein wurde dieses Konzept für moribunde, somnolente Klienten in die Pflege übertragen: unbewusste Stimulationen jener Vorgänge, die über die Formatio reticularis und das limbische System ablaufen.

In der Praxis geht es darum, die ersten Lebensmonate, aus denen wir über die Biographie wohl nichts erfahren können, der einschlägigen Literatur zu entnehmen. Das heißt, dass die ersten Lebensmonate in der Reihenfolge, in der sie biographisch geprägt wurden, nachvollzogen werden.

So lernte der Säugling über

a) Hautkontakt

Kommunikation durch enge körperliche Nähe, Berühren, Ernähren. Berührung hat die Wirkung, etwas zu fühlen, und dies kann Neugier hervorrufen oder aber auch eine Art Vorsicht (bei Hirnschäden oft Abwehr).

Impuls: Vermeidung von punktueller Berührung, allen oberflächlich streifenden oder abgehackten Berührungen; 3x10 Minuten reine Hautkontaktzuwendung ohne andere Tätigkeiten

b) Face-to-face-Kommunikation

Sehen, hören. Die Facial-Feedback-Hypothese wurde bereits von Charles Darwin beschrieben. Er meint, dass der kausale Einfluss einer körperlichen Reaktion auf eine emotionale Erfahrung beruhigend sei. Lächelt man das Kind an, lernt es, dass der Schauende positiv gestimmt ist; schaut man böse in die Wiege, lernt das Kind, vorsichtig zu sein.

Impuls: 3x2 Minuten Anlächeln des Klienten

c) Vibrationsempfinden

Schaukeln, tragen, wiegen. Veränderung und Bewegung ist die Grundlage für die Wahrnehmung – das Gegenteil ist der Totstellreflex bei Hospitalisierten.

Impuls: Training mit vibrierenden Gegenständen (elektrischen Rasierapparat, Wäschezentrifuge angreifen)

d) Signalsprache

Elementarlaute, die einen Sinn haben und von den Eltern gedeutet werden müssen, z. B. Windeln wechseln, Hunger. Ein Betagter soll wieder lernen zu lächeln, da dies in der Signalsprache heißt: „Ich erkenne dich". Man bezeichnet dieses Wetterleuchten im Gesicht eines Klienten auch als „elementare Kommunikation".

e) Sprachinhalte

Für das Erlernen der basalen Stimulation empfehle ich das Buch „Basale Stimulation in der Pflege" von Ch. Bienstein und A. Fröhlich.

Es handelt sich bei der Basalstimulierung um ein Förderkonzept, das sich primär von einer gesunden Erziehung und Familienstruktur ableitet. In der psycho-psychiatrischen Ansicht wird Basalstimulierung als Grundlage des Seins und Habens betrachtet. Der Leib ist somit die Grundlage aller Lebensprozesse sowie der kognitiven und emotionalen Auswirkungen.

Entwicklungsgeschichtlich kommt das Du erst nach der Erfahrung des eigenen Ichs am Körper selbst zum Tragen. Somit hat der Körper seine eigene Biographie, das Lebensschicksal ist die Geschichte eines eigenen Leibes: Je mehr ich mein Körper bin, desto mehr an Wirklichkeit wird mir bewusst.

Sozialisierende Mechanismen

verlaufen von der einfachen Konfliktbezogenheit über Kompetenzen der Körperbezogenheit „Ich bin Körper", „Ich bin auch Du" (der Leib als Grundlage von allem), sodass die ersten Erfahrungen über Lebensprozesse die Wahrnehmungen nach der Geburt sind.

In einem zweiten Schritt wird die Sensibilität erlernt. Daraus ergeben sich in der Folge das Allmächtigkeitsgefühl und die Beziehungsfähigkeit.

Zusammengenommen spricht man von der „biographischen Dimension aller positiven und negativen Erlebnisse", die sich in der Erinnerung, Phantasie, in den Gedanken und Vorstellungen zeigen und als Verhalten im Menschen manifestieren.

Das Verhalten des Menschen als erlebniszentrierte Maßnahme zeigt sich in

- Körperhaltung und Tonus,
- Bewegungsablauf (steif, locker),
- Verspannung/Erschlaffung.

Es kann intakt, aber auch pathologisch sein. In letzterem Fall kommt es in der Folge zu Kommunikationsstörungen, zu ganz eigenen Verhaltensstrategien, wie z. B. Verwahrlosung, Ansteuern kleiner Privilegien, geringem Bewegungsdrang, Reduktion der Sensibilität (Haut wie ein Elefant), Verhaltensdefiziten (kann nicht auf andere zugehen, ist beim Gehen eckig).

Urkommunikation mit Biographie

„Den haben wir auf Tutti“, heißt in der Folkloresprache, dass man eine andere Person wieder in die Urkommunikation gebracht hat, ihn regredieren lässt.

Es ist keine Frage, dass das Konzept der basalen Stimulierung ein äußerst sinnvolles ist. Aus der historischen Biographie kann man allerdings ersehen, dass unsere heute betagten Klienten weder mit einem Schultertuch um die Brust gebunden wurden noch als sogenannte Wunschkinder auf die Welt gekommen sind. Damals wurden Kinder verwahrt, versorgt, betreut, maximal in „Obhut“ genommen. Die Basalstimulierung bestand aus Windeln (Einengen) und Bestrafungsakten. Das heißt, die heutige Vorstellung von inniger Basalstimulierung und Kontakt gab es damals nicht. Erst Ende des 18. Jahrhunderts wurde die „Mutterliebe“ durch die Bürgerlichen quasi „erfunden“ und somit auch Vibrationskommunikation mittels Wiege, beweglichem Spielzeug usw. aufgebaut. Dies bedeutete für die bürgerlichen Mütter ein Umdenken, sie mussten nun auf einmal selbst stillen (statt einer Amme), selbst erziehen.

Der gefühlsbeladene Raum, der sich seit dieser Zeit in der bürgerlichen Familie bis heute kaum verändert hat, stellt aber auch eine Belastung für das Kind dar, denn Erwachsene setzen Liebe und Liebesentzug als Erziehungsmittel ein. Bravsein bedeutet Wohlerzogenheit, Artigkeit; erst dann erhält man Hautkontakt und nonverbale Zuwendung. Das bedeutet, dass unser Klient heute ebenfalls brav sein muss, um Kontakt zu bekommen.

Das heißt, es gilt zu überdenken, ob wirklich alle stimulierenden Maßnahmen auch tatsächlich positiv ankommen oder sich einige Patienten noch mehr in den Rückzug begeben. Das heißt aber auch, dass man die pathologisch-singulären biographischen Verhältnisse in die Überlegungen miteinbeziehen muss (prämorbide Situation durch die Erziehung). Unsere Werte und Erwartungen werden von der Zeit, in der wir leben, mitgestaltet. Jemand, der in die schweren Zeiten der Weltwirtschaftskrise hineingeboren wurde, sieht das Leben mit anderen Augen als jemand, der in den beschwingten Fünfziger-Jahren zur Welt gekommen ist.

Das Konzept soll entwicklungs-, daseins-, bedürfnis- und beziehungsorientiert sein. In Erreichbarkeitsstufe 7 befindet sich unser Klient auf einer Stufe, die etwa einem vier Monate alten Kind gleichzusetzen ist. Was hat das Kind in dieser Zeit gelernt, was sollte es können, und wenn es der Klient heute nicht mehr kann, was muss er wieder neu erlernen, um von Interaktionsstufe 7 auf 6 zu kommen?

In diesem Zusammenhang möchte ich an die Basalstimulierung früherer Zeiten erinnern:

a) Über den Mund

Der orale Lustgewinn war sehr gering, da es kaum etwas zu essen gab. Damit das Kind ruhig war, während die Eltern am Feld arbeiteten, gab es einen Mohnzuzel.

b) Über die Haut

Wir lernen unsere Haut als Instrument kennen, mit dem wir uns auch von anderen abgrenzen können (Nähe und Distanz); sie trägt zur Identifikation der Person bei. Biographisch wurde ein anderer selten „angegriffen“, denn auf diese Weise konnte ja immerhin die Lues übertragen werden!

Angreifen heißt auch, seine eigene Schutzzone von 1,5 Metern aufzugeben und sich dem anderen sehr persönlich zu nähern. Selbst der richtige Handkuss hatte über einen Zwischenraum zwischen Hand und Mund zu erfolgen.

Die Haut wird, weil sie sich nicht gegenüber unserer Umwelt verschließen kann, zum „Spiegel unserer Seele“: „Das geht mir unter die Haut“, „Das ist zum Aus-der-Haut-Fahren“, „Ich fühle mich nicht wohl in meiner Haut“, „Der hat ein dickes Fell“ etc. sind Aussagen, die man von Kind an übernimmt und wiedergibt.

In der späteren Biographie lernen wir dann prägungsphänomenal um. Wir lernen, dass es verschiedene Arten von Berührungen gibt:

- funktionale/professionelle,
- sozial höfliche,
- freundschaftliche,
- Liebes- und Intimitätsberührungen.

Es ist demnach vom Kulturkreis abhängig, ob, wann und wie berührt wird. Jeder kennt die innige, intensive Berührungsempfindung der Südländer, die in unseren Breiten wohl kaum volle Anerkennung findet.

Interessante Untersuchungen in den USA haben ergeben, dass *Frauen* sich mit Berührungen und einem kurzen Informationsgespräch vor einer Operation beruhigen lassen. Der Blutdruck fällt, ihr Puls wird normal, sie fühlen sich beruhigt. *Männer* hingegen fühlen sich bei dem gleichen Versuch angegriffen und reagieren mit Blutdrucksteigerung, Tachykardie und Verstimmung.

Das bedeutet: Streicheln ist nicht gleich streicheln! Auch bei therapeutischen Gaben von Streicheleinheiten ist auf die Biographie des Einzelnen zu achten.

c) Face to Face

In der Biographie kann man aber auch gelernt haben, dass man oft auf ein lächelndes Gesicht hereingefallen ist. Und so sagt heute ein lächelndes Gesicht: „Vorsicht, der will etwas von mir, ohne dass ich etwas davon zurückbekommen werde!“ Daraus entwickelt sich der starre Blick des Pessimisten.

Pathologische Reaktionsmuster können auch in der Lebenserfahrung des Säuglings liegen, indem jemand mit einer großen Hand „gili-gili“ in den Kinderwagen machte. Ungeheuer groß und bedrohlich erschien dem Kleinkind damals diese Hand – heute ist es die Hand des Betreuers beim „tralala“.

d) Vibration

Im Ersten Weltkrieg war es keine Schande, als Held zu zittern – Zittern wurde belohnt. Viele Buben der damaligen Zeit bekamen erst Zuwendung, wenn sie wie die Soldaten zitterten. Ganz zu schweigen von der Vibration, die fallende Bomben auslösten.

Pathologisch besetzte Grundmuster zur Vibration könnten z. B. durch das Knien (aus Bußegründen) auf Holzscheiten erzeugt werden. Aber auch zu enge Nähe eines „Onkels/Bettgehers" macht die Kommunikation von Angesicht zu Angesicht schwer.

Viele Menschen trauen sich aus biographischen Gründen nicht mehr in die Nähe eines anderen („Holzauge, sei wachsam"). Daher verwenden sie Kommunikationstechniken wie z. B. das Telefonieren. Telefonieren ist ein Entlastungsgespräch ohne Intimität – man kann jederzeit den Hörer auflegen, man ist zu nichts verpflichtet.

e) Signalsprache

Für die heute Betagten sollte die Pflegeperson einen Anzug mit Krawatte tragen. In der Signalsprache der heute 80-Jährigen soll „der Herr wie ein Herr" aussehen.

Schon in früher Kindheit ziehen wir uns aus, wenn wir auf den Topf gehen wollen. Menschen in starker Verwirrung können uns zeigen, dass sie aufs WC wollen, indem sie sich immer ausziehen. Verstehen wir die Signalsprache unseres Patienten nicht, wird er aggressiv; er muss ja annehmen, dass wir ihn nicht verstehen wollen (z. B. *Aphasien)!*

f) Sprachlicher Inhalt

Erst im Anschluss an die nonverbale Kommunikationszeit entwickelt sich der sprachliche Inhalt. So kann die gesamte Basalstimulierung als erste Kommunikationsebene betrachtet werden, die allerdings physiologisch oder pathologisch ablaufen kann.

Urkommunikation, Urvertrauen oder Urmisstrauen sind relativ tiefe Ebenen des kommunikativen Weges. Trotzdem beherrschen wir sie; schließlich wissen wir doch alle, dass man nicht unbedingt reden muss, um einem Menschen mitteilen zu können, dass wir ihn lieben – wir spüren es.

Viele unserer heute Betagten sind wahrscheinlich nicht in einem pädagogisch 100prozentig richtigen Umfeld aufgewachsen, sodass zur Basisstimulierung nach meinem Denkschema auch noch

- die prä- und perinatale Situation,
- die biographisch singuläre Situation und die
- Fehlverhaltenssituation

dazugerechnet werden muss. Einige dieser Grundmuster wurden bereits vorher beschrieben.

Ich bin der Meinung, dass man bei Patienten im tiefen Koma, in der Somnolenz, in der absoluten Verwirrtheit etc. mit basaler Stimulierung nach Ch. Bienstein beginnen sollte. Ist der Klient bereits auf der Ebene einer verbalen Kommunikationsstufe, müsste man mit der biographischen Situation fortsetzen. Das heißt, dass die Stimulierung, die

Vigilanzsteigerung, von der Basalstimulierung über die Differenzialdiagnose zwischen Lebenstrieb und Todestrieb zur Urkommunikation erfolgen sollte.

Fest steht, dass bei schweren Verhaltensstörungen die Störungen der primären Kommunikation wieder zum Tragen kommen und sich die Hauptstörung entweder im Sinne des Destruktionstriebes oder der sogenannten Verwahrlosung zeigt.

Élan-vital-Reize (Triebe)
Jeder Mensch lebt sein Leben nach seiner Biographie aus unterschiedlichen Trieben (höhere, niedere). Verwendet man nun seinen singulären Lebenstrieb als Schlüsselreiz, beginnt er (wenn er noch leben will) aufzuleben.

5. Verwahrlosung

Ein Mensch mit eleganter, moderner Kleidung kann in größerem Dreck stecken als ein anscheinend heruntergekommener Verwahrloster (E. Böhm).

Störungen der Urkommunikation und die daraus resultierende Verwahrlosung

a) Regression und Verwahrlosung als neurotische Grundstörung (M. Balint)

Regression ist nach M. Balint eine sogenannte Grundstörung der Kommunikation. Der Klient erlebt Zuwendung und Begegnung auf ganz eigene Weise. Vor allem aber Rücksichtslosigkeit und Zurückweisung werden eigentümlich verarbeitet und verkraftet. Auch ist es nicht immer so, dass jedes Lob tatsächlich als Lob verarbeitet werden kann. Daher Vorsicht mit positiver Zuwendung bei Menschen, die kein Lob verdienen (ihrer Ansicht nach)!

Der Klient in Regression ist auf der normalen Kommunikationsebene nicht mehr erreichbar.

Balint sieht in der Regression eine Rückwärtsbewegung des seelischen Prozesses auf frühere innerseelische Erlebnisweisen. Er spricht in diesem Zusammenhang von „primärer Liebe“ und einer elementaren Beziehungsstörung, einer missglückten und nie überwundenen Abhängigkeitsbeziehung.

Reaktionen:
1. Ständige Auseinandersetzung mit den anderen, um die Angst vor dem Verlassenwerden zu vermeiden, oder
2. totale Anklammerung an den anderen oder
3. Erklärung, von überhaupt niemandem abhängig zu sein.

Das Erkennen dieser Situation, das Bewusstmachen, kann
- psychisch-vegetative Störungen auslösen,
- zu intensivem somatischem Begehren führen,
- es kann zu einer Fixierung auf die Ich-Urkommunikation kommen sowie
- zu präverbalen Kommunikationsritualen.

Tab. 16: Verwahrlosung: Pflegediagnose – Impulse

Pflegediagnose	**Impulse**
Psychisch-vegetative Störungen Symbolsprache: Der Klient weint. Die Pflegeperson muss entschlüsseln und das Kind befriedigen (Mutterrolle).	Die Pflegeperson hat die Hilfs-Ich-Funktion der Mutter übernommen. Diese muss wieder abgegeben werden – Verselbstständigung! Sicherheit durch körperliche Kommunikation. Achtung: Diese kann zu Unersättlichkeit, einer malignen Regression ohne therapeutische Chance entarten!

Beispiel:

Unser Klient musste während der Bombenangriffe flüchten. Auch heute flüchtet er oft in den Keller und hüllt sich in Decken ein.

b) Regression und Verwahrlosung als Grundstörung im Kontext der Urkommunikation (E. Böhm)

Bisher haben wir die Wunschvorstellung einer basalen Kommunikation und ihrer Sozialisation kennengelernt, nun wollen wir uns mit der Realität unserer Kindheitssituation beschäftigen. Gestatten Sie mir, dass ich an dieser Stelle die ersten Seiten eines Hebammenlehrbuches zitiere, welches mit folgenden Empfehlungen für die neue Mutti beginnt:

„... der kleine Erdenbürger ist da und wird zur Seite gelegt. Könnte er seinen Lebenseintritt und die erste ihm zuteil werdende Behandlung schon selbst schildern, dann würde das wohl so aussehen: Ob ich wohl vom Himmel gefallen bin? Ob ich geträumt habe? Ich kann mich entsinnen, dass die erste Berührung mit den Dingen dieser Welt ziemlich unangenehm war. Man gab mir einen Klaps dorthin, wo ich bislang so schön weich gelegen bin. Und ich räche mich und schreie. Dann werde ich zur Seite gelegt! Und das nennt man Liebe!

Hab dich nicht so, du kleiner Wicht. Uns genügt zunächst, dass du zu diesem Leben erwacht bist! Die erste Sorge gilt der Mutter; erst wenn sie nichts mehr braucht, dann kommst du an die Reihe. Deine Erziehung beginnt mit der ersten Behandlung ‚Du wirst dich fügen lernen'."

Dann erfolgt das Bad – die Nabelbehandlung – die Augenbehandlung – der Säugling wird angezogen.

„... Nun ist das kleine Menschenkind sauber. Zum ersten Male wird es angezogen, in sein Bettchen gelegt und weit weg von der Mutter, die ja auch der größten Ruhe bedarf, gebracht.

Man nimmt es dir doch nicht weg! Du sollst es gerne wieder haben, aber immer erst dann, wenn du stillen musst. In der Zwischenzeit ist es für beide besser, wenn sie sich weder sehen noch hören."

Die nächste Basalstimulierung besteht darin, das Kind weder der Mutter noch sonst einem Verwandten in die Hände zu geben.

„... Es ist eine äußerst unhygienische Angewohnheit, dass der Kleine auf den Arm genommen wird. Dass dabei Krankheitskeime übertragen werden können, kommt ihnen gar nicht in den Sinn. Dass beim häufigen ‚aus dem Bettchen nehmen' Beunruhigung und Wärmeverlust eintreten, wird nicht beachtet!"

Solange ein Neugeborenes im Entbindungsheim gepflegt wird, dürfen es selbst die nächsten Anverwandten nur ganz kurz, möglichst von Weitem sehen und auf gar keinen Fall berühren. Was für die Klinik gilt, sollte auch mit gleicher „Rücksichtslosigkeit", die hier nur „Rücksichtnahme" ist, zu Hause gelten.

Fazit 1: Der Kleine muss sich den Ärger der schwesterlichen Liebe gefallen lassen.

Fazit 2: Präge dem Kleinkind fest ein:
- „Bleib von anderen Kindern fern, sie könnten krank sein, Lues haben!"
- „Lass dich von niemandem anrühren, auch dein Spielzeug nicht!"
- „Setzt ihr euch auf eine Bank und es kommt jemand anderer, geht weiter!"
- „Weicht vor allem Kindern aus, die husten (Tbc)!"
- „Nur keine Tiere, die aus Stoff oder Wolle sind!"

c) Regression und Verwahrlosung als Grundstörung im Kontext der Libidobesetzung (S. Freud)

Kein Wunder, dass das Kind aufgrund solcher Erziehungsfehler nicht weiß, wie, wann und wen es lieben soll. Die Folge ist, dass sich das Kind statt Menschen andere Liebesobjekte auswählt.

Das Kind sammelt statt Menschenbeziehungen Tierbeziehungen.
- Sammeltrieb: Frustriert auch das Tier, wird das Kind als Liebesobjekt Gegenstände wählen.
- Stuhlsammler: Sollte ein Mensch auch durch Gegenstände nicht auf seine emotionale Rechnung kommen, liebt er sich selbst und sammelt seinen eigenen Stuhl.

Tab. 17: Regression und Verwahrlosung als Grundstörung im Kontext der Libidobesetzung (S. Freud): Problem – Impulse

Problem	Impulse
Verwendung von Sprüchen: „Wer hier will nach Ordnung leben, der scheiß' ins Loch und nicht daneben." „Meine Herren und Damen, machen Sie nicht auf den Rahmen, machen Sie in die Mitte, das ist deutsche Sitte." etc.	kneten mit Kitt spielen lassen, weiches Material geben
Klient sammelt Stuhl in Einsiedegläsern	Man kann ihm diese abkaufen. So hat er statt seines Stuhls Geld zu Hause, das ihm Liebe oder Zuwendung ersetzen kann.
Patient redet immer über Scheiße	Sitzbäder, Schlammbäder, vermehrtes Essen (Schokolade, Kakao, Würste geben)

d) Verwahrlosung als Vermummung

Während der Bombenangriffe ging man in den Schutzraum und hüllte sich in Decken ein. Auch auf der Straße lief man – den Kopf in eine Decke gehüllt – umher. Dies könnte man als pränatales biographisches Musterverhalten bezeichnen, erinnert es doch sehr an die pränatale Zeit (in den Uterus zurückkriechen, um Ruhe zu haben).[16]

Impulse:
- Sicherheit geben
- Angst nehmen

e) Perinatale Verwahrlosung (Geburtstrauma)
(einsperren – zurückziehen – verwahrlosen)

Für viele Autoren, wie z. B. Stanislav Grof, aber auch Otto Rank, beginnt der Lebenslauf nicht nach, sondern bereits vor der Geburt oder während des Geburtsvorganges und ist für uns prägend (Transpersonale Psychologie). Otto Rank sprach vom Trauma der Geburt durch die Trennung des Kindes vom Mutterleib. Diese Trennung soll bei vielen Menschen den Wunsch, wieder in den Mutterleib zurückzukehren, wiederentstehen lassen.

- Sehnsucht nach Rückkehr in den Mutterleib,
- mystische Sehnsucht nach ozeanischen Lebensgefühlen,
- Erleben von Hölle und Unterwelt,
- innerseelische Leere

und ähnliche Symptome quälen uns ein Leben lang, weil wir geboren sind.

[16] Erinnert sei an das Beispiel der Patientin, die aus ihrem eigenen Stuhl und mit Papier in ihrer Wohnung ein Iglu baute, in dem sie wohnte und in das sie sich verkroch.

Impulse:

- Trennungsangst nehmen
- Versprechen einhalten
- pünktlich sein

f) Verwahrlosung durch Allmächtigkeitsgefühl

(falsch erlernte Urkommunikation mit positivem Verstärker im Lebenslauf oder angelerntes Allmachtsgefühl des Säuglings im hohen Alter)

Ein Säugling lernt durch seine Mutter, dass er *allmächtig* ist. Dieses Gefühl wird durch die Tatsache erzeugt, dass der Säugling weint und sofort jemand kommt, um ihn zu versorgen – jemand gehorcht. Er führt so eine *Einwegkommunikation* durch. Er schreit und der andere (meist die Mutter) folgt.

Nehmen wir an, dieser Säugling wird größer und hat reiche Eltern, die ihm jeden Wunsch von den Augen ablesen. So bekommt er den *Verstärker*, er sei tatsächlich allmächtig. Besucht er/sie nun zusätzlich eine Mittelschule und spielt mit Straßenkindern, wird sein Gefühl weiter verstärkt. Heiratet er/sie später auch noch einen schwachen Partner, geht der Erfolg des Allmächtigkeitsgefühls weiter. Dieses kann er zusätzlich mit dem Kauf eines Haustieres und so mit der bereits erlernten Einwegkommunikation auch noch selbst verstärken.

Diese Menschen haben es nicht nötig, ihr Kindheits-Ich abzulegen und in ein Erwachsenen-Ich einzutreten. Ein Kind agiert im *Lustprinzip* (Spieltrieb, Basteln) und lehnt daher das *Unlustprinzip* Erwachsenwerden ab.

Impulse:

- Kauf eines Hundes, um dem Klienten die Chance der Einwegkommunikation zu belassen
- Erlernen der Du-Kommunikation
- Psychotherapie (wenn möglich)

g) Verwahrlosung durch biographische Sammelleidenschaft

Jeder sammelt gerne. Schon als Kinder haben wir alles mit uns herumgetragen, was uns wichtig erschien – unsere Puppen, Schultaschen, Glaskugeln. Dies gab uns Sicherheit und Ich-Stärke.

Impulse:

Wenn wir Pflegende keine Zeit für den Klienten haben, dann lassen wir ihn doch wenigstens sammeln, um seiner Ich-Wichtigkeit gerecht zu werden.

Nun, werte Leserin/werter Leser, ich denke, dass ich Ihnen gerade zu den letzten Seiten eine Erklärung schulde, der ich zum Abschluss gerne nachkommen möchte. Zwei Bücher lang haben wir darüber berichtet, dass es *keine Rezepte* gibt. Wie soll dann gerade ein Kapitel über schwere Verhaltensstörungen rezeptartig, ohne Biographie des Klienten, möglich sein?

Es war also wieder reine Absicht, nur Feedback-Ideen in Abstrakt-Form darzustellen. Alle singulären Impulse sind *nur mit den einzelnen Klienten* und *aus ihrer thymopsychischen Biographie*, aber *nicht aus diesem Buch* heraus möglich – sie werden aber hoffentlich *durch dieses Buch* nachvollzieh- und für Sie umsetzbar.

Tab. 18–20: Psychisch-rehabilitative Pflegequalitätserhebung

Wird an der Station symptomspezifisch (nach humanethnologischer Sicht) gepflegt?	**Ja**	**Nein**
Erkennen Sie die Signalsprachen?		
Werden milieutherapeutische Ansätze betrieben?		
Werden Ich-Störungen beachtet?		
Wird aktives Zuhören durchgeführt/beherrscht?		
Wird bei Verwahrlosungsproblematik Bindung/Beziehung als Tauschwert pflegetherapeutisch genutzt?		
Wird versucht, die Psyche zu stabilisieren?		
Findet bei Desorientierung eine Suche nach Begründungen statt? (Warum flüchtet der Klient vor dieser Welt?)		
Findet assoziatives R. O. T. statt?		

Wird an der Station symptomspezifisch (nach humanethnologischer Sicht) gepflegt?	**Ja**	**Nein**
Wird je nach Bedarf vor den Trainings Vigilanzsteigerung bzw. Reizabschirmung betrieben?		
Werden zeitliche, örtliche, persönliche Desorientiertheiten separat therapiert?		
Werden bei stärker abgebauten Klienten Realitätstrainings mit dem Zeitgeist um 1925–1950 gekoppelt?		
Wird bei Angstsymptomatik eruiert, was an Daheim-Gefühl fehlt?		
Wird bei Depressionssymptomatik nach dem Angstauslöser gesucht?		
Werden als Therapiemethode Ratschläge erteilt?		
Werden Anerkennungsfragen eruiert?		
Wird bei Depressionssymptomatik zum Schreiben, Singen aufgefordert?		
Werden Entlastungsgespräche angeboten/beherrscht?		

Wird an der Station symptomspezifisch (nach humanethnologischer Sicht) gepflegt?	**Ja**	**Nein**
Wird die paradoxe Intention therapeutisch genutzt?		
Wird bei Angstsymptomatik gezielt pflegerisch-kommunikativ therapiert?		
Werden Lebenskämpfe und Bedürfnisse nach Wünschen forciert?		

Dieses Buch würde wohl zu lang werden, wenn wir auch noch die pathologischen Biographien und ihre Interpretationen hier anführten. Dennoch möchte ich Sie daran erinnern, dass viele Menschen mit einer psychiatrischen Biographie ins Heim kommen.

Das bedeutet, dass einige Symptome des Alters sich mit einigen Symptomen aus einer anderen Grundkrankheit vermischen können und sich daraus eine noch schwierigere Interpretationsebene (die ein psychiatrisches Grundwissen erfordert) ergibt.

9 Pflegevisite: Interpretation und Impulssetzung

Wir haben nun Interpretationsideen, Interpretationen, Hypothesenbildungen, also die Assoziationsmöglichkeiten von „Verdachtsmomenten", nach folgenden Möglichkeiten eruiert:

- nach Einzelschicksalsfragen: Wie erging es einem Menschen um 1940? (Geschichterln, Storys und Copings)
- nach der Sozialisation eines bestimmten Zeitgeistes
- nach den Erreichbarkeitsstufen 1–7
- nach einem ehemaligen Lebenssinn
- nach dem vielleicht verlorengegangen Daheim-Gefühl
- nach Wertmustern
- nach Typen
- nach Ritualen
- nach Copings

oder nach weiteren Dekompensationsgründen wie:

- Was fehlte dem Menschen in seinem Leben bzw. was führte zur zerebralen Dekompensation?

Die Interpretation der erhobenen Teilbefunde erleichtert uns die Suche nach den Dekompensationsursachen.

Können Sie anhand der erhobenen Befunde einen Seelennahrungsmangel erkennen und substituieren, wie z. B.:

- Was ist anders als früher?
- Woher bezog der Klient seine Ich-Wichtigkeit?
- Was gibt Lebenssinn? = Motiv!
- Was macht das Daheim-Gefühl aus?
- Welche Normen, Werte, Rituale wurden gelebt?
- Welche Normalität wurde gelebt?
- Welcher Typ ist der Mensch?
- Was schafft Probleme wie Angst, Unruhe etc.?
- Wodurch ist es zur Unlustbildung gekommen?
- Was ist pathologisch, was ist biographisch bedingt?
- Grundtyp
- Alltagsnormalität, Normalitätsprinzip (vgl. ATL, AEDL, Henderson, Orlewski-Eyschen)
- Daheimgefühl
- Ich-Wichtigkeit
- Motive

- Was fehlt heute (Ist-Situation) im Gegensatz zu früher (gute alte Zeit)?
- positiv und negativ besetzte Schlüsselreize, Spiegelzellen, Konditionierung (Rizzolatti, Böhm)

Interpretation bedeutet auch, die Frage zu klären, *warum* und *wer* so agiert, wie er agiert.

Warum schleicht jemand nachts umher?
Frau XY schlich nachts umher, sie war bettflüchtig und schrie laut nach einem „Karl".

Weil
Ihr fehlte im Bett der Mann, und zwar nicht direkt der Karl, sondern nur indirekt. Sie war es über viele Jahre gewohnt, dass neben ihr jemand schnarchte. Nun schnarcht niemand neben ihr, daher kann das auch nicht ihr Daheim sein. Sie fühlt sich fremd und flüchtet und sucht.

Warum ist jemand lästig?
Herr XY betrat, sobald wir uns zum Kaffee setzen wollten, immer wieder den Sozialraum und störte uns bei unserer Pause.

Weil
Er will uns mitteilen, dass er an dieser Station unterfordert ist. Er hofft, dass er mit uns in einen Streit gerät, dass wir ihn wenigstens immer wieder vor die Tür stellen. Dadurch ginge es ihm erst gut.

Warum bleibt jemand gerne im Heim?
Frau Havelka war eigentlich für ihre 75 Jahre kerngesund – so gesund möchte ich einmal sein. Trotzdem ließ sie sich nicht entlassen. Kaum rückte der Entlassungstermin näher, „kollabierte" sie und dekompensierte, sodass wir den Aufenthalt wieder um ein paar Tage verlängerten.

Weil
Frau Havelka ist parasympathikoton, sie liebt es, betreut zu werden, liebt es, herumzusitzen und in einem geschlossenen Heim auf den Tod zu warten. Ihre ganze Lebensgeschichte drückt Angst vor dem Leben aus.

Warum ist jemand ein Zappelphilipp?
Frau XY benahm sich im Aufenthaltsraum wie ein Zappelphilipp. Sobald sie den Raum betrat, flog alles durch die Gegend. Sogar sie selbst fiel mit dem Sessel um.

Weil
Frau XY war das jüngste von neun Kindern. Sie lernte aufzufallen, wenn sie sich wie ein Zappelphilipp benahm, und nahm auch in Kauf, hie und da eine Ohrfeige zu bekommen. Denn selbst geschlagen zu werden, war für sie eine Form der Zuwendung und des Auffallens. Heute fällt sie wieder auf – als Kind unter vielen.

Warum zieht sich jemand aus?
Viele Menschen in Heimen ziehen sich aus. Dann kommt die Schwester und zieht sie wieder an und das geht den ganzen Tag so.

Weil
Zieht sich jemand aus, dann will er etwas, das man eben nur ausgezogen machen kann, z. B. auf die Toilette gehen.

Warum will jemand keine Schuhe anhaben?
Herr Navradil zieht sich immer wieder die Schuhe aus. Kaum hat er sie ausgezogen, kommt jemand vom Personal und zieht sie ihm wieder an, sodass eine Art Beschäftigungstherapie für beide entsteht.

Weil
Herr Navradil war sein Leben lang Knecht, er verwendete keine Schuhe, sondern Stiefel, vor allem aber Stiefelfetzen. Nun zeigt er uns, dass er ausgehen möchte, und dazu braucht er keine Schuhe, denn die trug er ja nur als Pantoffel, wenn er zu Hause bleiben wollte.

Warum liegt jemand in einem fremden Bett?
Frau Lucia liegt immer im Bett eines anderen Klienten.

Weil
Früher gab es sogenannte Bettgeher. Für sie ist Daheim, wenn sie neben jemandem liegen kann, ganz egal, ob der Nachbar ein Fremder ist oder nicht.

Warum schließt jemand am WC die Augen?
Frau Maria schloss am WC immer die Augen und dadurch ist es schon vorgekommen, dass einiges danebenging.

Weil
Als Mädchen war sie sehr streng erzogen worden. Aber gerade am WC der Hauptschule hingen in Augenhöhe der Toilette viele ordinäre Bilder, die sie gar nicht sehen wollte. Fazit: Sie schloss ihr Leben lang am WC die Augen und tut dies natürlich auch heute noch.

Warum bleibt jemand nicht im Bett?
Herr Arbeiter hatte strenge Bettruhe verordnet bekommen. Kein Mensch war aber in der Lage, ihn auch tatsächlich im Bett zu halten.

Weil
Man müsste doch immer arbeiten gehen, denn jeder Tag, den man krank war, barg die Gefahr in sich, entlassen zu werden und arbeitslos zu sein.
Folklore: „Wer lange hustet, lebt lang.“

Warum heizt man nicht?
Jemand sitzt in der kalten Wohnung und heizt nicht ein.

Weil
Man möchte sich „verjüngen", denn als wir jung waren, war uns auch allen kalt, und gerade dies war eine „gute alte Zeit".

Warum flüchtet man?
Frau XY flüchtete immer von der Station.

Weil
Sie war als Findelkind aufgewachsen – ihr jetziger Wunsch war es, frei zu sein, nicht eingesperrt den Lebensabend verbringen zu müssen.

Warum hat man viele Tiere in der Wohnung?
Manche Leute haben wir mit mehr als 30 Tauben in ihrer Wohnung angetroffen. Vernichtet man die Tauben, dekompensieren die Klienten.

Weil
Sie sind auf dem Land als Knecht aufgewachsen und ihr einziger Bezug waren Tiere (niemals Menschen) – sie suchen ihr Daheim.

Warum macht eine Frau das Bett nicht?
Viele Klienten weigern sich, im Spital ihr Bett selbst zu machen.

Weil
Es war üblich, mit dem Leitsatz erzogen zu werden: „Eine Frau tut so etwas nicht, wozu habe ich geheiratet." Und schon gar nicht Betten machen, wenn Bedienerinnen (Schwestern) da sind.

Warum zieht jemand nichts Neues an?
Viele Klienten verweigern das Umziehen, das Anziehen von neuen Hosen, Hemden etc.

Weil
Das Anziehen eines neuen Hemdes hat „Sonntag" bedeutet und am Sonntag stiehlt man dem Herrn den Tag.

Warum versteckt jemand alles?
Viele verstecken alles, was sie im Heim bei sich haben, vergessen aber, dass sie vergesslich sind, und finden es nicht mehr. Logische Schlussfolgerung: Es wurde gestohlen.

Weil
Man wurde so erzogen, dass ja früher immer gestohlen und geplündert wurde. Mit einer Änderung ist kaum zu rechnen.

Warum geht man in eine Gruppe?

Weil

Man hat gelernt, in eine Gruppe zu gehen (Pfadfinder, Turnerbund etc.), um zu Hause nicht einheizen zu müssen und so feste Brennstoffe zu sparen.

Warum folgt man einem männlichen Pfleger?

Viele Klientinnen tun für ihren Herrn Pfleger alles. Würde dasselbe eine Schwester verlangen, liefe gar nichts.

Weil

Es war üblich, dem Gatten zu folgen.

Ziel der Interpretation: Das richtige Impulsverfahren

Als Impulse können alle in der Pflege konstruierten Konzepte verwendet werden (basale Stimulation, Snoezelen, Musiktherapie usw. usw.). Sie müssen dabei die Vereinbarkeit oder Unvereinbarkeit mit den derzeit vorherrschenden Interaktionsstufen berücksichtigen.

In der heutigen Situation der Tiefenpsychologie und der Pflegekonzepte sowie Impulsideen gibt es viele Auslegungsverfahren. Welches ist nun das eher Richtige? Was machen wir bei wem und warum? Dabei liegt die Betonung auf dem Wort *eher*. Ich meine damit, dass *alle Maßnahmen richtig oder falsch sein können*. Durch die Pflegediagnose wird aber die Wahrscheinlichkeit, dass wir richtig liegen, stark erhöht.

Bei jedem Interpretationsversuch könnten also einige Denkmöglichkeiten richtig sein und bei der Impulssetzung sollten wir *immer nur einen Denkvorgang oder Impuls verwenden*. Erst nach einer längeren Versuchstrecke können wir in der nächsten Pflegevisite unsere Überlegungen (je Reaktion der Klienten) evaluieren und als gelungen belassen oder in der Interpretation nochmals von vorne beginnen und neue Überlegungen einbringen.

Beim Brainstorming werden wahrscheinlich mehrere Impulsideen zutage kommen. Dies ist nicht schlimm, sondern normal. Falsch wäre es, mehrere Impulse auf einmal einzusetzen, denn es wäre dann unmöglich, herauszufinden, welcher der Impulse wirklich funktioniert. Wenn wir mehrere Impulse auf einmal durchführen würden, wären wir außerdem dort, wo wir in der Pflege immer schon waren: bei einer Zick-Zack-Pflege (alle zwei Stunden etwas anderes).

1. Unterteilung der Impulse je Klientel

Impulse können im Sinne der klassischen Pflege oder auch im Sinne meines Modells als psychobiographisch angesehen werden. Demnach können je nach wissenschaftlicher Grundlage

- gerontologische,
- interventionsgerontologische,
- geriatrische und
- psychogeriatrische

Impulse unterschieden werden.

Die klassischen Impulse sind vorwiegend für gerontologische Klienten gedacht. Die meisten Impulse sind für den Heimbereich, also für psychisch gesunde Klienten geschaffen worden.

Vorwiegend durch M. Riedl und M. L. Jerabek (1997) wurde aber auch ein gerontologischer sowie ein geriatrischer Ast meines Modells um- und eingesetzt, sodass die biographischen Impulse mit den interventionsgerontologischen ergänzt werden können.

Der Begriff „Intervention" in seiner allgemeinsten Definition beschreibt jeden programmatischen Versuch, etwas oder jemanden zu verändern. Somit ist dieser Begriff ein sehr weitgesteckter (im Ziel und in der Strategie) und viele Autoren haben ihn anders besetzt. So verstehen darunter U. Lehr und H. Thomae (1979) eher eine Krisenintervention, S. A. Lakoff (1976) hingegen mehr eine soziale Intervention, M. M. Baltes (1987) den Erhalt des Status quo und E. Böhm (1985, 1989) Re-Aktivierung und Pflegediagnose.

Praktische Probleme der Intervention beziehen sich auf die Qualität der Durchführung, die Auswahl der Strategien und Instrumente und vor allem auf die Qualität des Personals. Obwohl in unserer Gesellschaft z. B. für die Qualität des Personals zur Durchführung von Interventionen mit Kindern (Kindergärtner, Lehrer, Psychotherapeuten etc.) in der Regel strenge Maßstäbe angelegt werden, hat sich ein ähnliches Problembewusstsein in Bezug auf das Interventionspersonal bei alten Menschen bislang noch nicht entwickelt!

Einige Autoren haben jedoch eine Mischung von interventionsgerontologischen Impulsen mit meinem Modell gutgeheißen:

M. M. Baltes (1990): „Innerhalb der Psychiatriereform haben die neuen Berufsgruppen zum Teil leitende Funktionen übernommen und gegenüber den Ärzten relative Autonomie gewonnen. ‚Verlierer' dieser Verschiebungen ist in der Regel das weniger qualifizierte und ‚konservative' Pflegepersonal. Innovationen aus dem Pflegebereich, verbunden mit der Herausbildung eigenständiger Handlungsfelder, sind bisher Ausnahmen geblieben (hinzuweisen ist hier auf das international beachtete Modell der Übergangspflege von BÖHM)." (Baltes: Intervention und die Rolle des Pflegepersonals. In: „Psychiatriereform und Sozialwissenschaften")

Rudolf Förster (1990): „Ich persönlich bin davon überzeugt, dass Böhms Erfolg im Sinne der Humanisierung sozialpsychiatrischer Altenhilfe (Interventionsgeriatrie) ganz wesentlich darauf zurückzuführen ist, dass er und seine Mitarbeiter ihr Tätigkeitsfeld mit ethnomethodologischem Akzent aktionsforschend bearbeitet haben, wenn vielleicht auch in den einschlägigen Publikationen davon nicht als solche die Rede ist."

K. Purzner (in E. Böhm, 1991): „Aufgrund dieser doch zahlreichen Bestätigungen unserer Arbeit würde ich den Begriff Impulse mit dem Begriff Intervention in unserer Pflegediagnose gleichsetzen, denn auch wir wollen mit den Interventionen/Impulsen eine Änderung oder zumindest Aufrechterhaltung des Status quo."

2. Weitere Methoden

Je nach Literatur findet man für gerontologische Klienten verschiedene Impulsstrategien. Unabhängig von unserer empirischen Pflegeforschung gibt es eine Reihe von Arbeiten, die sich mit Interventionen in der Gerontologie auseinandersetzen. Einige davon sollen in einem Fachbuch zum weiterführenden Studium nicht fehlen.

M. M. Baltes unterteilt in ihrem Buch „Brennpunkt Gerontopsychiatrie" (1990) die Literatur in folgende Möglichkeiten der Intervention:

Verhaltensorientierte Interventionstechniken:

- *Studien im statistischen Bereich*

1977, 1979 Mosher-Ashley
1980 Sturgis
1986–87 Bootzin/Engle/Friedmann
1987 Burgio/Engel
1987 Hussian
1987 Patterson

- *Studien im Bereich der ATL*

1974 Geiger/Johnson, selbstständiges Baden
1974 Simpson/Hoyer, Sprechen und Gehen
1975 Baltes/Lascimb, Abbau von Schreien
1976 Baltes/Zerbe, selbstständiges Essen
1978 Rinke/Williams, selbstständiges Ankleiden

Milieutherapie
stimulieren, aktivieren, therapeutische Gemeinschaft
1973 Barns/Sack, Tageskliniken und Milieutherapie
1975 Hoyer
1975 MacDonald
1976 Mishara
1978 Mueller
1988 Calkins
Die meisten Studien wurden ohne Erfolgskontrolle durchgeführt.

Realitätsorientierung

1968 Folsom
1974 Barnes
1981 Hussian, R. O. T. mit Umweltstimuli
1981 Zepelin
1982 Holden/Woods

Kognitiv orientierte Rehabilitationsstrategien

Gesprächspsychotherapie und tiefenpsychologisch orientierte Therapieansätze

- *Tiefenpsychologische Ansätze*

1984 Radebold
1986 Brauer/Gutman
1986 Newton

- *Life-Review-Technik*

1974 Butler/Lewis
1977 Lewis/Butler

Detaillierte Lebensgeschichte des Patienten unter psychodynamischen Gesichtspunkten, erhoben mit dem Ziel, frühere, zumeist neurotische Konflikte aufzuarbeiten.

Unterschied zu E. Böhm: Wir gehen in der Life-Review-Technik von der Auffassung aus, dass es sich bei den meisten Symptomen nicht um neurotische Einengungen, sondern um ein banales Prägungsphänomen aus der Sozialisation handelt.

Gesprächspsychotherapie

1972, 1973 Rogers (keine Wirksamkeitsstudien vorhanden)
1987 Kanowski

Erhöhung des Kontrollbewusstseins

1978 Langer/Rodin, Pflichtbewusstsein wiedergeben etc.
1986 Baltes/Baltes, Lernen des freien Entscheidens etc.

Singuläre Impulse ergeben sich aus einer pflegewissenschaftlichen Assoziationskette.

Wir Pflegende sehen ein bestimmtes, meist störendes Verhalten, wir sehen aber auch ein für den Patienten begründetes, normales Handeln. Wir assoziieren das Warum und setzen Impulse:

1. Erhöhung der Toleranzgrenze
2. gezielte Impulse

Tab. 21: Sichtweise, Dokumentation und Planung von Impulssetzungen

Die Sichtweise ergibt sich aus dem Lebensbaum und nicht nach psychiatrischen oder somatischen ärztlichen Diagnosen. Sie entspricht der Lebenskampfideologie, der Reversibilitätstheorie und der Engagementtheorie und ist rehabilitativ. Sie entspricht einer Gebrauchsethik (jeder haftet für sich selbst ohne Über-Ich-Bremse als „Notbehelf“). Es gibt dabei keine Nahzielbenennung, da es um die Beseitigung des Problems gehen muss.	Die Dokumentation und Planung wird im Sinne einer Subsummation zu HENDERSON oder anderen Modellen betrieben: 1. Bestimmung der Selbstpflegedefizite: Sind diese somatisch oder psychisch? 2. Planung findet obligatorisch bei der Pflegevisite statt. 3. Erfolg der Impulse wird über den Interaktionsparameter 1–7 (einmal wöchentlich) evaluiert. 4. Die Handlings nach HENDERSON passieren „aktiv“, nicht passiv.

Tab. 22: Beispiel: Problem – Diagnose – Impuls

Problem	Diagnose	Impuls
Patient schlägt andere	Oft waren die Brüder größer als er, er musste sich wehren. Versucht, sich mit dem Schlagen anderer durchzusetzen.	ausleben lassen, auslaufen lassen Bezugsschwester als Mutterersatz, bei der er sich ausweinen kann

Noch vor einer allgemeinen Abhandlung über Impulse möchte ich erklären, warum ich eigentlich das Wort „Impulse“ verwende:

Wie Sie aus der Literatur wissen, wird üblicherweise das Wort „Pflegemaßnahme“ verwendet. Nun ist eine Maßnahme ein auf der alten Irreversibilitätstheorie aufgebauter Terminus. Ethisch betrachtet, bedeutet er in der Pflege, dass wir etwas Gutes tun sollten, und er ist daher für die Erfüllung der ATL ideal auslegbar.

Mein Modell begründet sich aber auf der Reversibilitätstheorie und der thymopsychischen Biographie. Es ist somit ein rehabilitatives Konzept, sodass sich Pflege als „etwas Gutes bewirken“ darstellt. Durch Impulse aus der Biographie soll der Klient selbst wieder tätig werden – wir haben die Reize allerdings zu installieren.

Reaktivierende Impulse – symptomspezifische Impulse

Je Menschentyp gibt es Plus- oder Minus-Impulse:

- Bei Minus-Symptomatik wird versucht, vigilanzsteigernde, die Substantia reticularis (RET)erregende Impulse aus der Biographie zu erzeugen.

- Bei Plus-Symptomatik hingegen soll versucht werden, auf dem Daheim-Gefühl, auf dem Normalitätsprinzip beruhende, beruhigende, Sicherheit gebende Impulse zu vermitteln.

Die *Impulssinnhaftigkeit* richtet sich nach dem derzeitigen Interaktionsstand des Klienten: Interaktionsstand 3 ergibt Impulse aus 3 usw.

Die *Impulstiefe* richtet sich nach dem gangbarsten und womöglich maximalen Aktivierungspotenzial. Menschen, die nie aktiv waren, die sich nie sehr bewegt haben, kann man auch im Alter nicht zum Sportler des Jahres umkonditionieren. (Man kann eben aus einem Bach keinen Strom machen.)

Sympathikotone Menschen haben ein sehr hohes Aktivierungspotenzial und werden daher in jedem Heim unterfordert, *parasympathikotone* hingegen fast immer und in jeder Situation überfordert werden.

Fest steht aber, dass auch ein sympathikotoner Typ eines Tages den Rückzug antreten und damit in den Todestrieb geraten kann. So leiden Menschen, die ein Leben lang „lebendig“ waren, bei einer Beeinträchtigung ihres Bewegungsapparates mehr als Leute, die sich nie bewegt und beispielsweise nur klassische Musik gehört haben.

Daher muss es (im Sinne einer Gesundenpflege) in erster Linie darum gehen, präventiv tätig zu werden und eine Regression erst gar nicht aufkommen zu lassen.

Allgemeines zur Minus-Symptomatik

Beim Rückzug eines Menschen geht es darum, seine Apathie zu bekämpfen.

Unter Apathie versteht man den Verlust der Fähigkeit, sich zu freuen. Es gibt keine Lebensfreude, keine Genussfähigkeit, kein Gelingen, kein Wohlbefinden und keine Suchtfähigkeit.

Als Pflegender muss man verstehen, dass das Leben im Heim im Gegensatz zur „freien Wildbahn“ immer langweilig, eintönig, ja lebensbedrohlich sein kann. Es werden bei einer Minus-Symptomatik also vorwiegend vigilanzsteigernde, reizanflutende (RET-anregende) Impulse das Mittel der Wahl sein.

Impulse: Stimulans – Vigilanz – Reizanflutung

In der Wissenschaft herrschte lange Zeit die Auffassung, dass zur Erzeugung von Gefühlen kein besonderes Organ im Zentralnervensystem nötig ist und dass Emotionen allein schon durch die bloße Wahrnehmung oder durch körperliche Veränderungen zustande kommen (Schlüsselreize). Die Pathophysiologie konnte man sich nicht erklären.

Heute vertritt man die Meinung, dass der Mandelkern (Nucleus amygdalae) – jener Kern also, der in das limbische System eingebunden ist – mit der Bildung von Gefühlen und Erinnerungsspuren sowie der Regulation von vegetativen Funktionen befasst ist.

Die Zerstörung des Mandelkerns oder seine pathologische Veränderung führt zur sogenannten „psychischen Blindheit", also zu einem Zustandsbild, das sich durch teilnahmslose Ignoranz äußert. Die Reizung des Mandelkerns hingegen führt zu emotionalen Reaktionen, die sich vorwiegend in Furcht oder Verärgerung äußern. In der Praxis bedeutet dies, dass Reize über die Urkommunikation (unter Ausschaltung des Großhirns) vorwiegend Situationen wie gefährlich oder ungefährlich erkennen und emotional eine Beantwortung zulassen.

Impulse

Das würde heißen, dass auf bestimmte äußere Reize bereits eine emotionale Reaktion erfolgen kann, noch bevor der Verstand einsetzt – ja, dass sogar verschiedene Typen von Betreuern von Haus aus Angst und die entsprechende Reaktion darauf allein schon durch ihre Anwesenheit erzeugen können bzw. umgekehrt. Das heißt aber auch, dass man Klienten praktisch in Umgehung des Großhirns pflegen kann. Sie führen nach einem Reiz, nach einer Reizanflutung die ihnen bekannte Reaktion auf der Gefühlsebene durch. Sie werden dadurch aufweckbar und sterben nicht einen sozialen Tod in der Institution.

Selbst wenn man psychisch noch wohlauf ist und aus somatischen Gründen in einem Altersheim mit z. B. Verwirrten lebt, kann man dies als Reiz betrachten. Ich meine damit psychisch gesunde Klienten, die sich über den „geisteskranken Nachbarn" beschweren. Sie ärgern sich wenigstens darüber, und dies führt somit im Sinne der Vigilanzsteigerung zur Eigenpflege (Selbsthilfe durch Antriebssteigerung über einen dummen Nachbarn). So gesehen ist die Trennung zwischen Gesunden und Kranken pathologisch.

Ich fühle, also bin ich! Der Sinn des Lebens ist das Leben selbst, und leben heißt fühlen. Alles Erleben (wenn man noch etwas erlebt) ist von Gefühl begleitet. Der Mensch ist andauernd auf Reizsuche, denn Reize aus dem Milieu sind lebensnotwendig. Das Leben ist aus Wechselwirkungen entstanden und wird durch Wechselwirkungen aufrechterhalten.

Folklore: Ich gebe dir gleich kalt-warm!

Der gesamte Lebenslauf ist eine durchgehende Kette von Gefühlen, Reizen, Empfindungen. Wird diese Kette unterbrochen (Heimaufnahme, Unterforderung), sind wir auf dem besten Weg, in den Todestrieb zu verfallen.

Folklore: Gefühl ist alles – Name ist Schall und Rauch. (GOETHE)

Vigilanz

Unter Vigilanz versteht man also den Zustand der Massenaktivität, der die Verfügbarkeit und den Organisationsgrad menschlichen adaptiven Verhaltens bestimmt. Anders ausgedrückt, ist Vigilanz als zentraler Vorgang zu verstehen, zu dem Wachheit, die Fähigkeit zur Informationsaufnahme, Wachsamkeit und Aufrechterhaltung einer Aktivität gehören.

Vigilanzsteigerung: Die Zunahme der inneren Antriebsenergien („Power") führt zu einer Beschleunigung der motorischen Aktivität, einer Abnahme der Reaktionszeit und zur Besserung der subjektiven Befindlichkeit. Sie ist somit als Training für biologisch Abgebaute sowie auch als Therapie für pathologisch Abgebaute gedacht.

Die Vigilanzsteigerung ist – so wie alles in diesem Buch Beschriebene – abhängig vom jeweiligen emotionalen Erreichbarkeitsgrad. Das heißt, dass hier keine besonderen Rezepte gegeben werden können, sondern einige Ideen vorgestellt werden sollen, die in der Praxis hervorragend funktionieren.

Auf jeden Fall kann man den Mandelkern über unsere fünf (sechs) Sinne oder mittels biographischem Material oder aber auch organisch (wie z. B. durch Kopfgymnastik) oder mittels der Urkommunikation erreichen.

Es werden bei einer Minus-Symptomatik also vorwiegend vigilanzsteigernde, reizanflutende (RET-anregende) Impulse Mittel der Wahl sein.

Sören Kierkegaard schrieb in seinem Hauptwerk „Entweder – Oder" die folgenden Überlegungen nieder: *„Die Götter langweilten sich, darum schufen sie die Menschen. Adam langweilte sich, darum schuf man Eva. Von diesem Augenblick an kam die Langeweile in die Welt und wuchs an Größe in genauer Entsprechung zum Wachstum der Menge des Volkes.*

Adam langweilte sich allein, alsdann langweilten sich Adam und Eva im Verein, alsdann langweilten sich Kain und Abel und die Familie, alsdann nahm die Menge des Volkes in der Welt zu und langweilte sich in der Masse. Um sich zu zerstreuen, kamen sie auf die Idee, einen Turm zu bauen – so hoch, dass er emporragte in den Himmel."

Langeweile ist eine Frage des Typs Mensch, der ich bin. Diejenigen, die sich selbst nicht langweilen, langweilen gewöhnlich andere; jene hingegen, die sich selbst langweilen, unterhalten andere nicht.

Impulse

Aufwecken, aufwecken, aufwecken!
Äußern Sie Ihre Meinung – dann streitet man wenigstens! Stimmen Sie keiner Äußerung zu – dann leben sie!
Machen Sie nichts Vorhersehbares – man lebt!
Erzählen Sie nie Details, lassen Sie die Leute raten – dann leben sie auf!
Suchen Sie Augenkontakt – man lebt auf!
Verärgern Sie die Leute – sie leben auf!

Wenn wir all das nicht mehr tun, sind wir alt. Und wenn wir älter werden, vielleicht sogar dementer, haben wir mehrere Möglichkeiten, zu sterben: Wir sterben – wie bereits erwähnt – entweder den physischen oder den sozialen Tod, wobei der soziale Tod der weitaus schrecklichere ist.

(Übrigens: Je früher man berühmt geworden ist, seinen Höhepunkt erreicht oder sein Haus gebaut hat, desto früher ist man tot. Viele der heute Jungen haben mit 30 Jahren schon gelebt.)

Solange man nur biologisch abgebaut ist, wird man sich selbst noch gegen diesen sozialen Tod wehren oder besser gesagt, überwehren. Man wird überkompensieren, nicht aufhören können, sich beim Sport lächerlich machen, der Jugend nachlaufen und sich auffällig kleiden. Aber man kann durch diese Ersatzhandlungen wenigstens noch leben.

Viel schwerer trifft es die Dementen, denen keine Ersatzhandlungen mehr einfallen, nurmehr jene aus der Kindheit. Diese Menschen müssen wir Pflegenden wieder an ihre eigenen Ersatzhandlungen und Copings erinnern und sie wiederbeleben – Reanimation der Seele.

Wenn uns spezifische Copings und Impulse von Betagten nicht einfallen, kann es passieren, dass wir bei den lästigen Betagten Bestrafungs- und Belohnungsimpulse (als Zeichen der Überforderung des Personals) setzen. Natürlich sind auch das Impulse, aber nicht die, die ich meine. Das sind eher intuitive als solche, bei denen wir nicht wissen, was wir eigentlich tun.

Das Schlüsselwort meiner Pflegeleitlinie und aller damit verbundenen Bemühungen in der Krankenpflege soll ein patientenbezogener Realismus sein. Es ist allzu leicht, Problemfelder zu benennen und danach vage Absichtserklärungen zur jeweiligen Lösung abzugeben. Aber je unpräziser das Ziel angegeben ist, desto wahrscheinlicher ist, dass es nicht erreicht wird.

Daher bin ich für klare, eindeutige Problemstellungen und noch mehr klare und eindeutige Impulse. Wobei das in unserem Fall recht einfach ist: Ziel kann es nur sein, das Problem, mit dem der Patient zur Tür hereingekommen ist, wegzutherapieren. Wir können nicht so tun, als wären wir für ganz Europa und alle Grenzfelder zuständig, nur weil wir es nicht schaffen, das eigentliche Problem in den Griff zu bekommen.

Pflegeimpulse sind – ganz einfach ausgedrückt – das „nach einer Erhebung zu tun Angemessene". Das zu tun Angemessene kann, wie wir schon festgestellt haben, entweder aus der singulären Biographie „heraus-gesehen" werden oder aber auch (für gerontologische Klienten) aus einer kausalen Literatur „heraus-gelesen" werden.

Da es dazu eine ungeheure Fülle von Autoren und Meinungen gibt, habe ich mich entschlossen, für meine Kollegenschaft die Literatur zu lesen, zu sichten und praxisrelevante gangbare Wege, die sich auf diese Quellen berufen, hier anzuführen:

Impulssetzung umfasst somit die gesamte Streubreite der Interventionsgerontologie (U. LEHR, 1977), im besten Fall mit einer (und das erscheint mir wichtig) vorangegangenen pflegediagnostischen Interpretation und Abklärung im Pflegeteam. Die aus der Literatur und aus der Praxis der Biographie stammenden Vorschläge sollen Maßnahmen darstellen, die zur Herbeiführung eines größeren psycho-physischen Wohlbefindens führen.

Impulssetzung heißt auch, den Klienten seiner Copings nicht zu berauben, sondern ihm diese ganz im Gegenteil wiederzugeben – auch dann, wenn uns heute verschiedene Copings als Problem erscheinen, weil sie nicht mehr in die Zeit passen.

Impulssetzung heißt aber auch, nicht pädagogisch wirksam zu werden. Wir sollen und können unseren 85-jährigen Klienten weder die Mutterstube wiedergeben noch tatsächliche Verhaltensstörungen umprägen. Jede Impulssetzung hat Grenzen – Grenzen, die uns der Patient oder besser gesagt seine Erreichbarkeitsstufe selbst auferlegt (nicht überfordern, nicht unterfordern). Impulse sind meistens eine Mischung aus verschiedenen Gesprächstherapieformen und Erkenntnissen der modernen Geriatrie/Gerontologie.

Impulssetzung heißt aber vor allem, dem Geschehen voraus zu sein und nicht dem Geschehen hinterherzulaufen. So sagt K. ÖSTERREICHER: „Das Dilemma des praktizierenden Mediziners dokumentiert sich schon an dem Tatbestand, dass er immer erst auf den Plan tritt, wenn schon etwas passiert ist." Der Arzt kommt also immer erst „danach" und sieht sich mit der schon vorhandenen Krise oder dem schon vorhandenen Notfall konfrontiert.

Allgemeines zur Plus-Symptomatik

Menschen, die ein Leben lang sympathikoton waren, agieren auch im Alter häufig mit einer überaktiven Lebenslage – sie erscheinen in einer Art Plus-Symptomatik. Sie sind überagil bis hypomanisch, psychomotorisch unruhig, suchend, agitiert, sie äußern ihren Rückzug in Aggression (meist im Sinne einer verbalen Fremdaggression) und beunruhigen uns Pflegende durch ihr unkultiviertes, störrisches (an die Trotzphase eines Kindes erinnerndes) Verhalten.

Impuls: Reizabschirmung

Vergessen darf man natürlich nicht, dass einige unserer Klienten nicht unter-, sondern überstimuliert sind. Ich denke dabei vorwiegend an Klienten in hypomanischen Phasen oder an eine echte Verwirrtheit (versteht die Welt nicht mehr). Bei diesen Klienten hat natürlich keine Reizanflutung, sondern eine Reizabschirmung zu erfolgen. Mit anderen Worten, wir schicken die Seele auf Urlaub, in eine frühere Zeit, geben weniger Reize, schirmen die Klienten ab und begeben uns auf die jeweilige Höhe ihres Abbaus, um eine Beruhigung eintreten zu lassen. Erst wenn eine Beruhigung erfolgt ist, können wir trainieren. Es hat wenig Sinn, ein bereits überfordertes Gehirn noch weiter zu fordern.

Ruhe im Sinne der Urkommunikation, im Sinne von Ruhigstellung durch Altbekanntes und nicht durch Neuroleptika ist bei diesen Zuständen indiziert.

Diffuse Impulse

Das sind jene Pflegemaßnahmen, die auf eine bestimmte Zeitgeistsituation abzielen und damit eine Verbesserung der psychogenen Faktoren für mehrere Patienten ermöglichen, z. B. Beschriftungen, Mitteilungen in Kurrentschrift (Sütterlin-Schrift).

Darüber werden sich einige Klienten freuen, einige werden die Schrift erkennen und sich erinnern. Manchen jedoch wird dies egal sein, da sie eine andere Interaktionshöhe haben.

Verwendet man hingegen zur Information nur mit Computer gedruckte Texte, ist die Möglichkeit, eine Regression auszulösen, sehr groß.

Sprechen Sie also mit Ihrem Klienten in der ihm bekannten Milieusprache – dies wird ihn an sein Milieu erinnern und ihm Sicherheit geben.

Singuläre Impulse

Dies sind jene Impulse, die erst im Anschluss an eine Biographieerhebung und Thesenbildung (Interpretation) einsetzbar sind.

10 Wissenschaftliche Evaluation

Dr. Claudia Zemlin

Der Erfolg oder Misserfolg bei der Umsetzung des Psychobiographischen Pflegemodells wird anhand der Parameter und der neuerlichen Beobachtung des psychischen Gesamtzustandes unserer Klienten evaluiert.

Eine Evaluierung mit den richtigen Modellen und Instrumenten bietet die Möglichkeit, Stärken zu entwickeln und diese sich selber vor Augen zu führen.

Ist das der richtige Weg? Bin ich auf der richtigen Spur? Wer sagt mir, ob ich richtig liege, wenn ich alte Menschen mit einer demenziellen Erkrankung durch einen Lebensabschnitt begleite, der häufig emotional verunsichert, ängstigt und die Betroffenen verzweifeln lässt? Unbekanntes, unberechenbares Terrain für beide Beteiligten, den alten Menschen und den Begleiter. Eine Tatsache, die eben auch dazu führt, dass nicht nur die alten Menschen mit Demenz emotional dekompensieren, sondern auch die Pflegenden, die Betreuenden.

Sind die Gründe für die emotionale Dekompensation bei den alten Menschen oft die geringe Frustrationstoleranz oder „Dünnhäutigkeit" aufgrund von kognitiven Veränderungen, wie Orientierungslosigkeit oder Gedächtniseinbußen, so werden die Begleiter emotional instabil, weil sie häufig keine Handlungsideen haben, die die Leidenssituationen der demenziell Betroffenen positiv beeinflussen können.

Das Psychobiographische Pflegemodell ist für mich ein potenzieller Weg, um aus diesem Dilemma herauszukommen! Dabei hat mich das Modell eigentlich anfangs durch zwei Aspekte beeindruckt: Erstens, ein umfangreicher, komplexer biographischer Datenpool (sofern interessierte Informationssammler im Pflegeumfeld vorhanden sind, sprich: „Geschichtsfühligkeit", siehe Böhm, 2013) wird systematisch geordnet. Diese Struktur gefiel mir als Naturwissenschaftler, sie gab mir Sicherheit beim weiteren Vorgehen. Zweitens, der Interaktionsbogen und auch der Gefühlsparameter waren im wahrsten Sinne des Wortes „Maßstäbe", die mir zeigten, wo der Mensch in seiner Leidenssituation steht und wo ich mit Überlegungen ansetzen kann, um Impulse zu entwickeln, die möglicherweise hilfreich sind und die mir anzeigen konnten, ob die Impulse die gewünschte Wirkung hatten. So ein Zusammenwirken, so eine Manier von Biographie, Handlungsdirektive und Evaluation gab es in der Pflege noch nicht.

Sicher kann man an der einen oder anderen Stelle über den Aufbau oder die verwendeten Begrifflichkeiten in den Parametern diskutieren, was auch nicht nur einmal in den Lehrerseminaren geschah. Tatsache ist aber, dass es sich für die Mitarbeiter in den Einrichtungen, die nach diesem Modell arbeiten, um hilfreiche Instrumente handelt, um für sich ihre Erfolge mit Impulsen zu objektivieren. Das ist besonders wichtig, wenn man sich die manchmal sehr individuellen, sehr eigenartigen Impulse anschaut, die zum Einsatz kommen, um emotionale Stabilität in ganz klar definierten Krisensituationen zu erhalten oder emotional reaktivierend zu wirken. Außenstehende, also auch Fachkräfte, die nicht mit dem Psychobiographischen Pflegemodell vertraut sind, sind oft über die Impulswahl erstaunt und trauen ihnen, weil sie „abwegig“ erscheinen, keine Wirksamkeit zu. Nicht selten sind es entsprechende Diskussionen, auch in Überprüfungssituationen, die dann die Mitarbeiter mit Hilfe der Parameter für sich bestreiten können! Diese Erfolge geben den Pflegenden und Begleitenden Vertrauen in die eigene Fachlichkeit.

Emotionales Leiden verhindern, emotionale Stabilität durch reaktivierende Pflege ermöglichen auf der Basis der Biographie – das bedeutet Lebensqualität für Menschen mit Demenz aus der personzentrierten Sicht, wie sie auch Tom Kitwood vertrat.

Beide, Kitwood und Böhm, sind mit ihren Ansätzen auf die Person mit ihren psychischen Bedürfnissen, dem Wohlergehen fokussiert. Beide Ansätze enthalten Instrumente, um die Lebensqualität zu messen. Die Erfahrung zeigt, dass sich beide Ansätze bei der Verbesserung der Arbeitsqualität der Mitarbeiter, der Kontaktqualität der Mitarbeiter zum Menschen mit Demenz und der Lebensqualität der betroffenen alten Menschen unterstützen bzw. ergänzen können.

Neben den von Böhm entwickelten Parametern ist das auf Kitwoods Ansatz beruhende DCM-Verfahren (DCM steht für Dementia Care Mapping) eine zusätzliche Möglichkeit, die Pflege demenziell Erkrankter abzubilden, sich den Pflegeprozess im Detail anzuschauen und Vorschläge zur Verbesserung der Pflege mit den pflegenden und betreuenden Mitarbeitern zu erarbeiten. Bei der Beobachtung durch geschulte Mitarbeiter wird beim DCM über mehrere Stunden das Verhalten von Menschen mit Demenz und deren Wohlbefinden im öffentlichen Raum systematisch ermittelt und zahlenmäßig dargestellt. Daneben werden Kontaktqualitäten von Mitarbeitern hin zum Betreuenden dokumentiert. Hier werden sogenannte personale Aufwerter und personale Detraktionen unterschieden. Personale Aufwerter sind Verhaltensweisen, die Mitarbeiter gegenüber den Menschen mit Demenz zeigen, die ihn würdigen und unterstützen, vorhandene Fähigkeiten fördern und deeskalierend wirken. Personale Detraktionen dagegen sind Verhaltensweisen durch das begleitende Team, die das Personsein und Wohlbefinden der Menschen mit Demenz aushöhlen, untergraben. Durch ein Feedback vom DCM-Anwender können den Mitarbeitern die Ergebnisse ihrer Arbeit zahlenmäßig aufgezeigt werden. Dabei werden die Erfolge und die Aspekte, die Veränderungen brauchen, genau diskutiert. Bei Veränderungsbedarf werden Handlungspläne und Maßnahmenpläne erstellt und deren Wirksamkeit bei einer erneuten Evaluation geprüft. So kann die personzentrierte Arbeit entwickelt werden.

Böhms Parameter und Kitwoods DCM-Verfahren sind sehr wichtig bei der Implementierung des personzentrierten Gedankens, der personzentrierten Haltung in die Altenpflege!

Was verbindet beide Ansätze:

- die Philosophie des personzentrierten Ansatzes in der Pflege als Ausgangspunkt,
- der unbeugsame Einsatz für die psychischen Bedürfnisse der Menschen mit Demenz,
- das Ziel, das Personsein zu erhalten und das Lebendigsein der Seele zu fördern,
- die grundlegende Annahme, dass von Menschen mit Demenz erlebtes Unwohlsein größtenteils durch die sie umgebenden negativen Haltungen und Pflegepraktiken verursacht wird,
- dass trotz der von Menschen mit Demenz erfahrenen Verluste die Fähigkeit zum Genießen des Lebens geblieben ist.

Wo ergänzen sich beide Ansätze?

- DCM ist eine Methode, die Prozesse der Qualitätsentwicklung in Gang bringen soll und diese eher in größeren Abständen evaluiert.
- Ein *externer* Beobachter sieht oft Dinge, die den Mitarbeitern nicht mehr auffallen.
- Das Mitarbeiterverhalten wird hier stark fokussiert, das heißt, ob es das Personsein unterstützt oder untergräbt.
- DCM wurde ausschließlich für die Anwendung in (teil-)stationären Einrichtungen für Menschen mit *Demenz* entwickelt.
- Das Böhm-Modell kann auch für andere gerontopsychiatrische Krankheitsbilder eingesetzt werden.
- DCM bildet den Pflegeprozess nur in *öffentlichen* Räumen ab. Dies ist ein Blickwinkel, der helfen kann, die Alltagsnormalität besser zu entwickeln.
- Das Mapping wird *nicht* in Schlaf- oder Badezimmern durchgeführt. Dieser Bereich ist aber für Klienten von großer Wichtigkeit und wird daher mit dem Ansatz von Böhm berücksichtigt und evaluiert.
- Das Böhm-Modell kann als „Lupe“ betrachtet werden, die den Mitarbeitern hilft, konkrete, individuell zugeschnittene Angebote zu finden, um das Personsein fördernde Verhaltenskategorien zu ermöglichen, sogenannte singuläre Impulse.
- Beim Böhm-Modell sind *alle* (mindestens 80 %) Mitarbeiter aktiv mit in den Evaluationsprozess (Interaktionsbogen) einbezogen, also entsprechend geschult.
- DCM kann in allen Wohnformen zum Einsatz kommen – auch dort, wo nicht nach Böhm gearbeitet wird – und ggf. entsprechende Projekte initiieren.

Nach mehr als zehn Jahren Erfahrungen mit beiden Modellen kann man feststellen:

- Die Ergebnisse mit dem DCM-Verfahren auf den sogenannten Böhm-Bereichen waren und sind durchgehend gut, obwohl gerade in diesen Wohnbereichen Klienten begleitet werden, die vermehrt Verhaltensweisen wie lautes Rufen und verstärktes Umherwandern zeigen und die Mitarbeiter besonders dabei herausfordern, nach ganz individuell zugeschnittenen Impulsen zu suchen.
- Aufgrund der Anwendung des Normalitätsprinzips werden jetzt deutlich häufiger Verhaltenskategorien beobachtet, die das Personsein fördern.

- Personale Detraktionen werden seltener beobachtet, dafür konnten erheblich mehr Personale Aufwerter verzeichnet werden.
- Die Böhm-Projekte wurden und werden auch in der Zukunft durch das DCM-Verfahren begleitet.

Durch beide Formen der Evaluierung kann man sehen, wie es den Menschen mit Demenz geht. Man kann aber auch beobachten, ob und wie sich eine personzentrierte Haltung der Mitarbeiter entwickelt. Es ist zu erkennen, wo genau Fortbildungsbedarf bei den Mitarbeitern besteht. Entsprechend war das Ziel, durch spezifische Fortbildungen personzentrierte Haltungen der Mitarbeiter zu entwickeln und zu fördern und die angestrebten Veränderungen mit einem angemessenen Verfahren aufzeigen zu können. Das gelang mit Hilfe des „Approaches to Dementia Questionnaire: An attitude scale for use with dementia care staff“, kurz *ADQ* nach Tracey Lintern (1996). Es handelt sich dabei um einen standardisierten Fragebogen mit akzeptablen psychometrischen Testwerten.

Die Items des ADQ orientieren sich inhaltlich an einer personzentrierten Ausrichtung des Umgangs mit Demenzkranken in Anlehnung an Kitwood und bilden in der Formulierung von Lintern zwei inhaltliche Haltungsdimensionen im Sinne der Subskalen „Personhood“ und „Hope“ ab. Die Skala „Hope“ beschäftigt sich mit der Hoffnung, die die Mitarbeiter für Demenzkranke sehen, Lebensqualität trotz Demenz zu erfahren. Die zweite Skala bezieht sich auf Aussagen zu einer das „Personsein“ (personhood) unterstützenden Haltung der Pflegenden (Zemlin et al., 2017).

Über zehn Jahre wurde dieser Prozess verfolgt. Die Ergebnisse zeigen, dass die Entwicklung einer personzentrierten Haltung bei Mitarbeitern in der Pflege und Betreuung von Klienten mit Demenz ein sehr komplexer Prozess ist, der alle Organisationsebenen in einem Unternehmen fordert und viele Fortbildungen benötigt. So wurde das Dementia-Care-Mapping-Verfahren flächendeckend eingeführt und durch regelmäßige Evaluationen abgesichert. Außerdem wurden die Erfahrungen von speziellen Bereichen, die nach dem Psychobiographischen Pflegemodell nach Böhm arbeiten, gesammelt und kommuniziert, sodass sie in Fortbildungen mit einfließen konnten. Darüber hinaus wurde neben den Grundkursen des ENPP und der Ausbildung von sogenannten DCM-Anwendern eine inhaltlich effektiv gebündelte und umfangreiche viertägige Schulung eingeführt. Als Konsequenz zeigte sich zumindest tendenziell eine gewisse Zunahme der „Sensibilität für individuell geprägte Bedürfnisse“ und somit eine personzentrierte Haltung bei den Mitarbeitern gegenüber Klienten mit Demenz. Dieses Ergebnis kann grundsätzlich als positiv bewertet werden angesichts der Tatsache, dass sich die Klientenstruktur in den Heimen in den letzten Jahren erheblich verändert hat: Die Klienten kommen später in die Pflegeeinrichtungen und sind häufig in ihrer demenziellen Entwicklung weiter fortgeschritten, was die Eingewöhnung und Begleitung erschwert. Es ist ein Hinweis dafür, dass Mitarbeiter trotz der zunehmenden Anzahl von Klienten mit herausfordernden Verhaltensweisen und der damit einhergehenden Arbeitserschwernis dennoch eine wachsende Bereitschaft zeigen, individuelle Bedürfnisse der Klienten zu respektieren und zu tolerieren. Hierzu können die gezielten Fortbildungen auf der Grundlage der Evaluationen beigetragen haben (Zemlin et al., 2017).

Ein interessantes Ergebnis zum Schluss:

Hoffnung hat sich als wesentlicher Faktor bei der Beurteilung von Haltungen gegenüber abhängigen und behinderten Menschen erwiesen (Woods, 2015). Fachleute gehen davon aus, dass bei einer wenig hoffnungsvollen inneren Haltung der Mitarbeiter die Anzahl der Kontakte, die Menschen mit Demenz reaktivieren, nachlässt. Das führt zu der häufig zu beobachtenden Überversorgung, die den Klienten in eine passive Rolle drängt und Abhängigkeiten fördert.

Bei der Einschätzung der Haltung mittels ADQ wurden neben den Teilnehmern der Vier-Tages-Kurse auch Mitarbeiter berücksichtigt, die Kurse nach dem Psychobiographischen Modell von Erwin Böhm und den Dementia-Care-Mapping-Kurs nach Tom Kitwood absolviert hatten. Auffällig war, dass besonders bei den sogenannten Hope-Fragen diese Teilnehmer überdurchschnittlich besser abschnitten. Die Ergebnisse auf die Frage 6 (Menschen mit Demenz sind krank und müssen betreut werden) fielen besonders bei den Teilnehmern, die den sogenannten „Böhm-Kurs" besuchten, ablehnend aus. Hier widersprachen mehr als 60 % der Mitarbeiter der Aussage, bei den anderen Teilnehmern waren es weniger als 50 %. Möglicherweise kann das ein Hinweis darauf sein, dass diesen Mitarbeitern im Kurs durch das vom ENPP festgelegte Curriculum vermittelt werden konnte, ihren Arbeitsauftrag weniger in einem Paternalismus und somit weniger als Quelle ihrer eigenen Ich-Wichtigkeit zu sehen. In der Begleitung von Klienten mit Demenz ist dies sicher ein wesentlicher Fakt, den man beim Erstellen zukünftiger Fortbildungsinhalte und Unterrichtsmethoden berücksichtigen sollte. Hier scheinen neben einer konsequenten individuellen Biographie-Interpretation auch Aspekte der Selbsterfahrung wichtig zu sein, die Teil des Böhm-Kurses ist. Das würde zur Definition von Haltung nach Solzbacher (2016) passen, die Selbstkompetenz als ein wichtiges Moment beschreibt: „… u. a. um die Fähigkeit zur Selbstberuhigung in schwierigen Situationen, um Selbstregulation unter schwierigen Bedingungen. Vor allem aber geht es darum, eine persönliche Erstreaktion (die kaum zu verändern ist, weil sie auf biographisch lange gewachsenen stabilen Überzeugungen beruht) in eine durch Aus- und Fortbildung gut entwickelte (professionelle) Zweitreaktion zu überführen. Dafür muss man sich und seine Erstreaktionen z. B. besser kennen lernen und wissen, wo Schwachstellen und Stärken bei den eigenen Selbstkompetenzen liegen. Selbstkompetenzen als Basis für Haltung sind lebenslang erlernbar, lehrbar, messbar und ihre Entwicklung kann gefördert werden …"

Fazit

Die Evaluierung mit Instrumenten, die auf einem personzentrierten Modell wie dem Psychobiographischen Pflegemodell nach Böhm und dem personzentrierten Ansatz nach Kitwood basieren, sollte praxisnah erfolgen und konsequent eingesetzt werden.

Diese Instrumente sind essenziell, wenn es um die Entwicklung der Arbeitsqualität von Mitarbeitern in der Pflege, um die Beziehungsarbeit zwischen Begleitern und Menschen mit Demenz und somit um deren Lebensqualität geht.

Eine gute Evaluation hat nicht nur den Menschen mit Demenz im Blick, sondern auch die Bedürfnisse der Pflegenden und Betreuenden und ermöglicht somit die Entwicklung von fachlich kompetenten und sensiblen Mitarbeitern.

Literatur

Böhm, E.: Was ist Biographie? Referat auf der internationalen Lehrertagung, Wernstein (15.03.2013).

Lintern, T.: Development of the approaches to Dementia Questionnaire: An attitude scale for use with dementia care staff. Unpublished draft document. University of Wales, Bangor 1996.

Solzbacher, C.: Gespräch mit Dr. K. Hermann zur Bedeutung einer professionellen Haltung bei der Umsetzung von Inklusion. Unveröffentlicht, 2016.

Woods, B.: Dementia training – a continued priority. Services Development Centre Wales, Referat (24.11.2015). http://dementia.ie/images/uploads/site-images/BobWoods.pdf.

Zemlin, C., Höhmann, U., Radzey, B.: Komplexer Prozess – Positiver Trend. In: Altenheim, 8 (2017), S. 42–49.

11 Umsetzungsstrategien, Zertifizierung und Nachhaltigkeit

Doris Sattler

11.1 Nutzen einer Zertifizierung nach dem Böhm-Modell

Welche Vorteile, welchen Nutzen bringt eine Zertifizierung nach dem psychobiographischen Pflegeverfahren der stationären und ambulanten Pflege?

- Die Auszeichnung mit dem ENPP-Gütesiegel steht für eine menschenwürdige Pflege psychisch auffälliger Klienten durch besonders fachkompetentes Pflege- und Betreuungspersonal.
  Danach sollten Träger sowie stationäre und ambulante Dienste das psychobiographische Pflegeverfahren nach Böhm in ihr Qualitätsmanagementsystem integrieren und die Umsetzung für alle Mitarbeiter verbindlich und verpflichtend festschreiben. Dies gibt Mitarbeitern die Sicherheit, dass die Umsetzung tatsächlich gewollt und von der Leitung unterstützt wird. Die Verantwortlichen im Bereich Qualitätsmanagement gewährleisten eine regelmäßige Überprüfung.
- Weiterhin haben erfolgreich zertifizierte Bereiche die Möglichkeit, durch Werbung (Broschüren, Flyer, Plakate, Informationsveranstaltungen, Internet etc.) den Böhm-Wohnbereich der Öffentlichkeit zu präsentieren und damit die Attraktivität der Einrichtung für Angehörige und deren hilfsbedürftige Familienmitglieder zu steigern. Eine kontinuierliche Auslastung im Hinblick auf die Belegung wird dadurch nochmals gesichert.
- Das Deutsche Netzwerk für Qualitätssicherung in der Pflege (DNQP) hat für Deutschland den neuen Expertenstandard **„Beziehungsgestaltung in der Pflege von Menschen mit Demenz“** auf den Weg gebracht, in dem die Beziehungsgestaltung und Förderung von Menschen mit Demenz im Mittelpunkt steht.
  Bei erfolgreicher Umsetzung des psychobiographischen Pflegeverfahrens erfüllen die Einrichtungen alle Anforderungen dieses Standards. Mit seinem psychobiographischen Ansatz und dem gezielten Umgang mit individuellen Problemen/Leiden der Klienten, die sich durch abwehrendes und herausforderndes Verhalten zeigen, geht das psychobiographische Pflegeverfahren nach Böhm weit über die Anforderungen des Expertenstandards hinaus.

Das Europäische Netzwerk für psychobiographische Pflegeforschung (ENPP) bietet Unterstützung und Begleitung an!

- Zertifizierte Einrichtungen und solche, die eine Zertifizierung anstreben, haben die Möglichkeit, neben den regulären Schulungsmaßnahmen in regelmäßigen Abständen oder bei erkennbarem Bedarf Praxisbegleitungen, gezielte Nachschulungen und Unterstützung anzufordern. ENPP sieht sich dabei als Partner und bringt sich mit seinen Mitarbeitern/Dozenten und deren fachlicher Kompetenz ein. Diese Maßnahmen finden selbstverständlich vor Ort in den Einrichtungen statt.

Haben sich Einrichtungen unter Abwägung der vorgenannten Punkte für eine Zertifizierung entschieden, geht es in den nächsten Schritten um die Einführung und Umsetzung des psychobiographischen Pflegeverfahrens.

11.2 Erste Maßnahmen für Träger und deren stationäre und ambulante Einrichtungen

Die Einführung und Umsetzung des psychobiographischen Pflegeverfahrens nach Böhm bedeutet für Träger und deren Einrichtungen, sich mit einer Idee auseinanderzusetzen, die umfassende Veränderungen mit sich bringt und zunächst umfangreiche Informationen und Schulungen erforderlich macht. Für die Träger bezieht sich das im Wesentlichen auf:

- die Freistellung der Mitarbeiter während der Schulungsmaßnahmen,
- die Übernahme der Kosten für Schulungsmaßnahmen,
- die Übernahme der Sachmittelkosten für die praktische Umsetzung.

In den Einrichtungen geht es zunächst um ein erstes Kennenlernen und eine erste Auseinandersetzung mit dem Pflegeverfahren. Dies geschieht vorzugsweise durch einen Fachtag bzw. eine Auftaktveranstaltung für Leitungskräfte und deren Mitarbeiter der verschiedenen Bereiche wie Pflege, Sozialer Dienst, Küche, Hausreinigung, Verwaltung und Haustechnik. Ob diese Veranstaltung einrichtungsindividuell durch die Einrichtungsleitung oder einrichtungsübergreifend vom Träger der Einrichtungen initiiert wird, liegt in deren Ermessen.

Danach haben Leitungskräfte und Mitarbeiter die Möglichkeit, nächste Schritte zu planen. Die Einrichtung einer Steuerungs- bzw. Arbeitsgruppe „Böhm“, die auch während der Umsetzung und Weiterentwicklung des psychobiographischen Pflegeverfahrens Bestand haben sollte, kann hilfreich sein.

Erste Überlegungen:

- Welcher Wohnbereich, welche Etage bietet sich auch unter Berücksichtigung der baulichen Gegebenheiten an? Gibt es z. B. ausreichend Räumlichkeiten zur gemeinsamen Nutzung, wie Wohnküche, Wohnzimmer, Nischen für Rückzugsmöglichkeiten, evtl. Zugang zum Außenbereich? Wie ist die Anzahl der Belegungsplätze verteilt auf Einzel- und Doppelzimmer usw.?
- Auswahl der Mitarbeiter der Pflege und Betreuung durch ein hausinternes Bewerbungsverfahren unter Berücksichtigung ihrer Weiterbildungsbereitschaft, ihrer Fle-

xibilität, ihrer Kreativität, ihrer sozialen Kompetenzen und psychischen Belastbarkeit.
- Einbindung von Mitarbeitern des Sozialen Dienstes mit entsprechender Eignung (s. o.)
- Einbindung von ehrenamtlichen Mitarbeitern
- Information von Angehörigen über die geplante Veränderung und deren zukünftige Einbindung in den Pflegeprozess, die Milieugestaltung und das Alltagsgeschehen ihrer verhaltensauffälligen Familienmitglieder
- Auswahl der Reinigungskräfte, die unter den oben genannten Kriterien geeignet sind
- Anforderungen an die Flexibilität des Küchenpersonals, evtl. zu verändernde Abläufe, Berücksichtigung von Essenswünschen (regionale Kost), Bereitstellung von Lebensmitteln zur Herstellung von einzelnen Mahlzeitenkomponenten im Wohnbereich usw.

Weitere Herausforderungen ergeben sich erfahrungsgemäß während der Umsetzungsphase.

11.3 Schulungsmaßnahmen

Welche Schulungsmaßnahmen und Seminare benötigen die verschiedenen Berufsgruppen, ehrenamtliche Mitarbeiter und Angehörige?

„Alle diesbezüglichen Angebote bieten neben dem enormen Wissen und Input die Chance zu einer intensiven Organisations- und Personalentwicklung. Alle Teilnehmer werden fachlich und persönlich gefördert und gefordert. Dadurch schärft sich das Profil der Einrichtung. Die verbesserte Außenwirkung macht sich nicht zuletzt ökonomisch bemerkbar. In einem Böhm-Wohnbereich stehen keine Zimmer leer.“ (Angehörigenbroschüre des ENPP)

Übersicht der Kursangebote:
- Laienkurse als Inhouse- oder überregionale Schulung
- Basiskurse Stufe 1 als Inhouse- oder überregionale Schulung
- Basiskurse Stufe 2 als Inhouse- oder überregionale Schulung
- Grundkurse als Inhouse- oder überregionale Schulung
- Aufbaukurse Stufe 1 als überregionale Schulung
- Aufbaukurse Stufe 2 als überregionale Schulung
- Lebensbegleitung als Inhouse- oder überregionale Schulung

Voraussetzung für die Umsetzung des psychobiographischen Pflegeverfahrens mit dem Ziel einer Zertifizierung ist die Teilnahme ausgewählter Mitarbeiter am **Grundkurs**. Dieser erstreckt sich über ca. sechs Monate und wendet sich vorrangig an die examinierte/diplomierte Krankenpflege, Altenpflege, Einrichtungsleitung, Pflegedienstleitung, Wohnbereichsleitung und Leitung des Sozialen Dienstes, in deren Verantwortung die Umsetzung liegt.

Der Grundkurs in psychobiographischer Pflegetheorie beinhaltet:
- Grundlagen der psychobiographischen Pflegetheorie
- kollektive Prägungsgeschichte
- psychobiographischer Pflegeprozess nach Prof. E. Böhm – Problemerhebung
- Interpretation einfacher Psychobiographien
- das psychobiographische Normalitätsprinzip in der Pflegeplanung
- schriftlicher Leistungstest, psychobiographische Pflegeplanung und umsetzungsrelevante Projektarbeit

Bei erfolgreichem Abschluss erhalten die Teilnehmer das Zertifikat **Praxisbegleiter**.

Für die Berufsgruppen Helfer, Pflegeassistenten, Betreuungspersonal, § 87b-Kräfte (Deutschland) und Hauswirtschaftspersonal wurde der **Basiskurs 1** konzipiert. Da werden den Teilnehmern zum einen die Bausteine des psychobiographischen Pflegeverfahrens und die kollektive Prägungsgeschichte vermittelt, zum anderen steht die Bedeutung der thymopsychischen Biographie und deren Erhebung im Mittelpunkt. Darüber hinaus werden sie befähigt, das Normalitätsprinzip und die individuelle Alltagsnormalität im Rahmen ihrer Tätigkeit herzustellen. Die erfolgreiche Teilnahme wird ihnen mit dem Zertifikat **Praxisanwender** bescheinigt.

Interessierte Absolventen des Basiskurses 1 erwerben mit erfolgreichem Abschluss des **Basiskurses 2** den Abschluss Grundkurs und erhalten das Zertifikat **Praxisbegleiter**. Schwerpunktmäßig lernen sie in diesem Modul, psychobiographische Pflegeplanungen zu erstellen und entsprechende reaktivierende bzw. symptomlindernde Impulse zu erarbeiten und einzusetzen.

Um eine Zertifizierung zu erlangen, müssen 80% der Mitarbeiter des zukünftigen Böhm-Wohnbereichs den Grundkurs erfolgreich abgeschlossen haben. Die erfolgreiche Teilnahme der Pflegedienstleitung am Grundkurs ist verpflichtend. Alternativ hierzu besteht die Möglichkeit, dass 60% der Mitarbeiter den Grundkurs und 40% den Basiskurs 1 erfolgreich absolviert haben.

Das Angebot **Laienkurs „Alte verstehen lernen“** stellt eine sinnvolle Ergänzung der notwendigen Schulungsmaßnahmen dar. Angesprochen sind ehrenamtliche Mitarbeiter, Angehörige von Familienmitgliedern in stationären Einrichtungen, pflegende und betreuende Angehörige im häuslichen Bereich sowie alle Interessierten, die mit verhaltensauffälligen bzw. verhaltenseigenartigen Menschen in Berührung kommen. Es soll ihnen helfen, bevorstehende Veränderungen in Bezug auf die Einführung und Umsetzung des psychobiographischen Pflegeverfahrens zu verstehen und mitzutragen und dabei den Umgang mit den zu Betreuenden erleichtern.

„In einem dreitägigen Seminar erhalten die Teilnehmenden Einblick in die Entstehungsgeschichte sowie eine Einführung in die Ideologie und Bausteine des Pflegeverfahrens nach Böhm. Sie sind über die Bedeutung des prägungsspezifischen Alltagslebens (erste 25 Lebensjahre) informiert.

Sie lernen das derzeitige, beobachtete Verhalten mit der Gefühlsbiographie in Verbindung zu bringen und kommen so zu einer ‚verstehenden Pflegebegegnung'." (ENPP-Böhm)

Die bis hierher beschriebenen Schulungsmaßnahmen sind Voraussetzung für einen erfolgreichen Beginn der Umsetzung des psychobiographischen Pflegeverfahrens.

Durch die neu erworbene Sichtweise erkennen Mitarbeiter zukünftig auch Klienten mit schweren Verhaltenseigenarten, für die sie bisher keine zufriedenstellenden Interpretations- und Impulsideen finden konnten. Daher ist es notwendig, dass ein bis zwei Grundkursabsolventen (vorrangig examinierte/diplomierte Pflegekräfte bzw. Leitungsverantwortliche) zunächst den **Aufbaukurs 1** besuchen, in dem „das psychogeriatrische und tiefenpsychologische Wissen deutlich erweitert wird" (ENPP Böhm). Bei erfolgreichem Abschluss sind sie befähigt, den psychobiographischen Pflegeprozess zu unterstützen bzw. eine Anleitungsfunktion zu übernehmen. Sie bekommen das Zertifikat **Praxisanleiter** verliehen. Darauf aufbauend bietet der **Aufbaukurs 2** eine weitere Vertiefung der Themen aus dem Aufbaukurs 1, eine intensive Auseinandersetzung mit psychiatrischen Krankheitsbildern und deren Zusammenhang mit Verhaltensauffälligkeiten und der Psychobiographie. Bei erfolgreichem Abschluss wird das Zertifikat **Praxisberater** verliehen.

Immer häufiger erleben stationäre Einrichtungen, dass verhaltensauffällige ältere Menschen, auch bedingt durch das Pflegestärkungsgesetz (Deutschland), häufig erst professionelle Hilfe in Anspruch nehmen, wenn die Fähigkeit des rationalen und analytischen Denkens aufgrund ihrer Demenz bereits verloren gegangen ist und Pflegende im häuslichen Bereich überfordert sind. Das bedeutet eine Zunahme der Klienten der Interaktionsstufen 6–7 in den stationären Einrichtungen. Für den Umgang mit dieser Klientel wurde das dreitägige Seminar **Lebensbegleitung** konzipiert. Im Mittelpunkt des Seminars steht die Differenzialdiagnose zwischen „Lebenstrieb" und „Todestrieb", also die Frage: Was braucht ein alter Mensch in seiner letzten Lebensphase, um im Rahmen seiner Möglichkeiten aufleben zu können? Dabei gilt nicht nur die Aufforderung von Erwin Böhm: „Solange man lebt, sei man lebendig", sondern eben auch die Aussage: „Solange man lebt, *ist* man ein Lebender." Deswegen wird im Rahmen des psychobiographischen Pflegeverfahrens von *Lebens*begleitung und nicht von *Sterbe*begleitung gesprochen. Wie können alte Menschen in ihrer letzten Lebensphase emotional stabilisiert und reaktiviert werden?

11.4 Umsetzung des psychobiographischen Pflegeverfahrens

Wie kann nun aber das Ziel erreicht werden, das internationale ENPP-Qualitätssignum zu erwerben? Wie sollte also das psychobiographische Pflegeverfahren im Einzelnen umgesetzt werden?

Nach Abschluss der Informations- und notwendigen Schulungsmaßnahmen beginnt die praktische Umsetzung des psychobiographischen Pflegeverfahrens nach Böhm. In den gemeinsamen Schulungen lernen die Teilnehmer neben dem Erwerb von Fachwissen, ihre bisherigen Handlungen im Pflegealltag zu reflektieren und im Sinne des Pflegeverfahrens zu hinterfragen und zu verändern.

Für die Pflegenden und Betreuenden bedeutet das auch, sich mit der eigenen Lebensgeschichte, mit eigenen Prägungen, mit den eigenen Wünschen und Vorstellungen von ihrem Beruf auseinanderzusetzen.

Sie lernen, dass es in der Pflege und Betreuung von verhaltensauffälligen Menschen ausschließlich um *deren* Wünsche und Bedürfnisse geht, die sie unter Umständen nicht mehr gezielt äußern können. Die Bedeutung der Kenntnis der Gefühlsbiographie ihrer Klienten wird hier noch einmal deutlich.

Die gemeinsam erworbene bzw. veränderte Sichtweise und das Erlernen der psychobiographischen Pflegetheorie mit dem dazugehörigen Handwerkszeug führen zum einheitlichen Handeln aller Beteiligten. So wird bereits während der Schulungsmaßnahmen die Teambildung gefördert, die für eine erfolgreiche Umsetzung unabdingbar ist. Nur ein Team, das an einem Strang zieht, wird bei den zu Betreuenden eine gefühlsmäßige Stabilisierung und damit eine erfolgreiche Reaktivierung bzw. Symptomlinderung erreichen. Es wird deutlich, dass Inhouse-Schulungen gegenüber überregionalen Schulungen von Vorteil sind, da sich das Team schneller findet und während des Lehrgangs besser zusammenwächst.

Die Umsetzung des psychobiographischen Pflegeverfahrens findet auf folgenden Ebenen statt:

- psychobiographische Milieugestaltung
- Normalitätspflege/-betreuung (Alltagsgestaltung, Tagesstruktur, Mahlzeitenmilieu)
- Hausideologie
- psychobiographischer Pflegeprozess I
- psychobiographischer Pflegeprozess II

Der starke Praxisbezug in den Seminaren bietet eine wertvolle Unterstützung bei der Umsetzung. So sind sowohl die für die Abschlussprüfung erarbeiteten Projekte im Rahmen von Milieugestaltung, Tagesstruktur, Animation und Feste feiern usw. als auch die bereits erarbeiteten psychobiographischen Pflegeplanungen wertvolle Hilfen auf dem Weg zur praktischen und erfolgreichen Anwendung des Pflegeverfahrens.

Die einzelnen Schritte, die Reihenfolge und Zeiträume, in denen die oben genannten Ebenen bearbeitet werden, sind von der Leitung des Hauses, der Steuerungs-/Arbeitsgruppe Böhm und den handelnden Mitarbeitern in einem Maßnahmenplan festzulegen. Die Begleitung des gesamten Prozesses, auch unter Beachtung der Schnittstellen zu den Bereichen wie Sozialer Dienst, Hauswirtschaft und Haustechnik, erfolgt kontinuierlich durch die Leitung und die Steuerungs-/Arbeitsgruppe Böhm.

Indem besondere Vorlieben berücksichtigt werden, wie z. B. Neigungen und Fähigkeiten der Teammitglieder, werden die erfolgreiche Umsetzung sowie das Selbstwertgefühl des Personals und seine Arbeitszufriedenheit unterstützt. So können Mitarbeiter mit einem großen Interesse an z. B. Milieugestaltung, Animation und Festen, unterschiedlichen Pflegemaßnahmen, der Erstellung von Pflegeplanungen usw. neben ihren alltäglichen Aufgaben zusätzlich ein Arbeitsfeld finden, das ihren Neigungen entspricht.

Anforderungen an die Milieugestaltung

Im Gegensatz zu den Klienten im häuslichen Bereich, die noch in ihrem vertrauten „Daheim" leben, ist die Schaffung eines das „Daheimgefühl" fördernden Milieus für Klienten im stationären Bereich eine Herausforderung und unabdingbare Grundvoraussetzung für die weitere Arbeit nach dem psychobiographischen Pflegeverfahren nach Böhm.

Die überwiegend in stationären Einrichtungen zu findende einheitliche Ausstattung mit hauseigenem Mobiliar, Bildern und sonstigen Gegenständen aus der heutigen Zeit vermittelt den verhaltensauffälligen Klienten eher das Gefühl, sich in einem Krankenhaus, Hotel oder einer sonstigen Gemeinschaftseinrichtung zu befinden. Wie soll ein Daheimgefühl entstehen, wenn das vertraute Umfeld fehlt? Wen wundert es, dass Menschen, denen die Fähigkeit der Orientierung weitestgehend verlorengegangen ist, unruhig werden und immer wieder den Wunsch äußern, nach Hause zu wollen, bzw. die Einrichtung verlassen und sich damit auch vielfältigen Gefahren aussetzen?

Eine veränderte Milieugestaltung ist demnach zwingend notwendig:
- zur Förderung des Daheimgefühls
- zur Herstellung von Normalität für die Klienten
- zur Förderung der Sicherheit und Geborgenheit
- zur Reaktivierung, Anregung und Förderung ihrer noch vorhandenen Fähigkeiten

Dies gilt für folgende Bereiche:
- öffentlicher Bereich (zugänglich für alle Besucher und sonstigen zur Einrichtung gehörenden Menschen, z. B. Eingangsbereich, Speisesaal, Cafeteria, Friseurbereich, Außenanlage usw.)
- halböffentlicher Bereich (Nutzung durch die Klienten, z. B. die Flure des Wohnbereichs, Wohnküche, gute Stube, Bäder usw.)
- privater Bereich (Zimmer der Klienten)

Die Milieugestaltung im halböffentlichen Bereich orientiert sich an der kollektiven und regionalen Prägungsgeschichte der dort lebenden Menschen, auch unter Berücksichtigung ihrer Herkunft und ihrer Schicht- bzw. Milieuzugehörigkeit (bürgerliches Milieu, Arbeitermilieu, ländliches/bäuerliches Milieu). Mit Mobiliar, Bildern und Fotos aus der Region, Gegenständen aus der damaligen Zeit und mit zum Zeitgeist passenden Orientierungshilfen sollen Flure, Nischen, die gut einsehbaren Räumlichkeiten und Aufenthaltsbereiche entsprechend eingerichtet werden. Kleinere Bereiche in Fluren und Aufenthaltsräumen, die passend zum Herkunftsmilieu der Klienten gestaltet und mit allerlei vertrauten Gegenständen versehen sind, bieten Rückzugsmöglichkeiten und vermitteln Sicherheit, Geborgenheit und Orientierung. Sie wecken Erinnerungen und regen zum Erzählen an.

Ein freier Zugang zu einem evtl. vorhandenen Außenbereich unterstützt den Bewegungsdrang der Klienten, gibt jahreszeitliche Orientierung und bietet unter Berücksichtigung der Prägungszeit (z. B. Nutzgarten) Beschäftigungsmöglichkeiten. Bei fehlendem Außenbereich und für immobile Klienten ist eine jahreszeitliche Gestaltung im Innenbereich anzustreben.

Wenn sich die Mitarbeiter mit der kollektiven und regionalen Prägungszeit ihrer Betreuten auseinandersetzen, erhobene Interaktionsstufen berücksichtigen und sich außerdem kreativ und ideenreich einbringen, führt dies zu einer erfolgreich das Daheimgefühl fördernden Milieugestaltung. Interessierte Angehörige können dabei gerne eingebunden werden und zusätzlich mit der Beschaffung von Materialien und biographieorientierten Gegenständen die Umsetzung unterstützen.

Für den *privaten* Bereich, die eigenen Zimmer der Klienten, ist die Mitwirkung von Angehörigen und sonstigen Betreuenden unerlässlich. Die Ausstattung richtet sich nach der singulären Biographie, es ist sinnvoll, auf Schlüsselreize, die dem Zeitgeist und der Interaktionsstufe der Klienten entsprechen, zu achten. Ein gemeinsamer Hausbesuch von Angehörigen und der zuständigen Pflege-/Betreuungskraft vor oder auch nach der Aufnahme eines Klienten ist hilfreich bei der Einrichtung des zukünftigen „Daheims“. So gibt z. B. der alte, abgewetzte Sessel am Fenster, die Kaffeetasse in der Küche im bisherigen Daheim Aufschluss über liebgewonnene Gewohnheiten, sodass diese im neuen Zuhause ihren Platz finden sollten. Auch wenn Angehörige nicht zur Mitarbeit zu bewegen sind oder es keine Bezugspersonen gibt, sollte auf eine singulär passende Einrichtung geachtet werden. Regionale Bezüge und Informationen aus der Biographie können dabei hilfreich sein.

Anforderungen an die Normalitätspflege/-betreuung

Wer kennt sie nicht, die alten Menschen, die morgens nicht aus dem Bett aufstehen wollen, die schlafend den Tag an sich vorbeiziehen lassen, die nach einer Mahlzeit auf die nächste warten, die das Gefühl haben, nicht beachtet bzw. nicht gebraucht zu werden. Prof. Erwin Böhm beschreibt diese Situation mit dem „Es-ist-nichts-los-Syndrom“, dem es entgegenzuwirken gilt.

In seinem psychobiographischen Pflegeverfahren geht er davon aus, dass sich auffällige Verhaltensweisen bei älteren Menschen verstehen lassen, wenn ihre Lebensgeschichte und die prägenden Ereignisse in ihrem Leben bekannt sind. Wenn Betreuende wissen, wie sie diese Menschen erreichen können, was für sie in ihrem Leben wichtig war und wie sie ihren Alltag gelebt haben, werden sie ein anderes Verständnis für den Umgang mit den ihnen anvertrauten Menschen entwickeln. Sie können ihnen mehr Lust am Leben geben, sie für die an ihrer Biographie orientierten Alltagsnormalitäten reaktivieren und ihnen damit das Gefühl geben, gebraucht zu werden und wichtig zu sein. Dafür müssen sich Pflegende und Betreuende in die Welt der Betreuten hineinbegeben, ihre Gefühle, Denkweisen und Handlungen kennenlernen, mit dem Ziel, sie bei so vielen Alltagssituationen wie möglich zu unterstützen, ihre Selbstständigkeit zu erhalten bzw. zu fördern, ohne sie dabei zu überfordern.

Die Kenntnis der jeweiligen Interaktionsstufe der Klienten, ihres Herkunftsmilieus und ihrer Erlebensgeschichte gibt Aufschluss über Möglichkeiten bei der Alltagsgestaltung. Menschen mit leichten bis mittelschweren Verhaltensauffälligkeiten (Interaktionsstufe 3–5) benötigen re-aktivierende Beschäftigungen aus ihrem vertrauten Alltag.

Mit dem Wissen, dass das Leben der heute Betagten überwiegend aus Arbeit bestand, (kollektive und regionale Prägungsgeschichte 1930–1955), ist dies auch bei der Planung der Alltagsaktivitäten zu berücksichtigen. Der Vormittag gehört der Arbeit, am Nachmittag und am Abend darf es Freizeitangebote geben.

Beispiele von Gruppenangeboten

a) für die (gute alte) Hausfrau:
- Mithilfe rund um die Mahlzeiten, wie Tisch decken, abräumen, spülen usw.
- Herstellen einzelner Mahlzeitenkomponenten
- Backen
- Rezepte erzählen und evtl. aufschreiben
- gemeinsames Einkaufen
- Putztätigkeiten usw.
- um Rat fragen erhöht die Ich-Wichtigkeit

b) für Männer:
- alles im Zusammenhang mit der Berufstätigkeit
- häusliche Tätigkeiten, Reparaturen, Gartenarbeit
- Transporte im Haus begleiten
- Tierpflege usw.
- um Rat fragen erhöht die Ich-Wichtigkeit

Singkreise, Spiele, Bewegungsangebote, Wohlfühlangebote u. a. gehören in den Nachmittag bzw. Abend.
Stammtische, Skatrunden, Schach u. a. sind Möglichkeiten für männliche Klienten.

Bei Menschen mit schweren Verhaltensauffälligkeiten (Interaktionsstufe 6–7) ist die vordringlichste Aufgabe, auftretende Symptome wie Verwirrtheit, Wahn, Depression, Angst u. a. zu lindern und sie mit gezielten Impulsen aus der individuellen Biographie zu reaktivieren. Geschichten aus der frühen Kindheit sind von Bedeutung.

Klienten in dieser Lebensphase sind mit Gruppenangeboten nicht mehr zu erreichen und benötigen eine Einzelbetreuung. Da es sich überwiegend um bettlägerige Klienten handelt, ist eine Gestaltung des direkten Umfeldes mit vertrauten Bildern und Gegenständen hilfreich, um Geborgenheit und Sicherheit zu vermitteln. Keinesfalls sollen sie den ganzen Tag auf kahle Decken und Wände starren.

Der Umgang mit diesen Klienten erfordert ein hohes Maß an Sensibilität und die Bereitschaft, sich auf körperliche Nähe einzulassen. Zunächst gilt es herauszufinden, ob der zu Betreuende noch Lebenswillen zeigt oder der Wunsch zu sterben erkennbar ist. Die folgenden Beispiele bieten Möglichkeiten, mit diesen Klienten in Kontakt zu treten:

- Urkommunikation durch Körperkontakt, Vibration, orale Stimulation, Hin- und Herwiegen
- Sinnesreize wie Riechen, Schmecken, Hören, Fühlen und Sehen stimulieren – Adaptionszeit berücksichtigen
- Symbole, Märchen, Mythen, Spielzeuge, Kuscheltiere und Rituale aus der Prägungszeit einsetzen
- Sicherheit gebendes „Nest“ bauen
- nonverbale Kommunikation (Mimik, Gestik) beachten und einsetzen
- starke orale Reize verwenden
- Religion, Volks- und Brauchtum berücksichtigen
- irritierende und angstmachende Schlüsselreize vermeiden (z. B. stundenlang laufender Fernseher)

Die Erstellung einer individuellen **Tagesstruktur** für jeden Klienten, in der Alltagsgewohnheiten und Bedürfnisse im Tagesablauf beschrieben sind, gewährleistet eine kontinuierliche Reaktivierung und emotionale Stabilisierung der zu Betreuenden und gibt Pflegenden/Betreuenden Sicherheit im Umgang mit den Menschen.

Beispiele:

Der ehemalige Bäcker, der es gewohnt war, um 3 Uhr morgens aufzustehen, wird mit einem ersten Frühstück das Gefühl haben, sein Tagwerk zu beginnen. Ihn davon zu überzeugen, noch einmal das Bett aufzusuchen, wird ihn eher verwirren.

Einem Klienten, der es gewohnt ist, vor der morgendlichen Körperpflege den Tag mit einer Tasse Kaffee und einer Zigarette zu beginnen, erhält mit diesem Impuls einen guten Start in den Tag und ein guter Start wird sich positiv auf den weiteren Tagesablauf auswirken, ihn emotional stabilisieren.

Bei der Gestaltung von **Festen und Feiern** ist es Aufgabe der Durchführenden, sich mit den Traditionen und Gewohnheiten ihrer Klienten aus deren Prägungszeit auseinanderzusetzen. Gemeinsame Gespräche über „die gute alte Zeit" und gemeinsame Vorbereitungen mit den zu Betreuenden bieten zusätzliche wertvolle Informationen und unterstützen ihr Daheimgefühl und den Eindruck, sich in ihrem normalen Alltag zu bewegen.

Beispiele:

Eine gemeinsame, monatlich stattfindende Geburtstagsfeier für mehrere Klienten entspricht nicht ihrer Gewohnheit. Menschen feiern ihre Geburtstage in der Regel nicht gebündelt, sondern jeder einzeln für sich. Eine Vorbereitung (z. B. Kuchen backen, Einladungen aussprechen usw.), Würdigung und Feier am eigentlichen Tag werden von den Klienten verstanden und stärken ihre Ich-Wichtigkeit. Die singuläre Biographie und das Herkunftsmilieu sind bei der Planung zu beachten.

Ein geschmückter Weihnachtsbaum am 1. Advent entspricht ebenso wenig der Normalität der Klienten und führt zur zeitlichen Desorientierung. Traditionell wurde der Tannenbaum am Heiligen Abend oder frühestens am Tag davor geschmückt. Dies sollte auch zukünftig und unbedingt unter Mithilfe der Klienten so geschehen.

Alle Tätigkeiten rund um die **Mahlzeiten** bieten viele Möglichkeiten für die Reaktivierung im Rahmen der Alltagsnormalität. Weibliche Klienten finden hier ein großes Betätigungsfeld. Erhalten sie Lob und Anerkennung für ihre Mitwirkung, wird es ihr Selbstwertgefühl stärken. Aber auch männliche Klienten können sich z. B. durch Transportdienste einbringen.

Die Essenssituation und Tischgestaltung orientiert sich am Herkunftsmilieu und der Interaktionsstufe der Klienten. Um die Abläufe bei den Mahlzeiten möglichst konfliktfrei zu gestalten, sind die Tischgemeinschaften daran anzupassen. So unterscheiden sich Tischkultur und Tischsitten im bürgerlichen Milieu zum einen von denen im Arbeiter- oder auch im ländlichen Milieu, zum anderen können die noch sehr unterschiedlich vorhandenen Fähigkeiten der Klienten bei der selbstständigen Nahrungsaufnahme zu Konflikten führen.

Die Berücksichtigung regionaler bzw. vertrauter und beliebter Speisen unterstützt Daheimgefühl und Normalität. Die Mitwirkung bei der Herstellung einzelner Mahlzeitenkomponenten weckt mit bekannten Gerüchen Erinnerungen an das ehemalige Zuhause, regt zum Erzählen an und stärkt die Ich-Wichtigkeit. Auch Tätigkeiten wie Tische eindecken, abräumen und spülen sind vertraute Tätigkeiten. Rituale, wie z. B. ein Tischgebet, ein Spruch, ein gemeinsames Lied vor dem Essen, eine Tasse Kaffee nach dem Essen, unterstützen die familiäre Atmosphäre.

Betreuende sollten die Mahlzeiten gemeinsam mit ihren Klienten einnehmen, so können sie in einer familiären Atmosphäre notwendige Unterstützung und Hilfestellung geben, mit dem Ziel, die selbstständige Nahrungsaufnahme bei ihren Betreuten möglichst lange zu erhalten.

Die Umsetzung der Normalitätspflege und -betreuung fordert von den betreuenden Personen Flexibilität und von den Verantwortlichen organisatorische Fähigkeiten beim Einsatz ihrer Mitarbeiter.

Bedürfnisorientiert pflegen bedeutet auch, flexibel im Hinblick auf die Anzahl der Mitarbeiter zu sein, die zu unterschiedlichen Tageszeiten im Wohnbereich arbeiten. Gibt es z. B. viele Langschläfer unter den Klienten, werden früh nicht so viele Mitarbeiter gebraucht wie im umgekehrten Fall, wenn die Klienten überwiegend Frühaufsteher sind. Dasselbe gilt für die Unterstützung bei den Mahlzeiten und die Gestaltung des Tagesausklangs, des Abends und des Zubettgehens. Rhythmen entstehen durch die Klienten und werden ihnen nicht von außen vorgegeben.

Aber auch der Bereich Hauswirtschaft wird sich an den individuellen Bedürfnissen der Klienten orientieren müssen. Die Durchführung der bisher gewohnten und fest geplanten Tätigkeiten ist häufig weder vereinbar mit den Abläufen und Aktivitäten im Wohnbereich noch mit der individuellen Tagesstruktur der älteren Menschen. Flexiblere Reinigungszeiten und flexiblere Abläufe im Küchenbereich, eine eventuelle Anpassung des Speiseplans, Anforderungen an Wunschkost und die Bereitstellung von Lebensmitteln für die Herstellung von einzelnen Mahlzeitenkomponenten im Wohnbereich sind einige Beispiele an die Anforderungen der Verantwortlichen im Bereich Hauswirtschaft.

Eine Steuerungs-/Arbeitsgruppe Böhm, in der alle Berufsgruppen vertreten sind, fördert das gegenseitige Verständnis und die gemeinsame Umsetzung.

Umsetzung der rehabilitativen Hausideologie

Durch das Wissen, das in Informationsveranstaltungen, den verschiedenen Lehrgängen sowie der Auseinandersetzung mit der eigenen Person und dem eigenen Handeln erworben wurde, schärft sich die Sichtweise der Mitarbeiter auf die verhaltensauffälligen bzw. verhaltenseigenartigen Menschen im Sinne des psychobiographischen Pflegeverfahrens. Die Milieugestaltung, die Umsetzung der Normalitätspflege/-betreuung sowie ein einfühlsamer, toleranter und wertschätzender Umgang mit den Klienten werden sich in der Einrichtung widerspiegeln und eine positive Wirkung auf Besucher und Angehörige haben, die diese Eindrücke werbewirksam in die Öffentlichkeit tragen.

Angehörige sollten die Möglichkeit haben, am Alltagsleben ihrer Familienangehörigen im Wohnbereich teilzunehmen. Das führt zu einem besseren Verständnis für die älteren Menschen, die Arbeit der Betreuenden und erleichtert die oft schwierige Kontaktaufnahme mit dem eigenen Familienmitglied. Die zusätzliche Einbindung der Angehörigen bei der Planung des Pflegeprozesses gewährleistet einen gemeinsamen und einheitlichen Umgang aller Beteiligten mit den alten Menschen.

Die Umsetzung des psychobiographischen Pflegeverfahrens ist von der Einrichtungsleitung gewollt, sie steht hinter ihren Mitarbeitern und gewährleistet die notwendige Unterstützung. Sie ist verantwortlich für teamfördernde Maßnahmen, für eine kontinuierliche Weiterentwicklung des Pflegeverfahrens und die dafür notwendigen Schulungsmaßnahmen.

Neben der somatischen Pflege hat die „Seelenpflege" der zu Betreuenden durch die veränderte Sichtweise auf die Klienten an Bedeutung gewonnen.

Erwin Böhm: „Vor den Beinen muss die Seele bewegt werden, Ein Mensch, der seelisch lebt, bewegt auch freiwillig seine Beine."

Grundsätzlich dürfen sich alle Klienten frei bewegen und den Wohnbereich verlassen. Nur mit einem richterlichen Unterbringungsbeschluss darf ein Klient am Verlassen des Wohnbereichs gehindert werden.

Häufig entsteht ein Konflikt zwischen der Gewissheit, dem Klienten ein hohes Maß an Sicherheit zu bieten, einerseits und seinem Bedürfnis nach Bewegung Rechnung zu tragen andererseits.

Beispiel:

Die Begleitung bei einem Spaziergang bedeutet Sicherheit für Klienten und Betreuende; in vertrauter Umgebung einen selbstständigen Ausgang zuzulassen, birgt Risiken, fördert aber die Selbstständigkeit und das Selbstwertgefühl des zu Betreuenden. Es sollte den Verantwortlichen bewusst sein, dass kein Risiko, das der Alltag mit sich bringt, ausgeschlossen werden kann.

Haben Klienten ein Daheimgefühl, finden sie eine für sie sinngebende Beschäftigung, sind sie in ihrem Zimmer von vertrauten Gegenständen umgeben, so kann das Bedürfnis, den Wohnbereich zu verlassen, minimiert werden. Gute Bewegungsmöglichkeiten im Wohnbereich und einem eventuell vorhandenen Außenbereich helfen ebenfalls, den Bewegungsdrang zu befriedigen.

Mit zunehmendem Alter und der damit verbundenen Gangunsicherheit, wie sie z. B. durch schlechteres Sehen verursacht wird, durch Medikamente, Störungen des Gleichgewichtssinns oder auch durch Ängste steigt bei älteren Menschen das Risiko, zu stürzen. Das berechtigt Pflegende/Betreuende aber nicht, die Menschen am Umherlaufen mit fixierenden Maßnahmen zu hindern. Jeder Mensch hat das Recht, sich frei zu bewegen, Stürze und damit verbundene Verletzungen sind dabei nicht immer auszuschließen. Mit Hilfsmitteln, wie z. B. Hüftprotektoren und unterschiedlichen Gehhilfen, kann das Sturzrisiko minimiert werden, gänzlich ausgeschlossen werden kann es jedoch nicht. Ein möglicher Zusammenhang der Gabe von sedierenden Medikamenten (Psychopharmaka) und Stürzen ist zu beachten.

Der sorgfältige Umgang mit diesen Medikamenten ist eine weitere Anforderung an Pflegende und Betreuende. Obwohl die Verordnung in der Verantwortung der behandelnden Ärzte liegt, haben Pflegende mit ihren Aussagen zum Verhalten ihrer Betreuten einen großen Einfluss auf deren Einsatz und die Dosierung.

Zeigt ein Klient Symptome wie z. B. Schreien, Weglaufen oder starke Unruhe, gilt es vorrangig, die Ursache für sein Verhalten herauszufinden. In welcher Phase seiner Prägungszeit befindet er sich, was fehlt ihm aus dieser Zeit oder gibt es eine Lebenssituation aus dieser Zeit, die zu den beobachteten Symptomen führt? Eine emotionale Stabilisierung mit passenden Impulsen sollte immer die erste Maßnahme sein, um die Gabe von Psychopharmaka möglichst zu vermeiden.

Nachgewiesenermaßen geht der Einsatz von Psychopharmaka in Böhm-Wohnbereichen deutlich zurück bzw. werden diese Medikamente häufig gar nicht mehr benötigt.

Umsetzung des psychobiographischen Pflegeprozesses

Der psychobiographische Pflegeprozess steht im Mittelpunkt des psychobiographischen Pflegeverfahrens nach Böhm. Pflegende/Betreuende haben sich intensiv in den entsprechenden Weiterbildungsmaßnahmen mit diesem Prozess auseinandergesetzt, erste psychobiographische Pflegeplanungen erstellt und damit eine gute Grundlage für weitere Bearbeitungen geschaffen.

Bei der Umsetzung ist folgende Struktur hilfreich:

- Ist-Zustand des Klienten und fachliche Beobachtungen durch Pflegende/Betreuende in den Tagesberichten dokumentieren, Interaktionsstufe erheben, Beginn der Biographieerhebung
- Alltagsnormalität, Tagesstruktur sowie präventive Impulse und Angebote einsetzen
- singuläre Erhebung von Problemen/Leiden der betroffenen Klienten und Bearbeitung nach dem Regelkreis (Indizienpflege)

Das Erheben der singulären Biographie kommt niemals zu einem Ende. Geschichten, Erlebnisse, Ereignisse und überwiegend solche, die immer wieder erzählt werden, zeigen den Betreuenden, was ihre Klienten besonders bewegt. In unterschiedlichen Situationen des Tagesablaufs werden Mitarbeiter, egal aus welchen Arbeitsbereichen, immer wieder Einzelheiten aus deren Prägungszeit erfahren. Ein aufmerksames Zuhören und die Weitergabe der Informationen an die Verantwortlichen des Wohnbereichs sind von großer Bedeutung. Auch Angehörige und sonstige Bezugspersonen der Klienten werden den Betreuenden aus ihrer Sicht Geschichten aus dem Leben der Klienten berichten. Dabei gilt:

- Angehörigenaussagen/-befragungen sind Fremderhebungen und in der Dokumentation als solche kenntlich zu machen.
- Vieles aus der Prägungszeit ihrer Familienmitglieder ist Angehörigen unbekannt.
- Eltern können z. B. ihren Söhnen und Töchtern Erlebnisse oder Ereignisse in einer unterschiedlichen Version erzählen und so erhalten Mitarbeiter unterschiedliche Informationen, die es zu verstehen gilt.
- Emotionale Geschichten beinhalten immer auch Lebenslügen.

Die Aussagen bzw. Erzählungen der Klienten sind von den Betreuenden immer als wahr anzunehmen. Sie müssen von den Betreuenden vorrangig bei ihren Einschätzungen berücksichtigt werden, auch wenn sie Lebenslügen beinhalten! Diese Erzählungen bewegen den Klienten und sind die Grundlage für das weitere Handeln der Betreuenden.

Die Aussagen von Angehörigen und Bezugspersonen können hilfreich sein, wenn aufgrund fortschreitender Demenz den Klienten die Sprache nicht mehr bzw. nicht mehr ausreichend zur Verfügung steht.

Eine gute und möglichst umfangreiche Informationssammlung der kollektiven, regionalen und singulären „Erlebensgeschichte“ (Storys, Folklore) aus der Prägungszeit der Klienten und der damit verbundenen Lebensbewältigungsstrategien (Copings) gewährleistet – unter Berücksichtigung der erhobenen Interaktionsstufe und der Deutungsarbeit – die passende Planung und Durchführung von Impulsen aus ihrer Alltagsnormalität. Diese präventiven, Sicherheit gebenden Maßnahmen führen zur emotionalen Stabilität der Klienten und helfen den Betreuenden bei der Gestaltung des Alltags.

In Krisensituationen, die sich durch plötzliche, meist auch mehrfach beobachtete Symptome (Copings) bei den Klienten zeigen, gilt es, mit Hilfe des Regelkreises (Indizienpflege) im psychobiographischen Pflegeverfahren und mit dem Wissen um ihre Lebensgeschichte den Hintergrund bzw. die Ursache des auffälligen Verhaltens herauszufinden.

In regelmäßigen Fallbesprechungen bearbeiten die Teammitglieder des Wohnbereichs beobachtete und dokumentierte Probleme/Leiden, die zu einer seelischen Dekompensation des Betroffenen führen. Mitarbeiter z. B. aus der Hauswirtschaft oder dem Sozialen Dienst können mit ihren Beobachtungen ebenfalls einen wertvollen Beitrag leisten. Mit den zusammengetragenen Informationen und Erhebungen (Interaktionsstufe bei Dekompensation und ggf. Einsatz des Gefühlsparameters zur Erhebung des Seelennahrungsmangels) erfolgt im Team die Bearbeitung nach dem Regelkreis (Indizienpflege). Ziel ist es, unter Berücksichtigung der erhobenen Interaktionsstufe, des erhobenen Seelennahrungsmangels und des Problems/Leidens der Betroffenen singuläre Impulse zu finden, mit dem Betroffene ihr seelisches Gleichgewicht wiederfinden. Diese leiten sich von der Biographie, von Coping-Mustern, vom Menschentyp (sympathikoton –

parasympathikoton) und ihrer Normalität ab. Sie sind von allen Betreuenden verbindlich anzuwenden, auf ihre Wirksamkeit zu prüfen und nach einem vom Team festgelegten Zeitraum zu evaluieren. Die erfolgreiche Umsetzung der geplanten Impulse wird mit der Evaluierung, wie im Regelkreis (Indizienpflege) festgelegt, nachgewiesen und findet sich danach in den Pflegeplanungen (Pflegeplanung nach SIS in Deutschland, Pflegeplanung nach AEDLs in Österreich) wieder.

Impulse sollten stets konkret, handlungsanweisend und für jeden Mitarbeiter verständlich formuliert werden.

Beispiel:

Mit dem Klienten Gespräche zu führen, ist als Impuls zu *inkonkret*.

Konkreter könnte z. B. formuliert werden: Klienten ins Zimmer begleiten, über Familie und Freunde aus der Prägungszeit sprechen, dazu Fotoalbum nutzen (Ich-Wichtigkeit steigern).

Es erfordert immer Ideenreichtum und die Phantasie der Pflegenden/Betreuenden, passende Impulse zu finden.

Diffuse Impulse aus der Alltagsnormalität (siehe Normalitätspflege/-betreuung) sollen Lebenstriebe wecken. Sie sorgen für die Erhaltung der erreichten Kompensation, sind präventiv stabilisierend, vigilanzsteigernd (Steigerung der inneren Wachheit) oder reizabschirmend. Das Team plant auch diese Impulse gemeinsam und schreibt sie in den Pflegeplanungen und der Tagesstruktur fest. Sie orientieren sich immer an der Interaktionsstufe und haben die Aufgabe, bei den Klienten Lebenstriebe zu wecken, ihnen das Gefühl zu vermitteln, gebraucht zu werden, und damit ihr Selbstwertgefühl zu steigern.

Die Sicherung und Überprüfung der Wirksamkeit einheitlich und kontinuierlich angewendeter Impulse ist eine weitere Aufgabe in den Fallbesprechungen. Erst beobachtete Veränderungen bzw. neu auftretende Probleme bei Klienten machen eine erneute Bearbeitung unter Anwendung des Regelkreises (Indizienpflege) erforderlich.

Neben den Klienten, die mit Impulsen aus ihrer Normalität erreichbar sind, wird es auch immer wieder Klienten geben, die aufgrund schwerer Verhaltenseigenarten wie Depression, Paranoia, Verwahrlosung, Sucht u. a. mit diesen Impulsen nicht zufriedenstellend zu erreichen sind. Es wird daher notwendig sein, ein bis zwei verantwortliche Mitarbeiter in den angebotenen Aufbaukursen weiterzubilden, um auch dieser Klientel gerecht zu werden. Die Mitarbeiter erweitern ihr psychogeriatrisches und tiefenpsychologisches Fachwissen im Rahmen des psychobiographischen Pflegeverfahrens und lernen, Zusammenhänge zwischen schweren Verhaltensauffälligkeiten und der Biographie zu erkennen, fachlich zu deuten und entsprechende Impulse abzuleiten. Sie übernehmen Unterstützung und Anleitung im Umgang mit den Klienten und bei der Erarbeitung der psychobiographischen Pflegeplanung.

11.5 Voraussetzungen für die Zertifizierung nach dem psychobiographischen Pflegeverfahren nach Böhm

Grundsätzlich besteht für Institutionen keine Verpflichtung, sich dem Zertifizierungsverfahren zu stellen. Jedoch dürfen nur Einrichtungen, die das psychobiographische Qualitätssignum erworben haben, ihre geprüften Bereiche in z. B. Böhm-Bereich oder Böhm-Wohnbereich umbenennen bzw. Begriffe wie z. B. Pflege nach Böhm verwenden (Urheberrecht!).

Mit der Entscheidung, sich mit einem ausgewählten Bereich dem umfassenden internationalen Zertifizierungsverfahren zu stellen, sind allen Beteiligten, die sich intensiv mit den verschiedenen Ebenen des psychobiographischen Pflegeverfahrens nach Böhm auseinandergesetzt haben, die Konsequenzen bewusst: Es wird grundlegende Veränderungen und zunächst einen hohen Arbeitsaufwand für den ausgewählten Bereich, aber auch für alle anderen Bereiche der Einrichtung nach sich ziehen.

Ein Team erhält den Lohn für seine Mühen dadurch, dass es während der Umsetzung positive Veränderungen bei seinen Klienten feststellen kann und der Umgang mit den Klienten in der Folge einfacher wird. Es erhält damit die Gewissheit, eine menschenwürdige Pflege und Betreuung zu gewährleisten. Mit zunehmenden Erfolgen wächst die Motivation und Kreativität der Betreuenden, die positive Stimmung im Team spiegelt sich wiederum im Verhalten und Befinden der Klienten wider. Angehörige und Besucher fühlen sich mit ihren Betreuten angenommen und verstanden. Das gibt ihnen die Sicherheit, mit der Unterbringung ihres Familienmitglieds in dieser Einrichtung den richtigen Schritt getan zu haben. Die damit erreichte positive Wirkung steigert die Nachfrage für eine Unterbringung in dieser Einrichtung und sichert somit eine kontinuierliche Belegung.

Vom Beginn der Umsetzung bis zu einer ersten Zertifizierung vergehen erfahrungsgemäß zwei bis drei Jahre. Aus unterschiedlichen Gründen (z. B. Personalsituation und -fluktuation, Klientensituation und -fluktuation, bauliche Gegebenheiten) kann sich dieser Zeitraum verlängern. Wichtig ist es, die Umsetzung kontinuierlich weiterzuverfolgen, Berg- und Talfahrten gehören ebenso dazu wie das Gefühl, dass die Umsetzung stockt. Regelmäßige Teamsitzungen, in denen die bisher geleistete Arbeit reflektiert und von Leitungskräften unterstützt wird, fördern die weitere Motivation.

Darüber hinaus empfiehlt sich die Durchführung von Praxistagen. Diese ermöglichen eine regelmäßige fachliche Begleitung durch die Praxisberater der ENPP-Böhm GmbH auf dem Weg zur Zertifizierung. Fehler und Abweichungen bei der Umsetzung können auf diese Weise schnell korrigiert werden. Das Team erhält mehr Sicherheit und Motivation, mit neuen Impulsen und Ideen wird die Weiterentwicklung vorangetrieben. Zur weiteren Orientierung erhält die Einrichtung einen Praxisbericht mit den noch notwendigen und empfohlenen Maßnahmen und gegebenenfalls eine Empfehlung für den Zeitpunkt der Zertifizierung. Erfahrungsgemäß empfiehlt sich die Praxisbegleitung einmal jährlich bis zur Zertifizierung. Ob eine Begleitung häufiger notwendig ist, muss individuell entschieden werden.

Wird das Zertifizierungsverfahren angestrebt, ist der Antrag auf Qualitätsprüfung schriftlich bei der jeweiligen ENPP-Geschäftsstelle (für Deutschland: Bochum, für Österreich: Bad Erlach) einzureichen. Mit dem zugesandten Vertrag erfährt die Einrichtung auch den Prüfungstermin und den Namen des Auditors, der einige Wochen vor dem Termin Kontakt mit der Einrichtungsleitung bzw. Pflegedienstleitung aufnimmt. Die Einrichtung erhält den Fragenkatalog mit den prüfungsrelevanten Fragen, damit sich die Mitarbeiter gezielt vorbereiten können.

Die Fragen beziehen sich auf die Ebenen:

- psychobiographische Milieugestaltung
- Normalitätspflege/-betreuung (Alltagsgestaltung, Tagesstruktur, Mahlzeitenmilieu)
- Hausideologie
- Psychobiographischer Pflegeprozess I
- Psychobiographischer Pflegeprozess II (nur mit abgeschlossenem Aufbaukurs)

Folgende Grundvoraussetzungen müssen erfüllt sein und im Vorfeld nachgewiesen werden:

- Anzahl der Klienten im Wohnbereich, Prägungszeit – Schicht – Milieu, für 60 % der Klienten muss eine vollständige Pflegeplanung vorliegen
- Anzahl der Mitarbeiter, die in dem Wohnbereich arbeiten, 80 % müssen den Grundkurs abgeschlossen haben oder 60 % den Grundkurs und 40 % den Basiskurs 1
- Prüfung des Pflegeprozesses II: mindestens ein Mitarbeiter mit abgeschlossenem Aufbaukurs (dies ist aber nicht grundsätzlich Bedingung für die Zertifizierung)
- Die Pflegedienstleitung hat den Grundkurs erfolgreich abgeschlossen.
- Die Einrichtungsleitung ist über das psychobiographische Pflegeverfahren nach Böhm informiert.
- Die Böhm-Pflegedokumentation wird eingesetzt.
- Nachweis der Anzahl der Klienten mit einem richterlichen Unterbringungsbeschluss

11.6 Durchführung des Zertifizierungsverfahrens

Für die Durchführung des Zertifizierungsaudits benötigt der von der ENPP-Böhm GmbH entsandte Auditor je nach Größe der zu prüfenden Bereiche ein bis zwei Tage.

In einem Einführungsgespräch erhält er erste Eindrücke und Einschätzungen der Verantwortlichen über den bis dahin erreichten Leistungsstand bei der Umsetzung des psychobiographischen Pflegeverfahrens. Es folgt eine detaillierte und systematische Erfassung des Ist-Zustands unter Berücksichtigung der Anforderungen, die sich aus den bereits beschriebenen Ebenen (siehe oben) und dem detaillierten Fragenkatalog des Zertifizierungsaudits ergeben.

Neben der Begutachtung der Milieugestaltung, den Beobachtungen von Situationen im Tagesablauf, bei angebotenen Aktivitäten, der Mahlzeitensituation, des Verhaltens der Klienten und des Umgangs der Mitarbeiter mit ihren Betreuten (auch in Krisensituationen) sind Gespräche mit den Klienten, Angehörigen und Mitarbeitern von großer Bedeutung. Sie spiegeln Wohlbefinden oder auch Kritikpunkte der Betroffenen wider und lassen erkennen, ob die Betreuenden das psychobiographische Pflegeverfahren nach Böhm verinnerlicht haben. Bei der Überprüfung der Dokumentation ist z. B. festzustellen, ob Beobachtungen und Aussagen insbesondere im Hinblick auf den Einsatz von diffusen und singulären Impulsen mit den schriftlichen Ausführungen übereinstimmen.

Durch die Teilnahme des Auditors an der Übergabe bei Schichtwechsel erhält er weitere Aufschlüsse darüber, wie gut die Betreuenden die ihnen anvertrauten älteren Menschen kennen und wie tolerant und wertschätzend sie mit ihnen umgehen. Die Nutzung der Terminologie aus dem psychobiographischen Pflegeverfahren nach Böhm, wie z. B. Copings, Ich-Wichtigkeit u. a., lässt die kontinuierliche Auseinandersetzung mit dem Pflegeverfahren erkennen.

In einem Abschlussgespräch mit Leitungskräften und Mitarbeitern erhalten diese ein erstes Feedback über die geleistete Arbeit. Eventuelle Auflagen und Empfehlungen zur Verbesserung bzw. für ergänzende Maßnahmen werden angesprochen und sind Bestandteil des schriftlichen Zertifizierungsberichts. In diesem erfolgt eine abschließende detaillierte und differenzierte Beurteilung und es wird der genaue Leistungsstand aller Bereiche (siehe oben) beschrieben.

Diese Beurteilung spiegelt sich in einer Prozentskala wider. Für eine erfolgreiche Zertifizierung müssen in den ersten vier Bereichen mindestens 51 Prozentpunkte erreicht sein. Ist dies nicht der Fall, kann die Einrichtung einen erneuten Antrag auf Überprüfung stellen, nachdem die Auflagen und Empfehlungen aus dem Zertifizierungsbericht erfüllt wurden.

Nach einer erfolgreichen Qualitätsprüfung erscheinen die Prozentpunkte auf dem Zertifizierungsdokument und zeigen mit den erreichten „Sternen“ die bisher nachgewiesene psychobiographische Pflegequalität im Vergleich zu dem maximal zu erzielenden Erfolg.

< 50 %	51–60 %	61–70 %	71–80 %	81–90 %	91–100 %
	*	**	***	****	*****

Abb. 7: Zertifizierung der psychobiographischen Pflegequalität

Mit dem Erhalt des psychobiographischen Qualitätssignums kann die Einrichtung bei der ENPP-Böhm GmbH die ENPP-Tafel als Auszeichnung für ihre erfolgreiche Arbeit anfordern und diese mit dem Zertifikat an einem gut sichtbaren Ort öffentlichkeitswirksam anbringen. Außerdem besteht die Möglichkeit, in einer offiziellen Feierstunde alle an der Umsetzung Beteiligten nochmals zu würdigen. Auf Wunsch wird die Tafel zu diesem Anlass durch einen Beauftragten der ENPP-Böhm GmbH persönlich überreicht.

In Absprache mit den zertifizierten Institutionen werden diese auf der ENPP-Homepage und auf Facebook publiziert. Sie zeigen damit einer breiten Öffentlichkeit, dass das psychobiographische Pflegeverfahren nach Prof. Erwin Böhm mit großem Erfolg umgesetzt werden kann.

Gleichzeitig schaffen Einrichtungen mit ihrer Arbeit ideale Voraussetzungen für Auszubildende und Praktikanten, die in einem Böhm-Bereich den menschenwürdigen und toleranten Umgang mit den verhaltensauffälligen bzw. verhaltenseigenartigen Klienten erfahren und lernen.

11.7 Weiterentwicklung, Nachhaltigkeit und Re-Zertifizierung

Nach einer erfolgreichen Zertifizierung besteht die nächste Herausforderung darin, die erreichte Qualität zu sichern und weiterzuentwickeln. Dazu gehören sowohl die kontinuierliche fachliche Begleitung, Unterstützung und Weiterbildung aller geschulten Mitarbeiter als auch die konsequente Nachschulung neuer Mitarbeiter durch die ENPP-Böhm GmbH.

Eine funktionierende Teamarbeit ist für die Weiterentwicklung im Böhm-Bereich unabdingbar.

- Mit einer jährlichen bzw. bei Bedarf häufigeren Begleitung durch einen Praxisberater der ENPP-Böhm GmbH werden eventuell auftauchende Schwachstellen erkannt, die beispielsweise bei der Erarbeitung der psychobiographischen Pflegeplanung entstanden sind. Mit einer entsprechenden Nachschulung wird die gezielte Weiterentwicklung gefördert.
- Durch wertschätzende und fachliche Rückmeldungen des Praxisberaters erfahren die Mitarbeiter einerseits die Bestätigung ihrer Arbeit, andererseits erhalten sie neue Impulse zur Steigerung der Qualität und ihrer Motivation.
- Die Nachschulung neuer Mitarbeiter erfolgt entweder inhouse oder in überregionalen Kursen. Mit ihrem neu erworbenen Wissen helfen diese Mitarbeiter dem Team, auf einem aktuellen Wissensstand zu bleiben, und fördern so ebenfalls die Weiterentwicklung.
- Zur langfristigen Qualitätssicherung und fachlichen Weiterentwicklung ist es notwendig, verantwortliche Mitarbeiter des Böhm-Bereichs in den Aufbaukursmodulen

weiterzubilden, um die Betreuenden im Umgang mit Klienten, die schwere Verhaltensauffälligkeiten zeigen, zu unterstützen und anzuleiten (wie bereits weiter oben für die Umsetzung des psychobiographischen Pflegeverfahrens beschrieben).

- Regelmäßige Teamsitzungen und Fallbesprechungen im Böhm-Bereich, auch unter Einbeziehung von Berufsgruppen wie Sozialer Dienst, Hauswirtschaft u. a., sowie die Unterstützung der Leitung und der „Böhm-Arbeitsgruppe" werden das Team fördern und stabilisieren. Durch die verbesserte Zusammenarbeit und das wachsende Verständnis aller Berufsgruppen der zertifizierten Institutionen wird die Alltagsnormalität der Klienten gefördert und werden deren Wünsche und Bedürfnisse in hohem Maße berücksichtigt.

Beispiel:

Es entwickelt sich zu einer Selbstverständlichkeit, dass Mitarbeiter des Reinigungsdienstes im Böhm-Bereich die Mithilfe von Klienten bei der Reinigung von Zimmern, Aufenthaltsbereichen, Fluren usw. tolerieren und unterstützen.

Die Mitarbeiter des Küchenbereichs erhöhen ihre Flexibilität in Bezug auf eventuell verlängerte Essenszeiten und nehmen selbstverständlich Rücksicht auf vertraute bzw. regional bekannte Speisen und besondere Wünsche.

Das psychobiographische Qualitätssignum behält für zwei Jahre seine Gültigkeit. Vor Ablauf dieses Zeitraums erhalten die Institutionen eine Aufforderung von der ENPP-Böhm GmbH, sich einer erneuten Qualitätsprüfung zu stellen. Als Bestätigung für ihre erfolgreiche Arbeit und Weiterentwicklung erhalten sie für weitere zwei Jahre ein neues Zertifikat.

Entscheidet sich eine Institution gegen eine erneute Qualitätsprüfung, muss die ENPP-Tafel zurückgegeben werden und die Bezeichnung Böhm-Bereich bzw. Böhm-Wohnbereich oder Pflege nach Böhm darf nicht mehr verwendet werden.

Es gehört zu den Verpflichtungen zertifizierter Einrichtungen, in Absprache mit der ENPP-Böhm GmbH und in einem angemessenen Umfang Hospitationsmöglichkeiten für Absolventen der Grund- und Aufbaukurse zur Verfügung zu stellen. Auch ernsthaft interessierten Besuchergruppen ist in einer gewissen Anzahl der Zugang zum Böhm-Bereich zu gewähren. Es obliegt den Verantwortlichen des Böhm-Bereichs, zu entscheiden, ob und in welchem Umfang diese Besuche möglich sind.

Resümee

Vorliegende Erfahrungen aus Institutionen, in denen „Böhm gelebt wird", zeigen, dass die Zufriedenheit der Klienten und der Mitarbeiter größer geworden ist, nachdem die Mitarbeiter das psychobiographische Pflegeverfahren verinnerlicht haben und in ihrer täglichen Arbeit anwenden.

Bei den Klienten ist feststellbar, dass sie:

- sich in ihrer Umgebung besser zurechtfinden,
- weniger Weglauftendenzen zeigen,
- weniger Psychopharmaka benötigen,
- nicht fixiert werden müssen,
- lebendiger sind,
- ihre alten Fähigkeiten und Fertigkeiten wiederfinden und wieder leben,
- sich wichtig fühlen,
- sich wieder am täglichen Leben beteiligen,
- zwischenmenschlichen Kontakt annehmen und suchen und wieder sprechen, lachen und Eigeninitiative zeigen.

Die Mitarbeiter bemerken, dass:

- sich die Arbeit im Team positiv verändert,
- ihre Motivation wächst,
- das Befinden der Klienten sich verbessert,
- der Kontakt mit Angehörigen persönlicher und beiderseits verständnisvoller wird,
- sie Anerkennung und Wertschätzung durch die Angehörigen erfahren,
- die Arbeit als sinnvoller erlebt wird,
- sie selbst zufriedener werden,
- sich die Pflegequalität insgesamt verbessert.

Diese bisherigen Ergebnisse zeigen die vielfältigen positiven Erfahrungen, die Klienten, Angehörige und Mitarbeiter mit der Umsetzung des psychobiographischen Pflegeverfahrens nach Prof. Erwin Böhm machen. Lebendigere Klienten, ein verändertes Bewusstsein und die erhöhte Toleranz der Mitarbeiter den verhaltenseigenartigen älteren Menschen gegenüber sowie die Anerkennung der Angehörigen, die eine individuelle und menschliche Pflege ihrer Familienmitglieder erleben, lassen die herausragende Qualität des psychobiographischen Pflegeverfahrens erkennen. Institutionen bzw. Einrichtungen und ihre Träger sichern sich damit eine qualitativ hochwertige Pflege und Betreuung, die wiederum eine kontinuierliche Auslastung der Einrichtungen gewährleistet.

Anstelle eines Nachworts

Die Jungen von heute sind die Dementen von morgen – eine extrapolierende Prognose für die Pflege von morgen

Wie Sie in diesem Buch lesen konnten, geht das Psychobiographische Pflegemodell von der Hypothese des Umkehrphänomens, des Zeitgeistphänomens und daraus logisch abgeleiteten Handlungen, den „Copings", aus. Wenn man dies so sieht, muss man den Schluss ziehen, dass jede Generation an einer anderen Art von „Zeitgeisterkrankung" leidet. Somit wird auch die Demenzsymptomatik in den nächsten Jahrzehnten andere Bilder zeigen als heute.

Diesen möglichen Änderungen sind wir mit diesem Buch auf der Spur. Wir beschäftigen uns mit der Generation der Babyboomer und ihrer Kinder.

Die Copings der Nachkriegskinder

Die Copings der Menschen, die 1940–1960 geprägt wurden, führen von den Handlungen eines Ruinenkindes bis zum Verhalten eines Halbstarken. So ist es nicht verwunderlich, dass unsere Generation am Ende ihrer Pubertät zu „Halbstarken" werden musste. Wir überkompensierten unsere Traumatisierungen und Probleme mit den Copings eines „Halbstarken".

> Wir wollten nicht sein – nicht so werden – wie unsere Eltern,
> trugen demonstrativ Niethosen (Jeans),
> hörten Jazz und Rock 'n' Roll,
> wollten uns aufputschen,
> belästigten andere Passanten
> und waren eben „erwachsene Kinder".

Der Facharzt für psychosomatische Medizin und Psychotherapeut Prof. Theodor F. Hau befasste sich eingehend mit den Folgeschäden der im Krieg traumatisierten Ruinenkinder. Dabei stellte er fest, dass unsere Generation als Erwachsene eher

- kontaktarm,
- aggressionsgehemmt,
- verschlossen,
- verunsichert,
- depressiv sein wird.

In seinem Buch „Die skeptische Generation" beschrieb der Soziologe Helmut Schelsky noch weitere Symptome wie

- politische Inaktivität,
- fehlende Ideologie,
- keine Aktivitäten.

Wir Nachkriegskinder sind in einer Art *„pathologischen Normalität"* aufgewachsen. Wir haben wiederum mit unserer pathologischen Biographie unsere Kinder geprägt, sodass die Frage im Raum steht, ob die nun noch neurotischer sind als wir. Dies ist doch eine gute Frage, und mit dem nächsten Buch versuchen wir, Antworten darauf zu finden.

Wir werden uns mit den nächsten, zukünftigen Dementen aus der Woodstock-Generation beschäftigen und sind genauso neugierig darauf wie Sie.

Literatur

Adler, A.: Wozu leben wir? Fischer Verlag, Frankfurt 1987.

Allgemeine Musterzeitung: Album für weibliche Arbeiten und Moden. Engelhorn und Hochdanz, Stuttgart 1856.

Appelt, E.: Von Ladenmädchen, Schreibfräulein und Gouvernanten. Verlag für Gesellschaftskritik, Wien 1985.

Arolt, V., Dilling, H., Reimer, C.: Basiswissen Psychiatrie und Psychotherapie. Springer, Berlin 2011.

Balint, M.: Der Arzt, sein Patient und die Krankheit. Klett, Stuttgart 1965.

Baltes, M. M.: Brennpunkt Gerontopsychiatrie. Vincentz Verlag, Hannover 1990.

Beach, R.: Wir und unsere Kinder. Wegweiser, Wien 1920.

Benard, Ch.: Notizen über Besuche auf dem Lande. Jugend und Volk, Wien 1979.

Bentlin, B.: Erinnerungen – Schrift eines Patienten. Eigenverlag 1990.

Berger, F.: Zeiten, Völker und Kulturen. Österr. Bundesverlag, Wien 1968.

Bierach, A.: Wie ich mich und andere aktiviere. Wissen, Herrsching 1992.

Blankenburg, W.: Zur Geschichtlichkeit von Lebensgeschichte und Krankengeschichte. In: Bühler, K., Weiß, E. E.: Kommunikation und Perspektivität. Königshausen & Neumann, Würzburg 1985.

Blankenburg, W.: Biographie und Krankheit. Thieme, Stuttgart 1998.

Blaumeister, H.: Ottakringer Lesebuch. Böhlau, Wien 1988.

Blimlinger, E., Ertl, A., Koch-Straube, U., Wappelshammer, E.: Lebensgeschichten. Biographiearbeit mit älteren Menschen. Vincentz, Hannover 1994.

Böhm, E.: Alte verstehen. Psychiatrie Verlag, Bonn 1991.

Böhm, E.: Verwirrt nicht die Verwirrten. Psychiatrie Verlag, Bonn 1990.

Böhm, E., Kochanski, M.: Die Tattoos der Altersseele. Ein biographisches Phänomen. ENPP, 2015.

Böhm, E.: Psychobiographisches Pflegemodell nach Böhm. Band I: Grundlagen (5. Auflage). Maudrich, Wien 2018.

Böhm, E., Kochanski, M.: SOKO Demenz. Indizienpflege bei Demenz. ENPP, Bochum 2017.

Boy, I.: Nichts über mich. Engelhorn, Stuttgart 1927.

Bundesvereinigung für Seelische Gesundheit (Hg.): Wohnumfeld – Soziale Kontakte und seelische Gesundheit. Eigenverlag, Oldenburg 1982.

Buri, R.: Dumm und dick. Der Alltag, Zürich 1990.

Canetti, V.: Geduld bringt Rosen. Donauland, München 1991.

Cardorff, P.: Was gibt's denn da zu feiern? Junius, Wien 1983.

Ciompi, L.: Aktuelle Probleme der geronto-psychischen Forschung. Karger, Basel 1970.

Cipriani, A.: Teller, Tisch und Tafel. Südwest, München 1984.

Cofone, M.: Innovativer Umgang mit Dementen. Demenz-Verein Saarlonis e. V. 2000.

Daimler, R.: Verschwiegene Lust. Kiepenheuer & Witsch, Köln 1991.

Date, E.: Rehabilitationspflege. In: Die Schwester – Der Pfleger, 11/1991.

Dethlefsen, Th., Dahlke, R.: Krankheit als Weg. Deutung und Be-Deutung der Krankheitsbilder. Goldmann, München 2000.

Dittmer, T. L. J.: Angstsyndrome erkennen. Hoechst, Frankfurt 1980.

Dörner, K., Plog, U., Teller, C.: Irren ist menschlich. Lehrbuch der Psychiatrie und Psychotherapie (23. Auflage). Psychiatrie Verlag, Köln 2015.

Dührssen, A.: Psychogene Erkrankungen bei Kindern und Jugendlichen. Vandenhoeck & Ruprecht, Göttingen 1980.

Dührssen, A.: Die biographische Anamnese unter tiefenpsychologischem Aspekt. Vandenhoeck & Ruprecht, Göttingen 1991.

Ehalt, H. Ch.: Geschichte von unten. Fragestellungen, Methoden und Aspekte einer Geschichte des Alltags. Böhlau, Wien 1984.

Eng, H.: Schwingkritzel und Sütterlinschrift. 1927.

ENPP-Homepage: http://www.enpp-boehm.com/.

Etringer, N.: Die Schobermesse – So war sie früher. Editions Emil Borschette, Luxembourg 1992.

Ferenczi, S.: Bausteine zur Psychoanalyse. Band I bis IV. Huber, Bern 1984.

Fischer, H.: Feuer, nicht Asche. Verein der Arbeiterbewegung, 1981.

Fontain, E.: Luxemburger Sitten und Bräuche. Editions Emil Borschette, Luxembourg 1995.

Frankl, V. E.: Ärztliche Seelsorge. Deuticke, Wien 1946.

Göhring, W.: Start in den Abgrund. Kammer f. Arbeiter, Wien 1977.

Gottwald, P.: Kybernetische Analyse von Lernprozessen. Oldenbourg, München 1971.

Gamm, H. J.: Das Elend der spätbürgerlichen Pädagogik. List, Wien 1972.

Gronemeyer, R.: Niemand ist zu alt. Fischer Verlag, Frankfurt 1979.

Hallawitsch, J.: Hände auf die Bank! Böhlau Verlag, Wien 1994.

Hautzinger, M.: Affektive Störungen. In: Hahlweg, K., Ehlers, A. (Hg.): Psychische Störungen und ihre Behandlungen (Enzyklopädie der Psychologie, Band D.II.2). Hogrefe, Göttingen 1997.

Helmhagen, E.: Der allerschönste Dialekt. Hofmann, Nürnberg 1994.

Henderson, V.: The Nature of Nursing. MacMillan, New York 1986.

Herget, A.: Die wichtigsten Strömungen im pädagogischen Leben der Gegenwart. Haase, 1925.

Herzl, T.: Ein echter Wiener. Verlag Edition, Wien 1986.

Herzog, L. I.: Mein Kind im ersten Lebensjahr. Franksche Buchhandlung, Stuttgart 1940.

von Hoffmannsthal, H.: Der Tor und der Tod. Sämtliche Werke, K. A., Band III, Hübner/Pott/ Michel (Hg.), S. Fischer, Frankfurt 1982.

Holek, W.: Lebensgang eines Handarbeiters. Dietrich Verlag, Jena 1930.

Ilien, A., Jeggle, U.: Leben auf dem Dorf. Westdeutscher Verlag, Opladen 1978.

Innerhofer, F.: Der Emporkömmling. Residenz Verlag, Salzburg 1982.

Janisch, H.: Salbei und Brot. Gerüche der Kindheit. Austria Press, Wien 1992.

Jung, E.: Gesammelte Bubenzeitschriften. 13. Jhg. (1935).

Kaiserliches Gesundheitsamt: Gesundheitsbüchlein. Springer, Berlin 1914.

Kampffmeyer, H.: Siedlung und Kleingarten. Springer, Wien 1926.

Karnister, W. (Hg.): Hermine Ostersetzer. Das Leben der Armen ist bitterer als der Reichen Tod. Edition S, Wien 1988.

Keczkemeti, P., Leites, N.: Some Psychological Hypotheses on Nazi Germany. In: Journal of Social Psychology 26 (1947), 27 (1948).

Kläger, E.: Durch die Quartiere der Not und des Verbrechens. Hannibal Verlag, Wien 1990.

Klages, L.: Mensch und Erde. Dietrichs, Jena 1913.

Klages, L.: Der Mensch und das Leben. Dietrichs, Jena 1940.

Knie, F.: Geistesblitze. Bonifacius, Paderborn 1887.

Knigge, A. Freiherr v.: Über den Umgang mit Menschen. universal Verlag, Leipzig 1917.

Kolar, H.: Vier Schuljahre in Wochenbildern. Österr. Bundesverlag, Wien 1929.

Kostelecky, A.: Im Zeichen des Zeigestabs. Bauer, Linz 1926.

Kramberg, K.: Kindersachen. Nymphenburger, München 1981.

Krüger, W.: Neue Wege der Gruppentherapie. dtv, München 1984.

Kügelgen, W.: Jugenderinnerungen eines alten Mannes. Hesse & Becker, Leipzig 1904.

Kummer, St.: Einführung in die Geschichte der deutschen Literatur. Manz Verlag, Wien 1914.

Lang, H.: Zur Bedeutung der Biographie für die Psychotherapie. In: Blankenburg, W. (Hg.): Biographie und Krankheit. Thieme, Stuttgart-New York 1989.

Legewie, H.: Alltag und seelische Gesundheit. Psychiatrie Verlag, Bonn 1987.

Lehr, U.: Psychologie des Alterns. Quelle & Meyer, Wiesbaden 1977.

Lemke, M. (Hg.): Affektive Störungen. Thieme, Stuttgart 2004.

Levenstein, A. (Hg.): Proletariers Jugendjahre. Frowein, Berlin 1909.

Levine, M. E.: Adaption and Assessment. In: American Journal of Nursing, 66 (1966), pp. 2450–2453.

Lhotzky, H.: Vom Ich und vom Du. Engelhorn, Stuttgart 1917.

Lorenz, K.: Das sogenannte Böse. Schoeler, Wien 1963.

Marden, O. S.: Was dir gegeben, bring es zum Leben. Engelshorns Lehrbücher, Stuttgart 1922.

Matter, M.: Sudelhefte. Benziger, Zürich 1974.

Metrailler, M.: Die Reise der Seele. Benziger, Zürich 1980.

Meumann, E.: Ästhetik der Gegenwart. Quelle & Meyer, Leipzig 1912.

Mulford, P.: Der Unfug des Lebens. Albert Langen, München 1913.

Mulford, P.: Der Unfug des Sterbens. Albert Langen, München 1913.

Müller, J.: Hemmungen des Lebens. Beck, München 1911.

Obrig, I.: Kinder, wir spielen. Franckh, Stuttgart 1937.

Organ des Reichsbandes: Mädchenzeitung kath. Mädchen. Jubiläumsausgabe 1931.

Oterdahl, J.: Freundschaft mit dem Alter. Eugen Salzer Verlag, Heilbronn 1961.

Pintschovius, K.: Die Psychologische Diagnose. Lehmann, München 1942.

Pöldinger, W.: Somatisierte Angst und Depressivität. Karger, Basel 1975.

Ponder, C.: Bete und werde reich. Erd, München 1981.

Popp, A.: Jugendgeschichte einer Arbeiterin. Reinhardt, Basel 1909.

Qualtinger, L.: Das Kochbuch der Anna Maria Stainer 1789. Ueberreuter, Wien 1978.

Rauscher, W.: Lust – Unlust. Wesen und Sinn des Lebens. Sensen, Wien 1984.

Riemann, F.: Grundformen der Angst. Eine tiefenpsychologische Studie. Reinhardt, München 2009.

Rilz, R.: Das waren unsere Lehrer. Geschichten aus der Schulzeit. Omega, Kassel 1985.

Ringel, E.: Die ersten Jahre entscheiden. Jungbrunnen, Wien 1985.

Ringel, E.: Die wichtigsten Schriften. Ueberreuter, Wien 1991.

Rosegger, P.: Heimgarten. Leykam, Graz 1921.

Ruoss, S.: Ulmer Kinderbuch. Ruoß, Ulm 1990.

Russell, B.: Macht und Persönlichkeit. Kohlhammer, Stuttgart 1948.

Schelling, W. A.: Über heilsame Wirkungen einer erinnernden Vergegenwärtigung der Lebensgeschichte. Vandenhoeck u. Ruprecht, Göttingen 1985.

Schlegel, I.: Taschenbuch der eleganten Unterhaltung. Schneider, Leipzig 1900.

Schmidt, E.: Die Geschichte der Stadt Wien. Jugend und Volk, Wien 1978.

Schultz-Hencke, H.: Einführung in die Psychoanalyse. Thieme, Stuttgart 1927.

Schultz-Hencke, H.: Lehrbuch der analytischen Psychotherapie. Thieme, Stuttgart 1951.

Selby, J.: Wecke deine Sinne. Bauer, Freiburg i. Br. 1988.

Siegfried, W.: Aus dem Bilderbuch eines Lebens. Aschmann & Scheller, Zürich 1929.

Speck, O.: Menschen mit geistiger Behinderung. Ein Lehrbuch zur Erziehung und Bildung (12. Auflage). Reinhardt, München 2016.

Studemund, W.: Dein Alter sei wie deine Jugend. Furche, Berlin 1937.

Svoboda, R.: Große Kranke. Haidrich, Wien 1938.

Thiel, P.: Lokal-Termin in Alt-Berlin. Stapp, Berlin 1988.

Thürer, G.: Wesen und Würde der Mundart. Schweizer Spiegel, Zürich 1944.

Tichy, M.: Alltag und Traum. Böhlau, Wien 1984.

Tieck, B.: Nichts ist, das dich bewegt. Scheuermann, Wien 1943.

Topf, E.: Der Menschheit täglich Brot. Urania, Jena 1926.

Torberg, F.: Die Tante Jolesch. Müller, München 1975.

Traub, G.: Aus suchender Seele. Engelhorn, Stuttgart 1919.

Tschudi, C.: Leben. Sprüche in Prosa. Frey, Zürich 1934.

Turrini, P.: Ein paar Schritte zurück. Europaverlag, Wien, München 1995.

Valentin, K.: Anekdoten. Unverhau, München 1979.

Veblen, T.: Theorie der feinen Leute. Kiepenheuer & Witsch, Köln 1990.

Vigarelle, G.: Wasser und Seife, Puder und Parfum. Campus, Frankfurt 1988.

von Franz, M. L.: Erlösungsmotive im Märchen. Kösel, München 1986.

Waldemar, Ch.: Lavater der Menschenkenner. Origo, Zürich 1960.

Weigert, J.: Das Dorf entlang. Herder, Berlin 1923.

Wenger, R.: Warum hast du dich nicht gewehrt? Zytglogge, Gümlingen 1987.

Westphal, E.: Menschen so oder so. Bläschke, St. Michael 1984.

Wintersteiner, N.: Maries Seidenschuh. Ehrenwirth, München 1984.

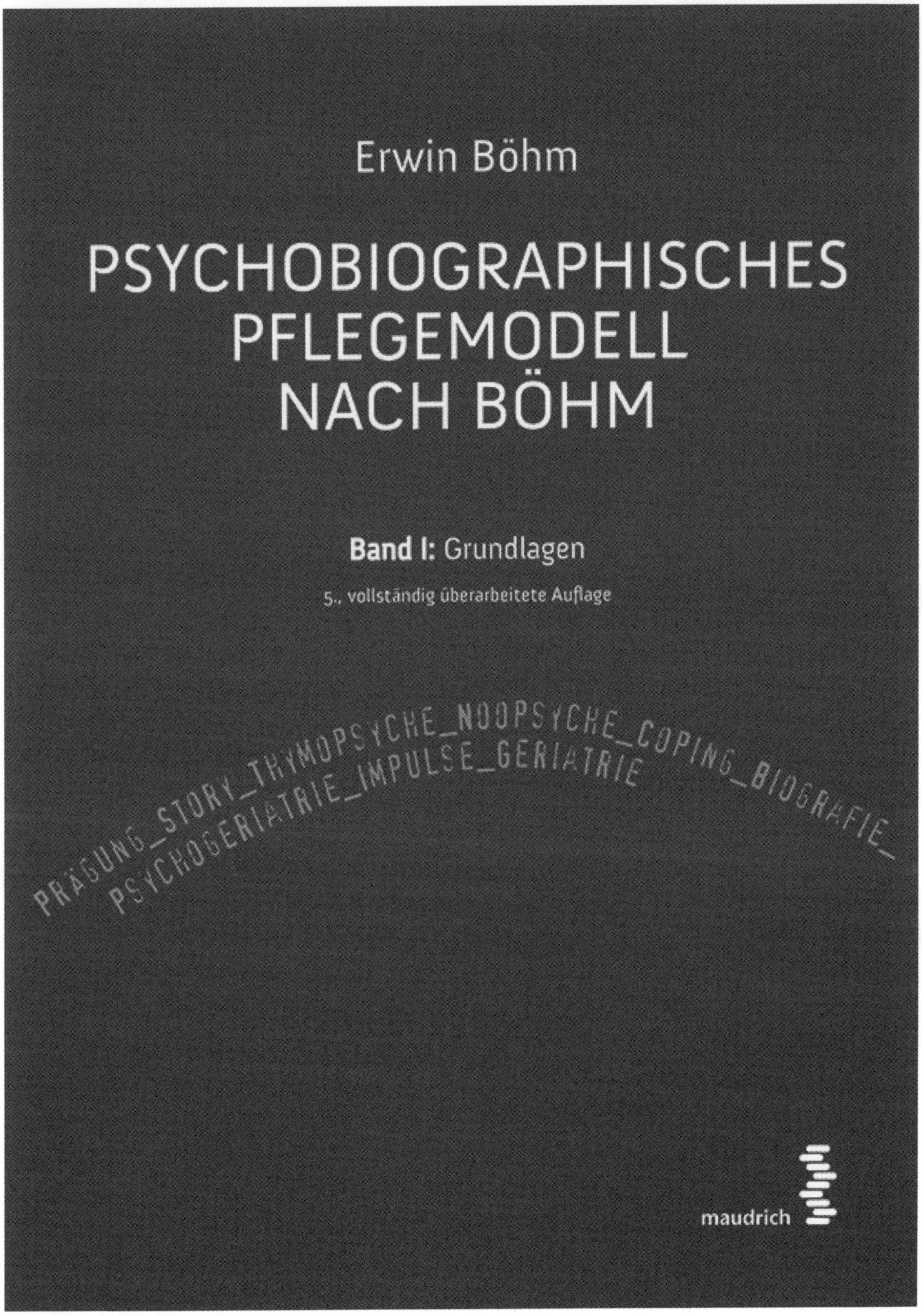

Band I: Grundlagen
maudrich 2018, 5. Auflage, 304 Seiten
Format: 17 x 24 cm, ISBN 978-3-99002-085-2, € 29,90